支气管哮喘的诊治思路与研究

万力生　主编

學苑出版社

图书在版编目(CIP)数据

支气管哮喘的诊治思路与研究／万力生主编.
北京：学苑出版社，2008.4
ISBN 978-7-5077-3057-9

Ⅰ.支… Ⅱ.万… Ⅲ.哮喘-治疗 Ⅳ.R562.2

中国版本图书馆 CIP 数据核字(2008)第 038247 号

责任编辑：付国英　陈　辉
封面设计：李　戎
出版发行：学苑出版社
社　　址：北京市丰台区南方庄 2 号院 1 号楼
邮政编码：100079
网　　址：www.book001.com
电子信箱：xueyuan@public.bta.net.cn
销售电话：010-67675512、67602949、67678944
经　　销：新华书店
印 刷 厂：北京市广内印刷厂
开本尺寸：850×1168　1/32
印　　张：19
字　　数：466 千字
版　　次：2008 年 4 月北京第 1 版
印　　次：2008 年 4 月北京第 1 次印刷
印　　数：0001—3000 册
定　　价：35.00 元

《支气管哮喘的诊治思路与研究》

编委名单

主　编　万力生

编　委　（按姓氏笔划排序）

万力生　马祖祥　王　卫
王永梅　王志华　王明军
李建红　李　萍　李德发
邱静宇　张丽辉　张爱民
陈　蔚　范红霞　祝华平
钱小奇　徐传毅　程　红

前　言

支气管哮喘的发病率在世界范围内呈现增加的趋势，全球哮喘病防治委员会（GINA）最新资料表明，全世界约3亿人患有哮喘，也就是说，全球有5%的人口在与哮喘作斗争。这是一个十分紧迫且亟待解决的全球公共健康问题。近几十年来，哮喘在亚太地区日益普遍，儿童和成人哮喘发病率均逐年上升。我国成人哮喘发病率为0.7%～1.5%，儿童为0.11%～2.03%，亦即全国有1000万～2000万患者。据预测，未来10年，亚太地区将成为全球哮喘医疗负担最重的地区。由于支气管哮喘的病因及发病机制不甚清楚，现有的医疗方法虽然已能有效控制大多数患者的症状，但对部分患者仍疗效欠佳，更说不上根治。因此，哮喘防治是艰巨的，亦是十分迫切的。

为了减少哮喘病对人类的危害，特别是对儿童的侵害，世界卫生组织、全球哮喘病防治委员会（GINA）及欧洲呼吸协会（ERS）宣布，1998年12月11日为第一个“世界哮喘日”，主题是“帮助我们的儿童呼吸”，旨在推动哮喘病的防治。此后，自2000年起，每一年的“世界哮喘日”举办日期及主题分别为：2000年5月8日，“让人人正常呼吸”；2001年5月3日，“联合起来战胜哮喘”；2002年5月7日，“认识哮喘”；2003年5月6日，“重视哮喘、健康生活”；2004年5月4日，“重视哮喘、减轻负担”；2005年5月3日，“重视哮喘、认识过敏性鼻炎”；2006年5月2日，“满足哮喘患者的需要”。2007年5月1日是第9个“世界哮喘日”，主题是“哮喘是能够控制的”，意思就是争取进行哮喘的自我控制。

我们编写《支气管哮喘的诊治思路与研究》一书，就是希望广大医务工作者能够重视哮喘，系统全面地认识哮喘，并采取正确的治疗措施，控制和减少哮喘的发病率，提高患者生活质量！本书分为上、下两篇。上篇主要论述了目前常见病、多发病支气管哮喘的临床诊断、鉴别诊断及治疗方法，并有著名中西医专家的病案分析，对支气管哮喘的分类、诊断、鉴别诊断相比同题材图书更为详尽和全面，临床常见哮喘类型均有涉及；下篇收入64篇论文，对哮喘相关的新理论、新技术进行了系统介绍，理论研究、临床研究、试验研究并重，以方便读者及时了解掌握最新医学进展。本书不仅适于广大医生进行临床治疗，也对科研及临床研究极有帮助。由于水平有限，虽然尽了最大努力，但谬误疏漏之处在所难免。因此，恳切希望广大读者批评指正。

编　者

2007年5月1日

目　录

上篇　哮喘的诊断与治疗

下篇　哮喘研究的最新进展

上篇　哮喘的诊断与治疗

第一章 概 述

一、定义

支气管哮喘（简称哮喘），是一种由嗜酸性粒细胞、肥大细胞和T淋巴细胞等多种炎性细胞参与的以气道慢性炎症为特征的疾病。这种气道炎症使易感者对各种激发因子具有气道反应性，并可引起气道缩窄，表现为反复发作性的喘息、呼吸困难、胸闷或咳嗽等症状，常在夜间和（或）清晨发作或加剧，多数患者可经治疗或自行缓解。

二、发病率

由于气候环境、生活条件、职业等因素的不同，各地哮喘的发病率是不一样的。国外几个国家的调查报告指出，儿童哮喘的发病率为0.2%～7.4%，成人哮喘的发病率为1.1%～9.9%。我国哮喘的患病率，根据局部地区调查，约为0.5%～2.0%，也有报道高达5.29%的。哮喘可以发生在任何年龄，成人男女发病率大致相仿。多数国内外资料表明，农村或较偏于原始生活的地区，哮喘的发病率明显地低于工业发达的城市地区。近几年来，由于大气污染的加重和化工工业的发展等，哮喘的发病率有逐渐增加趋势。

虽然哮喘可以在任何年龄发生，但大多数起始于儿童。在英国、澳大利亚与美国，几乎所有的研究都表明，至少30%的哮喘患者，在10岁以前就开始发病。国内汪敏刚[①]报道，对1199

---

① 汪敏刚．支气管哮喘．见：戴自英，主编实用内科学．第8版．北京：人民卫生出版社，1991，833～840

名哮喘者加以分析，其中大多数在儿童时期起病，4 岁以前起病者占 46.6%，5～9 岁起病者占 21.0%，即 10 岁以前起病的占 67.7%。哮喘发病，半数以上在儿童期发病，这是一个特点。

第二个特点是，儿童的哮喘中，男性的发病率明显多于女性。纵观世界多数儿童哮喘患病率的研究，可以看到男女之比约 1.5∶1～3.0∶1。

第三个特点是，多数儿童哮喘患者有婴儿湿疹、过敏性鼻炎或食物过敏史，家庭中也常有哮喘者。汪敏刚 1983 年在上海调查时发现，哮喘起病年龄愈小，伴有婴儿湿疹及过敏性鼻炎者愈多，有食物及药物过敏者也越多。

三、死亡率

哮喘是当今世界常见的慢性疾病，特别是近 20 年来，哮喘发病率和死亡率持续增加，目前仍在以每十年 20%至 50%的比率增长。哮喘已成为仅次于癌症的世界第二大致死和致残疾病。据世界卫生组织发表的《全球哮喘负担报告》公布，目前世界范围内约有 3 亿人患有哮喘，每 250 例死亡病例中就有 1 例是由哮喘所致。此外，世界卫生组织还指出，“在全球，哮喘所带来的经济成本已超过肺结核与艾滋病的成本总和”。

中国的哮喘发病率虽然较发达国家低，但哮喘患者的死亡率却高达 0.367‰，位居全球第一。上海医学会肺科学会主任委员、瑞金医院呼吸科主任黄绍光教授指出，约有 94%哮喘患者没有接受规范治疗。没有接受规范治疗，不仅是上海以及我国其他地区患者面临的问题，而且是全球哮喘患者的“通病”。在欧洲只有 41%的哮喘患者接受规范治疗，在美国只有 37%的患者接受规范治疗。

随着支气管哮喘发病率的逐年提高，患者死亡率也在增长。死亡率增高的原因是多方面的，可能与发病严重程度的增加和治疗不及时、不恰当有关。由于平喘药物的不断增多，不少患者对之产生了依赖性，并常自行购服药物，从而可能延误病情，使重症患者增多；有些平喘药物的严重副作用，也是促使哮喘患者死亡的原因之一。

现有平喘药物的构成并不合理，有些复方的平喘药物中含有氨基比林，它可诱发阿司匹林哮喘患者的哮喘发作或使原有的哮喘加重；有些复方平喘药物中含有巴比妥类，它可使有大量分泌物的哮喘患者不易咯出分泌物；还有一些复方平喘药中含有镇咳剂成分，咳嗽被抑制的结果也是使分泌物不能咯出，加重呼吸道阻塞；还有一些平喘药包有黄色糖衣，而其最常应用的原料——食用黄色色素酒石黄本身就是一种容易诱发哮喘的物质。

第二章 病因病理

第一节 病 因

一、遗传因素

遗传与哮喘的关系已日益引起医学界重视。早期的研究大多认为哮喘是单基因遗传病，有学者认为是常染色体显性遗传的疾病，也有认为是常染色体隐性遗传的疾病。目前则认为哮喘是一种多基因遗传病，其遗传度约在70%～80%。

多基因遗传病是位于不同染色体上多对致病基因共同作用所致，这些基因之间无明显的显隐性区别，各自对表现型的影响较弱，但有累加效应，发病与否受环境因素的影响较大。所以，若干作用微小但有累积效应的致病基因构成了支气管哮喘的遗传因素，这种由遗传基础决定一个个体患病的风险称为易感性。而由遗传因素和环境因素共同作用并决定一个个体是否易患哮喘的可能性则称为易患性。遗传度的大小可衡量遗传因素在其发病中的作用程度，遗传度越高则表示遗传因素在其发病中的作用越大。许多调查资料表明，哮喘患者亲属患病率高于群体患病率，并且亲缘关系越近，患病率越高。在一个家系中，患病的人数越多，其亲属患病率越高；患者病情越严重，其亲属患病率也越高。汪敏刚等[①]调查了哮喘患儿Ⅰ级及Ⅱ级亲属的哮喘患病率，并与对

---

① 章晓冬，汪敏刚，俞霞珍，等．哮喘患者家庭气道反应性的观察．上海医学，1989，(12)：694～696

照组比较，哮喘组中Ⅰ级亲属哮喘患病率为8.2%，Ⅱ级亲属患病率为2.9%，前者的哮喘患病率明显高于后者。对照组的Ⅰ、Ⅱ级亲属哮喘患病率分别为0.9%和0.4%，其患病率分别低于哮喘组Ⅰ、Ⅱ级亲属的哮喘患病率。

哮喘的重要特征是气道高反应性。对人和动物的研究表明，一些遗传因子控制着气道对环境刺激的反应。章晓冬等采用组织吸入法测定40例哮喘患儿双亲及34例正常儿童双亲的气道反应性，哮喘患儿双亲大多存在不同程度气道反应性增高，PC_{20}平均为11.6mg/ml，而正常儿童双亲的PC_{20}均大于32mg/ml，说明哮喘患者家属中存在气道高反应性的基础，故气道高反应性的遗传在哮喘的遗传中起着重要的作用。

目前，哮喘的相关基因尚未完全明确，但有研究表明可能存在有哮喘特异基因、IgE调节基因和特异性免疫反应基因。常染色体11q12q13含有哮喘基因，控制IgE的反应性。近几年国外对血清总IgE遗传学的研究结果认为，调节总IgE的基因位于第5对染色体。控制特异免疫反应的不是IgE调节基因，而是免疫反应基因。免疫反应基因具有较高的抗原分子的识别力，在小鼠实验中证实免疫反应基因位于第17号染色体上的MHC区域中。有研究表明，人类第6号染色体上HLA区域的DR位点也存在免疫反应基因，控制对某种特异性抗原发生免疫反应。所以，哮喘的发病过程受IgE调节基因和免疫反应基因的相互作用。此外，神经系统和呼吸系统中的细胞受体的不同敏感状态，某些酶的先天性缺乏等可能也受到遗传因素的影响。总之，哮喘与遗传的关系，有待深入研究探讨，以利于早期诊断、早期预防和治疗。

二、环境因素

环境因素中主要包括某些激发因素，分为特异性和非特异性两种吸入物。前者如尘螨、花粉、真菌、动物毛屑等；非特异性吸入物如硫酸、二氧化硫、氯氨甲醛、甲酸等。职业性哮喘的特异性吸入物如甲苯二异氰酸酯、邻苯二甲酸酐、乙二胺、青霉素、蛋白酶、淀粉酶、蚕丝、动物皮屑或排泄物等。

三、运动因素

约有70%～80%的哮喘患者在剧烈运动后诱发哮喘，称为运动诱发性哮喘，或称运动性哮喘。患者典型表现是运动6～10min，停止运动后1～10min内支气管痉挛最明显，许多患者在30～60min内自行恢复。运动后约有1h的不应期，在此期间40%～50%的患者再进行运动则不发生支气管痉挛。临床表现有咳嗽、胸闷、气急、喘鸣，听诊可闻及哮鸣音。有些患者运动后虽无典型的哮喘表现，但运动前后的肺功能测定能发现有支气管痉挛。

本病多见于青少年。如果预先给予色甘酸钠、酮替芬或氨茶碱等，则可减轻或防止发作。有关研究认为，剧烈运动后因过度通气，致使气道黏膜的水分和热量丢失，呼吸道上皮暂时出现克分子浓度过高，导致支气管平滑肌收缩。

四、气候因素

当气温、温度、气压和（或）空气中离子等改变时可诱发哮喘，故在寒冷季节或秋冬气候转变时较多发病。

五、感染因素

哮喘的形成和发作与反复呼吸道感染有关。在哮喘患者中，可存在有与细菌、病毒、支原体等相关的特异性IgE，如果吸入相应的抗原则可诱发哮喘。病毒感染后，可直接损害呼吸道上皮，致使呼吸道反应性增高。有学者认为，病毒感染所产生的干扰素、IL-1使嗜碱性粒细胞释放的组胺增多。在乳儿期，呼吸道病毒（尤其是呼吸道合胞病毒）感染后，表现哮喘症状者也甚多。因寄生虫如蛔虫、钩虫等引起的哮喘，现在农村仍可见到。

六、药物因素

有些药物可引起哮喘发作，如心得安等因阻断β_2肾上腺素能受体而引起哮喘。约2.3%～20%哮喘患者因服用阿司匹林类药物而诱发哮喘，称为阿司匹林哮喘。患者因伴有鼻息肉和对阿司匹林耐受低下，因而又将其称为阿司匹林三联征。其临床特点有：服用阿司匹林可诱发剧烈哮喘，症状多在用药后2小时内出现，偶可晚至2～4小时。患者对其他解热镇痛药和非甾体抗炎药可能有交叉反应；儿童哮喘患者发病多在2岁以前，但大多为中年患者，以30～40岁者居多；女性多于男性，男女之比约为2：3。发作无明显季节性，病情较重又顽固，大多对激素有依赖性。半数以上有鼻息肉，常伴有常年性过敏性鼻炎和（或）鼻窦炎，鼻息肉切除术后有时哮喘症状加重或促发。常见吸入物变应原皮试多呈阴性反应；血清总IgE多正常。家族中较少有过敏性疾病的患者。其发病机制尚未完全阐明，有人认为患者的支气管环氧酶可能因受一种传染性介质（可能是病毒）的影响，致使环氧酶易受阿司匹林类药物的抑制，即对阿司匹林不耐受。因此当患者应用阿司匹林类药物后，影响了花生四烯酸的代谢，抑制前列腺素的合成，使$PGE_2/PGF_{2\alpha}$失调，使白细胞三烯生成量增多，导致支气管平滑肌强而持久的收缩。

七、饮食因素

由于饮食而引起哮喘发作的现象在哮喘患者中常可见到，尤其是婴幼儿容易对食物过敏，但随年龄的增长而逐渐减少。引起过敏最常见的食物是鱼类、虾蟹、蛋类、牛奶等。

八、精神因素

患者情绪激动、紧张不安、怨怒等，都会促使哮喘发作，一般认为是因为通过大脑皮层和迷走神经反射或过度换气所致。

九、月经、妊娠因素

不少女性哮喘患者在月经期前 3～4 天有哮喘加重的现象，这可能与经前期黄体酮的突然下降有关。如果患者每月必发，且经量不多，则可适时地注射黄体酮，此法有时可阻止严重的经前期哮喘。妊娠对哮喘的影响并无规律性，有因妊娠而哮喘症状改善者，也有恶化者，但大多病情没有明显变化。妊娠对哮喘的作用主要表现在机械性的影响及与哮喘有关的激素变化。妊娠晚期随着子宫的增大，膈肌位置升高，使残气量、呼气贮备量和功能残气量有不同程度的下降，并有通气量和氧耗量的增加。如果对哮喘能恰当处理，则不会对妊娠和分娩产生不良后果。

十、胃食管反流

胃食管反流（GER）与呼吸系统疾病特别是与哮喘之间存在着密切的关系。早在 1912 年，Willism Osler 就提出 GER 可诱发哮喘，并认为 GER 可直接刺激支气管或者间接来源于胃反射的影响诱发支气管哮喘，两者之间可相互影响，其形成的恶性循环可使哮喘难以控制。

第二节 发病机制

一、变态反应

支气管哮喘的发病与变态反应有关，已被公认的主要为Ⅰ型变态反应。患者多为特应性体质，常伴有其他过敏性疾病，当变应原进入体内刺激机体后，可合成高滴度的特异性 IgE，并结合于肥大细胞和嗜碱性粒细胞表面的高亲和性 Fcε 受体（$FcεR_1$）；也能结合于某些 B 细胞、巨噬细胞、单核细胞、嗜酸性粒细胞、NK 细胞及血小板表面的低亲和性 Fcε 受体（$FcεR_2$）。但是 $FcεR_2$ 与 IgE 的亲和力比 $FcεR_1$ 约低 10～100 倍。如果过敏原再次进入体内，可与结合在 FcεR 上的 IgE 进行交联，合成并释放多种活性介质，致使支气管平滑肌收缩、黏液分泌增加、血管通透性增高和炎症细胞浸润等。而且炎症细胞在介质的作用下又可释放多种介质，使气道炎症加重。根据过敏原吸入后哮喘发生的时间，可分为速发型哮喘反应（IAR）、迟发型哮喘反应（LAR）和双相型哮喘反应（DAR）。IAR 几乎在吸入过敏原的同时立即发生反应，15～30min 达高峰，在 2h 左右逐渐恢复正常。LAR 则起病迟，约 6h 左右发生，持续时间长，可达数天。某些较严重的哮喘患者与迟发型反应有密切关系，其临床症状重，肺功能受损明显而持久，常需吸入糖皮质激素等药物治疗后恢复。近年来，LAR 的临床重要性已引起人们的高度重视。LAR 的机制较复杂，主要因气道炎症所致，不仅与 IgE 介导的肥大细胞脱颗粒有关，还可能涉及肥大细胞的再脱颗粒和白三烯（LT）、前列腺素（PG）、血栓素（TX）等缓发介质的释放。有研究表明，肥大细胞脱颗粒反应不是免疫机制所特有，非免疫性刺激例如运动、冷空气、吸入二氧化硫等都可激活肥大细胞而释放颗粒。现认为哮喘是一种涉及多种炎症细胞相互作用、许多介质和细胞因子参与的一种慢性炎症疾病，LAR 是由于气道炎症反应的结果，肥大细胞则为原发效应细胞，而嗜酸性粒细胞、中性粒细胞、单核细胞、淋巴细胞和血小板等为继发效应系统，这些细胞又可释放大量炎性介质，激活气道靶器官，引起支气管平滑肌痉挛、微血管渗漏、黏膜水肿、黏液分泌亢进的神经反应兴奋，导致患者的气道反应性明显增高。临床上单用一般支气管扩张剂不易缓解，而应用皮质类固醇和色甘酸钠吸入治疗可预防 LAR 的发生。

关于支气管哮喘与Ⅲ型变态反应的关系现又提出争议。传统观点认为，外源性哮喘属Ⅰ型变态反应，表现为 IAR；而内源性哮喘属Ⅲ型变态反应（Arthus 现象），表现为 LAR。但是有研究结果表明，LAR 绝大多数继发于 IAR，LAR 对 IAR 有明显的依赖性。因此，并非所有 LAR 都是Ⅲ型变态反应。

二、气道炎症

气道炎症是近年来哮喘发病机制研究的重要领域。支气管哮喘患者的气道炎症是由多种细胞特别是肥大细胞、嗜酸性粒细胞和 T 淋巴细胞参与，并有 50 多种炎症介质和 25 种以上的细胞因子相互作用的一种气道慢性非特异性炎症。气道炎症是哮喘患者气道可逆性阻塞和非特异性支气管高反应性的重要决定因素。哮喘的气道炎症反应过程有三个阶段，即 IgE 激活和 FcεR 启动，炎症介质和细胞因子释放，以及黏附分子表达促使白细胞跨膜移动。当变应原进入机体后，B 细胞识别抗原并活化，其活化途径有：T、B 细胞识别抗原不同表位分别表达激活；B 细胞内吞、处理抗原并结合主要组织相容性复合体（MHCⅡ），此复合体被 Th 识别后释放 IL-4、IL-5 进一步促进 B 细胞活化。被活化的 B 细胞产生相应的特异性 IgE 抗体，后者再与肥大细胞、嗜酸性粒细胞等交联，再在变应原的作用下产生、释放炎症介质。已知肥大细胞、嗜酸性粒细胞、中性粒细胞、上皮细胞、巨噬细胞和内皮细胞都有产生炎症介质的能力，根据介质产生的先后可分为快速释放性介质（如组胺）、继发产生性介质（PG、LT、PAF 等）和颗粒衍生介质（如肝素）三类。肥大细胞是气道炎症的主要原发效应细胞，肥大细胞激活后，可释放组胺、嗜酸性粒细胞趋化因子（ECF-A）、中性粒细胞趋化因子（NCF-A）、LT 等介质。肺泡巨噬细胞在始动哮喘炎症中也可能起重要作用，其激活后可释放 TX、PG 和血小板活因子（PAF）等介质。ECF-A 使嗜酸性粒细胞趋化，并诱发释放主要碱基蛋白（MBP）、嗜酸性粒细胞阳离子蛋白（ECP）、嗜酸性粒细胞过氧化酶（EPO）、嗜酸性粒细胞神经毒素（EDN）、PAF、LTC_4 等，MBP、EPO 可使气道上皮细胞脱落，暴露感觉神经末梢，造成气道高反应性。MBP、EPO 又可激活肥大细胞释放介质。NCF-A 可使中性粒细胞趋化并释放 LT、PAF、PGS、氧自由基和溶酶体酶等，加重炎症反应。LTC_4 和 LTD_4 是极强的支气管收缩剂，并促使黏液分泌增多和激血管通透性增加。LTB_4 能使中性粒细胞、嗜酸性粒细胞的单核细胞趋化、聚集并分泌介质等。PGD_2、PGF_2、$PGF_{2\alpha}$、PGI_2 和 TX 均是强力的气道收缩剂。PAF 可收缩支气管和趋化、激活嗜酸性粒细胞等炎症细胞，诱发微血管渗出增多，是重要的哮喘炎症介质之一。

近年来发现在气道上皮细胞及血管内皮细胞产生的内皮素（ET_5）是引起气道收缩和重建的重要介质，ET_1 是迄今所知最强的支气管平滑肌收缩剂，其收缩强度是 LTD_4 和神经激肽的 100 倍，是乙酰胆碱的 1000 倍，ET 还有促进黏膜下腺体分泌和促平滑肌和成纤维细胞增殖的效应。炎前细胞因子 TNFα 能刺激气道平滑肌细胞分泌 ET_1，这不仅加剧了平滑肌的收缩，还提高了气道平滑肌自身收缩反应性，并可导致由气道细胞异常增殖引起的气道重建，可能成为慢性顽固性哮喘的重要原因。黏附分子（AMs）是一类能介导细胞间黏附的糖蛋白，现已有大量研究资料证实，黏附分子在哮喘发病中起重要作用，在气道炎症反应中，黏附分子介导白细胞与内皮细胞的黏附和跨内皮转移至炎症部位。

总之，哮喘的炎症反应是由多种炎症细胞、炎症介质和细胞因子参与，其关系十分复杂，有待深入探讨。

三、气道高反应性

气道反应性是指气道对各种化学、物理或药物刺激的收缩反应。气道高反应性（AHR）是指气道对正常不引起或仅引起轻度应答反应的非抗原性刺激物出现过度的气道收缩反应。气道高反应性是哮喘的重要特征之一。AHR 常有家族倾向，受遗传因素影响，但外因性的作用更为重要。目前普遍认为气道炎症是导致气道高反应性最重要的机制之一。当气道受到变应原或其他刺激后，由于多种炎症细胞、炎症介质和细胞因子的参与，气道上皮和上皮内神经的损害等而导致 AHR。有人认为，气道基质细胞内皮素的自分泌及旁分泌，以及细胞因子特别是 TNFα 与内皮素相互作用在 AHR 的形成上有重要作用。此外，AHR 与 β 肾上腺能受体功能低下、胆碱能神经兴奋性增强和非肾上腺素能非胆碱能（NANC）神经的抑制功能缺陷有关。病毒性呼吸道感染、SO_2、冷空气、干燥空气、低渗和高渗溶液等理化因素刺激均可使气道反应性增高。气道高反应性程度与气道炎症密切相关，但两者并非等同。目前已公认 AHR 为支气管哮喘患者的共同病理生理特征，然而出现 BHR 者并非都是支气管哮喘，如长期吸烟、接触臭氧、病毒性上呼吸道感染、慢性阻塞性肺疾病（COPD）、过敏性鼻炎、支气管扩张、热带肺嗜酸性粒细胞增多症和过敏性肺泡炎等患者也可出现 BHR，所以应该全面地理解 BHR 的临床意义。

四、神经机制

神经因素也被认为是哮喘发病的重要环节。支气管受复杂的植物神经支配，除胆碱能神经、肾上腺素能神经外，还有非肾上腺素能非胆碱能（NANC）神经系统。支气管哮喘与 β 肾上腺素能受体功能低下和迷走神经张力亢进有关，并可能存在有α肾上腺素能神经的反应性增加。NANC能释放舒张支气管平滑肌的神经介质，如血管肠激肽（VIP）、一氧化氮（NO），以及收缩支气管平滑肌的介质，如P物质、神经激肽等。两者平衡失调，则可引起支气管平滑肌收缩。

第三节　病理改变

哮喘患者气道的基本病理改变为肥大细胞、肺巨噬细胞、嗜酸性粒细胞、淋巴细胞与中性粒细胞浸润。气道黏膜上组织水肿，微血管通透性增加，支气管内分泌物贮留，支气管平滑肌痉挛，纤毛上皮剥离，基底膜露出，杯状细胞增殖及支气管分泌物增加等病理改变，称之为慢性剥脱性嗜酸细胞性支气管炎。上述的改变可随气道炎症的程度而发生变化。若哮喘长期反复发作，则可进入气道不可逆性狭窄阶段，主要表现为支气管平滑肌的肌层肥厚，气道上皮细胞下的纤维化等的致气道重建，以及周围肺组织对气道的支持作用消失。

在发病早期，因病理的可逆性，解剖学上很少发现器质性改变。随着疾病发展，病理学变化逐渐明显。肉眼可见肺膨胀及肺气肿较为突出，肺柔软疏松有弹性，支气管及细支气管内含有黏稠痰液及黏液栓。支气管壁增厚、黏膜充血肿胀形成皱襞，黏液栓塞局部可引起肺不张。

第三章　临床表现

第一节　症　状

哮喘发作时发生的支气管痉挛症状，包括咳嗽、咳痰、喘息、胸闷或胸紧、呼吸困难和胸痛。部分哮喘患者的哮喘发作有诱因，如接触变应原、病毒性呼吸道感染、运动和其他激发因素的刺激等。在支气管哮喘发作前，部分患者出现哮喘发作的前兆症状，例如运动后发生呼吸困难和咳嗽，夜间和晨起的胸闷等。在变应原引起的急性哮喘发作前往往有鼻和眼睛黏膜的卡他症状，如鼻痒、打喷嚏、流涕、眼痒、流泪和干咳等症状，而后出现典型的哮喘症状。对大多数患者而言，哮喘是突然发作的，经过多年的反复发作，病情可逐渐加重。但喘息可呈慢性持续性。

1. 喘息和呼吸困难

喘息和呼吸困难是支气管哮喘的特征性临床表现。在哮喘的先兆症状之后，出现胸闷、胸紧、气短和呼吸困难。喘息往往发作较为突然，病情较重时，喘息的声音不用听诊器就可听到。因为支气管哮喘是小气道痉挛，表现为呼气性呼吸困难，吸气时间短，呼气时间长，患者感到呼气费力，但有些哮喘患者会感到吸气和呼气都费力。正常人休息时，人们并没有特别地意识到自己正在呼吸。在哮喘患者，当呼吸肌收缩克服气道狭窄产生的过高支气管阻力负荷时，本体感受阈超过某一个人的阈值时，就可产生呼吸困难的感觉。呼吸困难的严重程度和气道阻力增高的程度成正比。有大约15%的哮喘患者当FEV_1下降到正常值的50%时仍然察觉不到自己存在气流受限。有气流受限的患者不感到呼吸困难说明产生了颈动脉窦的适应，即对持续的刺激反应性降低。这些发现表明，通过感觉哮喘的症状判断哮喘的严重程度存在过低估计严重程度的危险，需要应用客观的测定检查方法对哮喘的严重程度做定量检查。

2. 咳嗽、咳痰

咳嗽是哮喘的常见症状，是由于气道的炎症和支气管痉挛引起的。哮喘的前兆症状一般为干咳；到哮喘发作期，咳嗽和咳痰反而减轻，以喘息症状为主；在哮喘发作接近尾声时，支气管痉挛和气道狭窄减轻，大量的呼吸道分泌物需要排出，再次出现咳嗽或咳痰加重，咳出大量的白色泡沫痰后哮喘症状缓解。一般伴有呼吸道的细菌感染时咳黄色脓性痰。在咳嗽变异性哮喘，反复发作的慢性咳嗽可为唯一的临床表现，尤其儿童多见，这种慢性咳嗽在夜间最重。有人报道，40%的慢性咳嗽患者经过做肺功能检查和吸入激发试验可确诊为支气管哮喘。因此，在哮喘的分类中，有以慢性咳嗽为主要表现的咳嗽性哮喘。

3. 胸闷和胸痛

哮喘发作时，患者可有胸闷和胸紧的感觉。如果哮喘发作较重，时间较长，胸痛可能与呼吸肌过度疲劳和拉伤有关。突发的胸痛要考虑到自发性气胸的可能。

第二节　体　征

哮喘的体征与哮喘发作与否有密切关系，在哮喘缓解期可无任何体征，而在哮喘的发作期，根据哮喘发作的严重程度可有不同的体征。哮喘发作时的支气管和细支气管进行性的气流梗阻可引起肺部动力学、气体交换和心血管系统一系列的变化。为了维持气道的正常功能，肺出现膨胀，伴有肺残气量和肺总量的明显增加。由于肺的过度膨胀使肺内的压力增加，产生的胸腔内负压所需要的呼吸肌收缩力也明显增加。呼吸肌负荷增加是因为呼吸困难、呼吸加快和辅助呼吸肌的动用。在呼气时，肺膨胀压降低和气道炎症可引起显著的气道狭窄，临床上可观察到喘息、呼气延长和呼气流速减慢。这些临床表现一般和一秒用力呼气量（FEV_1）和呼气峰流速值（PEF）的降低相关。因为哮喘患者的气道阻塞并不均匀，通气的分布也不均匀，这可引起肺部的通气/血流比值的失调，发生低氧血症，出现紫绀等缺氧表现。在吸气期间肺过度膨胀和胸腔负压的增加对心血管系统有很大的影响。右心室受胸腔负压的牵拉使静脉回流增加，可引起肺动脉高压和室间隔的偏移。在这种情况下。受压的左心室需要将血液从负压明显增高的胸腔射到体循环（跨二尖瓣压升高），产生吸气期间的收缩压下降，称为奇脉。

1. 一般体征

哮喘患者在发作时，尤其是急性发作，一般比较紧张，呼吸加快，可呈端坐呼吸，严重时可出现口唇和手指紫绀等。

2. 呼气延长和双肺哮鸣音

在胸部听诊时可听到呼气时间延长而吸气时间缩短，伴有双肺的哮鸣音，这是小气道梗阻的特征表现。两肺满布的哮鸣音在呼气时较明显，因此称呼气性哮鸣音。很多哮喘患者吸气和呼气都可闻及哮鸣音，有时不用听诊器也可听到。发生单侧肺哮鸣音消失时要考虑到自发性气胸。在严重哮喘患者支气管发生极度狭窄出现呼吸肌疲劳时，哮鸣音反而消失，称为寂静肺，是危重哮喘患者的表现。

3. 肺过度膨胀

肺过度膨胀体征即为通常所说的肺气肿体征。但支气管哮喘的肺膨胀和慢性阻塞性肺疾病的肺气肿的病理改变是不同的。临床表现为胸腔的前后径扩大，肋间隙增宽；叩诊呈过清音。肺肝浊音界下降，心浊音界缩小。长期哮喘的成人可有桶状胸，儿童患者有鸡胸。

4. 奇脉

奇脉是吸气期间收缩压正常的下降［正常不超过 1.33kPa (10mmHg)］增大的结果。这种吸气期的收缩压下降的程度和气道阻塞的程度相关，它反映了呼吸肌对胸腔压波动的影响明显增加，呼吸肌疲劳的患者不再产生较大的胸腔压的波动，奇脉消失。严重的奇脉［≥3.33kPa (25mmHg)］是重症哮喘的可靠指征。可应用血压计测量奇脉，测量收缩压首先听到的间断性血管搏动到连续性血管音之间的血压水平就是奇脉水平。

5. 呼吸肌疲劳表现

呼吸肌疲劳表现为辅助呼吸肌的动用，肋间肌和胸锁乳突肌收缩；还表现为反常呼吸，即吸气时下胸壁和腹壁向内收。

6. 重症哮喘的体征

随着气流梗阻的加重，患者呼吸变得更窘迫，出现说话不连贯，皮肤潮湿，呼吸和心率增加，以及上述的奇脉和呼吸肌疲劳表现。呼吸频率≥25 次/min，心率≥110 次/min，奇脉≥25mmHg 是重症哮喘的指征。最后，患者垂危状态时可出现寂静肺或呼吸无力、紫绀、心动过缓、意识恍惚或昏迷。

第三节 支气管哮喘的病情严重程度分级

哮喘患者的病情严重程度分级应分为三个部分。

1. 治疗前哮喘病情严重程度的分级

包括新发生的哮喘患者和既往已诊断为哮喘而长时间未应用

药物治疗的患者。

表 1 治疗前哮喘病情严重程度的分级

分级	临床特点
间歇发作（第 1 级）	症状＜每周 1 次 短暂发作 夜间哮喘症状≤每月 2 次 FEV_1≥80%预计值或 PEF≥80%个人最佳值，PEF 或 FEV_1变异率＜20%
轻度持续（第 2 级）	症状≥每周 1 次，但＜每天 1 次 发作可能影响活动和睡眠 夜间哮喘症状＞每月 2 次，但＜每周 1 次 FEV_1≥80%预计值或 PEF≥80%个人最佳值，PEF 或 FEV_1变异率 20%～30%
中度持续（第 3 级）	每日有症状 发作影响活动和睡眠 夜间哮喘症状≥每周 1 次 $FEV_1$60%～79%预计值或 PEF60%～79%个人最佳值，PEF 或 FEV_1变异率＞30%
重度持续（第 4 级）	每日有症状 频繁发作 经常出现夜间哮喘症状 体力活动受限 FEV_1＜60%预计值或 PEF＜60%个人最佳值，PEF 或 FEV_1变异率＞30%

2. 治疗期间哮喘病情严重程度的分级

当患者已经处于规范化分级治疗期间，哮喘病情严重程度分级则应根据临床表现和目前每日治疗方案的级别综合判断。见表 2。

表 2　治疗期间哮喘病情严重程度的分级

	原设定的治疗级别		
	间歇发作（第 1 级）	轻度持续（第 2 级）	中度持续（第 3 级）
目前患者的症状和肺功能	严重程度分级间歇发作		
（第 1 级） 症状＜每周 1 次 短暂发作 夜间哮喘症状≤每月 2 次 发作期间肺功能正常	间歇发作	轻度持续	中度持续
轻度持续（第 2 级） 症状≥每周 1 次，但＜每天 1 次 夜间哮喘症状＞每月 2 次，但＜每周 1 次 发作期间肺功能正常	轻度持续	中度持续	重度持续
中度持续（第 3 级） 每日有症状 发作影响活动和睡眠 夜间哮喘症状≥每周 1 次 $FEV_1$60％～79％预计值 或 PEF60％～79％个人最佳值	中度持续	重度持续	重度持续
重度持续（第 4 级） 每日有症状 频繁发作 经常出现夜间哮喘 FEV_1＜60％预计值 或 PEF＜60％个人最佳值	重度持续	重度持续	重度持续

3. 哮喘急性发作时病情严重程度的分级

哮喘急性发作是指气促、咳嗽、胸闷等症状突然发生，常有呼吸困难，以呼气流量降低为其特征，常因接触变应原等刺激物或治疗不当所致。其程度轻重不一，病情加重可在数小时或数天内出现，偶尔可在数分钟内即危及生命，故应对病情做出正确评估，以便给予及时有效的紧急治疗。哮喘急性发作时病情严重程度的分级见表 3。

表 3　哮喘急性发作时病情严重程度的分级

临床特点	轻度	中度	重度	危重
气短	步行、上楼时	稍事活动	休息时	
体位	可平卧	喜坐位	端坐呼吸	
讲话方式	连续成句	单词	单字	不能讲话
精神状态	可有焦虑尚安静	时有焦虑或烦躁	常有焦虑或烦躁	嗜睡或意识模糊
出汗	常无	有	大汗淋漓	
呼吸频率	轻度增加	增加	常＞30 次/min	
辅助呼吸肌活动及三凹征	常无	可有	常有	胸腹矛盾运动
哮鸣音	散在，呼吸末期	响亮、弥漫	响亮、弥漫	减弱乃至无
脉率	＜100 次/min	100～120 次/min	＞120 次/min	脉率变慢不规则
奇脉	无，＜10mmHg	可有 10～25 mmHg	常有＞2mmHg	无，提示呼吸肌疲劳
使用 β_2 受体激动剂后 PEF 预计值或个人最佳值%	＞80%	60%～80%	＜60%或＜100%或作用时间＜2h	
PaO_2（吸空气）	正常	≥60mmHg	＜60mmHg	
$PaCO_2$	＜45mmHg	≤45mmHg	＞45mmHg	
SaO_2（吸空气）	＞95%	91%～95%	≤90%	
pH				降低

第四节 重症哮喘的临床特点

一、定义

重症哮喘是指哮喘患者虽经糖皮质激素（≤1000μg/d）和长效β_2受体激动剂或茶碱类药物治疗后，哮喘症状仍持续存在或继续恶化；或哮喘呈爆发性发作，短时间内即进入危重状态的病症，临床上常难以处理。这类哮喘患者可能迅速发展至呼吸衰竭，并出现一系列的并发症，既往也称之为哮喘持续状态。重症哮喘对常规治疗反应差，这与其特异的病理生理机制有关。在重症哮喘的发病机制中，支气管黏膜水肿和积液栓塞比支气管痉挛起着更为重要的作用。

二、类型

表 4　重症哮喘的分类

	急性重症哮喘	急性窒息性哮喘
性别	女＞男	男＞女
基础状况	中到重度气道阻塞	正常或轻度肺功能受损
发作时限	几天到几周	几分钟到几小时
病理特点	①气道壁水肿②黏液腺肥大③分泌物黏稠	①急性支气管痉挛②中性粒细胞而非嗜酸性粒细胞支气管炎
治疗反应	慢	快

三、发病原因

1. 哮喘触发因素持续存在，如过敏、炎症、痰栓。
2. 呼吸道感染。
3. 糖皮质激素使用不当。

4. 水电解质紊乱和酸中毒。

5. 精神因素。

6. 阿斯匹林或其他非甾体类抗炎药物的使用。

7. 出现严重的并发症。

四、病理生理

重症哮喘的气体交换、血流动力学均有明显的异常，气道的阻力明显升高。

五、临床表现

1. 临床症状　喘息、咳嗽、呼吸困难，呼吸频率>30 次/分，强迫端坐呼吸，不能平卧，不能讲话，大汗淋漓，焦虑。病情严重的患者可出现意识障碍，甚至昏迷。

2. 体格检查　面色苍白，口唇发绀，可有明显的三凹征，双肺哮鸣音。危重哮喘患者呼吸音或哮鸣音可明显降低甚至消失，表现为所谓的“静息胸”。可有血压下降，心率>120 次/分。

第四章　哮喘的分类

几十年来，由于世界各国哮喘病学家对哮喘病的发病机理认识不同，在病理生理学方面存在差异，因此，哮喘的分类仍存在较大的争议。

20 世纪 40 年代初期，Rackeman 提出将哮喘分为外源性哮喘与内源性哮喘，此后，成为国际上较为公认的主要分类方法。①外源性哮喘：包括变应性哮喘（也称过敏性哮喘）、职业性哮喘、药物性哮喘和食入性哮喘等，近年来也常把运动性哮喘归为外源性。外源性哮喘中绝大多数患者有特应性体质或有家族过敏史，常常伴有过敏性鼻炎、湿疹和麻疹等过敏性病史，患者气道呈高反应性。②内源性哮喘：包括感染性哮喘、月经性哮喘、妊娠性哮喘及阿司匹林性哮喘。其与外源性哮喘一样，患者也存在气道高反应性。内源性哮喘多在 40 岁以后发病，常年发作，与季节关系不大。③混合性哮喘：介于外源性与内源性之间，可同时存在或先后发生。

临床上常将外源性、内源性、混合性以外的哮喘称为特殊类型哮喘，主要包括咳嗽变异性哮喘、激素依赖性哮喘、激素抵抗性哮喘等。

除此之外，其他分类方法也较多，主要有以下几种：①按病因分类：根据不同病因，可分为变应性哮喘、感染性哮喘、运动性哮喘、药物性哮喘、职业性哮喘及特殊类型哮喘（月经性哮喘和妊娠性哮喘）等。②按免疫学分类：可分为变态反应性哮喘和非变态反应性哮喘。③按发病时间分类：可分为常年性哮喘、季节性哮喘、夜间性哮喘。④按发病年龄分类：可分为婴幼儿哮喘、儿童期哮喘、青少年哮喘、成年人哮喘和老年人哮喘。⑤按对糖皮质激素的反应分类：可分为非激素依赖型哮喘、激素依赖型哮喘、激素抵抗型哮喘。⑥按病程分类：可分为急性发作期哮喘与缓解期哮喘。

第一节　外源性哮喘

一、尘螨过敏性哮喘

尘螨是诱发支气管哮喘的重要变应原。近年来大量研究证实尘螨与支气管哮喘关系密切。最近，新西兰的一项对哮喘儿童进行了 13 年的追踪调查证实了尘螨作为一种独立的危险致敏因素较强地影响着哮喘的发病率；近年来美国的三项调查也相继证实了尘螨和猫毛、蟑螂是诱发支气管哮喘的重要因素。目前已有几百项研究证实了尘螨与支气管哮喘发作有着密切的关系，因此近年来有人提出了尘螨过敏性哮喘的诊断名称和概念。由于尘螨呈世界性分布，且分布非常广泛，几乎所有的国家都有关于尘螨的报道，所以有人指出，尘螨过敏性哮喘是世界各国临床上最为常见的哮喘。自 1987 年以来，已经召开了数次有关尘螨过敏与支气管哮喘关系的国际研讨会，报告了大量有关尘螨过敏性哮喘的基础与临床的研究进展，为防治该病提供了大量的理论依据和具体的防治措施。

尘螨过敏引起的支气管哮喘的发病机理主要与Ⅰ型变态反应有关。世界各国的许多学者通过临床观察、尘螨浸液的特异性皮试、鼻黏膜和支气管的尘螨吸入激发试验，以及嗜碱性粒细胞脱颗粒试验、尘螨特异性 IgE、IgG、IgA、IgM 的测定和特异性 T 淋巴细胞及其亚群的测定等，相继证实了尘螨是诱发支气管哮喘的主要吸入性变应原。在世界各地，尤其是在亚洲和欧洲，尘螨过敏性哮喘的流行已接近或超过花粉过敏性哮喘。国外学者的调查证实，低龄发病的哮喘患者对尘螨过敏的发病率可高达70%以上，有85%以上的哮喘儿童和青少年对尘螨变应原皮试呈强阳性反应。上述调查提示，在这些地亚尘螨是引起支气管哮喘的主要原因，并因此怀疑这些地区室内是否存在着高密度的尘螨，后来的调查证实，情况确实如此。根据汉城和印度的流行病学调查，在室内尘螨密度高的地区，哮喘的发病率也相应增高；我国上海地区的调查也获得类似的结果。研究还证实，尘螨过敏性哮喘发病率高的地区患者血清中特异性IgE均值也显著增高。根据法国两个地区的调查，在海拔较高、尘螨密度低的地区，尘螨过敏性哮喘发病率很低。上述研究证实，支气管哮喘的发病率与室内尘螨的密度有密切关系，并有一定的地区差异。一般认为，寒冷、内陆干燥地区及海拔较高的地区的发病率较低，温热带、沿海地区则发病率较高。

在过去的几十年里，支气管哮喘的发病率和死亡率正在逐年升高，其原因尚不完全清楚。广州呼吸病研究所的有关报道引起了哮喘学家的重视，即在支气管哮喘的发生率和死亡率特别高的两个地区的室内尘满的密度明显高于其他地区，并发现这两个地区的支气管哮喘发病与接触尘满过敏有着密切关系。这项研究提醒人们，应更加重视尘瞒过敏与支气管哮喘的关系。

二、花粉过敏性哮喘

（一）概述

空气中飘散的各种致敏花粉是引起变应性哮喘的一组重要变应原，目前已知可以引起人类致敏的植物花粉多达数百种。花粉诱发的过敏性疾病包括季节性变态反应性鼻炎、过敏性结膜炎、过敏性皮肤病和变应性哮喘。由花粉引起的包括变应性哮喘在内的一系列过敏反应的发病机理与Ⅰ型变态反应有关，变态反应学家对此研究较多且卓有成果。由花粉诱发的变应性哮喘已是临床上常见的疾病，因此近年来许多医生提出了花粉变应性哮喘这一诊断名称。

早在1819年，英国医生John Bostock就描述了一种夏季发作的，以呼吸道卡他性炎症为特征的疾病，当时称之为布斯特克卡他综合征，这是有关花粉过敏的最早记载。由于当时误认为该病的发作与接触枯草有关，因此在1828年正式命名为枯草热（hay fever)。1836年，Elliotson认为枯草热可能与吸入植物的花粉有关；1872年美国医生Wyman发表了“秋季卡他”一文，指出了秋天的枯草热主要病因是豚草花粉；直至1873年，Blackley利用凡士林玻片曝片进行大气中花粉调查和采用花粉浸液做特异性皮试，才首次在临床上证实了枯草热的发生与花粉过敏有关，并提出花粉症(pollinosis）这一新诊断名称取代枯草热。本世纪初，著名变态反应学家Noon首次在英国《The Lancet》杂志上发表了用特异性免疫疗法治疗花粉症的报告，此后有关花粉过敏的研究日益增多，并发现了在许多国家，豚草花粉是引起花粉症的主要致敏花粉，并逐渐开展了有关花粉诱发的支气管哮喘的研究。流行病学调查表明，花粉过敏是一种常见的疾病，据北美洲的调查证实，花粉症的发病率约占正常人群的2%～5%，约30%的变态反应疾病患者属于对花粉过敏；美国学者Tuft甚至得出了该疾病发病率约占美国总人口的10%，个别流行地区可高达15%的结论；在西欧的调查表明，花粉症的发病率在1%～5%。所以许多经济发达国家把防治花粉过敏作为重要研究课题，个别国家的广播电台、电视台已把每日大气中飘散的花粉数目和天气预报一同播放，以使花粉过敏的患者提前采取预防措施。

我国目前对花粉过敏的发病率尚无大面积的调查统计，据有限的调查资料显示约在0.9%～5%。Maternowski曾调查了美国Michgan大学中的中国籍学生对豚草花粉过敏的发病率高达

16%。但即使按目前世界各国流行病学调查的最低发病率统计，我国花粉症的患者也应在1千万人以上。在对花粉过敏的患者中，约有30%～40%伴有变应性哮喘，其余以变应性鼻炎、变应性结膜炎和变应性咽炎等过敏性疾病为主。我国自20世纪60年代以来也开展了有关花粉过敏的研究，北京协和医院变态反应科已证实我国的致敏花粉与国外研究的结果不同，认为蒿属植物花粉是引起我国花粉过敏的最主要致敏花粉。此后，沈阳、青岛、南京等地相继进行了相关研究，并证实了我国沿海和长江沿岸生长有大量豚草，经空气曝片证实了这些地区有许多对豚草花粉过敏的哮喘患者，从而得出了豚草花粉也是我国部分地区的主要致敏花粉。到目前为止，花粉所引起的变应性哮喘是所有支气管哮喘中研究最广、最深、治疗效果最好的一类。研究花粉变应性哮喘，对阐明支气管哮喘的发生机制有重要意义，但是由于对花粉变应性哮喘的研究除与免疫学、环境医学和临床医学有密切关系外，还涉及到植物学、生态学、气象学和药剂学等多学科知识，因此应多学科配合才能使研究更加深入。

（二）临床症状

花粉变应性哮喘是一种表现在下呼吸道的过敏性疾病。由于吸入的花粉在进入下呼吸道之前必须经由上呼吸道，故多伴有明显的上呼吸道症状。所以，大多数患者都是上呼吸道症状在先，随后才出现咳嗽、痰多和哮喘等下呼吸道过敏症状。下呼吸道过敏的症状是花粉变应性哮喘的主要症状，开始主要表现为花粉播散期间的刺激性干咳，症状加重时表现为喘息发作，喘息的症状和体征与其他支气管哮喘相似。在哮喘发作前患者通常已有数个花期的鼻部或咽部症状，但也有少数患者无任何先兆症状，起病时以哮喘发作为首要症状。本病临床特征主要有：

1. 呈季节性发作

哮喘等症状的发作与植物的花期相吻合，每年均在相对固定的时期发作，每个地区患者的变态反应不同，医生应掌握当地致敏植物的花期和花粉飘散特点，才能给患者做出正确诊断。患者季节性发作的持续时间少则数天，多则数月，待花粉播散期一过，病情自动缓解。部分合并对其他常年性存在的变应原（如室尘、尘螨）过敏的花粉过敏性哮喘患者，病情可以表现为常年性发作，季节性加重。

2. 有明显的地区性

花粉过敏性哮喘具有明显的地区性特征。所谓地区性特征是指患者通常仅在致敏花粉飘散的地区发病，移居至无花粉飘散地区症状可很快缓解。所以了解当地的大气中飘散的花粉种类和数量对诊断是相当重要的。

3. 伴有明显的上呼吸道或其他过敏症状

花粉变应性哮喘的患者，发作前或发作的同时多伴有明显的上呼吸道过敏症状和其他过敏症状。患者在发病初期往往可有数年甚至数十年的过敏性鼻炎、过敏性结膜炎或过敏性皮肤病等病史，然后逐渐累及下呼吸道而引起哮喘的症状；也有一些患者上呼吸道和下呼吸道的症状同时出现或先出现下呼吸道症状再有上呼吸道症状。

（1）上呼吸道过敏的症状与体征　主要包括鼻或咽部的过敏。鼻部症状表现为季节性变应性鼻炎的症状，如鼻痒、喷嚏和流清水样鼻涕，可伴有耳和上腭部的痒感。鼻痒以鼻尖和鼻前庭为主，患者表现为反复揉鼻。喷嚏可每次数个甚至数十个，在喷嚏发作的同时或以后伴有大量的清水样或白色黏液样鼻分泌物，分泌物呈浆液性。多数患者可伴有交替鼻塞或持续鼻塞等症状。这主要是由于鼻黏膜充血水肿致鼻腔通气障碍所致，鼻塞程度取决于鼻黏膜肿胀程度。同时，由于鼻塞还可导致患者的嗅觉减退或消失。典型的鼻部体征为鼻黏膜呈苍白色、浅灰色或灰蓝色水肿，鼻道内可见到浆液性或黏液性分泌物；慢性患者可以出现下鼻甲或中鼻甲肥大；部分患者的鼻黏膜可表现为充血、水肿；少数患者可以伴有鼻息肉和鼻窦炎。由于分泌物的持续刺激，可以导致鼻前庭和鼻唇之间的红肿，上述鼻部的症状和体征均与季节性有明显的关系。故临床称其为季节性变应性鼻炎。

咽喉部的症状主要表现为咽痒、咽部异物感或刺激感，少许患者可因为咽部有分泌物而引起刺激性咳嗽，检查可见咽部黏膜弥漫充血或黏膜干燥苍白，有时可见少许分泌物附于咽部，伴喉炎者可见会咽及声带水肿。

（2）其他过敏症状　包括眼部和皮肤的过敏症状。眼部症状表现为眼痒、流泪、眼结膜及眼睑红肿等变应性结膜炎的症状，皮肤肿胀多表现为颜面、四肢等暴露部的皮肤瘙痒等变应性皮炎的症状，严重者可见湿疹样改变。

4. 发病年龄和特应性体质

花粉过敏性哮喘发病以中青年患者为主，儿童和老年患者通常较为少见。花粉过敏性哮喘均有特应性体质，所以家庭和个人的变态反应性病史也是非常重要的。

5. 发作与气候变化有关

气候改变可改变空气中的花粉浓度从而影响其症状，如连阴雨天则病情可有好转，干热多风时症状可以加剧。

三、霉菌过敏性哮喘

（一）概述

临床上对于真菌过敏性哮喘的认识已有200余年的历史，1728年，John Floyer报道有人在参观酿酒厂时哮喘突然发作；1924年，Von Leeuwen提出在荷兰的哮喘患者中，发病的原因是由于潮湿；同年在美国，Cadhan报告3例由小麦锈菌诱发的哮喘，这些发现均是真菌过敏性哮喘的研究雏型。1928年，德国的Hansen医生首次正式证实并提出了15%的哮喘患者对生活环境中收集到的交链孢霉及青霉抗原皮肤试验呈阳性反应，并证实给其中一部分患者吸入交链孢霉或青霉菌孢子可诱发哮喘。1932 年，Tubs 报道一例哮喘患儿在每次进食发酵食物后发病，提出酵母菌及念珠菌是某些哮喘患者的发病诱因。1934 年，Prince 等用在患者生活环境中曝皿培养真菌的方法进行观察，发现当真菌生长旺盛时，患者哮喘症状加重。

真菌是一类种类十分庞大的微生物，据不完全统计，自然界大约有 10 万多种真菌，它们在土壤、河流、海洋及一切有机质上均有生长。这些微生物在频繁的繁殖过程中，随风将大量的孢子和菌丝碎片释放到空气中，形成了对变态反应性哮喘患者的严重威胁。真菌的传播主要是靠孢子，当然，一些真菌的子实体、菌核和菌丝碎片等也可以传播。传播的方式有多种，包括风力传播、水力传播、动物传播、人为传播等，其中风力传播最为重要。真菌虽然不在空气中繁殖，但是它的孢子却大量地随风飘浮在空中。其原因是真菌的孢子数量极大，体积又很小，有些真菌的孢子成熟后又容易与产孢组织分离，因此借风力到处传播。

据 1987 年 Bush 及 Yunginger 报道，正常人在日常生活中，每天约与 100 种不同的真菌接触。空气中的真菌孢子计数往往明显高于花粉，有些地区的真菌孢子计数甚至为花粉的 1000 倍以上。真菌孢子的季节消长性不及花粉明显，多数气传致敏真菌实际上都是全年存在。在北欧，变态反应病例中对真菌变应原皮试阳性率为 4%～80%，皮试与真菌过敏症状的符合率为 50%。美国 Santilli 等发现在 32 例对豚草花粉过敏者中，有 75%对担子菌纲的担孢子抗原浸液呈阳性皮试反应。我国地处温带，是真菌滋生繁殖有利的地区。根据近年来全国各地的空气中真菌种类和数量的调查显示，我国大气中孢子终年飘散，品种繁多，数量很大。临床对呼吸系统变态反应患者进行真菌浸液皮试的结果显示，总阳性率在 12%～70%。Beaumont 等对荷兰部分地区的研究发现，分支孢子菌属最多，占空气中真菌孢子的绝大多数。其余为葡萄孢属、酵母菌、青霉、担子菌、曲霉及交链孢霉等，空气中的真菌孢子的含量与季节有关，夏天潮湿季节最多，冬季和干旱季节较少。与此相反，室内空气中曲菌及青霉菌在秋季及冬季含量较高。其他欧洲国家也有类似发现，但交链孢霉在不同国家变化很大。

（二）临床表现

1. 真菌变应性哮喘的临床症状

真菌变应性哮喘是支气管哮喘中比较常见的一种类型，主要是特应性体质患者由于吸入或食入真菌变应原后引起气道高反应性和气道变应性炎症而导致的广泛的可逆性呼吸道堵塞综合征。由于这种真菌的侵入是非感染性的，真菌在气道内的逗留时间较短且可被气道内的巨噬细胞等所吞噬。故症状往往是一过性和可逆性的，但由此可以触发一系列的免疫反应如迟发相哮喘反应中的气道变应性炎症等。

真菌性哮喘的发病有一定的季节性，但不像花粉过敏性哮喘那样明显。患者一般在接触真菌变应原后突然发病，前驱症状可有鼻痒、喷嚏、清涕、咳嗽、胸闷等，如不及时处理，可因支气管堵塞加重而出现哮喘发作。哮喘轻度发作时，患者神志清楚，可以平卧，无紫绀，活动轻度受限；中度发作时，患者稍事活动即可气短，不能平卧，常有辅助呼吸，呼吸频率增加，可有轻度紫绀出现；重度发作时，患者被迫端坐位，两手前撑耸肩，额部冷汗或大汗淋漓，紫绀。哮喘发作频率及持续时间有很大差异，伴有呼吸道感染时，咳嗽常为突出症状，咯脓痰或白痰，有时伴体温升高。部分患者可表现为慢性阵发性咳嗽，无典型哮喘发作，目前称之为咳嗽变异性哮喘。

哮喘缓解期或非典型的哮喘患者平时可无明显体征。在发作时，胸廓饱满，呈吸气状；叩诊为过清音，心浊音界缩小；呼气时可闻及哮鸣音，如果哮喘发作严重，呼吸困难加剧，哮鸣音反而减少。哮喘严重发作持续24h以上称哮喘持续状态。患者重度呼吸困难，烦躁不安，大量出汗，紫绀，可发展到血压下降，神志不清或昏迷，呼吸衰竭。长期反复发作和感染者可并发慢性支气管炎、肺气肿等。严重发作时可并发气胸、纵隔气肿、肺不张，晚期可并发肺源性心脏病。

2. 其他真菌性变应性呼吸道疾病

真菌除可以诱发变应性哮喘外，还可诱发其他肺实质的真菌性支气管肺的变应性疾病，如真菌诱发的变应性肺炎（又称真菌性外源性变应性肺泡炎）等，这是一组非IgE介导的真菌性变态反应在肺部的表现，其发病机理、病理生理和临床过程均与支气管哮喘有较大区别。哮喘防治工作者对这些疾病也应有所了解，以便于临床工作中鉴别诊断和治疗。

这些患者常由于吸入生活或职业环境中的各种真菌孢子而致病。有些非真菌性的无机或有机粉尘、化学或药物等颗粒，吸入后也可致病，但真菌为主要的病原。

本类疾病在临床上可分为两类。一类为速发型，称急性过敏性肺炎，症状为在大量吸入致敏真菌后4～8h内出现畏寒、发热、咳嗽、咯痰、喘憋、乏力、头痛、肺底有湿性啰音、末梢血白细胞增高等。重者可有肺组织浸润性病变，肺功能可出现通气功能不足。一类为隐匿型，亦称亚急性或慢性过敏性肺炎，是由于长期吸入某种真菌孢子，短期内不出现症状，日久逐渐出现咳嗽、气促、乏力、消瘦、活动后气喘明显等症状。肺底湿啰音，可有杵状指，胸部X线出现肺纹理增多，晚期广泛肺纤维化。肺功能为限制性通气功能不足，肺组织出现不可逆病变，预后不好。

四、食物过敏性哮喘

（一）概述

虽然临床上常常有哮喘患者主诉食物可以引起哮喘等呼吸道炎症状，但多年来由于对食物变应原的认识不足和缺乏进一步调查的方法（如检验食物变应原成分的方法欠缺等），因此有关食物变应性哮喘的研究相对较少。对哮喘诱因的研究大多数注重于吸入性变应原，有关治疗和预防手段也往往是针对吸入性变应原。近年来随着发现食物过敏与气道高反应性的发生有密切关系，特别是近年来对食物免疫学的深入研究和食物过敏性哮喘等医学术语的标准化，使得有关食物过敏性哮喘的基础与临床研究逐年增多。

（二）诱发食物过敏性哮喘的食物种类

可以引起过敏症状的食物目前已知有数千种之多。已经特异性皮试、食物-特异性 IgE、食物激发试验等方法证实可以诱发哮喘等呼吸道症状的食物已多达数百种，其中常见的食物包括以下数种：

1. 奶及奶制品　牛奶及奶制品是婴幼儿最常见的食物，也是诱发婴幼儿哮喘最常见的食物变应原。牛奶中含有甲种乳白蛋白、乙种乳白蛋白和酪蛋白等成分，其中甲种乳白蛋白是所有牛奶成分中变应原性最强的变应原成分。虽然这种蛋白经热处理后，其变应原性可明显减弱，但对于牛奶高度过敏的患者仍然可以诱发较为严重的症状。由于甲种乳白蛋白具有较高的种属特异性，故对牛奶过敏的儿童可以考虑采用山羊奶来替代。

2. 鸡蛋　鸡蛋以及蛋制品可以导致各个年龄段患者的过敏，其中蛋清中的卵白蛋白是诱发呼吸道过敏的主要成分，蛋黄很少诱发过敏。鹌鹑蛋、鸭蛋和鹅蛋等也可诱发过敏症状。

3. 海产品及水产品　已发现渔业发达地区的哮喘发病率较

高，这是否与鱼类等水产品导致过敏有关尚不清楚，但许多研究已证实，鱼类、虾类、蟹类、贝类和蚌类等均可诱发呼吸道的过敏症状，例如鳟鱼、鲑鱼和鲐鱼等鱼肉颜色偏红的鱼类极易诱发呼吸道症状，虾蟹等甲壳纲海产品也含有较高的变应原成分，这些食物的变应原通常耐热，熟食也常常诱发过敏。近年来已证实，吸入气体含鱼类粉粒和吸入鱼类腐败时的异味可以诱发对鱼类过敏的哮喘患者发病，这可能是渔业发达地区哮喘病发病率增高的另一重要原因。

4. 花生、芝麻和棉子等油料作物　主要是与这些食物含有较高的蛋白质有关，一旦制成油制品则很少诱发过敏症状，在临床上经常可以遇到食用生花生引发哮喘的患者。

5. 豆类　如黄豆及豆制品、绿豆、青豆、芸豆和扁豆等菜豆均可诱发呼吸道过敏症状。

6. 某些粮食　如小麦、玉米、荞麦和谷类等。面包师哮喘（Baker's asthma）即与接触小麦粉有关。此外，面粉中的螨类也是引起呼吸道过敏的重要原因。

7. 水果　桃子、苹果、香蕉、橘子、杏、菠萝和草莓等常常诱发哮喘。

8. 坚果类　核桃、开心果、榛子和松子等坚果类的果仁经常引起食物过敏性哮喘。

9. 某些肉类及其肉制品　猪肉、牛肉、羊肉、鸡肉均可诱发过敏。

10. 某些蔬菜　如茼蒿、芫荽、灰菜、蘑菇、西红柿、大葱、土豆、白菜、大蒜和辣椒等。

11. 其他食物　咖啡、巧克力、啤酒、果酒、花粉制成的保健品和某些可食昆虫（如蚕蛹、蚂蚱等）均可诱发不同程度的呼吸道过敏症状。

（三）诊断

食物过敏性哮喘发作时往往伴有其他全身过敏症状，如荨麻疹、口腔黏膜的水肿、喉头水肿甚至过敏性休克等。对偶尔摄入的食物过敏，常可以导致急性呼吸道症状，由于症状发生较快，诊断较为容易。相比之下，对日常食物过敏所诱发的呼吸道症状往往呈慢性过程且不易引起注意。当医生评价食物过敏与哮喘症状的关系时，病史、体检、食物激发试验和食物-特异性 IgE 检测可以提供有价值的资料。

食物变应原的皮肤挑刺试验是初步筛选过敏性食物的主要方法，可在 15～20min 提供多种食物的皮试结果。食物激发试验是食物过敏性哮喘的诊断和鉴别诊断中最为可靠的试验，在实施食物激发试验时应注意以下几点：①应严格控制激发食物的数量，假如患者能耐受 8～10g 的可疑食物即可判为阴性；②激发前 2 周禁食可疑食物；③激发前一周停用抗过敏药物，其他治疗药物药量均维持最低水平；④采用标准记分方法进行判断；⑤如果双盲试验应保证激发食物与安慰剂的数量相当；⑥由于食物激发试验偶可诱发较为严重的哮喘症状，因此应在具有抢救设备的条件下进行。

五、职业性哮喘

（一）概述

职业性哮喘是指正常人或特应性体质患者接触职业性致喘因素（如职业性粉尘、蒸气、气体、烟雾等）后引发的哮喘。职业性哮喘的发病率与工业发达的程度、职业的种类及劳动保护条件的好坏有直接关系。职业性哮喘的病因复杂，主要包括过敏性物质和非过敏性物质两大类，由此将职业性哮喘划分为过敏性职业性哮喘和非过敏性职业性哮喘。近年来，由于职业性哮喘诊断水平的提高和工业的飞速发展，职业性哮喘的发病率呈世界范围的逐年增高，各国的职业性哮喘的发病率与工业化水平有关。据初步统计，在世界范围内职业性哮喘仅为哮喘发病总人数的2%左右，而在工业较为发达国家的职业性哮喘发病率却明显增加，日本的职业性哮喘约占哮喘患者的15%，美国的职业性哮喘患者约占哮喘总人数的20%。职业性哮喘的发病机理主要表现为变态反应、刺激作用、药理作用等机制，各种发病机制常混合存在、相互作用。在我国，随着工业的蓬勃发展，职业性哮喘的发病率也在逐年增加。因此，应当注意做好劳动保护工作，改善工作条件，最大限度地防止职业性哮喘病的发生。

（二）职业性哮喘的特点

支气管哮喘根据病因可以分为外源性哮喘、内源性哮喘、混合性哮喘等，职业性哮喘应属于外源性哮喘的范畴，但由于职业性哮喘的病因较为复杂和发病机制的特殊性，故临床上通常将其单独分型。职业性哮喘既具有一般哮喘的特点，又具有其独特性，它是一种与职业性吸入物密切相关的疾病，确切的职业接触史是诊断本病的前提。职业性哮喘的特点主要表现在如下几个方面：①有明确的职业性致喘物质；②复杂的发病机制；③发病与工作环境和接触时间有关；④患者往往具备特应性体质。所以，了解以上特点对本病的诊断与治疗有很大的帮助。

（三）临床表现

职业性哮喘发病时的一般临床表现与其他类型哮喘相似。典型职业性哮喘的临床症状表现为工作期间或工作后出现咳嗽、气促、胸闷、喘息、鼻炎、结膜炎和荨麻疹等症状，症状的发生与工作环境关系密切。大多数患者在经过一段时间的潜伏期后，一般在休息日后上班第一天的症状最明显，故有人称为星期一综合征。在患者离开工作地或调离工作后症状可自行缓解。许多低分子量物质可导致迟发型变态反应，哮喘的症状出现在下班后的某段时间或晚间而容易被人们所疏忽，这种不太典型的职业性哮喘较易引起误诊。接触职业性致喘物质量的多少以及时间长短都与职业性哮喘的临床表现有密切关系。暴露时间越长，吸入量越多，越容易得病，其临床表现相对明显。连续接触职业性致喘物比间断接触者出现临床症状早，容易诊断。由于职业性哮喘的咳嗽、鼻炎等不典型的症状易与支气管炎、感冒混淆，临床上遇到这类患者怀疑职业性哮喘时应及时进行职业环境激发试验，以进一步确定诊断。

六、药物性哮喘

（一）概述

无哮喘病史的患者应用某些药物后引起哮喘，或者支气管哮喘患者由于应用某些药物诱发哮喘或使哮喘加剧，统称药物性哮喘。本病的共同特征是具有明确的用药史，用药后哮喘发作或加剧，停药后哮喘可有不同程度的缓解，再次用药时又可再发哮喘。据国内外报告引起哮喘发作的药物以解热止痛药物、抗生素类、平喘药物、β受体阻断剂、含碘造影剂等最为常见。

药物性哮喘是一种特殊类型的哮喘，在哮喘的预防工作中具有特殊的重要性。这是因为随着临床用药种类的逐年增多，药物性哮喘的发生率逐渐升高，其中有些药物甚至可以引起严重哮喘发作乃至死亡。尽管如此，人们对于药物性哮喘仍缺乏应有的重视和足够的认识。这不仅表现在许多哮喘患者不知道哪些药物可能诱发哮喘，从而处于一种随时都有可能发生药物性哮喘的危险状态，而且许多医生，尤其是普通内科医生或非呼吸专科医生对于这个问题也认识不足，这更是十分危险的。相反，如果我们的医师和患者都很清楚地知道哪些药物可能诱发哮喘，并在日常生活中加以注意，就可以有效地避免药物性哮喘发作，因而这是一种十分有效而简便的防止哮喘发作的办法。

（二）诊断

药物性哮喘常具有以下几个特点：

1. 具有明确用药史。

2. 应用某种药物后几分钟～几天出现典型的哮喘发作或使原有的哮喘加剧。

3. 停药并给予相应的治疗后大多数哮喘可以迅速缓解。

4. 再用同一种药物或相关药物哮喘可再次发作。

5. 由过敏反应所致的哮喘，常可伴有过敏反应的其他临床表现。

根据以上几点，临床上不难做出药源性哮喘的诊断，关键在于临床工作中对此应有足够的认识和警觉。

七、运动性哮喘

（一）概述

运动性哮喘是指在剧烈运动后发生的一过性支气管痉挛和气道阻力增高的病理状态。运动性哮喘通常发生在运动后数分钟，一般在运动停止后 5～10min 达高峰，运动停止后 20～30min 缓解。部分患者在运动后第一次哮喘发作后 4～12h 出现第二次哮喘发作，称做运动性迟发相哮喘反应。但运动性哮喘的迟发反应的发生率不像变应原诱发的迟发相哮喘那样多，也不那样严重。某些进行连续反复运动的哮喘患者，在运动激发后的一段时间内运动性哮喘减轻或消失，称为运动性哮喘不应期。这种不应期一般持续 2h。运动性哮喘发生的严重程度取决于运动时通气的水平和运动持续的时间，取决于运动时吸入空气的含水量以及与上次运动诱发哮喘发作的间隔时间。在实验室中吸入室内空气，70％～80％的哮喘患者以 80％～90％的最大运动量运动 6～8min 均可发生运动性哮喘。有人统计，70％～79％的支气管哮喘患者有运动性哮喘。从患者休息状态的肺功能状况估计不出运动性哮喘发作时的严重程度，休息时肺功能正常的患者在运动时也可发生严重的气流梗阻。

运动性哮喘可发生在任何年龄，在儿童和成人的哮喘患者中都很常见。它可影响儿童的玩耍和游戏，影响所有年龄组患者的体育运动质量，影响人们的生活和工作。运动性哮喘的临床表现和其他形式的急性哮喘没有差别，只是发作的时间短暂。对大多数哮喘患者而言，除了出现气流梗阻外，运动还可引起短暂的肺过度膨胀和低氧血症。运动性哮喘不同于其他哮喘的一个特点是，运动激发后先引起支气管扩张，而后诱发支气管收缩，其他诱发因素只引起支气管收缩。

运动性哮喘是否是哮喘的一种类型目前还存在争议。一般讲，支气管哮喘的特征是气道炎症和支气管平滑肌收缩。但运动性哮喘主要是支气管平滑肌收缩引起的。因此，某些学者喜欢称其为运动性支气管痉挛，而不称为运动性哮喘。现在人们认为，运动性哮喘是哮喘患者反应性增高的气道对剧烈运动后过度通气刺激的反应。高反应性的气道过度通气后失水和降温，使支气管黏膜上皮表面的液体渗透压升高，诱发了支气管痉挛，引起哮喘。因此将运动看成是一种哮喘的激发因素。大多数的哮喘患者运动后都出现不同程度的运动性哮喘，但在临床上确实有一部分患者，运动是唯一的激发因素。大约有40%的变应性鼻炎的儿童没有临床哮喘的表现，而仅表现为运动性哮喘。因此，有人认为运动性哮喘是支气管哮喘的一种特殊的类型。

（二）发病机制

人们认为，运动性哮喘的产生是由于在相对短的时间内有大量的空气经过气道，使气道水分和热量丢失引起的。气道水分丢失可引起呼吸道上皮表面液体的渗透压升高和支气管黏膜温度降低。渗透压增高和气道温度降低能诱发支气管平滑肌收缩的机理还十分不清楚，但人们发现，这些物理刺激可导致介质的释放，这些介质诱发支气管平滑肌痉挛。在发生运动性哮喘时，患者体内的组胺和中性粒细胞趋化因子水平升高。抑制肥大细胞释放介质的药物可以抑制运动性哮喘也表明，热量和水分的丢失所诱发的支气管痉挛是通过这些细胞释放介质引起的。渗透压和温度的变化以及它们诱发释放的介质也可直接刺激迷走神经输入纤维，引起反射性支气管收缩。

（三）病理生理学

在运动的最初几分钟，先出现支气管扩张、呼气流速和呼吸容量的增加。肺功能（一般应用 FEV_1 和 PEF）增加的数值用肺功能提高的百分数表示。这个百分数的计算表达为呼气流速或容量的最大增加值，是运动前数值的百分之几，如果大于运动前的22%被认为是异常的，但这种异常对诊断运动性哮喘没有意义。因为吸烟者、肺囊性纤维化和花粉症的患者运动时也可出现肺功能的改善。哮喘患者由于存在气道阻塞，运动后出现短暂的支气管扩张。运动后肺功能改善的百分数和患者运动前气道阻塞的程度相关。在休息状态存在中重度气道阻塞的患者，运动后肺功能的数值可提高 25%或更多。肺功能正常的哮喘患者和健康人运动时肺功能上升一般不超过 5%。运动后支气管扩张的机理可能是运动时迷走神经张力的下降和肾上腺素释放提高了对 β_2 受体的刺激作用。健康人迷走神经张力降低的作用占主导地位，因为β受体阻滞剂心得安不能阻断他们的支气管扩张。迷走神经张力的降低也可能对哮喘患者的肺功能有一定改善作用。即使是应用了大剂量β兴奋剂达到了理想肺功能的哮喘患者，运动时也出现支气管的进一步扩张。运动性哮喘一般发生在运动后，而不是运动中，迷走神经张力的降低和肾上腺素的释放可能起到延缓支气管收缩的作用。如果患者继续运动可出现支气管收缩，肺功能下降。运动性哮喘运动后支气管先扩张后收缩。

中重度运动性哮喘患者的气道阻塞可引起肺部通气/血流比

值失调，使动脉的氧分压下降。有气道阻塞的患者休息状态下常有轻度的低氧血症，在运动期间肺功能可改善，低氧血症得到纠正，动脉血气和 pH 值与正常人没有区别。运动后肺功能恶化的患者，动脉血气大多在 8.00～9.33kPa（60～70mmHg）之间。运动前应用气雾剂后，运动后的动脉氧分压接近正常。哮喘患者的动脉二氧化碳分压在运动时或运动后一般正常或偏低，除非 FEV_1 下降到预计值的 30％以下，否则很少出现高碳酸血症。运动性哮喘常伴有功能残气量的增加，部分患者也可有肺活量的增加。过度肺膨胀可增加呼吸用力，引起呼吸肌的疲劳，病情极严重的患者可发生肺泡通气不足伴有二氧化碳潴留，引起动脉氧分压的进一步降低。

正是这种肺过度膨胀和低氧血症，使许多运动性哮喘患者在运动时很可能有危险。大多数哮喘患者吸入 β_2 兴奋剂可以预防和迅速控制这些异常的生理变化，也可避免运动时的肺过度膨胀和低氧血症。因此，控制运动性哮喘推荐应用吸入预防疗法。

（四）运动性咳嗽

哮喘患者在运动期间和运动后常出现咳嗽，发生咳嗽的时间和运动性哮喘相同，即使是在运动前应用舒喘宁和色甘酸钠阻滞的患者运动后也仍然发生咳嗽。运动后咳嗽的频率和运动时呼吸道失水的程度和速度直接相关。与运动性哮喘一样，在运动时通过吸入潮湿的空气可预防咳嗽。运动后咳嗽和运动性哮喘的重要区别是运动性咳嗽不能被舒喘宁和色甘酸钠所阻断。在运动后可单独出现咳嗽而不出现运动性哮喘，在运动后咳嗽的患者并不一定有哮喘患者典型的气道高反应性特征。运动后咳嗽的原因可能和运动性哮喘相同，呼吸道渗透压升高可能是运动性咳嗽的诱发因素，因为吸入高渗性气雾剂可引起剧烈的咳嗽。高渗诱发咳嗽的机理可能是高渗透压直接引起的，而不是渗透压变化诱发介质释放引起的。呼吸道的黏膜和黏膜下存在无髓鞘神经，它们对渗透压的变化非常敏感。当吸入湿润空气时，渗透压没有变化，所以不发生咳嗽。一旦这些神经受渗透压变化的直接影响，则可引起咳嗽。这也可以解释舒喘宁和色甘酸钠这些作用于支气管平滑肌和肥大细胞受体的药物不能预防运动性咳嗽的原因。

第二节　内源性哮喘

一、月经性哮喘

（一）定义

女性支气管哮喘患者，经常在月经期前一周或月经期出现哮喘急性发作或原有的哮喘病情进一步加重。依其发病的时间，可分为月经期前哮喘（PMA）及月经期哮喘（MA）两类，临床通常将其统称为月经性哮喘。

早在 20 世纪 30 年代初，Frank 等就提出了月经期前哮喘这一概念。随后，文献不断出现关于哮喘在月经前及月经期发作或病情加重的病例报告。近年来，Brakman 报告了 2 例因月经性哮喘致死的病例。现已证实，大约 1/3 妇女哮喘患者的病情具有这种随月经周期而发生周期性变化的特点，是一种以月经为促发因素的特殊类型的哮喘。其中有的患者每个月经周期均可发生，有的在部分月经周期发生，一般以后者居多。发作时病情轻重程度不一，妊娠期多可明显缓解。

（二）病因及发病机制

迄今为止，PMA 的发病机制尚不清楚，有待进一步研究探讨，但可以肯定其与内分泌系统有着间接或直接的关系。根据目前的研究推测，其原因可能有以下几点，①内源性前列腺素分泌增多（指 PGF_{2a} 增多）；②体内黄体酮与雌激素水平下降；③痛经；④月经前及月经期的免疫状态的变化。

其中以内源性前列腺素分泌增多的机制最为重要。已发现在经前期的分泌型子宫内膜中可合成并释放较多的 PGF_{2a}，特别是在痛经时，经血中 PGF_{2a} 的含量更高。目前认为，血浆中 PGF_{2a} 升高是月经性哮喘发病机制中的重要一环。目前研究表明，该病与经前期紧张综合征，因痛经而服用阿司匹林，服避孕药等因素无关。

此外，月经前一周（即排卵期后 7～8d）起，妇女体内的黄体酮（孕酮）浓度不断下降，月经来潮时可降至最低水平。黄体酮在月经性哮喘调节中的作用机理尚不十分清楚，已知黄体酮具有免疫抑制活性，并可降低气道平滑肌的收缩性，有舒张支气管的作用，同时黄体酮可以调节微血管的渗漏，如果其在血浆中的浓度下降，可触发支气管收缩，同时可致气道黏膜水肿，从而使支气管哮喘病情恶化。

（三）临床表现

月经性哮喘患者的临床主要特点是支气管哮喘的症状在月经前期或月经期出现或病情加重，呼吸道的症状与其他类型的哮喘相似。具体有以下特点：

1. 发病时间的规律性

月经前一周及月经期发生规律性的哮喘症状，其症状往往在月经前 2～3d 恶化，在月经开始时症状可自行缓解或逐渐减轻。

2. 病情程度

月经性哮喘的严重程度不一，大多数单纯性月经哮喘患者的病情并不严重，可危及生命者仅为极少数，往往发生在常年性哮喘月经期加重的患者。

3. 其他

月经性哮喘患者的细胞免疫功能可以降低，月经前或月经期的肺功能可有不同程度下降。部分患者的肺功能可在月经期或月经前快速下降，气道反应性也可同时有不同程度的增高。

二、妊娠期哮喘

妊娠期哮喘是哮喘的一种特殊情况。这一特殊时期既要控制哮喘，使妊娠妇女顺利度过孕期至分娩，又要避免药物对胎儿可能导致的危害。妊娠期哮喘发作与婴儿死亡、早产及低体重儿等不良事件具有明显的相关性。因此，妊娠期哮喘的管理及合理的治疗是非常重要的。

（一）妊娠期哮喘的流行病学

1997～2001 年，美国妊娠期哮喘的发病率为 3.8～8.4%，近几年发现其发病率有增加趋势。妊娠合并哮喘约占孕产妇的 0.3～1.3%。近期发现，有哮喘病史的女性患者中，有 55%的患者在妊娠期间将经历至少一次哮喘急性发作。

（二）妊娠与哮喘的相互影响

妊娠期间哮喘的病情变化是多样的，有 1/3 的患者妊娠期间哮喘会加重，多发生在妊娠期的第 24 周至 36 周；另有 1/3 患者在妊娠期间哮喘病情会好转；还有 1/3 患者病情无特殊变化。Paul 等的报道显示，妊娠期间发生哮喘持续状态的患者占 0.2%，有 10%的孕妇在产后会出现哮喘急性发作。大多数哮喘产妇在产后 3 个月病情可恢复至孕前水平。这些患者在以后的妊娠中仍会再次出现哮喘发作。哮喘发作时，特别是重症哮喘及哮喘持续状态不仅危及孕妇，而且由于母体严重缺氧产生的一系列并发症可造成胎儿宫内乏氧、发育迟缓、窘迫甚至死亡。所以，妊娠期哮喘发作处理不当将对孕妇及胎儿带来严重的影响。

1. 妊娠对哮喘的影响

妊娠可以引起哮喘病情的变化，不同程度的哮喘，在妊娠期间的变化特点不同：较重的哮喘在妊娠期趋向于恶化，而较轻微的哮喘则趋于稳定或改善。另外，妊娠期鼻炎的病程与哮喘病程也有着明显的相关性。妊娠期间导致哮喘恶化的因素有：妊娠导致的母体免疫功能变化、妊娠增加了母体的易感性、孕育女性胎儿、不合理用药，以及妊娠前为重症哮喘患者。

妊娠期哮喘病情变化的机制还不是很清楚。在妊娠期各种生化及生理改变都可能加速或恶化妊娠期哮喘的病程。有文献报道，妊娠期间由于胎儿和胎盘的存在使得母体免疫系统发生了变化，而这种变化与非妊娠状态下的非嗜酸性粒细胞性哮喘患者描述非常相似，且研究指出，妊娠期哮喘恶化可能不仅仅是因为妊娠和哮喘，还可能具有复合因素。

2. 哮喘对妊娠妇女的影响

据报道，孕期哮喘发作与孕期高血压显著相关，而妊娠期高血压是孕妇死亡、产期死亡的重要原因。此外，哮喘孕妇中妊娠毒血症、先兆子痫、早产、羊膜早破、产后出血发生率较正常孕妇为高。

3. 哮喘对胎儿的影响

哮喘对胎儿的影响主要表现在以下几个方面：

（1）哮喘发作时对胎儿的最大危害是低氧血症和呼吸性碱中毒。胎儿对母体低氧血症耐受性很低，当母血 PaO_2＜8.00kPa（60mmHg）时则对胎儿有危险，母体发生呼吸性碱中毒会进一步加重胎儿的低氧血症。现已明确，如果孕妇的哮喘得不到有效控制而产生缺氧，对于胎儿的生长发育会产生严重的危害。已有临床研究表明，严重哮喘孕妇中早产儿、低体重儿以及新生儿呼吸窘迫、高胆红素血症、畸形的发生率显著升高。

（2）重症哮喘的孕妇如果全身大剂量、长时间应用糖皮质激素，以至于发生激素依赖，其胎儿很容易发生胰岛素依赖性糖尿病、早产、羊膜早破及低体重。

（3）某些治疗哮喘药物，如大剂量应用肾上腺皮质激素，对胎儿可能产生不良影响。

三、阿司匹林性哮喘

阿司匹林性哮喘（AIA）作为一特殊类型的哮喘，其诊断方法与所颁布的哮喘防治指南有所不同。临床上除了具有特殊的诱发因素外，还具有重症、糖皮质激素依赖、症状难以控制和病死率较高等特点，成为难治性哮喘的主要原因。因此，AIA 在近年来也就逐渐成为人们研究和关注的焦点。

（一）流行病学

根据美国心肺血液病研究院（NHLBI）及世界卫生组织（WHO）的工作报告，全球范围内 AIA 患者占哮喘患者总数的 4%～28%。日本 AIA 研究会的资料表明，日本 AIA 患者约为哮喘患者总数的 9.8%。国内根据病史调查，AIA 患者约占同期哮喘患者的 1.9%～2.7%。

（二）发病机制

半胱氨酰白三烯在 AIA 的发病机制中起主要作用。AIA 患者在环氧化酶（COX）抑制后释放大量的半胱氨酰白三烯。嗜酸性粒细胞和肥大细胞是半胱氨酰白三烯的重要来源。目前，所有关于 AIA 和非 AIA 患者结构型 COX-1 和诱导型 COX-2 的研究均表明，AIA 患者与一般哮喘患者根本的病理性异常并不存在于 PGE_2 合成通路中。

AIA 和非 AIA 患者两者的阿司匹林药物动力学无差别。非 AIA 患者吸入赖氨酸-阿司匹林后支气管肺泡灌洗液和鼻 PGE_2 水平的下降与 AIA 患者一样，但最终只有 AIA 患者明显产生半胱氨酰白三烯。Sampson 等的研究结果解决了这一奇特现象，在非 AIA 和正常人中，尽管大剂量的非皮质激素类解热镇痛药物（NSAIDs）最大限度地抑制了 PGE_2 的产生，但由于两者活组织检查中缺乏显著的 LTC_4 合成酶的表达，从而不存在半胱氨酰白三烯的明显增加。而在 AIA 患者肺中，LTC_4 合成酶明显过度存在，任何足以引起一定程度 PGE_2 合成抑制的 NSAIDs 剂量，均将导致半胱氨酰白三烯的显著释放，从而可能导致不利的呼吸反应。

AIA 支气管活检组织中明显增强的 LTC_4 合成酶表达，为以往的 AIA 模型增加了新的内容。LTC_4 合成酶的过度表达较好地解答了 AIA 气道炎症的潜在异常原因，有助于阐明 AIA 的发病机制。

（三）临床特征

1. 临床表现

典型的临床表现为：在服用解热镇痛药 5min 至 2h 或稍长时间后，即会引起剧烈的哮喘发作，绝大多数患者的潜伏期为 30min 左右。哮喘发作一般很重，常有发绀、结膜充血、大汗淋漓、端坐呼吸、烦躁不安。某些患者在服药后先出现鼻部卡他症状，如流涕、打喷嚏、鼻痒、鼻塞，继之出现哮喘。有些患者在哮喘发作的同时可出现严重的荨麻疹或血管性水肿，严重的还可出现意识改变、血压下降等休克症状。药物作用相持续的时间长短不一，短的只有 2～3h，长的 1～2d，正确及时的治疗可大大缩短药物作用相的时间。

初步诊断为 AIA 时，重症患者占 60％左右，糖皮质激素依赖者近 50％。AIA 患者中有近 36％的患者合并有鼻部疾病，包括慢性鼻炎、鼻息肉、鼻窦炎及嗅觉异常。其中鼻息肉与嗅觉异常在其他类型哮喘中较少见，因而较具特异性。几乎所有的患者均曾有过过敏性鼻炎的症状和体征。末梢血中嗜酸性粒细胞比例与另两型哮喘无差异。约 2％的 AIA 患者合并有特应性特征，血 tsE 水平增高。

2. 实验室检查

对所有阿司匹林性哮喘患者都应常规摄鼻窦 X 线像，多数可见窦腔黏膜增厚或息肉状增生，严重病例见上颌窦积液，或全鼻窦炎。鼻窦 CT 检查可更清楚地显示鼻息肉或鼻窦炎。其他的过敏反应的特殊检查对 AIA 的诊断无特殊性。

（四）诊断

如前所述，若仅根据病史来诊断 AIA，则可能出现一定程度的假阳性及假阴性。目前对于 AIA 的诊断无一金标准。当哮喘患者出现以下情况时应高度怀疑 AIA 的可能：①典型的由阿司匹林诱发的呼吸道症状；②伴有慢性鼻炎；③反复出现的鼻息肉；④需收住 ICU 病房的突然发作的哮喘。

AIA 的诊断主要靠激发试验来进行。口服一定剂量的阿司匹林为一种经典的激发方法，其优点为方便易行，可观察到气道以外的全身反应。但该方法也存在显著缺点，因是全身用药，剂量往往较大，某些患者可出现喉头水肿、休克等严重的全身反应。另外，服药后至出现呼吸道症状的时间较长，且长短不一，不便于观察。目前的研究资料表明，气道吸入激发试验安全可靠，值得特别推荐。鼻内进行赖氨酸阿司匹林激发试验也已广泛地用于 AIA 的诊断，其方法与支气管吸入激发试验相类似。该试验敏感性和特异性都高，但阴性结果不排除对阿司匹林不耐受的可能。鼻内激发试验是用于评估阿司匹林不耐受的简单、安全和快速的诊断方法。

一些学者用抗炎性药物（如吲哚美辛）进行过静脉注射激发试验，因静脉注射法安全系数小，目前已很少应用。

第三节 特殊类型哮喘

一、咳嗽变异性哮喘

（一）概述

咳嗽变异性哮喘，又称咳嗽性哮喘，是指以慢性咳嗽为主要或唯一临床表现的一种特殊类型哮喘。在支气管哮喘开始发病时，大约有 5%～6%是以持续性咳嗽为主要症状，多发生在夜间或凌晨，常为刺激性咳嗽，此时往往被误诊为支气管炎。近年来这一问题引起了国内外许多学者的注意，并发现在引起慢性咳嗽的单一原因中，哮喘占 24%，居第二位，28%的哮喘患者则以咳嗽为唯一临床症状。

（二）发病机制

目前对咳嗽性哮喘的发病机制，有以下两种解释：

1. 支气管哮喘的病因复杂，外界致敏性或/和非致敏性刺激物质的质和量不尽一致，且机体由于遗传存在着个体差异，从而导致了机体对刺激产生不完全相同的反应。哮喘的主要病理变化为气道慢性非特异性炎症，进而引起支气管平滑肌痉挛、气道黏膜水肿与肥厚、黏液分泌增多、黏膜纤毛功能障碍及支气管黏液栓塞等。由于不同机体的各种病理变化程度不同，因此，各个不同机体或者同一机体在不同时间、场合均会产生不同的临床表现。如果患者发生显著的支气管平滑肌痉挛，则可以表现为喘息；如果发生轻微的支气管痉挛，表现以胸闷为主；如果以支气管黏膜肿胀为主，则临床上可表现为咳嗽。

2. 咳嗽是一种清除气道内外界物质或黏液、分泌物的自身保护机制。咳嗽受体包括两大类：Aδ 纤维，属快调节延伸受体，主要集中在隆突，受轻微碰触或吸入粉尘的刺激发生反应。C 纤维，其末梢位于咽部、支气管树和肺泡，主要对化学性刺激物，如巯甲丙脯酸、某些炎症介质（如缓激肽）等发生反应；同时受某些机械力的刺激，C 纤维所含神经肽类物质（如 P 物质）的释放又可以增强 Aδ 纤维的活化。感受器受到刺激后，通过迷走神经传入髓质咳嗽中枢，进而通过传出神经，使膈肌、肋间肌、咽产生相应的咳嗽动作。Simosson 等发现，引起咳嗽的反射弧与支气管收缩的反射弧之间具有类似的组成，均由上皮黏膜下的感受器、传入神经、髓质中枢、传出神经与作用肌组成。气道反应性增高和咳嗽次数的增加均是由同一感受器受刺激所致。在支气管哮喘发病过程中，某些致病因子刺激气道上皮下的咳嗽受体，通过迷走神经通路直接引起咳嗽；或者通过引起局部支气管收缩间接引起咳嗽反射。Mc Fadden 指出，咳嗽性哮喘主要是大气道狭窄，由于大气道咳嗽受体极丰富，故表现以咳嗽为主。而典型支气管哮喘因炎症既作用于大气道，又作用于周围气道，从而除产生咳嗽外，尚出现喘息及呼吸困难。哮喘患者由于存在持续的气道炎症，支气管上皮表面受损，使上皮细胞间紧密结合位点下的迷走神经末梢感受器暴露并易被激惹，其兴奋阈值低于正常人，对于各种刺激的敏感性增高，故可引起顽固性咳嗽。Koh 等通过对典型支气管哮喘患儿分别进行不同浓度的乙酰胆碱支气管激发试验，指出咳嗽性哮喘患儿的喘息阈值高于典型哮喘组，这可能是其咳而不喘的原因之一。

（三）临床特点

1. 在表现为咳嗽性哮喘的成人中，发病年龄较典型哮喘为高，约有 13％患者年龄大于 50 岁，中年女性较多见。而在儿童时期，咳嗽可能是哮喘的唯一症状，甚至是发展为支气管哮喘的一个先兆。

2. 多有较明确的家族过敏史或有其他部位的过敏性疾病史，如过敏性鼻炎、湿疹等。

3. 发作大多有一定的季节性，以春秋为多。

4. 临床表现主要为长期顽固性干咳，常常在运动、吸入冷空气、上呼吸道感染后诱发，在夜间或凌晨加剧。体检时无哮鸣音，肺功能损害介于正常人与典型哮喘之间，皮肤过敏原试验可以为阳性。

5. 支气管激发试验阳性。当出现阳性反应时，可以出现类似发病时的刺激性咳嗽，提示气道高反应性的存在；气道阻塞的可逆性试验阳性。

6. 一般的止咳化痰药和抗生素治疗无效，而用抗组胺药、β_2受体激动剂、茶碱类或肾上腺皮质激素可缓解。

二、激素抵抗性哮喘

（一）概述

自20世纪50年代初以来，糖皮质激素因其独特的抗炎特性已成功地应用于支气管哮喘的治疗。近几年来，因认识到哮喘是一种以嗜酸性粒细胞、肥大细胞反应为主的气道慢性炎症性疾病，糖皮质激素（特别是吸入剂型）被作为治疗哮喘最有效的抗炎药物，甚至被认为是目前能明确降低哮喘气道高反应性的唯一药物而被广泛应用于临床。但并不是所有哮喘患者对糖皮质激素治疗都有效，有一部分哮喘患者即使长期或大剂量给予糖皮质激素治疗，其疗效也不理想。这种对糖皮质激素治疗不敏感的哮喘我们称之为激素抵抗性哮喘。若对激素抵抗性哮喘进行长期大剂量的糖皮质激素治疗非但不能奏效，反可导致一系列严重副作用的出现。这是临床医师治疗哮喘病中面临的难点之一。充分认识激素抵抗性哮喘并寻找出理想的替代性治疗，将有助于激素抵抗性哮喘的防治。

（二）定义和临床特征

激素抵抗性哮喘的概念最早是由Schwartz等于1968年提出来的。他们发现有部分哮喘患者对大剂量糖皮质激素治疗的临床反应很差，且外周血嗜酸性粒细胞计数在糖皮质激素治疗后下降程度显著低于其他哮喘患者。1981年，Carmichael等描述了激素抵抗性哮喘的临床特征，并将其定义为口服强的松龙（剂量≥20mg/d）治疗1周后，FEV_1改善不超过15%的哮喘；FEV_1改善超过30%的则为激素敏感（steroid-sensitive）性哮喘。激素抵抗性哮喘的诊断还须符合下列条件：①哮喘诊断明确。②激素用量足；患者规则地服用激素，保证有足够剂量的激素到达气道。③生活环境中无刺激物，特别是室内过敏原或职业性致敏物持续存在。④排除潜在的哮喘加重因素，如胃食管反流和药物等。⑤停用β受体兴奋剂。⑥重度哮喘经严格治疗至少6个月。还须排除静止状态下患者肺功能本身的异常。

与激素敏感性哮喘相比，激素抵抗性哮喘具有年龄较大、病史较长、气道高反应性较严重以及更易出现夜间喘息症状等特点。我们在临床工作中对于已经使用足剂量糖皮质激素仍然不能控制症状的哮喘患者应提高警觉，以便及早发现和诊断激素抵抗性哮喘，及时停止不必要地使用糖皮质激素，从而避免激素带来的副作用，并采取其他替代性的有效治疗以控制哮喘发作。

临床上有部分哮喘患者需长期应用糖皮质激素来控制症状，称为糖皮质激素依赖性哮喘。此类患者口服糖皮质激素减量时则病情恶化，易误诊为激素抵抗性哮喘。

三、遗传性支气管哮喘

已积累的材料表明，哮喘发病的多个环节均与遗传有关，它的遗传方式可能是多基因遗传。

1. 家族聚集现象　我国报告哮喘患者656例中，有家族史者占54.8%～57.9%，对照者仅为2.1%、4.2%。华云汉等报告265例小儿哮喘患者亲属的患病率：一级亲属为17.8%，二级亲属为7.6%，三级亲属为5.2%，对照组为4.2%。卫志华等对145例外源性哮喘患者一级、二级、三级亲属患病率的调查结果显示，患病率分别为4.2%、2.9%和1.5%，遗传率为72%。据其调查结果，认为外源性哮喘的遗传方式符合多基因遗传，内源性哮喘属常染色体隐性遗传。

曹子青在临床上发现一家族性遗传性支气管哮喘。患者男，73岁，2004年就诊。住北京东城区，原籍河北省保定。患者祖父无哮喘，祖母有，生有1男1女都有。男的生3男2女，其中3男均有；患者是长子，病情较重，生有1男无哮喘；次子生有1男1女，男的有，女的无；三子生有2女均无。患者的妹妹均有，大妹生1女，二妹生1男均无。患者的姑姑生有1男有，2女儿无。此组患者在年龄15～30岁发病，并随着年龄的增长逐渐加重，每遇过敏源更重，无遗传规律。

2. 遗传与支气管高反应性　Hopo等用甲基胆碱诱发支气管收缩反应，研究双生子对哮喘的易感性，61对单卵双生的发病一致率为0.67；47对双卵双生为0.34，遗传率为0.66。Longo等用碳酰胆碱诱发支气管反应，没有哮喘但有家族史的50例儿童，50%为阳性，70例对照仅10%。他们认为，这种与血缘有关的支气管反应性，可在无临床表现的情况下存在，并以常染色体显性方式遗传。

3. IgE的遗传调控　已知特应性变态反应中IgE生成的遗传调控至少有两种方式：①非特异性IgE反应，体内IgE的基础水平由IgE调节基因所控制。Bazard（1971）将群体中的IgE水平分为高、中、低三类，它们的分布符合Hardy.Weinberg定律，基因型相应为rr、Rr、RR。r（即Ig基因）的基因频率为0.52，遗传率为0.5，双生子为0.59～0.79；②特异性IgE反应，由特定的变应原引起。双生子研究表明，变应原不同其遗传率不同，房尘高于花粉，但对其基因调控机理也不清楚。

4. 分子遗传学研究表明，本病有三类遗传易感基因：①哮喘特异基因，或者说主基因，比如白介素9（IL-9）在哮喘炎症反应中发挥重要作用，IL-9基因被认为是哮喘的一个候选基因。人类哮喘的主要基因位于染色体5q3l～033；②决定非特异性免疫球蛋白E合成倾向的基因；③决定个体吸入抗原产生特异性免疫反应能力的一组基因。

第五章 实验室检查

第一节 常规检查

一、血液常规检查

发作时可有嗜酸性粒细胞增高。如并发感染可有白细胞总数增高，分类中性粒细胞比例增高。

二、痰液检查

涂片在显微镜下可见较多的嗜酸性粒细胞、尖棱结晶（Charcort-Leyden 结晶体）、黏液栓（Curschmann 螺旋体）和透明的哮喘珠（Laennec 珠）。如合并呼吸道细菌感染，痰涂片革兰染色、细菌培养及药物敏感试验有助于病原菌诊断及指导治疗。

三、胸部 X 线检查

早期在哮喘发作时可见两肺透亮度增加，呈过度充气状态；在缓解期多无明显异常。如并发呼吸道感染，可见肺纹理增加及炎性浸润阴影。同时要注意肺不张、气胸或纵隔气肿等并发症的存在。

第二节　肺功能检查

肺功能检查是诊断哮喘，以及病情轻重程度判断的“金指标”，能更早、更准确地反映病情。有学者调查，高达42%以上的哮喘患者从来没有进行过肺功能检查，而是仅仅根据患者的症状、体征进行评估，这样很容易低估其真实病情。

一、肺容积检查

4种基础肺容积：潮气、补吸气、补呼气、残气容积。

4种基础肺容量：深吸气量、肺活量、功能残气量、肺总量。

肺容积：指安静状态下，一次呼、吸所出现的呼吸气量变化。

肺容量：由两个或两个以上的基础肺容积所组成。

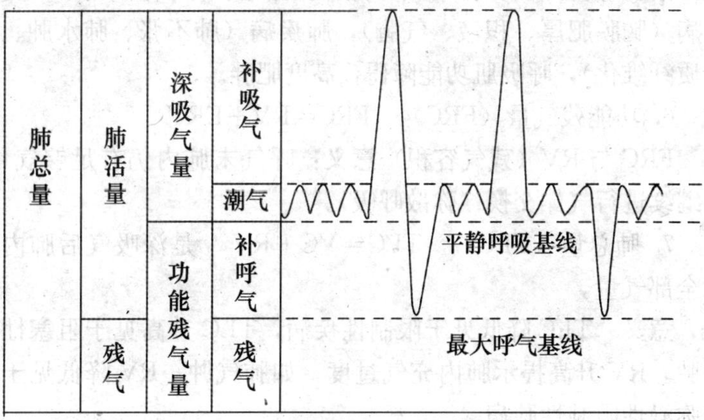

图1　肺容积及其组成

1. 潮气容积（VT） 一次平静呼吸进出肺内气量，正常约500ml，大小主要取决于膈肌的功能与运动。

2. 补呼气容积（ERV） 平静呼气末再用力呼气所能呼出最大气量，正常值男约1603±492ml，女约1126±338ml。

3. 补吸气容积（IRV） 平静吸气后所能吸入最大气量。

4. 深吸气量（IC） 平静呼气末尽力吸气所能吸入最大气量。

IC＝VT＋IRV，IC应占肺活量（VC）的2/3～4/5，为补呼气容积的2倍。IC正常值男性2617±548ml，女性1070±381ml。影响IC的主要因素是吸气肌力。

5. 肺活量（VC） 最大吸气后所能呼出的最大气量。

VC＝IC＋ERV

右肺活量占全肺活量的55%，左肺约占45%，正常值男性VC为4217±690ml，女性VC为3105±452ml，实测值/预计值＜80%为降低。

意义 VC表示肺最大扩张和最大收缩的呼吸幅度，VC降低见于胸廓/肺活动受限或减弱情况，如胸廓与脊柱畸形，胸膜疾病（胸膜肥厚、积液、气胸），肺疾病（肺不张、肺水肿、肺间质纤维化），呼吸肌功能障碍，高度肥胖。

6. 功能残气量（FRC） FRC＝RV＋ERV

FRC与RV（残气容积）意义：呼气末肺内仍有足够气量，可继续进行气体交换（弥散呼吸）。

7. 肺总量（TLC） TLC＝VC＋RV 是深吸气后肺内所含全部气量。

意义 TLC降低见于限制性疾病，TLC升高见于阻塞性肺气肿。RV升高提示肺内充气过度，如肺气肿；RV降低见于各种弥漫性限制性肺病。

二、通气功能检查

通气功能又称动态肺容积，是在单位时间内随呼吸运动出入肺的气量和流速。

（一）肺通气量

1. 每分钟静息通气量（VE）

正常　男　6663±200ml

　　　女　4217±160ml

异常　>10000ml

意义　提示通气过度。

2. 最大通气量（MVV）

正常　男　104±2.71L

　　　女　82.5±2.17L

异常　实测值/预计值，<80%为降低。

意义

（1）MVV 降低　见于气道阻塞和肺组织弹性减退、呼吸肌力降低及肺实质/肺间质疾病。

（2）通气储备功能考核

$$通气能量\% = \frac{MVV - VE}{MVV} \times 100\%$$

正常应>95%，<86%为储备不佳，60%～70%为气急阈。

（二）用力肺活量（时间肺活量，FVC）

FVC 是深吸气至 TLC 位后以最大用力、最快速度所能呼出的全部气量。

$FEV_{1.0}$是最大吸气至 TLC 位，第一秒钟内用力呼出的气量，应用最广；$FEV_{1.0}$/FVC%简称一秒率，无论男女，正常值均应>80%。

意义　气道阻塞疾病如重症慢支、阻塞性肺气肿和支气管哮喘发作期时降低；肺纤维化时增高。

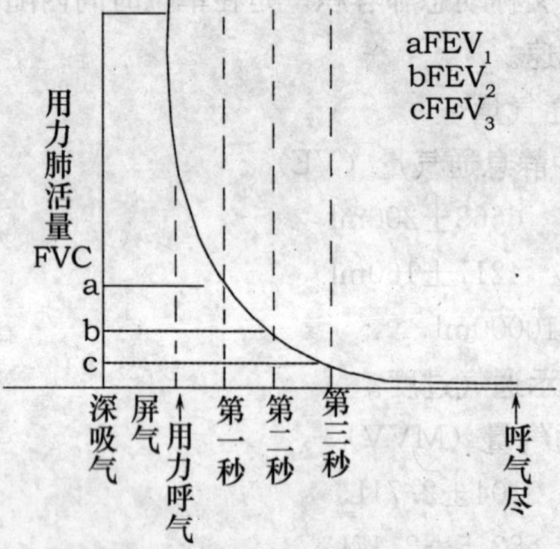

图2 用力肺活量描图及其计算

（三）临床应用

1. 通气功能的判定

（1）肺功能不全

表 5 肺功能不全分级

	VC 或 MVV 实/预%	$FEV_{1.0}$/FVC%
基本正常	＞80	＞70
轻度减退	90～71	70～61
显著减退	70～51	60～41
严重减退	50～21	≤40
呼吸衰竭	≤20	

（2）通气功能障碍分型

表 6　通气功能障碍分型

	阻塞性	限制性	混合性
$FEV_{1.0}/FVC\%$	↓↓	N* 或↑	↓
MVV	↓↓	↓或 N*	↓
VC	N* 或↓	↓↓	↓
气速指数	<1.0	>1.0	=1.0

* 指呼吸纯氧 7min 末测得的呼气氮浓度

意义通气功能主要反映气道内径>2.0mm 的大气道情况。阻塞性通气功能障碍以流速（$FEV_{1.0}/FVC\%$）降低为主，限制性通气功能障碍以肺容量（如 VC）减少为主。

2. 阻塞性肺气肿的判定

表 7　肺功能不全分级

	RV/TLC（%）	平均肺泡氮浓度*（%）
无肺气肿	≤35	2.47
轻度肺气肿	36～45	4.43
中度肺气肿	46～55	6.15
重度肺气肿	≥56	8.40

3. 气道阻塞的可逆性判定

用于支气管哮喘和慢性阻塞性肺病的诊断

(1) 通气改善率：简称一秒率改善率。

方法　测完一秒率后，给患者吸入沙丁胺醇 0.2mg 后 15～20min，重测 $FEV_{1.0}/FAC\%$（试验前 24h 停用支气管扩张药），按以下公式进行计算：

$$通气改善率=\frac{用药后测得值-用药前测得值}{用药前测得值}\times 100\%$$

通气改善率>15%为阳性，15%～24%为轻度可逆，25%～40%和>40%分别为中度和高度可逆。

支气管哮喘患者通气改善率应>15%，慢性阻塞性肺病通气改善率则不明显。

(2) 最大呼气流量（PEF）昼夜波动率或日变异率

方法：用微型峰流速仪于每日清晨及下午（或黄昏）测PEF，连测一周后计算

$$\text{PEF 昼夜波动率}=\frac{\text{日内最高 PEF-日内最低 PEF}}{1/2\text{（同日内最高 PEF+最低 PEF）}}\times 100\%$$

≥20%示气道阻塞为可逆性，利于支气管哮喘的诊断。

4. 支气管激发试验

气道反应性是指气道对各种物理、化学药物或生物因子刺激的收缩反应，气道反应性增高是支气管哮喘的重要特征。

本试验通常用组胺或乙酰甲胆碱做刺激剂，试验前 24h 停用支气管扩张药。

测定　先测 $FEV_{1.0}$ 值，尔后通过雾化吸入刺激剂，由低浓度、低剂量开始逐渐增加吸入浓度和剂量，直至 $FEV_{1.0}$ 较基础值降低≥20%时终止。

判定　以使 $FEV_{1.0}$ 降低 20% 所需药物累积量（$PD_{20}FEV_{1.0}$），若组胺<7.8μmol、乙酰甲胆碱<12.8μmol 有意义，示气道反应性增高。

三、小气道功能检查

小气道是指在吸气状态下气道内径≤2.0mm 的细支气管（相当于第 6 级支气管分支以下），包括全部细支气管和终末细支气管，它们是许多慢性阻塞性肺病早期最易受累的部位。其数量多、总横截面积大（>100cm²）、气流速度慢、阻力小，仅占气道总阻力的 20%以下。当其发生病变时临床上可无任何症状和体征，又不能在常用的肺功能检查项目中被敏感地发现；当出现临床症状和大气道阻力增加时，病变已有较大进展。

小气道功能属于区域性肺功能中的一种。常用检查方法有闭合容积（原称闭合气量，CV）、最大呼气流量—容积曲线（MEFV、V-V曲线）和频率依赖性肺顺应性（FDC），后者是最敏感的检查方法。

第三节 血气分析

血气分析是测量哮喘病情的重要实验室检查，特别是对于合并低氧血症和高碳酸血症的严重患者，可用来指导治疗。有学者依据血气分析结果，将哮喘发作分为三度，①轻度：pH正常或稍高，PaO_2正常，$PaCO_2$稍低，提示哮喘处于早期，有轻度过度通气，支气管痉挛不严重，口服或气雾吸入平喘药可使之缓解；②中度：pH值正常，PaO_2偏低，$PaCO_2$仍正常，提示患者通气不足，支气管痉挛较明显，病情转重，必要时可加用静脉平喘药物。③重度：pH值降低，PaO_2明显降低，$PaCO_2$升高，提示严重通气不足，支气管痉挛和严重阻塞，多发生在哮喘持续状态，需积极治疗或给予监护抢救。

血气分析的目的是了解机体气体（氧、二氧化碳）代谢与酸碱平衡状况。其标本采集的基本要求是：合理的采血部位（桡动脉、肱动脉、股动脉），严格隔绝空气，在海平面大气压（760mmHg、101.3kPa）、安静状态下，排除心内及大血管之间的异常分流状况下，采集肝素抗凝血并立即送检；吸氧者如病情允许应停吸30min，否则应标明给氧浓度与流量。

（一）血气分析指标

1. 动脉血氧分压（PaO_2） 是血液中物理溶解的氧所产生的压力。正常人动脉血中溶解的氧量约3ml，PaO_2为95～100mmHg。

意义 PaO_2是判断机体有无缺氧最有价值的指标。一般＜

80mmHg，为低氧血症；＜60mmHg，即为呼吸衰竭；＜50mmHg，有发绀表现。

2. 动脉血氧饱和度（SaO_2） 指动脉血氧与 Hb 结合的程度，是单位 Hb 合氧的百分数，一般每克 Hb 约合 1.34ml 氧。正常 SaO_2 为 95%～98%，说明在正常情况下，即使动脉血中的 Hb 也并非全部合氧，而有一小部分变性 Hb（如高铁 Hb）。

意义 SaO_2 反映动脉血含氧情况，对判断有无缺氧不如 PaO_2 敏感。

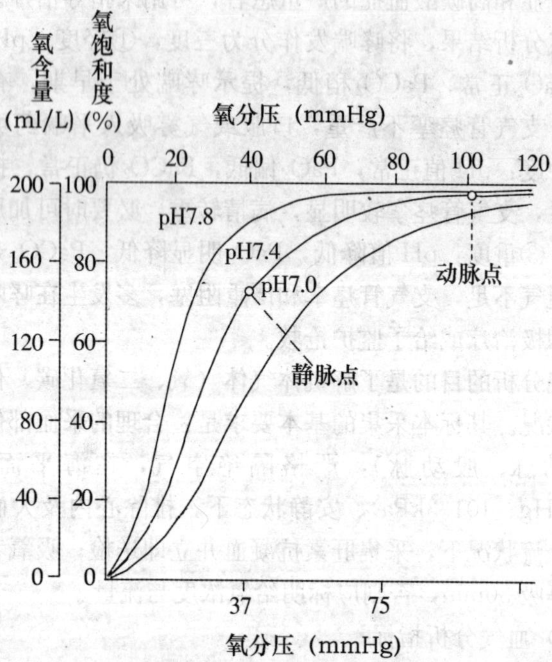

图 3 不同 pH 值血液氧解离曲线

SaO_2 与 PaO_2 相关，SaO_2 随 PaO_2 增加而升高，但不是正相关，两者呈 S 形曲线，称氧合 Hb 解离曲线（ODC），分为平坦段和陡直段两部分。PaO_2在 60mmHg 以上，曲线平坦，在此段即使PaO_2有大幅度变化，SaO_2的增减变化很少，即使PaO_2降至 57mmHg，SaO_2仍接近 90%；PaO_2在 57mmHg 以下，则曲线陡直，PaO_2稍降，SaO_2即明显减少。

在正常情况下，PaO_2 40mmHg 相当于SaO_2 75%，因此对重危患者进行抢救时，必须使SaO_2始终保持在 90%，若稍降即出现严重缺氧，甚至危及患者生命！

3. 肺泡-动脉血氧分压差（$P_{(A-a)}O_2$）是反映肺换气（摄氧）功能的指标，能较早地反映肺部氧摄取情况，较PaO_2更敏感。

正常约为 15～20mmHg，随年龄增加而增大，但上限不超过 30mmHg。

4. 动脉血二氧化碳分压（$PaCO_2$） 是动脉血中物理溶解的CO_2分子所产生的压力。

正常 35～45mmHg，平均 40mmHg。CO_2为有氧代谢的最终产物，经血液运输至肺排出。CO_2在血中存在有 3 种形式：物理溶解（其所产生的气体张力即$PaCO_2$）、化学结合（HCO_3^-）、水合形成碳酸（H_2CO_3）。

意义 ①结合PaO_2判断呼吸衰竭的类型和程度：PaO_2＜60mmHg、PaO_2正常/降低，为Ⅰ型呼衰；$PaCO_2$＜60mmHg，$PaCO_2$＞50mmHg，为Ⅱ型呼衰，肺性脑病时$PaCO_2$一般应＞70mmHg。②判断是否有呼吸性酸碱平衡失调：$PaCO_2$＞50mmHg，提示呼吸性酸中毒；$PaCO_2$＜35mmHg，提示呼吸性碱中毒。③判断代谢性酸碱失衡的代偿反应：代谢性酸中毒时，经肺代偿后$PaCO_2$降低；代谢性碱中毒经肺代偿后，$PaCO_2$升高；④判断肺泡通气状态：$PaCO_2$升高，提示肺泡通气不足；$PaCO_2$降低，提示肺泡通气过度。

5. 碳酸氢盐（HCO_3^-） 是反映机体酸碱代谢的指标。包括实际碳酸氢盐（AB）和标准碳酸氢盐（SB）。

AB是指隔绝空气的动脉血标本，在实际条件下测得的血聚HCO_3^-实际含量，正常范围22～27mmol/L，平均24mmol/L。

SB是动脉血在38℃、$PaCO_2$ 40mmHg、SaO_2 100％条件下，所测得的HCO_3^-含量。

正常AB＝SB。

意义

SB是血标本在体外经过标化、$PaCO_2$正常时测得的，一般不受呼吸因素影响，为血液碱储备，受肾调节，被认为是能准确反映代谢性酸碱平衡的指标。

AB则受呼吸性和代谢性双重因素影响，AB升高，可能是代谢性碱中毒，也可能是呼吸性酸中毒时肾的代偿反应。

呼吸性酸中毒，肾参与代偿反应（发病3～5d后）后，HCO_3^-升高，AB＞SB；

呼吸性碱中毒时，肾参与代偿反应后，HCO_3^-降低，AB＜SB。

代谢性酸中毒时，HCO_3^-↓，AB↓＝SB↓

代谢性碱中毒时，HCO_3^-↑，AB↑＝SB↑

6. 剩余碱（BE） 是在标准条件（38℃、$PaCO_2$ 40mmHg、SaO_2 100％）下，将血液标本滴定至pH 7.40时所消耗酸或碱的量，表示全血/血浆中碱储备增加/减少的情况。

正常范围 ±2.3mmol/L。

意义 与SB大致相同，由于测定时排除了呼吸性因素的影响，故其变化主要反映代谢性因素的变化。

7. 动脉血pH值 是动脉血浆中氢离子浓度［H^+］的负对数值，反映血液的酸碱度。

正常范围 7.35～7.40，平均7.40；相应［H^+］为35～45nmol/L，均值为40nmol/L。

意义 pH是判断酸碱平衡调节中机体代偿程度最重要

指标。

pH<7.35为失代偿性酸中毒，存在酸血症；

pH>7.45为失代偿性碱中毒，存在碱血症；

pH7.35～7.45，可能无酸碱失衡，或有代偿性酸碱失衡或复合性酸碱失衡。

附：二氧化碳结合力（CO_2-CP）

是静脉血标本在室温下分离血浆后与含5.5%CO_2的气体，或$PaCO_2$ 400mmHg、PaO_2 100mmHg的正常人肺泡气平衡后，测得的血浆中所含CO_2总量再减去物理溶解的CO_2。

正常范围　50～70Vol%（22～31mmol/L），平均60Vol%（27mmol/L）。

意义　CO_2-CP主要反映血中呈结合状态存在的CO_2，即HCO_3^-，因此对判断代谢性酸碱失衡很有意义，而对判断呼吸性酸碱失衡价值不大，亦不敏感。

（二）血气分析的临床应用

1. 确定呼吸衰竭的类型与程度

表8　呼吸衰竭病情分级

指标	轻度	中度	重度
PaO_2（mmHg）	<60	<50	<40
$PaCO_2$（mmHg）	>50	>70	>90
SaO_2（%）	>80	80～40	<40
意识	清楚	嗜睡、谵语、半昏迷	昏迷
发绀	无	+～++	+++

2. 判断酸碱平衡失调的类型和程度

主要依据：①血气分析指标（pH、$PaCO_2$、HCO_3^-）的变化。②根据pH、$PaCO_2$制成酸碱平衡诊断卡（见图）。③预计代偿公式。见表9。

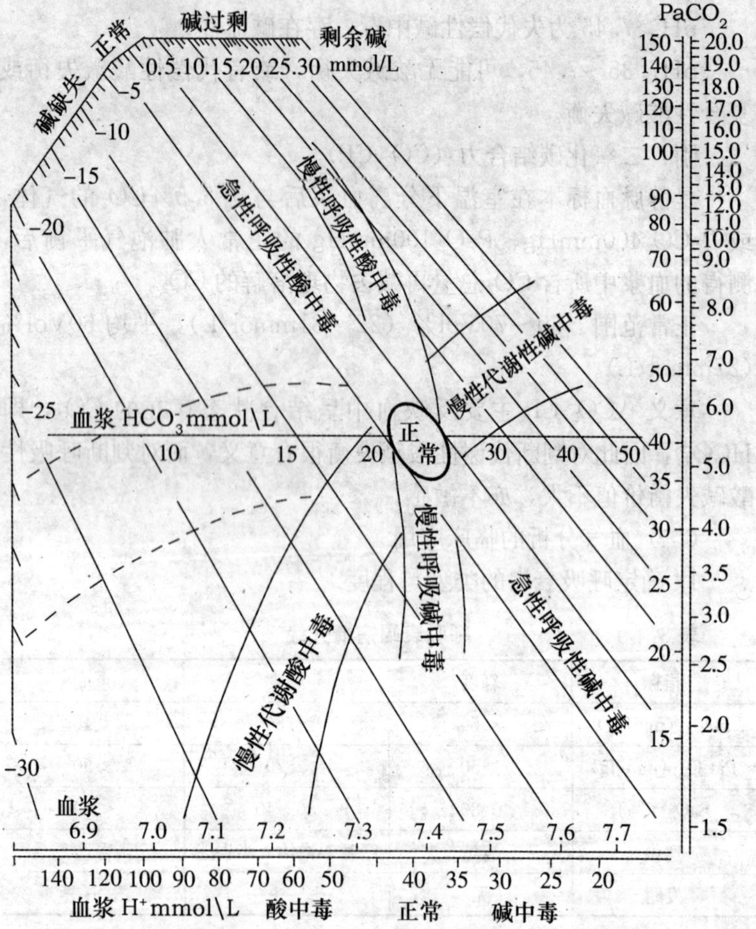

图 4　西加德 - 安德森（Siggaard-Andersen）酸碱卡

表 9　常用单纯性酸碱失衡的预计代偿公式

原发失衡	原发改变	代偿反应	预计代偿公式	代偿时限	代偿极限
呼吸性酸中毒	$PaCO_2$ ↑	HCO_3^-	急性 $\triangle HCO_3^- = \triangle PaCO_2 \times 0.07 \pm 1.5$ 慢性 $\triangle HCO_3^- = \triangle PaCO_2 \times 0.35 \pm 5.58$	数分钟 3～5d	30mmol/L 45mmol/L
呼吸性碱中毒	$PaCO_2$ ↓	HCO_3^-	急性 $\triangle HCO_3^- = \triangle PaCO_2 \times 0.2 \pm 2.5$ 慢性 $\triangle HCO_3^- = \triangle PaCO_2 \times 0.5 \pm 2.5$	数分钟 3～5d	18mmol/L 12mmol/L
代谢性酸中毒	HCO_3^- ↑	$PaCO_2$ ↓	$PaCO_2 = HCO_3^- \times 1.5 \pm 2$	12～24h	10mmHg
代谢性碱中毒	HCO_3^- ↑	$PaCO_2$ ↑	$\triangle PaCO_2 = \triangle HCO_3^- \times 0.9 \pm 5$	12～24h	55mmHg

注：① 有△者为变化值，无△者为实测值。
② 代偿时限：指机体达最大代偿反应的时间。
③ 代偿极限：指代偿调节所能达到的最大值或最小值。

为避免判断失误，必须综合以下三方面进行考虑：①临床资料（诊断、发病时间、临床表现、治疗经过及结果）；②血电解质检查；③阴离子间隙（AG）。

注：AG 是协助判断代谢性酸中毒和各种复合性酸碱失衡的重要指标。

$$AG = Na^+ - (Cl^- + HCO_3^-)$$

正常范围 8～16mmol/L。一般而言，若 AG＞30mmol/L，肯定有酸中毒；20～30mmol/L 时，酸中毒可能性很大；17～19mmol/L，只有少数（29%）有酸中毒。酸碱中毒的程度，主要看 pH 改变。

表 10　几种酸碱平衡失调的实验室检查结果

酸碱平衡类型	血气分析 PH $PaCO_2$ HCO_3 BE	血电解质 K^+ Cl^- Mg^{2+}	阴离子间隙（AG）	CO_2CP
呼吸性酸中毒	↓≈ ↑ ↑ + → ≈ ≈	↑≈ ≈↓ ←		↑≈

续表

呼吸性碱中毒	↑ ↓ ≈↓ ⇄	↓ ↑≈		≈↓
代谢性酸中毒	≈↓ ≈↓ ↓ －→	↑ ↑	≈↑	
代谢性碱中毒	≈↑ ≈↑ ↑ ＋→	↓ ↓ ↓		
呼吸性酸中毒合并代谢性酸中毒	↓↓ ↑ ≈↓ ≈	↑ ≈↑	↑	≈↓
呼吸性酸中毒合并代谢性碱中毒	≈↑↓ ↑ ↑↑ ＋→	↓ ↓ ↓		↑↑
呼吸性碱中毒合并代谢性酸中毒	↑≈↓ ↓ ↓↓ －→	≈↑	↑	↓↓
呼吸性碱中毒合并代谢性碱中毒	↑↑ ↓ ↓≈↑ －→ ≈ ＋→ ↓↓ ↓ ↓↓ －→	↓ ↑↓↓ ↓ ↑≈↓	↑	≈↑ ↓≈↑
混合性代谢性酸中毒	↓↓ ↓ ↓↓ －→	↑ ≈↓	↑	↑
代谢性酸中毒合并代谢性碱中毒	↓≈↑ ≈ ↓≈↑ ≈	↓ ≈↓	↑	↓≈↑
呼酸型 TABD	↓≈↑ ↑ ↑≈↓ ＋→ ≈ －→	≈ ↓↓	↑	↑≈↓
呼碱型 TABD	↑≈↓ ↓ ↓≈↑ －→ ≈ ＋→	↓≈↓≈	↑	↓≈↑

注：↑升高　↓下降　≈接近正常　→增大　＋正值＋　－负值

3. 协助疾病的临床诊断

如肺栓塞、急性呼吸窘迫综合征（ARDS）。肺栓塞时，PaO_2↓、$PaCO_2$↓、$P_{(A-a)}O_2$↓，如三项均正常，则不利于肺栓塞的诊断。ARDS时，PaO_2↓、氧合指数（PaO_2/FiO_2，氧分压/吸入气氧浓度）＜200mmHg。如＜300mmHg则为急性肺损伤.

4. 指导氧疗与机械通气治疗（上机指征、监测、撤机）

第四节　气道炎性反应测定

近年来对确定哮喘气道慢性炎症是否存在及其严重性采用了多种探讨性诊断方法，目前普遍认为体内嗜酸性粒细胞阳离子蛋白的水平最有希望成为临床上反映气道慢性炎症是否存在以及严重程度的直接指标。

1. 血清嗜酸性粒细胞阳离子蛋白（ECP）测定　ECP 是活化嗜酸性粒细胞分泌的一种类晶体碱性蛋白颗粒，是导致气道炎症的重要炎性介质之一，其毒性作用强，能引起支气管上皮损伤脱落，直接参与气道高反应性的形成。研究表明，血清 ECP 浓度与迟发哮喘反应的存在及其严重程度密切相关，与气道高反应性呈正相关，与肺功能（FEV_1、PEF）呈负相关。其浓度上升的水平与变应原接触量、气道迟发相反应的严重程度呈正相关。因此，血清 ECP 浓度是判断哮喘气道炎症的敏感、可靠指标，其正常值≤15μg/L。由于血清 ECP 水平受采血所用试管、凝血温度和时间、离心力等因素的影响，所以每个实验室都应有自己的正常参考值。

2. 呼气一氧化氮浓度的测定　呼出气中的一氧化氮浓度与气道炎症程度呈正相关。正常参考值为（20～60）$\times 10^{-9}$ ppb，大于 80×10^{-9} ppb 即表明气道有炎症现象。

3. 血清急相蛋白测定　①a1-抗胰蛋白酶：正常参考值为 2.63±0.67g/L，升高表明有气道炎症；②运铁蛋白（IT）：正常参考值为 2.44±0.33g/L，降低时表明有气道炎症。

第五节　气道高反应性的测定

气道反应性测定主要基于哮喘患者所特有的气道高反应性的

特点，吸入某些刺激物或变应原可通过刺激气道平滑肌细胞上的受体或感受器直接引起气道平滑肌收缩；某些外界的刺激因素还可作用于感觉神经引起局部轴索反应和迷走神经反射，使支气管进一步收缩。哮喘患者的气道高反应性受到了IgE遗传模式和遗传基因的控制，人类的某些遗传基因控制着哮喘患者气道对外界环境刺激的反应性，特应性体质患者在未发生哮喘以前就可表现为气道的高反应性。有哮喘家族史的无症状正常儿童的检查表明，其气道对乙酰甲胆碱和组胺的反应性均不同程度偏高。气道反应性的改变与气道长度、内径、气流速度、气道形态及气体的物理特征等因素有关。

气道反应性的高低可以借助测定气道阻力的变化而反映出来，任何影响气道管径变化的因素都能影响气道阻力进而对气道反应性产生较大的影响。

目前认为，支气管哮喘产生气道高反应性的主要机制有以下几个方面：气道炎症机制、气道神经受体的影响、β_2受体功能的改变、气道表面液体渗透压的改变、气道平滑肌力学的改变及其他影响气道反应性的因素，如气道内液体的黏稠度增加和黏液栓的形成可增加气道呼吸阻力，多种药物（如心得安等β_2受体阻滞剂）都能影响气道的反应性。钙离子作为细胞内的第二信使参与炎性细胞的激活、黏液细胞分泌和平滑肌细胞的收缩反应。如果钙离子通过细胞膜的钙通道内流增多可加重气道的炎性反应，使气道内分泌亢进、平滑肌收缩，气道的反应性增加。中枢神经的紧张性增加，机体的神经-内分泌-免疫的网络系统调节失衡时也容易使气道的反应性增高。

此外，气道的高反应性还与遗传因素有关。许多研究证明，在哮喘患者的无症状家属中有气道高反应性者较正常组明显增加。任何改变支气管平滑肌舒缩反应和气道炎性反应的药物均对气道反应性有明显的影响，如糖皮质激素、抗胆碱药、抗变态反应药物等可不同程度的降低气道的高反应性，同时也可对气道反应性的测定产生明显影响，因此在气道反应性测试前必须停用影响气道反应性的药物 12～48h。此外，性别、年龄、季节、昼夜及气候等因素的变化也会对气道反应性造成不同程度的影响。

气道反应性测定又叫气道激发试验，是测定有无气道高反应的方法。临床上，不典型的哮喘仅表现为刺激性干咳、胸闷而无哮鸣音，常与慢性支气管炎、慢性阻塞性肺疾病相混淆。通过气道反应性测定可以确诊不典型哮喘。

1. 适应症

(1) 不典型哮喘（包括咳嗽变异性哮喘）的诊断及哮喘病因诊断。

(2) 评价哮喘治疗效果及预后估计。

(3) 用于哮喘的鉴定（主要是与慢性支气管炎及慢性阻塞性肺病的鉴别）。

(4) 评价治疗哮喘药物的抗炎作用和临床疗效。

2. 测定方法

一般采用组织胺或乙酰甲胆碱雾化吸入法或蒸馏水吸入法测定，气道高反应性（BHR）的程度与炎症的程度有显著相关。经抗炎治疗后，BHR 可消失或明显降低。

表 11 组织胺吸入顺序和剂量

顺序	1	2	3	4	5	6	7	8	9
浓度 (mg/ml)	3.125	3.125	6.25	6.25	25	25	25	50	50
吸入揿数	1	1	1	2	1	2	4	4	8
累积量 (μmol)	0.03	0.06	0.12	0.24	0.49	0.98	1.8	3.9	7.8

如以组织胺浓度计算，按浓度0.03～16mg/ml倍倍递增稀释。潮气呼吸，每一浓度吸2min，吸完后测FEV_1，至FEV_1较基础值降低20%时，试验终止。再吸入适量支气管扩张剂。

PC_{20}-FEV_1＜8mg/ml，或PD_{20}-FEV_1＜7.8μmol/ml为气道反应性增高。

3. 禁忌症

(1) 哮喘急性发作期；

(2) 高血压病；

(3) 严重心肺功能不全；

(4) 妊娠；

(5) 甲状腺功能亢进症。

第六节　变应原的检查

检查变应原目的是了解哮喘发病因素和选择特异性脱敏疗法。

一、体内检查

我国目前所采用的皮肤试验方法主要是皮肤点刺试验。除此之外，还有皮内试验、划痕试验以及皮肤贴斑试验。一般而言，皮肤点刺试验与体外检测过敏原特异性IgE相比更敏感，但要求所使用的试剂应标准化并避免不同生产批号之间的差异。皮肤试验是用致敏原在皮肤上所作的诱发试验，一般在上臂伸侧进行。

1. 斑贴试验

原理　根据Ⅳ型迟发型变态反应原理，将可疑致敏物质贴敷到患者皮肤上，试图重复诱发变态反应性接触性皮炎可见到的临床表现，以发现和确定致敏原。

试验物质的制备

(1) 根据患者提供的可疑致敏物的化学性质，用浓度梯度稀释法进行试验，逐步提高其浓度。对于刺激性物质，宜从更低浓度开始。

(2) 对日常接触物，如化妆品、外用药物，可直接斑试。

(3) 对于纺织品、皮革、皮毛、橡胶等，应将物品剪成1.5～1cm的碎屑并用蒸馏水浸湿后，直接应用。

(4) 水溶性物质用蒸馏水稀释，脂溶性物质用植物油或石蜡油，粉末用医用凡士林制备。

方法

(1) 试验部位　常规选择上背部脊柱两侧正常皮肤，有时用前臂屈侧。

(2) 操作　将受试物放入1cm^2大小的4层纱布块上，贴在上述试验部位，然后用1.5cm^2蜡纸或塑料膜盖在纱布上，再用胶布固定于皮肤上，每两个斑试之间保持4cm的距离，同时还须设立对照。通常在24h、48h、72h或96h观察并记录结果。

结果判断

阴性反应（－）：敷贴部位无任何反应。

可疑反应（±）：自觉瘙痒或出现轻微红斑。

阳性反应（＋）：红斑、浸润，可能有小丘疹。

强阳性反应（＋＋）：红肿明显，有丘疹、水疱。

极强阳性反应（＋＋＋）：红肿显著，有水疱、糜烂。

注意事项

(1) 本试验宜在皮肤病消退2周后进行，受试前2周或受试期间不能内服皮质激素，受试前2d停用抗组胺药。

(2) 敷贴部位必须无皮损，试验期间不宜洗澡、饮酒及搔抓斑贴部位，不宜过度活动。

(3) 斑贴物的浓度必须由低浓度到高浓度，所用浓度必须对正常人无刺激性。

(4) 观察及测定结果时要求及时、准确，记录详细，结果的判断必须有同一标准。

(5) 受试期间，若敷贴部位剧痒或刺痛，应立即去除受试物，用清水冲洗，及时对症处理。

临床意义

(1) 阳性反应：通常表示患者对试验物过敏，但须排除原发性刺激或其他因素所致的假阳性反应。若去除试验物，反应在短时间内消退为假阳性。

(2) 阴性反应：通常表示对试验物无敏感性，但也有假阴性的存在。

2. 划痕试验

原理　根据Ⅰ型变态反应原理，通过皮肤划痕方法来测定患者对某种变应原是否过敏。

方法

(1) 试验部位　在前臂屈侧皮肤进行，若同时做多种变应原试验则选择上臂外侧或背部皮肤。

(2) 操作　常规消毒皮肤，用无菌针尖划 1cm 的条痕，其深度以不出血为宜，然后将受试物滴在划痕上。当同时做多种变应原试验时，划痕间应保持 4～5cm 的距离。试验时用生理盐水作为对照。

结果判断

通常 20min 后观察结果，并用消毒棉签将受试物拭去。阳性者须测定红斑或风团大小。判断标准如下：

阴性（－）：无红斑或风团，与对照相同。

可疑（±）：水肿性红斑或风团，直径＜0.5cm。

弱阳性（＋）：风团有红晕，直径为 0.5cm。

阳性（＋＋）：风团有明显红晕，风团直径为 0.5～1.0cm，无伪足。

强阳性（＋＋＋）：风团有显著的红晕及伪足，直径≥1.0cm。

注意事项

（1）受试物必须是无菌且无刺激性的，正常人对其无反应。

（2）本试验应在皮肤病消退 2 周后进行，有皮肤划痕者不宜做此试验。

（3）高度敏感者或曾发生过严重反应者不做此试验。

（4）有过敏体质者，试验前应注意全身和局部的反应，并备好抢救药品。

临床意义

阳性者表示对受试物过敏，但应排除假阳性反应。

3. 皮内试验

原理　根据Ⅰ型速发性变态反应或Ⅳ型迟发型变态反应原理，来检测机体对某些物质的致敏性和免疫力。

方法

（1）试验部位　一般选择前臂屈侧皮肤，若同时做多种变应原试验时，应选上臂伸侧皮肤。

（2）操作　将受试物用生理盐水配成一定浓度，常规皮肤消毒，用皮试注射器抽取 0.1ml，做受试部位皮内注射，随之出现 0.3～0.4cm 直径的皮丘。同时用另一个注射器抽取 0.1ml 生理盐水注射于前臂屈侧，用于对照。如果同时做多个变应原时，每个试验部位横距应在 2.5cm，纵距约为 5cm，并做好标记。

结果判断

注射后每隔 20～30min 观察 1 次，以后为 24h、48h、72h 各观察 1 次，可出现速发反应或迟发反应。

（1）速发反应　指在注射 20min 后出现反应，当有风团出现时则为阳性，判断结果如下：

阴性（－）：红晕与风团的直径<0.5cm。

可疑（±）：红晕与风团的直径为0.5～1.0cm。

弱阳性（＋）：红晕直径为1～2cm，风团直径为0.5～1.0cm。

阳性（＋＋）：红晕直径为2～3cm，风团直径为0.5～1.0cm。

强阳性（＋＋＋）：红晕直径为3～4cm，风团直径为1.0cm，有伪足。

当出现（＋＋＋＋）时，局部反应同（＋＋＋），但同时出现全身反应，如瘙痒、皮疹、气憋、哮喘发作等症状。

（2）迟发反应　注射几小时后，甚至24～48h后出现反应，如有浸润结节则为阳性，结果判断标准如下：

阴性（－）：局部无红晕、硬肿。

可疑（±）：红晕与硬肿直径为<0.5cm。

弱阳性（＋）：红晕及硬肿直径为0.5～1.0cm。

阳性（＋＋）：红晕及硬肿直径为>1cm以上。

强阳性（＋＋＋）：可见红晕、硬肿、水疱、坏死。

注意事项

（1）5岁以内儿童及对某种物质高度敏感的患者，不宜做皮内试验，可选用划痕试验。

（2）有皮肤划痕症阳性患者，不宜做此试验。

（3）过敏性体质者，须先做皮肤划痕试验，阳性者不宜用此试验。

（4）注射试验物后，若出现明显的局部或全身反应，应立即皮下注射1∶1000肾上腺素0.5ml，并按过敏性休克处理。亦可用橡皮带将注射侧上臂扎紧，每3～5min放松1次，局部也可冷湿敷。

（5）皮质激素可抑制阳性反应的发生。

临床意义

（1）速发反应　可以提示患者对物质过敏，此法适用于青霉素皮试。

（2）迟发反应　结核菌素试验是常用的方法，有利于临床诊断和进行细胞免疫功能的测定。

4. 皮肤点刺试验

皮肤点刺试验是将少量高度纯化的致敏原液体滴于患者前臂，再用点刺针轻轻刺入皮肤表层观察患者反应的方法。如患者对该过敏原过敏，则会于15min内在点刺部位出现类似蚊虫叮咬的红肿块，出现瘙痒的反应，或者颜色上有改变。这时基本上就能够比较确定过敏性疾病的存在。皮肤点刺试验现为欧洲国家及美国公认最方便、经济、安全、有效的过敏原诊断方法，其优点为安全性及灵敏度均高，患者无痛楚，就如被蚊叮一样，而且患者及医生都可以立刻知道检验结果。

原理　当有某种变应原进入皮肤时，对某些物质有速发型过敏反应的患者，皮肤内的肥大细胞立即特异性地脱颗粒，释放组胺等活性物质，导致局部毛细血管扩张（红斑），毛细血管通透性增强（水肿、风团），阳性者表示对该抗原过敏。该方法采用组胺做阳性对照，以计算相对的反应强度，是一种有效测定过敏性皮肤病的特应性（对一种或多种变应原敏感）的方法。

优点

（1）操作简单，快速，反应明显。

（2）对皮肤几乎无痛苦刺激，即使小儿亦易接收。

（3）特异性高，对皮肤刺激极微，很少出现假阳性。

（4）可同时进行多至数十种变应原的点刺测定，操作约3～5min，连同皮试结果的判定共需半小时左右可以完成。

（5）极少出现全身反应。

缺点　需要高浓度的变应原，比皮试内试验高100～1000倍。另外有时可出现假阳性。

适应症　主要用于Ⅰ型变态反应过敏原的检测。

（1）检测过敏性疾病（哮喘、过敏性鼻炎、过敏性荨麻疹等）的过敏原。

（2）检测过敏状态的变化及脱敏治疗的疗效。

注意事项

在做此试验前3d停服抗组织胺类药（非那根、扑尔敏等）、美喘清等药物，以及某些含有抗组织胺药物成分的药物（如复合抗感冒药等），以免出现假阴性结果。

方法

点刺工具 采用一次性点刺针。

试剂 变应原点刺液包括：（1）组胺（阳性对照液）；（2）生理盐水（阴性对照液）；（3）屋尘螨；（4）粉尘螨；（5）羽毛；（6）花；（7）海蟹；（8）海鱼；（9）胶乳；（10）香烟；（11）黄鳝；（12）牛奶。

操作步骤

（1）选择左前臂掌侧皮肤消毒后进行点刺。

（2）用记号笔在左臂中部标记所用点刺液名称，两种点刺液间的距离不小于5cm，以防止反应红晕融合。

（3）自下而上滴各种点刺液1小滴（比针尖大即可）。

（4）用一次性消毒点刺针垂直点在每一液滴中，轻压刺破皮肤（以不出血为度），1秒后提起弃去，5min后将全部液滴擦去，30min后观察并记录皮肤反应。

结果判断

以变应原及组胺（阳性对照液）所致风团面积比而定其反应级别。无反应或与阴性对照相同者为（—），比值为组胺风团（阳性对照）1/4以上者为（+），等于或大于阳性对照范围的1/2为（++），与阳性对照相等的为（+++），大于阳性对照范围2倍者为（++++）。

二、体外检测

IgE 是介导Ⅰ型变态反应的抗体，因此检测血清总 IgE 和特异性 IgE 对Ⅰ型变态反应的诊断和过敏原的确定很有价值。

1. 总 IgE 的测定

测定方法

正常情况下，血清 IgE 仅在 ng/ml 水平，用常规测定 IgG 或 IgM 的凝胶扩散法检测不出 IgE，必须用高度敏感的放射免疫测定法及酶联免疫测定法进行检测。

（1）放射免疫吸附剂试验（IRST）是将抗 IgE 吸附到固相载体上用以检测血清 IgE 的方法，故又称固相放射免疫测定（SPRIA）。临床常用双抗体夹心法，多以滤纸为载体，将抗 IgE 抗体偶联到经溴化氰活化的滤纸上，使其与待检血清及 IgE 参考标准进行反应，洗涤后加入^{125}I 标记的抗人 IgE，再经洗涤后测定滤纸片的放射活性，其测定值与标本中的 IgE 含量呈正相关。

（2）酶联免疫测定法测定血清 IgE 时也常用双抗体夹心 ELISA 法，其操作方便，敏感性也很高，在临床上经常应用。

（3）间接血凝试验用抗 IgE 致敏红细胞，将标本血清做系列稀释后与致敏红细胞反应。此法更加简便易行，便于普及，但敏感性比上两法稍低。

临床意义

血清总 IgE 水平一般用国际单位（IU）或 ng 表示，1IU＝2.4ng，相当于 WHO 标准冻干血清制剂 0.00928mg 内所含的 IgE 量。正常人群 IgE 水平受环境、种族、遗传、年龄、检测方法及取样标准等因素的影响，以致各研究报道的正常值相差甚远。婴儿脐带血 IgE 水平小于 0.5IU/ml，出生后随年龄增长而逐渐升高，12 岁时达成人水平。成人血清 IgE 水平约在 20～200IU/ml 之间，一般认为大于 333IU/ml（800ng/ml）时为异常升高。

IgE 升高相关的常见疾病有：过敏性哮喘、季节性过敏性鼻炎、特应性皮炎、药物性间质性肺炎、支气管肺曲菌病、麻风、类天疱疮及某些寄生虫感染等。上述疾病 IgE 升高的程度并不一致，过敏性支气管肺曲菌病发作时 IgE 升高最为显著，其值可达 5000～20000ng/ml。除了此病和特应性皮炎，以及在花粉季节之外，任何血清总 IgE 水平大于 5000ng/ml 的患者均应考虑寄生虫感染的可能性。

2. 特异性 IgE 的测定

测定方法

特异性 IgE 是指能与某种过敏原特异性结合的 IgE，因此需要用纯化的变应原代替抗 IgE 进行检测，常用的方法仍然是放射免疫技术和酶标免疫技术。

（1）放射变应原吸附剂试验（RAST）将纯化的变应原与固相载体结合，加入待检血清及参考对照，再与同位素标记的抗 IgE 抗体反应，然后测定固相的放射活性，通过标准曲线求出待检血清中特异性 IgE 的含量，或在标本放射活性高于正常人均数加 3S 时即判为阳性。

（2）酶联免疫测定法试验原理及步骤基本同 RAST，仅是最后加入酶标记的抗 IgE，利用酶底物进行显色。测定结果的表示也与 RAST 相同。

临床意义及评价

RAST 是目前公认的检测Ⅰ型变态反应的有效方法之一，具有特异性强、敏感性高、影响因素少、对患者绝对安全等优点，不但有助于对过敏性哮喘的诊断，在寻找变应原方面也有重要价值。RAST 与皮肤试验和支气管激发试验的符合率在 80%左右，但不能完全代替后两种试验，因为活体试验还能反映嗜碱性粒细胞和靶细胞的反应性。

但是 RAST 也有许多缺点，如费用昂贵、花费时间长，放射性同位素易过期而且污染环境，不同来源试剂盒的参比血清不同而且不易相互比较，待检血清含有相同特异性 IgG 时可干扰正常结果。因此一般只在下列情况下才做 RAST：①皮试结果难以肯定但需提供进一步的诊断证据者；②不适宜做皮试或激发试验者，例如老年、幼儿、妊娠妇女、患有皮肤病者、对变应原有严重过敏史或正服用抗过敏药物以及重病者；③观察脱敏治疗效果或研究变态反应机制。

ELISA 法不但与 RAST 有相似的优点，而且还有独特的长处，如没有同位素污染、酶标抗体可长期保存等，因此在国内应用较多。用 ELISA 测试屋尘和一些花粉的结果与 RAST 符合率较高，且与临床也较符合，但与皮肤试验的符合率可能不够理想。

表 12　皮肤点刺试验和血清特异性抗体检测的比较

皮肤点刺试验	RAST 或 ELISA
价廉	不受药物影响
20 min 得到结果	不受皮肤疾病影响
直观，有教育价值	绝对安全
更敏感	检测的范围更广

3. 嗜碱性粒细胞释放能力的体外检测

血清特异性抗体的检测，只能反映变应性疾病患者血清中变应原特异性 IgE 是否存在，对于与临床变态反应症状密切相关的其他因素，如 IgE 与肥大细胞/嗜碱性粒细胞的结合能力，以及这些效应细胞在变应原与 IgE 结合后释放化学介质的能力等均无法反映出来。因此，变态反应效应细胞释放介质能力的测定就显得非常重要。由于嗜碱性粒细胞在其功能上，特别是在变态反应的机制上与肥大细胞有着许多共同点，且易于获得，所以一般临床上将嗜碱性粒细胞作为观察对象，用来进行试验。

由于嗜碱性粒细胞在体外对变应原的敏感性和机体过敏反应的严重性呈平行关系，因而可以用该试验反映机体的过敏状态。主要有一般嗜碱性粒细胞组胺释放试验（BHRT）和人嗜碱性粒细胞脱颗粒试验（HBDT）。

4. 吸入性过敏原和食入性过敏原筛查的组合检测

可检测各种常见的过敏反应，并可估计人血清或血浆中 IgE 的总水平。吸入性过敏原筛查检测组合包括：屋尘、尘螨、粉螨、猫毛发皮屑、狗毛发皮屑、点青霉、交链孢霉、黑根霉、蟑螂、蚊子、普通豚草、蒿属植物、白桦、榆树、梧桐、桉树、桑树。食入性过敏原筛查检测组合包括：螃蟹、虾、龙虾、鳕鱼、带鱼、金枪鱼、牛肉、羊肉、鸡肉、牛奶、蛋白、蛋黄、花生、大豆、绿豆、大马哈鱼、大比目鱼、扇贝/干贝。

第七节　嗜酸性粒细胞阳离子蛋白（ECP）的测定

ECP 是由嗜酸性粒细胞激活时所释放的毒性蛋白之一，它可造成气道上皮的损伤和脱落，继而引起气道高反应。测定方法主要有放射免疫法、酶联免疫法和酶荧光免疫法，其机理与总 IgE 检测类似。正常值在 4～7μg/L。由于 ECP 反映了嗜酸性粒细胞激活的程度及其分泌毒性蛋白的能力，是反映气道炎症的重要指标，可指导抗炎治疗。

第八节　炎症介质的检测

1. 组胺的测定

测定组胺的方法有荧光法、放射酶法和放射免疫法。一旦组胺入血约 5min 浓度可达高峰，尿中组胺浓度维持时间要比血浆中组胺升高的时间长，因此测定尿中的组胺更易发现组胺异常。正常血浆组胺浓度为 1.8～2.07μmol/L，尿组胺浓度为 1.17×10^{-4} μmol/L。

2. 尿中白三烯 LTE_4 和前列腺素 PGD 代谢产物测定

白三烯由嗜酸性粒细胞、肥大细胞和嗜碱性粒细胞产生，与变应性疾病的发作有关。LTE_4 是白三烯中一个蛋白，PGD_2 是唯一由肥大细胞激活后所释放的介质。LTE_4 和 PGD_2 在体外检测时可因血液中酶的激活而受干扰，但可在尿中排出，易于检测，已证实在变应原激发后 2h 尿中 LTE_4 就增加，并与变应性疾病病情有关，且属无创伤性检测，对小儿特别适合。但由于干扰因素较多，准确性不高，还需进一步发展。

第六章 诊断与鉴别诊断

第一节 哮喘的诊断

一、支气管哮喘的诊断标准

1. 反复发作喘息、气急、胸闷或咳嗽，多与接触变应原、冷空气、物理、化学性刺激、病毒性上呼吸道感染、运动等有关。

2. 发作时在双肺可闻及散在或弥漫性、以呼气相为主的哮鸣音，呼气相延长。

3. 上述症状可经治疗缓解或自行缓解。

4. 症状不典型者（如无明显喘息或体征）应至少具备以下一项试验阳性：①支气管激发试验或运动试验阳性；②支气管舒张试验阳性［一秒钟用力呼气容积（FEV_1）增加15％以上，且FEV_1增加绝对值＞200ml］；③最大呼气流量（PEF）日内变异率或昼夜波动率≥20％。

5. 除外其他疾病所引起的喘息、气急、胸闷和咳嗽。

二、哮喘持续状态的诊断标准

以往哮喘持续状态（SA）的定义是哮喘严重持续发作达24h以上，经用常规药物治疗无效，现在认为此定义不全面。WHO关于SA的定义为：哮喘发作时出现严重呼吸困难，合理应用拟交感神经药物和茶碱类药物后仍不见缓解，且病情进行性加重，称为SA。由于支气管严重阻塞，可威胁生命，一旦确诊，应予积极治疗。有人把哮喘持续发作，连用3次支气管扩张药无效，临床出现呼吸困难，低氧血症（或紫绀），称为哮喘持续状态，需予紧急治疗，否则能导致肺通气衰竭而致死亡，故SA属呼吸道急症。

三、儿童哮喘的诊断标准

1998年我国制定了小儿哮喘诊断标准，具体如下

1. 婴幼儿哮喘诊断标准

（1）年龄＜3岁，喘息发作＞13次；

（2）发作时双肺闻及呼气相哮鸣音，呼气相延长；

（3）具有特应性体质，如过敏性湿疹、过敏性鼻炎等；

（4）父母有哮喘病史或其他过敏史；

（5）除外其他引起喘息的疾病。

凡具有（1）、（2）、（5）条即可诊断哮喘。如喘息发作2次，并具有第（2）、（5）条，诊断为可疑哮喘或喘息性支气管炎（＜3岁）。如同时具有第（3）和/或第（4）条时，可考虑给予哮喘治疗性诊断。

2. 儿童哮喘的诊断标准

（1）年龄≥3岁，喘息呈反复发作者（如发作1次，若可追溯与某种变应原或刺激因素有关，亦可考虑）；

（2）发作时双肺闻及以呼气相为主的哮鸣音，呼气相延长；

（3）支气管扩张剂有明显的疗效；

（4）除外其他引起喘息的疾病。

对各年龄疑似哮喘者，其肺部有哮鸣音时可做以下任何一项支气管舒张试验：

（1）激动剂的气雾剂或溶液雾化吸入；

（2）0.1％肾上腺素0.01ml/kg皮下注射，每次最大量＜

0.3ml。试验后15min喘息明显缓解，肺部哮鸣音明显减少或第1秒用力呼气容积（FEV_1）上升率≥15%，为支气管舒张试验阳性，支持哮喘诊断。

3. 咳嗽变异性哮喘的诊断标准（儿童年龄不分大小）：

（1）咳嗽持续或反复发作1个月，常在夜间（或清晨）发作，痰少、运动后加重。临床无感染征象，经长期抗生素治疗无效。

（2）用支气管扩张剂可使咳嗽发作缓解（基本诊断条件）。

（3）有个人过敏史或家族过敏史，气道呈高反应性，变应原皮试阳性等可做辅助诊断。

（4）除外引起其他慢性咳嗽的原因。

尽管有明确的哮喘诊断标准，但在目前哮喘的诊断中，仍存在诊断不足和诊断过宽两种现象。前者常常将反复哮喘发作误诊为复发性支气管炎或肺炎，后者常常将引起咳嗽、喘息的其他原因误诊为哮喘。作者在大量临床实践中体会到造成哮喘误诊的主要原因是病史询问不详以及对哮喘的特征认识不足。

在病史询问中，经常遇到以下情况：

（1）家长和患儿将呼吸急促、呼吸增快、喉中痰鸣声、喉鸣声理解为“喘息”，这时需要医生解释并模仿真正哮喘发作的喘息声；

（2）家长和患儿只诉反复咳嗽，忽视喘息，这时需要医生反复追问有无喘息发作，听诊肺部有无哮鸣音，并注意查看既往就诊病历有无肺部哮鸣音记录；

（3）家长和患儿诉喘息，医生也确定所诉的喘息为真正哮喘发作的喘息声，但听诊肺部无哮鸣音，这种情况见于应用支气管扩张剂后，或因哮喘发作的哮鸣音常在夜间和（或）清晨出现，而患儿多在白天（非哮鸣音出现的典型时间）就诊，这时医生应询问有无使用支气管扩张剂，或让患儿适量运动诱发哮鸣音出现，或住院观察。

如哮喘定义和诊断标准所述，典型哮喘具有 3R 特征：即反应性（reactivity）、可逆性（reversibility）、反复性（recurrence）。反应性指哮喘发作与某些诱因如上呼吸道病毒感染、吸入变应原等有关；可逆性指支气管扩张剂可使气道阻塞缓解；反复性指喘息反复发作。一些误诊病例就是因为对这些特征认识不足，其中可逆性或支气管舒张试验是一项简单而具有诊断价值的试验，但常常被忽略。

除哮喘外，一些其他疾病也引起喘息、咳嗽。因此，在做出哮喘的诊断之前，必须除外那些引起喘息、咳嗽的疾病。

四、老年性哮喘的诊断标准

（一）定义

老年性哮喘的定义有广义和狭义之分，广义的老年性哮喘是指年龄在 60 岁以上的符合支气管哮喘诊断标准的所有患者。而狭义的老年性哮喘是指 60 岁或 60 岁以后新发生的哮喘（简称晚发老年性哮喘），不包括 60 岁以前发病的老年性哮喘。

（二）临床特点

1. 症状不典型

多数有长期咳嗽、咯痰、胸闷、气短、喘息的病史，但皆非哮喘特征性症状，胸部听诊哮鸣音未必很明显，常与心血管疾病或其他肺部疾病症状难以区别。

2. 基础肺功能差

老年人由于肺弹性回缩力减弱、小气道阻力加大，肺活量、肺残气量、闭合容量等不断增加及呼吸肌力减弱，故其呼吸储备能力降低。一旦哮喘发病，其肺功能减退程度更为严重。

3. 内源性哮喘多见

呼吸道感染和胃食管反流常可促使哮喘发作和加重。

4. 并发症多

常并发其他疾病，如肺心病、高血压、冠心病等。

5. 用药复杂

如有些药物之间具有对病情不利的相互作用。

第二节　哮喘的鉴别诊断

一、支气管哮喘的鉴别诊断

1. 与慢性阻塞性肺病（COPD）鉴别　见表13。

表13　支气管哮喘与COPD的鉴别

	支气管哮喘	COPD
起病年龄	多起病于婴幼儿时期	中老年
病史	反复发作，常有其他过敏性疾病史、家族史	长期吸烟史，冬春季反复咳嗽、咳痰史。
发病诱因	接触过敏原，上呼吸道感染，运动	上呼吸道感染、体力活动
起病方式	多突然发作	起病缓慢
发病季节	可有一定季节性，春夏、夏秋交季多见	冬季加重，夏季可缓解
症状	以喘息、呼吸困难、胸闷为主	咳嗽、咳痰、气短为主
体征	双肺哮鸣音	干啰音或湿啰音
缓解规律	自行缓解或经治疗缓解，缓解期同正常人。	缓解慢，缓解期仍有症状
外周血	嗜酸性粒细胞增高	加重期白细胞或嗜中性粒细胞增高
痰检菌	大量嗜酸性粒细胞	以嗜中性粒细胞为主，可检出致病菌
X线胸片	多属正常	肺纹理增重、肺气肿征象
肺功能	支气管扩张试验阳性，PEF变异率≥20%	支气管扩张试验多阴性，PEF变异率<15%
其他检查	过敏源试验阳性，血清总IgE特异性IgE升高	无或不明显

2. 与急性左心衰鉴别

心源性哮喘常见于左心衰竭，发作时的症状与支气管哮喘颇为相似，多见于老年人。病因有：高血压、冠状动脉硬化、二尖瓣狭窄或慢性肾炎等，发作以夜间阵发性多见。症状为胸闷，呼吸急促而困难，有咳嗽及哮鸣音，严重者有紫绀，面色灰暗，冷汗，精神紧张而恐惧，与哮喘急性发作相似。心源性哮喘除有哮鸣音外，常咯大量稀薄水样或泡沫状痰或可能为粉红色泡沫痰，并有典型的肺底湿啰音，心脏向左扩大，心瓣膜杂音，心音可不规律甚至有奔马律。胸部 X 线示心影可能扩大。二尖瓣狭窄的患者，左心耳经常扩大。肺部有肺水肿征象，血管阴影模糊。由于肺水肿，叶间隔变阔，叶间隔线可下移至基底肺叶，对鉴别有帮助。在急诊中，心源性哮喘与哮喘急性发作一时鉴别有困难，可先用氨茶碱静脉注射而不用肾上腺素或吗啡，两者的主要鉴别见表 14。

表 14　支气管哮喘与急性左心衰竭鉴别

	支气管哮喘	急性左心衰
起病年龄	多起病于婴幼儿时期	中老年
病史	哮喘发作史、其他过敏疾病史、过敏史、家族史	高血压、冠心病、风心、糖尿病及多次心衰史
发病季节	有季节性	不明显
诱因	接触过敏原、上感、剧烈运动、吸入非特异性刺激物	感染、劳累、过量或过快输液
体征	呼气相延长，双肺哮鸣音	双肺底湿啰音、左心扩大、奔马律、心脏杂音
缓解办法	脱离过敏原，吸入平喘药	坐起、应用快速强心利尿剂、扩血管药物
心电图	可有一过性肺性 P 波	心律失常或房室扩大
超声心动图	正常	心脏解剖学上异常

3. 与嗜酸性粒细胞性肺炎鉴别

这是一组肺嗜酸性粒细胞浸润的疾病，包括单纯性嗜酸性粒细胞性肺炎、迁延性嗜酸性粒细胞肺炎、哮喘性嗜酸性粒细胞肺炎、热带性肺嗜酸性粒细胞增多症及肺坏死性血管炎等病都可列入本组疾病，它们都可能有哮喘症状，特别是哮喘性嗜酸性粒细胞性肺炎尤为明显。本病可见于任何年龄，大多数与下呼吸道细菌感染有关。患者对曲菌呈过敏状态，故又名过敏性支气管肺曲菌病。本病患者血中IgE也常增高，血中嗜酸性粒细胞增多，多数患者对曲菌过敏原皮试呈Ⅰ型或Ⅲ型过敏反应，血清内多有沉淀素抗体存在。但肺部反复出现异常阴影，有阵发性咳嗽，可咯出棕黄色小痰栓或支气管管型。痰栓中有曲菌和嗜酸性粒细胞。临床上慢性哮喘患者，若病情顽固，并反复发生肺炎，即使痰中未分离出细菌，也有发生本病的可能，必须警惕。支气管碘油造影常可发现中心支气管扩张，痰栓中除有嗜酸性粒细胞外，尚可发现曲菌。支气管哮喘与几种常见的嗜酸性粒细胞性肺炎的临床表现可有皮疹、哮喘、发热、休克、嗜酸性粒细胞增多或其他各种各样的表现，也可能为嗜酸性粒细胞增多兼有哮喘，或为吕弗琉综合征。大量真菌孢子的吸入或一次大量蛔虫感染后可引起嗜酸性粒细胞暴发性肺炎，常有乏力及哮喘等表现。因此嗜酸性粒细胞增多、哮喘、肺部浸润、咳嗽、乏力、脉管炎，甚至肝脾肿大等，都可由一种病因而引起一种或几种巧合的过敏反应。而上述三类肺嗜酸性粒细胞肺炎则是由各种不同病因所引起的过敏反应。

4. 与气管、主支气管肺癌鉴别

由于癌肿压迫或侵犯气管或主支气管，使上呼吸道管腔狭窄或不完全阻塞，出现咳嗽或喘息，甚至伴哮鸣音。但患者通常无哮喘发作史，咯痰可带血，喘息症状多呈吸气性呼吸困难，或哮鸣音为局限性，使用平喘药物无效。只要考虑到本病，再进一步做胸部X线检查、CT、痰细胞学及纤维支气管镜检查就不难鉴别。

5. 与肺栓塞鉴别

发病时可有呼吸困难和哮鸣音，若无咯血或胸部X线无阳性，则须与支气管哮喘鉴别。本病胸痛剧烈，紫绀明显，伴有血压下降，心电图异常，血乳酸脱氢酶增高和血清胆红素增多。这些特点为支气管哮喘起病时所罕见。

6. 与慢性支气管炎鉴别

慢性支气管炎好发于老年人，但身体衰弱者或经常接触某些刺激性物质如化学性气体、吸烟、灰尘飞扬和病毒、细菌感染等因素都能引起慢性支气管炎。在慢性支气管炎的基础上，可发展为哮喘性支气管炎，而在支气管哮喘的基础上又可并发慢性支气管炎。单纯的慢性支气管炎很容易与哮喘相鉴别：前者经常咳嗽，咳黏液痰，痰液因感染而脓性成分增加，感染时可有低热，白细胞及中性粒细胞稍增高，听诊有散在性湿性啰音。慢性支气管炎兼有阻塞性肺气肿是临床上最多见的一类疾病，大都为中年以上或老年患者。本病除有慢性支气管炎的症状以外，视肺气肿的严重程度而有不同程度的呼吸困难，尤其在寒冬季节，动即喘促，甚至说话亦有气短胸闷。平静呼吸时各呼吸辅助肌运动明显，呼吸困难，唇指常见紫绀。夏秋缓解期也不能多劳动。体格检查，胸部前后径增宽呈桶形，膈肌降低，呼吸运动受限。其主要的鉴别要点为：慢性支气管炎平时缓解期内亦稍有咳嗽，走动后易气喘，家庭及个人过敏史不明显，血及痰液中嗜酸性粒细胞不增高，痰液中无或仅有少量枯什曼螺旋体及雷登晶体。

7. 与肾性哮喘鉴别

慢性肾炎尿毒症时，因酸性代谢产物排出障碍导致的中毒，刺激主动脉弓、颈动脉体化学感受器及呼吸中枢，出现深快呼吸，有时类似哮喘发作，但通常无呼气延长及哮鸣音。怀疑为本病时，做尿常规、肾功能检查有异常，血气分析显示代谢性酸中毒，则有助本病诊断。

二、咳嗽变异性哮喘的鉴别诊断

1. 急慢性支气管炎与咳嗽变异性哮喘鉴别

急慢性支气管炎是由物理、化学等因素引起的气管、支气管、黏膜炎性变化，黏液分泌增多。患者多有吸烟史，临床出现咳嗽、咳痰和气急等症状。呼吸道感染是慢性支气管炎发病和加剧的重要因素，患者痰中常见的细菌有草绿色链球菌、奈瑟氏球菌、肺炎球菌和流感嗜血杆菌。

急慢性支气管炎和咳嗽变异性哮喘的鉴别诊断有以下 5 点。①咳嗽变异性哮喘病史较长，而急慢性支气管炎多于 2～3 周症状消失。②咳嗽变异性哮喘主要表现为慢性干咳，而急慢性支气管炎表现为咳嗽、咳痰，痰量较多，慢性支气管炎冬季天冷时加重。③慢性支气管炎和部分急性气管炎胸片有肺纹理增多、紊乱等异常变化，而咳嗽变异性哮喘胸片均正常。④慢性支气管炎肺功能检查早期无明显异常，而咳嗽变异性哮喘早期有肺功能检查异常。⑤咳嗽变异性哮喘用抗感染、止咳祛痰等方法治疗效果差，平喘治疗效果好。而急慢性支气管炎单纯用平喘治疗差，抗感染、止咳祛痰、平喘等综合治疗效果好。

2. 支气管哮喘与咳嗽变异性哮喘鉴别

支气管哮喘是一种慢性气道炎症性疾病。发病时由于细支气管平滑肌的痉挛伴有不同程度的黏膜水肿，腺体分泌亢进，产生胸闷、气急、哮鸣及咳嗽等症状，并常带有先兆症状，如咳嗽、胸闷或连续喷嚏，发作时轻，胸部多较饱满，呈过度清音，两肺布满哮鸣音，严重者有唇指紫绀，每次发作数小时，数日才逐渐缓解。而咳嗽变异性哮喘患者没有连续喷嚏的先兆症状，干咳无痰，体检只有双肺呼吸音粗糙，而无哮鸣音，没有连续唇指紫绀的现象。

三、婴幼儿哮喘的鉴别诊断

1. 与毛细支气管炎鉴别

又称喘憋性肺炎，其临床表现酷似哮喘，此病多见于1岁以内婴儿，冬春两季多发，可呈流行性，其呼吸困难发生比较缓慢，对支气管扩张剂反应较差。

2. 与喘息性支气管炎鉴别

临床表现为支气管炎伴喘息，喘息随炎症控制而消失；虽有喘鸣但无明显呼吸困难；发作缓慢，而非骤然发作或突然停止，病程持续1周左右；随年龄增长，喘息发作次数逐渐减少，但仍有10%左右的喘息性支气管炎日后转变为支气管哮喘。

3. 与气道异物鉴别

也可出现持久的哮喘样呼吸困难，但因异物阻塞多在气管或大支气管，主要表现以吸气困难为主，而哮喘主要是呼气性呼吸困难。异物如在一侧气管内，喘鸣音及其他体征仅限于患侧，患侧有时还可听到异物拍击音。X线及支纤维支气管镜检查可助诊断及治疗。

4. 与热带嗜酸性粒细胞增多症鉴别

一部分病例的临床表现与哮喘病相似，主要鉴别为白细胞总数常增高达（10～25）$\times 10^9$/L，分类中嗜酸性粒细胞明显增高，周围血中此类细胞长期超过6%。X线胸片可见云雾状阴影，并有多变性、游走性。患儿起病前可有寄生虫病史。

5. 与支气管淋巴结结核鉴别

本病可引起顽固性咳嗽及哮喘样呼吸困难，但无显著的阵发性发作现象。结核菌素试验阳性，X线胸片检查有助于诊断。

四、儿童哮喘的鉴别诊断

1. 与引起喘息的其他常见疾病鉴别

（1）先天性气道异常引起的气道狭窄

如先天性喉气管支气管软化、血管环压迫等。这类疾病引起的喘息呈持续性，对支气管扩张剂无明显反应，无 3R［反应性（Reactivity）、可逆性（Reversibility）、反复性（Recurrence）］特点。另外，喘息出现的年龄早于哮喘初次发作的年龄，有时于生后不久即表现喘息。而我们观察哮喘初次发作的最小年龄也是生后 4 个月。

（2）异物吸入

婴幼儿期是异物吸入的高发年龄，我院曾收治误诊为哮喘，最后确诊为支气管异物的病例。鉴别要点：异物吸入多有吸入异物和呛咳史，喘息为持续性，有时喘鸣音局限，无 3R 特点，胸透及胸片有支气管异物征象，纤维支气管镜检查可发现异物。

（3）支气管淋巴结结核和支气管结核

肿大淋巴结压迫支气管或支气管结核使管腔狭窄，导致喘息。鉴别要点：喘息不具有哮喘的 3R 特点，有支持结核感染的证据（未接种卡介苗、PPD 阳性、结核病接触史等），胸片、CT 检查发现肿大淋巴结和支气管结核征象。

（4）支气管肺炎

哮喘是气道炎症性疾病，可伴有毛细支气管和肺泡腔内炎性渗出，所以哮喘发作时肺部除存在喘鸣音外，可出现中小水泡音。为此，一些哮喘患儿被诊断为反复性支气管炎或肺炎。支气管肺炎多伴有发热、喘息，无典型 3R 特点，胸片有支气管肺炎征象，哮喘患者除少数因上感诱发，可短暂发热外，一般发作无发热，具有典型 3R 特点，抗生素治疗无效，对激素和支气管扩张剂反应好。

（5）闭塞性毛细支气管炎

由于毛细支气管和外周支气管上皮过度损伤，修复过程中产生肉芽组织，这些纤维组织充满气道腔，导致毛细支气管等闭塞。闭塞性毛细支气管炎继发于下呼吸道损伤后，如吸入毒性气体、感染、结缔组织疾病、异物吸入、胃食管反流等。一些患儿为特发性，临床表现为急性呼吸道感染后持续咳嗽、喘息，长时间存在喘鸣音、爆裂音，胸部X线检查发现外周细支气管壁增厚、细支气管扩张伴分泌物潴留，肺过度充气、肺不张等。与哮喘的鉴别点：闭塞性毛细支气管炎表现为急性呼吸道感染后出现持续性喘息，无3R特点，胸部X线检查异常。

2. 与引起慢性咳嗽的其他常见疾病鉴别

（1）后鼻滴流综合征

慢性过敏性、非过敏性和血管运动性鼻炎、急性副鼻窦炎等均可引起后鼻滴流综合征。一般认为是由于分泌物刺激咽喉部的咳嗽反射感受器引起慢性咳嗽。后鼻滴流综合征引起的慢性咳嗽在临床上极为常见，但临床上有时会被误诊为咳嗽变异性哮喘。本病常表现为喉部发痒或喉咙后部有刮擦样感觉或喉部有分泌物流动感。查体发现患儿有清嗓子样咳嗽，鼻腔检查可见褶痕、滴注、鼻甲充血以及咽后壁有黏液，黏脓性鼻腔滴流和结节状淋巴滤泡。

（2）感染后咳嗽

肺炎支原体、衣原体属、百日咳杆菌等可引起慢性咳嗽，可根据病史、咳嗽的特征、胸片及其他病原学的检查确诊。另外，病毒感染后的气道高反应性也可引起慢性咳嗽，上呼吸道病毒感染引起的咳嗽极其常见，一般具有自限性。仅少数患者发展成慢性持续性咳嗽，此类患者气道反应性增高，与咳嗽变异性哮喘难于鉴别。个人过敏性疾病史或家族史，对支气管扩张剂的反应性以及咳嗽持续时间有助于二者鉴别。

（3）胃食管反流疾病

胃食管反流疾病可引发或加剧慢性咳嗽，食管远端黏膜有咳嗽刺激感受器，胃内容物反流进入时，即可导致咳嗽。另外，胃内容物反流进入下咽部后也可刺激咽部感受器，引起咳嗽。慢性咳嗽可以是胃食管反流疾病唯一的临床表现。因此，如果儿童患慢性或反复咳嗽，应该考虑胃食管反流疾病的可能性。24h 食管 pH 值测定是诊断胃食管反流疾病最有价值的方法。

3. 与心理源性咳嗽鉴别

心理源性咳嗽常见于年纪较大的学龄期儿童，女孩更多一些。多种心理社会应激原可触发或加剧咳嗽。这些应激原包括：学校恐惧症、对成绩的认知性压力以及呼吸道疾病后的习惯性咳嗽。典型的心理源性咳嗽较低沉、无痰，呈刺激性、雁鸣样气管咳嗽或声音特别响亮，似一种强迫性咳嗽；除了咳嗽以外还可能伴发刻板的或特征性的动作。在睡眠期间不会发生咳嗽，而当患者把注意力转移到咳嗽上来时则可加重咳嗽。患者自己对咳嗽很在意，这种咳嗽会严重影响患者的学习、生活和社交活动。体检一般无异常。

第七章 哮喘的治疗

第一节 提高哮喘疗效的临床处理原则

为了提高哮喘的疗效，需要注意临床用药的方案。为长期稳定地控制病情，必须积极治疗，使症状缓解或消除，肺功能恢复到最佳状态，然后逐渐减药和长期吸入抗炎药物。中重度哮喘患者需要长期联合用药治疗。对于经过系统治疗症状控制仍不理想者，应从以下几个方面来考虑。

1. 诊断方面 要论证诊断是否正确。

2. 治疗方面 应检查药物服用的依从性和使用方法是否正确。在老年慢性病患者中，不按照医嘱用药者超过 30%。吸入药物使用不正确也是常遇到的问题。我们在调查研究中发现，门诊患者中超过 50%的患者吸入方法不正确，所以详细的指导和反复检查是保证吸入疗法使用正确的关键。

3. 合理的治疗方案和联合用药是提高疗效和减少不良反应的重要措施。为取得理想的治疗效果，应该注意：①急性发作期或开始治疗时，应有强化治疗的阶段，使肺功能恢复到最佳状态和哮喘症状完全控制，再进入长期治疗。②中重度患者，除增加吸入抗炎药物的剂量外，宜联合应用长效 β_2 受体激动剂、小剂量茶碱、吸入 M 受体阻断剂等药物。联合用药能明显提高疗效，并可减少单药的剂量，从而减少不良反应。近年的临床研究结果显示，联合应用长效 β_2 受体激动剂或小剂量茶碱，可增强吸入激素的抗炎作用，但其确切的相互作用机制尚不清楚。

4. 支气管哮喘的治疗原则和临床处理的策略

（1）明确的诊断和监测疗效

① 早期不典型者（如：咳嗽变异性哮喘）或与其他疾病同时存在者（如：慢支合并哮喘），应该通过支气管激发试验或运动试验、支气管舒张试验、PEF 监测或治疗前后肺功能的系列变化，明确诊断。

② 注意鉴别气管阻塞性疾病，如气管内膜结核、肿瘤等。

（2）治疗目标

① 完全控制症状。

② 预防疾病发作或加剧。

③ 肺功能接近个体最佳值。

④ 活动能力正常。

⑤ 避免药物的不良反应。

⑥ 防止不可逆性气道阻塞。

⑦ 预防哮喘猝死。

（3）哮喘防治基本临床策略

① 长期抗炎治疗是基础的治疗，首选吸入激素。

② 应急缓解症状的首选药物是吸入 β_2 激动剂。

③ 规律吸入激素后病情控制不理想者，宜加用吸入长效 β_2 激动剂，或缓释茶碱，或白三烯调节剂（联合用药）；亦可考虑增加吸入激素量。

④ 重症哮喘患者，经过上述治疗仍长期反复发作时，可考虑做强化治疗。即按照严重哮喘发作处理（给予大剂量激素等治疗），待症状完全控制、肺功能恢复最佳水平和 PEF 波动率正常后 2～4d 后，渐减少激素用量。部分患者经过强化治疗阶段后病情控制理想。

（4）综合治疗的治疗措施

① 消除病因和诱发因素。

② 防治合并存在的疾病，如：过敏性鼻炎，返流性食管炎等。

③ 免疫调节治疗。

④ 经常检查吸入药物的使用是否正确和对患者医嘱的依从性。

第二节　阶梯式治疗方案

表 15　　**哮喘的阶梯式治疗方案**

结果：控制哮喘	结果：最好可能的结果
·最少（理想的是没有）慢性症状，包括夜间症状 ·最少的（不常有的）发作 ·无急症情况 ·最低限制地按需使用 β_2 激动剂 ·日常活动包括运动不受限，PEF 的昼夜异率＜20％ ·（基本）正常的 PEF 值 ·最小（或没有）药物的副作用	·最少的症状 ·极少按需使用 β_2 激动剂 ·活动受限最少 ·PEF 的昼夜变异最小 ·最佳的 PEF 值 ·药物的副作用最少

↑	↑	↑	↑	↓
治疗＋ ·按需吸入短效 β_2 激动剂不超过 3 次/周 ·运动前或接触抗原后吸入短效 β_2 激动剂或色甘酸钠	治疗＋ ·每天吸入抗炎药物 △开始时可吸入皮质激素 200～500μg 或色甘酸钠或 medocromil（儿童开始试用色甘酸钠）△如需要可加大吸入激素量至 400～750μg（或者，尤其对夜间症状者，可进入三级治疗，并附加长效支气管舒张剂） ·按需吸入短效 β_2 激动剂，每日不超过 3～4 次/d	治疗＋ ·吸入皮质激素 800～1000μg/d（＞1000μg 时应在专家的监督下应用） ·缓释茶碱，口服 β_2 激动剂或吸入长效 β_2 激动剂，对有夜间症状者，也可考虑吸入抗胆碱类药物和 ·按需吸入短效 β_2 激动剂，不超过 3～4 次/d	治疗＋ ·吸入皮质激素 800～1000μg/d（＞1000μg 应在专家的监督下应用） ·缓释茶碱和（或）口服 β_2 激动剂，或吸入长效 β_2 激动剂，尤其对有夜间症状者加或不加： ·吸入短效 β_2 激动剂 1 次/日，也可考虑吸入抗胆碱类药 ·口服激素（隔日或每日一次服） ·按需吸入短效 β_2 激动剂，不超过 3～4 次/d	降级 ·在任何一级达到控制目的并能维持时，可慎重考虑降级治疗，并确定能维持哮喘控制的最低限度的药物治疗。 ·告诉患者病情加剧时的症状及相应的控制措施

续表

治疗前临床表现* ·间歇短暂症状<2次/周 ·夜间哮喘症状<2次/月 ·发作间期无症状 ·PEF或FEV_1>80%预计值，变异率<20%	治疗前临床表现* ·发作>2次/周 ·发作影响活动或睡眠 ·夜间哮喘症状>2次/月 ·几乎每天都有需用短效β_2激动剂的慢性症状 ·PEF或FEV_1占预计值的60%～80%，变异率在20%～30%之间		治疗前临床症状* ·经常发作 ·症状持续 ·经常夜间发作 ·体力活动受限 ·PEF或FEV_1<60%预计值，变异率>30%	
1级：轻度	2级：中度	3级：中度～重度	4级：重度	

第三节　药物治疗

治疗哮喘药物因其均具有平喘作用，常统称为平喘药，临床上根据他们作用的主要方面又将其分为：

一、支气管舒张药

此类药主要作用为舒张支气管，控制哮喘的急性症状。

1. β_2激动剂　β_2激动剂主要通过激动气道平滑肌的β_2受体，活化腺苷酸环化酶，使细胞内的环磷酸腺苷（cAMP）含量增加，游离Ca^{2+}减少，从而松弛支气管平滑肌，是控制哮喘急性发作症状的首选药物；同时还能激动肥大细胞膜上的β_2受体，抑制介质的释放。但长期应用可引起β_2受体功能下调和气道反应性增高，因此，经常使用β_2激动剂者（>2次/周），应该配合长期规律应用吸入激素。此类药物有数十个品种，可分成三代。第一代：非选择性的β_2激动剂，如肾上腺素、麻黄素和异丙肾上腺素等，因其心血管副作用多而已被高选择性的β_2激动剂所代替。第二代：选择性短效的$β_2$激动剂，如沙丁胺醇（salbutamol）、特布他林（terbutaline）和酚丙喘宁（fenoterol）等，作用时间4～6h，对心血管系统的副作用明显减少。第三代：新一代长效的选择性$β_2$激动剂，如沙美特罗（salmeterol）、福米特罗（Formoterol）和丙卡特罗（procaterol）等，作用时间＞12h，尤其适用于夜间哮喘。但部分药物如沙美特罗起效时间较慢。总的来说，$β_2$激动剂是缓解急性发作症状的第一线药物，以第二代药物最常用。第三代药物主要与吸入激素联合应用，起到稳定气道、减少发作的作用。

$β_2$激动剂的用药方法可采用吸入、口服或静脉注射，首选吸入法，其作用迅速，气道内药量高，全身副作用少。吸入的方法有定量气雾剂（MDI）、干粉吸入剂和持续雾化吸入，以MDI为最常用。然而，使用MDI时要在吸气时同步喷药，需要医务人员认真指导和定时检查使用方法，才能保证疗效。儿童、老年人或重症患者可在MDI上加贮雾瓶（spacer），使喷出的药物气雾停留在瓶中，患者可从容吸入，并可减少雾滴在口咽部沉积引起的刺激。

2. 茶碱类药物

茶碱类除能抑制磷酸二脂酶，提高平滑肌细胞内的cAMP浓度外，同时具有腺苷受体的拮抗作用；并能促进体内肾上腺素的分泌，增强气道纤毛清除功能和抗炎作用，是目前常用的治疗哮喘的药物之一。目前用于临床的药物品种有氨茶碱、茶碱、羟丙茶碱、二羟丙茶碱、恩丙茶碱等，可以口服和静脉用药。口服药有普通剂型和缓释放型（长效）。缓释放型茶碱血药浓度平稳，有利于提高疗效和降低不良反应，但起效时间较长。

口服氨茶碱一般剂量每日5～8mg/kg，缓释放茶碱每日8～12mg/kg。静脉给药主要应用于重危症哮喘，首次注射剂量为4～6mg/kg而且应缓慢注射，注射时间应大于15min，静脉滴注维持量为每小时0.8～1.0mg/kg，每日用量一般不超过750mg～1000mg。

茶碱的主要不良反应为胃肠道症状（恶心、呕吐），心血管症状（心动过速、心律紊乱、血压下降），偶可兴奋呼吸中枢，严重者可引起抽搐乃至死亡。最好在用药时监测血浆氨茶碱浓度，安全浓度为10～20μg/ml。发热者、孕妇、小儿或老年，患有肝、心、肾功能障碍及甲状腺功能亢进者尤须慎用。合用甲氰咪胍、喹诺酮、大环内脂类药物等可影响茶碱代谢而使其排泄减慢，应减少用药量。

3. 抗胆碱类药物

吸入抗胆碱药物，如溴化异丙托品（ipratropine bromide）等，可以阻断节后迷走神经通路，降低迷走神经兴奋性而起舒张支气管作用，并能阻断反射性支气管收缩。与β_2激动剂联合吸入治疗使支气管舒张作用增强并持久，主要适用于单独应用β_2激动剂未能控制症状的哮喘患者，对合并有慢性阻塞性肺病时尤为合适。常用MDI或持续雾化吸入，每日3～4次，每次吸入75～250μg，约15min起效，维持6～8h。不良反应少，少数患者有口苦或口干感。

二、抗炎药

抗炎药或称作控制病情的药物。由于哮喘的病理基础是慢性非特异性炎症，所以控制慢性气道炎症是哮喘的基本治疗，对哮喘长期理想的控制起到重要的作用。常用的药物是吸入的糖皮质激素和色酮类药物。一些新的药物，如白三烯调节剂、长效β_2激动剂和控释型茶碱也有一定的抗炎作用。

1. 糖皮质激素　糖皮质激素（简称激素）是当前防治哮喘最有效的药物。主要作用机制是抑制炎症细胞的迁移和活化；抑制细胞因子的生成；抑制炎症介质的释放；增强平滑肌细胞β_2受体的反应性。可分为吸入、口服和静脉用药。

吸入激素是控制哮喘长期稳定的最基本的治疗，是哮喘的第一线的治疗药物。吸入激素因其分子结构上增加了酯性基团，使局部抗炎效价明显增加，作用于呼吸道局部所用剂量较小，药物进入血液循环后在肝脏迅速被灭活，全身性不良反应少。主要的不良反应是口咽不适、口咽炎、声音嘶哑或口咽念珠菌感染，喷药后用清水漱口可减轻局部反应。使用不同的吸入剂型或药物时口咽炎的发生率有一定的差别，通常停用 4～7d 后口咽炎能自然恢复。常用的吸入激素有二丙酸培氯米松、布地奈德、氟尼缩松和曲安缩松等。近年已发展了一些新的活性更强的吸入激素，如氟替卡松等，其作用增强 2 倍，副作用少。借助 MDI、干粉剂或持续雾化吸入，起效缓慢，需长期规律吸入一周以上才开始有效，最佳作用需要连续应用 3 个月以上才能达到。根据哮喘病情，吸入剂量一般 200～1200μg/d。

口服或静脉用激素是中重度哮喘发作的重要治疗方法。按照病情需要选用合适的剂量和疗程，症状缓解后逐渐减量和停用，序贯应用吸入激素。

2. 色甘酸二钠　是一种非皮质激素抗炎药物。作用机制尚未完全阐明，能够稳定肥大细胞膜，抑制介质释放，对其他炎症细胞释放介质亦有一定的抑制作用。本药能预防变应原引起速发和迟发反应，以及运动和过度通气引起的气道收缩。一般雾化吸入 5～20mg 或干粉吸入 20mg，每日 3～4 次。本品体内无积蓄作用，少数病例可有咽喉不适、胸闷，偶见皮疹，孕妇慎用。

3. 其他药物　白三烯调节剂包括白三烯受体拮抗剂和合成抑制剂（5-脂氧酶抑制剂）。目前能成功应用于临床的半胱氨酰白三烯受体拮抗剂有扎鲁斯特（zafirlukast），口服，每次 20mg，每日 2 次，以及孟鲁斯特（montelukast），口服，每次 10mg，每天 1 次，不仅能缓解哮喘症状，且能减轻气道炎症，具有一定的临床疗效，可以用于不能使用激素的患者或者联合用药。主要不良反应是胃肠道症状，通常较轻微，少数有皮疹、血管性水肿、转氨酶升高，停药后可恢复正常。长效 β_2 激动剂或控释茶碱类药物在单独应用时无明显抗炎作用，但与吸入皮质激素联合使用，可明显增加吸入激素的抗炎作用。

第四节 吸入疗法

吸入疗法就是通过特殊装置将药物和溶剂散成雾粒或微粒吸入，沉降在各级支气管及肺泡内，而达到局部或全身治疗作用的一种方法，它是当今世界治疗支气管哮喘的主要方式。吸入疗法与其他途径给药相比，具有直接作用于局部，起效快，药物剂量小，全身吸收少，避免了首过代谢，副作用轻微，方便快捷、安全可靠的优点。

（一）吸入疗法的解剖生理学基础

呼吸系统是与外界密切相通的系统，可以借助吸气动作吸入药物。呼吸道黏膜及黏膜下富含多种神经和药物受体，肺泡表面积巨大，正常成年人的肺泡总数多达 2.8×10^8 个，总面积达 $90m^2$，便于吸入药物的吸收。药物从肺泡进入血液方便，肺泡与其周围的毛细血管上皮之间的间隔仅为 $0.5\mu m$，而小肠黏膜微绒毛入血的距离约为 $40\mu m$，皮肤表面到达皮下毛细血管的距离为 $100\mu m$。吸入药物在气道发挥抗炎和平喘作用之前不受肝脏首过效应的影响。

（二）吸入疗法的影响因素

1．气溶胶颗粒　气溶胶颗粒的直径、形态、密度、异向传播、吸湿效应、温度和运动速度等与其在气道不同部位的沉降有关，尤其是微粒的直径，是影响沉积和分布的主要因素。气溶胶微粒在气道的沉积有 5 种力学机制：惯性冲撞、重力沉降、弥散沉积、阻截和静电凝结。惯性冲撞、重力沉降和弥散沉积是微粒在各级支气管沉降的主要形式。惯性冲撞主要发生在大气道，>10～15μm 的微粒几乎 100％沉降于口咽和喉部，直径 5～10μm 的微粒大部分沉降于气管和支气管。重力沉降常发生在下气道，在流速不变的情况下，重力沉降与微粒大小和密度有关，若微粒在气道中存留的时间长则重力沉降的机会多。故要求使用定量吸入器（MDI）吸入后屏气几秒钟。直径 1～5μm 的粒子沉积于 10～17 级支气管壁，直径 0.5～1.0μm 的粒子沉积于呼吸性细支气管及肺泡壁，其中 1～3μm 的微粒在细支气管和肺泡内沉降率最高。弥散沉积发生在末梢气道，不是气溶胶沉积的主要形式。直径<1μm 的微粒大部分随呼气流排出，直径<0.2μm 以下者，则以布朗运动的形式沉积于肺泡。微粒的形态和密度对沉降也有影响，形态不规则的非球形微粒比球形微粒容易沉降于上气道；微粒的密度增加，沉降量也随之增多。

2. 呼吸因素　潮气量、吸入流速、吸气压、吸气初肺容量、吸气后屏气时间、呼吸频率、经口或鼻呼吸、湿度等都与气溶胶颗粒在气道沉降有关，故增大潮气量，减慢吸气流速，即保持深而慢的呼吸，有利于气溶胶微粒在下气道和肺泡的沉降。吸气后屏气也可增加微粒的沉降，呼吸频率增快则微粒沉降率降低。因此，训练患者呼吸方式，在应用定量吸入器时尤显重要。通气频率高、吸气流速快，可增加惯性撞击的机会，导致药物在咽部和大气道的沉降增多。

3. 病理解剖因素　气道炎症、黏膜充血、水肿和管腔狭窄均增加惯性冲撞和重力沉积的机会，可使微粒的沉降率增加。当气道内存在分泌物时，可形成气-液界面，增加与微粒的接触机会，大量微粒在分泌物表面沉降。此外，当局部气道阻塞变形时，也会增加此处气溶胶微粒的沉降。

4. 气溶胶发生装置　不同的发生装置所产生的微粒大小不同，进入气道的流速和形式也各异，直接影响了吸入治疗的效果。

5. 吸入药物的药代动力学 雾化吸入药物可作用于气道黏膜各类感受器和药物受体，调节气道直径、气道黏液的量和成分的组成、纤毛运动，以发挥其净化和屏障作用。雾化吸入的可溶性颗粒沉降于大气道黏膜，可被局部吸收，但吸收率在各部位有所不同。脂溶性药物能溶于生物膜类脂质中，较易吸收，且与其脂/水分配系数相关联；而水溶性药物是通过生物膜的膜孔来吸收，其吸收率与分子大小呈负相关，小分子药物吸收率高，大分子难以吸收。肺泡上皮细胞和肺毛细血管的厚度仅 0.5～1.0μm，故具有良好的吸收能力，吸收的物质能快速地流往全身，易形成肺泡与血流间的浓度差，更有利于药物吸收。肺泡膜吸收率要比支气管黏膜吸收率大 1 倍，如需药物在肺内局部发挥作用，应选择在肺内滞留时间长，有较长的作用时间，同时在气道内具有高局部活性而吸收至全身时很快灭活的药物，如糖皮质激素的吸入可减轻或避免全身的不良反应。相反，如需在气道黏膜吸收快，在全身发挥作用，应选择在呼吸道黏膜吸收好，局部代谢低的药物，如色甘酸钠干粉在气道吸收快，且不在肺内代谢，15min 达血浆浓度。

（三）吸入的药物及装置

1. 定量吸入器（MDI） 在过去 30 年里，MDI 已普遍应用，成为最受欢迎的吸入器，常用的有沙丁胺醇（万托林）、二丙酸倍氯米松（必可酮）、丙酸氟替卡松（辅舒酮）等，它便于携带，操作简单，随时可用，不必定期消毒，不存在继发感染问题，经济实用。贮药罐内药物溶解或悬浮在液态助推剂中，常用的助推剂为低沸点的氟里昂。距喷口 10cm 处微粒直径 1.4～4.3μm，每次手压驱动，计量活瓣供应 25～100μl 溶液，由于其初始速度快，因惯性上气道沉积多，而沉积在下呼吸道药物仅 10%左右。MDI 主要缺点是患者不能正确和协调地完成吸气和喷药的动作，尤其是在老年人与儿童更易发生。另外，肺活量严重减少的患者，吸入到下呼吸道药量大为减少，影响疗效。为此，研制生产了不同类型的储雾器成为吸气嘴的延伸，使用时先将药物喷入储雾器内，随后患者吸入储雾器内的空气和药物，这就有助于气雾在肺内沉积，以降低咽部药物的沉降，减少声音嘶哑、口咽部霉菌感染等副作用。

2. 干粉吸入器（DPI）　患者的吸气是干粉吸入器的驱动力，故不需要使用 MDI 时吸气和揿喷药动作的协调，但需要较高的吸气流量，因此，病情严重者或小儿因最大吸气压力低，影响吸入效果。干粉吸入器不需要助推剂，克服了氟里昂效应和环境问题。目前市场上有单剂量和多剂量两种干粉吸入器。

（1）单剂量吸入器　如旋转式或转动式吸入器。使用时，将内盛干粉的胶囊装进吸入器，旋转吸入器，用其针刺破胶囊后，患者作深吸气带动吸入器的螺旋桨叶片搅拌干粉，药粉微粒随之被吸入，约 5%药物吸入肺内。单剂量干粉吸入器应用较少，国内现有丙酸倍氯米松（贝可乐）、沙丁胺醇（沙普尔）和色甘酸钠 DPI 等剂型，主要用于儿童过敏性哮喘的预防，因为每次只给单剂量，可避免儿童滥用和浪费药物。目前单剂量吸入器仍有很小的市场。

（2）多剂量吸入器

① 碟式吸入器　由含 4 或 8 个药物囊泡的转盘和底座组成，吸嘴结构简单，属低阻力型干粉吸入器。使用时先刺破铝箔，吸入肺内的药量为 10%左右，增加吸气流速并不能提高吸入量。使用中需替换药物转盘，仍显不便，现已少用。

② 准纳器　是一种新型多剂量型 DPI，含有 60 个剂量，药物置于盘状输送带的囊泡内，通过转盘输送，口器上有一个保护性的外部封盖，当操作杆滑回后，口器打开，一个囊泡刺破。此前，药物与周围环境一直隔离，因此密封性能较好，药物不宜受

潮，且使用时装置的位置并不影响药物的吸入。该装置的药物输出部分结构并不复杂，装置的内在阻力也较低，吸入时的吸气流速为30L/min，适用年龄范围广，可用于4岁以上儿童。由于吸气阻力低，绝大多数的药物在吸气初即被吸出，增加吸气流速并不能增加肺部药量，使用准纳器时肺部药物沉积量可达12%～17%。目前，国内有丙酸氟替卡松和沙美特罗的复合制剂——舒利迭，两药合一使用方便，提高了患者的用药依从性，且吸入肺部沉降率高于MDI，操作简单，携带方便，并可反复使用。

③ 都保 是一种贮存剂量型DPI，通过激光打孔的转盘精确定量。其口器部分的内部结构采用了独特的双螺旋通道，气流在局部产生湍流，以利于药物颗粒的分散，增加了微颗粒的输出量和吸入肺部的药量。由于吸气部分结构复杂，装置的内在阻力略高，属中阻力型，吸入药量与吸气流速直接相关，使用时应尽可能采用快速的峰流速吸气方式吸药。在理想的吸气流速60L/min时，吸入肺部的药量可达到20%以上，显著高于MDI；吸气流速在35L/min时，吸入药量可达到14.8%±3.2%，适用于5岁以上的儿童。由于贮药池位于装置的上端，使用时必须垂直旋转。目前国内有3种剂型，一种是单纯的干粉制剂——布地奈德都保（普米克都保）和富马酸福莫特罗都保（奥克斯都保）；还有一种是信必可都保，含长效β_2受体激动剂（福莫特罗）和吸入型糖皮质激素（布地奈德）；另外目前刚上市的信必可，集速效β_2受体激动剂、长效β_2受体激动剂和吸入性糖皮质激素于一个装置，可以更加快速有效地控制症状。

针对使用干粉吸入装置所必需的流速要求，国外在近十余年来又开发出全新一代的DPI——主动式DPI，其最大的优点是吸气流速要求低，使用方便，适用年龄范围广，剂量准确，药物吸入比例高且恒定，防潮性能好，可用不加辅料的纯药，装置更可长期反复使用。目前主要有两种类型，一种为电动DPI（如Spiros)，工作原理是通过低于15L/ min的吸气流速启动电池驱动的马达，释放恒量的药物，每次能根据需要输出药物颗粒。另一种为带自充气储雾罐的DPI（如airpac)，其工作原理是通过装有弹簧活塞的储雾罐产生60L/min的气流，将干粉装置内的药物吸入储雾罐形成稳定的气雾，产生的平均药雾颗粒直径为2.8μm，患者无需用力吸气。由于储雾罐经抗静电处理，药雾颗粒在储雾罐内的半衰期长达1分半钟，对患者的协调性要求也低，吸入肺部的药量提高，剂量的重复性好，是一种新颖理想的吸入装置。

3. 射流雾化器　以压缩空气或氧气为动力，利用射流原理，将水滴撞击成微小颗粒，呈雾状被气流带走并吸入气道。常用气流量6～8L/min，微粒直径在2～4μm，雾粒在肺内沉积量约10%。与MDI相比，射流雾化所用的药物剂量较大，患者只要潮气量呼吸即可，无特殊吸药动作要求，适用于重症患者和未掌握MDI吸药要领者；缺点是消耗气源，携带不方便，易发生交叉感染等。

4. 超声雾化器　通过超声发生器薄板的高频声波震动将液体转化为雾，雾粒大小与超声频率成反比，即震动频率越高，雾粒越小；超声波震动的强度决定了产生雾粒的数量，震动越强，产生的雾粒越多。总的来说，超声雾化器产生的气雾量比喷射雾化器要大，消耗药液一般为1～2L/min，产生的气雾微粒也较大，一般为3.7～10.5μm，气雾微粒在肺内的沉降率约10%以上。但需注意，超声雾化器的类型、批号、生产厂家不同，所产生的雾化效果也不相同。缺点是增加了感染的危险，易过度湿化和增加气道阻力。

（四）吸入装置的选择

应综合考虑患者的年龄、病情急缓、全身情况、治疗目的、家庭经济承受能力和药液的种类及性质等多种因素。一般症状较轻的患者选择MDI，吸药动作不规范者可加用贮雾器或改用DPI。重症患者用射流雾化器，痰液干结者可用超声雾化器。儿童和婴儿也常用气溶胶吸入疗法来治疗哮喘。临床研究表明，即使婴儿和儿童下呼吸道气溶胶的沉降率低至1%～2%时，仍发生较显著的药理学作用。很多儿童可有效地应用MDI，小于10岁的患儿应用MDI时手揿和吸气动作的协调性差，应加用贮雾器，小于3岁的患儿可用带面罩的辅助装置。因为气溶胶进入下呼吸道的量儿童比成人要低，因此每次应用MDI的揿压次数不能因患儿体重小而减少。家庭经济条件较好的患者可选用DPI，因为DPI不必像MDI那样要求吸气和手揿喷药同步。重度发作的哮喘患者及不能配合的小儿可采用射流雾化或超声雾化，将药液放在雾化器内，通过喷射气流或超声使之成为雾状，通过呼吸吸入肺内。

（五）吸入药物的选择

1. β_2受体激动剂　β_2受体激动剂吸入能松弛的平滑肌，增强纤毛清除功能，抑制炎症细胞释放介质，降低血管通透性等。如沙丁胺醇和叔丁宁雾化吸入能直接作用于呼吸道平滑肌，5min起效，作用时间长达4～5h，主要用于控制支气管哮喘急性发作。另外，长效β_2受体激动剂，如福莫特罗12μg/次和沙美特罗20μg/次，2次/日，其作用时间长达12h。特别用于控制夜间哮喘发作和防止晨间通气功能的下降，主要用于慢性哮喘的维持治疗与预防发作。

2. 糖皮质激素的吸入治疗　糖皮质激素的雾化吸入已成为治疗哮喘最有效的方法，糖皮质激素能够降低气道反应性，上调气道平滑肌β_2受体数目和功能，抑制速发和迟发哮喘反应，修复气道上皮炎症损伤，改善临床症状和通气功能。理想的吸入性糖皮质激素在药效学上应有高的糖皮质激素受体亲和力、高的局部抗炎活性和高的糖化酶皮质激素受体特异性，吸收后可被肝脏首过代谢失活，全身清除迅速，并对下丘脑-垂体-肾上腺轴产生较小的抑制作用。目前，吸入型糖皮质激素如丙酸氟替卡松（FP）、二丙酸倍氯松（BDP）和布地奈德（BUD）等，其脂溶性大小顺序为FP＞BDP＞BUD。增加脂溶性能加快糖皮质激素与受体结合，延长在肺组织的停留时间，从而增强激素的局部抗炎作用。

3. 抗胆碱药　抗胆碱药是胆碱M受体阻断剂，如异丙溴化托品阻断平滑肌上M_3胆碱受体，抑制胆碱能神经对平滑肌的控制，使气道平滑肌松弛，气道扩张，对大支气管的作用强于周围小支气管。其起效时间慢，吸入后30～90min平喘作用最强，持续4～6h。喷雾吸入为40μg/次，4～6次/日，雾化吸入溶液为2ml（50μg）/次，3～4次/日。

4. 色甘酸钠　色甘酸钠能稳定肥大细胞膜，减少肥大细胞释放组胺及其他过敏性介质，抑制迷走神经和气道内效应器兴奋，缓解支气管痉挛，对过敏性和运动性哮喘有预防作用。一般在运动前或接触诱发因素前10～15min吸入色甘酸钠气雾剂，可避免或减轻哮喘发作。季节性哮喘患者，提前1～3周雾化吸入色甘酸钠也可取得较好的疗效。一般色甘酸钠的吸入剂量20mg/次，3～4次/日，治疗哮喘应持续应用4～6周以上，与β_2受体激动剂和糖皮质激素配合吸入，以控制哮喘和减少糖皮质激素的剂量。

5. 其他药物　酮替芬具有H_1受体阻断和抗炎抗过敏作用，还有增强或协同β_2受体激动剂的效应。富马酸酮替芬气雾剂（鼻吸入），0.4mg/次，2～3次/d；沐舒坦具有调节分泌细胞浆液与黏液的分泌比例，并使黏液分泌正常化，增加溶液层的厚度，增加纤毛摆动，易将痰排除的作用；还具有刺激肺泡Ⅱ型细胞合成及分泌表面活性物质的作用；此外可提高抗生素的呼吸道分泌物中的浓度。沐舒坦溶液雾化吸入4ml（30mg）/次，2～3次/d。

（六）吸入器的使用方法

在3种吸入装置中MDI携带方便，应用快捷，使用最多。

MDI 的使用需要在喷药的同时同步吸气，吸入方法的正确与否直接影响疗效。据调查能正确使用 MDI 的患者只有 9%～10%，因此医护人员必须仔细给患者示范正确的应用方法，特别应强调吸气与喷药动作的协调，对于使用 DPI 的患者虽不需要动作协调，也应指导患者进行主动的深吸气加屏气动作训练，有条件者应要求进行深慢呼吸。

1. MDI 正确使用方法　①取下喷口盖，充分摇动气雾剂；②轻轻地深呼气，同时将喷嘴放在口内并用双唇含住，调整角度对准咽喉；③开始吸气时同时按压药罐，继续深吸气使喷出的药物达肺的深部；④屏气 10 秒钟左右，或在没有不适的情况下尽量屏息久些，然后才缓慢呼气；⑤平静呼吸 1min 后再进行下一次吸入。

常见的使用错误：①没有充分摇匀药物；②颠倒喷嘴（向上）；③含喷嘴过紧；④喷药时未吸气或鼻吸气；⑤吸药太快，(药物沉积于口腔，引起咽部不适)；⑥吸后无屏气（让药物在口腔停留)；⑦多次连续吸入（用药过量)。

2. 定量吸入器＋储雾罐　由于儿童不太会掌握正确吸入方法，使用面罩或口含储雾罐有利于更充分地吸入药粉。

正确操作方法：①打开药盖，摇匀药物，插入储雾罐孔内；②储雾罐面罩盖住患儿的鼻和嘴；③按压药物 1 揿，张口呼吸半分钟（约 6～8 次呼吸)，如需吸入 2 揿则重复该步骤；④盖好药盖，用纸巾搽干净储雾罐面罩；⑤毛巾搽面，漱口或喝水；⑥每周清洗储雾罐 1 次，用自来水缓缓流动冲洗，自然晾干。

定量吸入器＋储雾罐使用的常见错误：①没有充分摇匀药物；②吸气不充分（药物没有完全吸入)；③呼吸频率过快，多次连续吸入。

3. 准纳器正确使用方法　①打开：用一手握住外壳，另一只手的大拇指放在手柄上，向外推动直至完全打开。②推开：握住准纳器使吸嘴对着自己，向外推滑动滑杆发出咔哒声，一个标准剂量的药物已备好以供吸入。在剂量指示窗口有相应显示，不要随便拨动滑杆以免造成药物的浪费。③吸入：尽量呼气，但切不要将气呼入准纳器中。将吸嘴放入口中，由准纳器深深平稳的吸入药物，切勿从鼻吸入。将准纳器从口中拿出，继续屏气约10秒钟，在没有不适的情况下尽量屏住呼吸，缓慢恢复呼气。④关闭准纳器：将拇指放在手柄上，往后拉手柄，发出咔哒声表示准纳器已关闭，滑杆自动复位，准纳器又可用于下次吸药。

4. 都保正确使用方法　①旋松保护瓶盖并拔出；②握住瓶身，垂直竖立，将底座朝某一方向充分旋转回，当听到“咔哒”一声时，表明一次剂量的药粉已经装好；③不可对着吸嘴呼气；④将吸嘴置于齿间，用双唇包住吸嘴，用力深吸气；⑤将都保从嘴边拿开，屏气10秒钟，然后慢慢呼气，盖好瓶盖。

4岁以上儿童可用干粉吸入器，但使用药物之前要练习吸气的力度。由于药物无嗅无味，很难判断是否吸入药粉，所以一定需要家长监测。

5. 超声雾化器的正确使用方法　①将冷蒸馏水250ml加入雾化器水槽内，治疗中要注意槽内水位，水浅时及时添加。②将所需药液倒入雾化罐（常用药物为普米克令舒、万托林、布地奈德、沐舒坦等），一般为10～20ml（如为射流雾化药液则2～3ml），将雾化罐放入水槽内嵌紧。③连接螺纹管和面罩（或口含嘴），将口罩紧密安置在患者口鼻上。④接通电源，预热3min后打开雾化开关，见指示灯亮并有气雾溢出，按需要调节雾量。⑤雾化吸入时间依所需剂量而定，一般快速雾化（雾量3ml/min）约需4～5min，缓慢雾化（雾量1ml/min）约需7～8min。1次治疗吸入药液一般为10ml。⑥雾化吸入后，取下面罩，用小治疗巾擦干面部。⑦给另一患者治疗时，应更换消毒面罩和螺纹管，依上法进行治疗。⑧用毕，先关雾化开关，经3～5min后，关电源开关，然后拔除电源。取下螺纹管和面罩，浸泡于消毒液内，30min后晾干备用。倒去雾化罐内剩余药液，用温开水洗净。倒去槽内余水，用纱布揩干（注意勿碰撞槽底中央的圆形小陶瓷片）。

（七）吸入疗法的注意事项

1. 吸入疗法的禁忌症　①DPI对婴幼儿、气管插管或切开者及危及生命的气道阻塞者不适用；②以氧气为驱动源的射流雾化器对慢性呼吸衰竭、低氧血症伴高碳酸血症患者应慎用。

2. 吸入疗法的并发症及不良反应　①药物相关的不良反应，如β_2受体激动剂吸入过量可引起低钾、心率加速和心律紊乱等；吸入糖皮质激素后易引起声音嘶哑、口咽部霉菌感染等，因此在吸入激素后应及时、认真漱口。②雾化吸入气的湿度过高，会降低吸入氧浓度，尤其是超声雾化吸入的患者，30%～60%患者可有动脉血氧分压下降，感到胸闷气急加重，对这类患者应提高氧浓度或用氧气为驱动力的喷射式雾化吸入。③少数患者因吸入低渗溶液或雾化液中的防腐剂（如氯化苯甲酸羟胺或次亚硫酸氢盐）或稳定剂刺激呼吸道表面感受器，诱发支气管痉挛。在雾化前可适当使用支气管舒张药。④交叉感染。⑤气道灼伤。⑥噪音使听力受损（只发生在新生儿和婴儿）。⑦医务人员受感染。⑧过度水化或盐负荷。

3. 助推剂、添加剂和溶剂的危害　氟里昂是MDI的常用助推剂，含量虽少，但对环境污染的危害不容忽视。雾化液内添加的防腐剂、稳定剂吸入可能使少数患者诱发治疗矛盾现象，但如药液中除去这些添加剂则会使药液和雾化器污染的危害增加。

4. 吸入疗法治疗时间　哮喘的治疗应以患者的病情严重程度为基础，并根据病情控制变化增减（升级或降级）的阶梯治疗原则选择治疗药物。通常达到哮喘控制并至少维持3个月，可试用降级治疗；降级治疗持续3个月如无变化再减量继续维持3个月，最终达到使用最少的药物维持症状控制。

第五节 急性发作期的治疗

急性发作的治疗目的是尽快缓解气道阻塞，纠正低氧血症，恢复肺功能，预防进一步恶化或哮喘再次发作，防止并发症。一般根据病情的分度进行综合性治疗。

1. 脱离诱发因素

处理哮喘急性发作时，要注意寻找诱发因素。多数与接触变应原、感冒、呼吸系统感染、气候变化、进食不适当的药物（如解热镇痛药、β受体拮抗剂等）、剧烈运动或治疗不足等因素有关。找出和控制诱发因素，有利于控制病情，预防复发。

2. 用药方案

用药方案见表16。正确认识和处理重症哮喘是避免哮喘死亡的重要环节。对于重症哮喘发作者，应该在严密观察下进行治疗。治疗的措施包括：①吸氧，纠正低氧血症。②迅速缓解气道痉挛：首选雾化吸入 $β_2$ 受体激动剂，其疗效明显优于气雾剂；亦可同时加入溴化异丙托品（每次0.25mg）进行雾化吸入；必要时可在1h内重复应用2～3次，好转后改为每4～6h一次。如果有呼吸缓慢或停止的情况，可用舒喘宁0.2mg或叔丁喘宁0.25mg加入生理盐水20ml中静脉缓慢注射。静脉使用氨茶碱有助于缓解气道痉挛，但要注意详细询问用药史和过敏史，避免因重复使用而引起茶碱中毒。激素的应用要足量、及时，常用琥珀酸氢化可的松（300～1000mg/d）、甲基强的松龙（100～300mg/d）或地塞米松（10～30mg/d）静脉滴注或注射。然而，激素一般需要3～6h后才有明显的平喘效果。③经上述处理未缓解者，一旦出现 $PaCO_2$ 明显增高（＞50mmHg）、吸氧下 PaO_2＜60mmHg、极度疲劳状态、嗜睡、神志模糊，甚至呼吸减慢的情况，应及时进行人工通气。④注意并发症的防治：包括预防和控制感染；补充足够液体量，避免痰液黏稠；纠正严重酸中毒和调整水电解质平衡，当 PH 值<7.20 时，尤其是合并代谢性酸中毒时，应适当补碱；防治自发性气胸等。

表 16 哮喘急性发作分度的诊断标准与治疗方案

临床特点	轻度	中度	重度	急性呼吸暂停
气短	走路时	稍事活动时	休息时	
体位	可平卧	喜坐位	前弓位	
谈话	能成句	成短语	单字	不能讲话
激惹状态	可能出现激惹	经常出现激惹	经常出现激惹	嗜睡，意识模糊
出汗	无	有	大汗淋漓	
呼吸频率	轻度增加	增加	明显增加	呼吸可暂停
辅助呼吸肌活动及三凹征	一般没有	通常有	通常有	胸腹矛盾运动
哮鸣音	散在，呼吸末期	响亮、弥漫	响亮、弥漫	减弱，乃至无
脉率(次/分)(>12岁)	<100	100～120	>120	>120 或脉率变慢，不规则
使用 β_2 激动剂后 PEF 占正常预计值或本人平素最高值%	>80%	约 60%～80%	<60% 或 β_2 激动剂作用持续时间<2h	
PaO_2（非吸氧状态）(kPa)	正常，通常不需要检查	8～10.5	<8 可能有紫绀	
$PaCO_2$(kPa)	<6	≤6	>6 可能出现呼吸衰竭	
SaO_2(非吸氧状态)(%)	>95%	90%～95%	≤90%	
pH			降低	

续表

治疗方案	(1)按需吸入 $β_2$ 激动剂，效果不佳时口服 $β_2$ 激动剂控释片。(2)口服小剂量控释茶碱。(3)每日定时吸入糖皮质激素(200～600μg)。(4)夜间哮喘可吸入长效 $β_2$ 激动剂或加用抗胆碱药。	(1)规律吸入 $β_2$ 激动剂，或口服长效 $β_2$ 激动剂，必要时使用持续雾化吸入。(2)口服控释茶碱或静脉点滴氨茶碱。(3)加用抗胆碱药物吸入。(4)每日定时吸入大剂量糖皮质激素(＞ 600μg/日)。(5)必要时口服糖皮质激素。	(1)持续雾化吸入 $β_2$ 激动剂，加用抗胆碱药物吸入或静脉点滴沙丁胺醇。(2)静脉点滴氨茶碱。(3)静脉用糖皮质激素，病情控制后改为口服，乃至吸入用药。(4)注意维持水电解质平衡。(5)避免严重的酸中毒，pH 值＜7.20 时应适量补碱。(6)氧疗；有指征时进行机械辅助通气。(7)防治呼吸系统感染。(8)驱除痰液。

注：1 kPa＝7.5mmHg

第六节　非急性发作期的治疗

一般哮喘经过急性期治疗症状会得到控制，但哮喘的慢性炎症病理生理改变仍然存在，因此，必须制定哮喘的长期治疗方案，主要目的是防止哮喘再次急性发作。根据哮喘非急性发作期的病情评价，按病情不同程度选择合适的治疗方案（见表 17）。

表 17　哮喘非急性发作期病情严重度的评价和长期的治疗方案

病情分级	临床特点	控制症状所需药物	可选择的长期治疗方案
间歇	间歇出现症状，＜每周 1 次短期发作（数小时～数天），夜间哮喘症状≤每月 2 次，发作间期无症状，肺功能正常，PEF 或 FEV_1 ≥ 80％预计值，PEF 变异率＜20％	按需间歇使用快速缓解药：如吸入短效 $β_2$ 激动剂。治疗用药强度取决于症状的严重程度，可能需要吸入糖皮质激素	按需吸入 $β_2$ 激动剂，或口服 $β_2$ 激动剂；口服小剂量控释茶碱；可考虑每日定量吸入小剂量糖皮质激素（＜200μg/d）或口服白三烯调节剂。

续表

病情分级	临床特点	控制症状所需药物	可选择的长期治疗方案
轻度	症状≥每周 1 次，但<每天 1 次，发作可能影响活动和睡眠，夜间哮喘症状>每月 2 次，PEF 或 FEV_1≥80%预计算，PEF 变异率 20%～30%	用一种长期预防药物。在用抗炎药物时可以加用一种长效支气管扩张剂（尤其用于控制夜间症状）	
中度	每日有症状，发作影响活动和睡眠，夜间哮喘症状>每周 1 次，PEF 或 FEV_1>60%，<80%预计算，PEF 变异率>30%	每日应用长期预防药物：如吸入糖皮质激素，每日吸入短效 $β_2$ 激动剂和（或）长效支气管扩张剂（尤其用于控制夜间症状）	每天定量吸入糖皮质激素（200～600μg/d）。按需吸入 $β_2$ 激动剂。效果不佳时可加口服小剂量控释茶碱或/和口服 $β_2$ 激动剂的控释片。夜间哮喘可吸入长效 $β_2$ 激动剂或加用抗胆碱药物。
严重	症状频繁发作，夜间哮喘频繁发作，严重影响睡眠，体力活动受限，PEF、FEV_1<60%预计值，PEF 变异率>30%	每日用多种长期预防药物，大剂量吸入皮质激素、长效支气管扩张药和（或）长期口服糖皮质激素	吸入大剂量糖皮质激素（>600μg/d）。规律吸入 $β_2$ 激动剂，可加口服 $β_2$ 激动剂的控释片和缓释茶碱，必要时持续雾化吸入 $β_2$ 激动剂，联用抗胆碱药物；部分患者需口服糖皮质激素。可试用一些新的药物或疗法，如联合应用白三烯调节剂等。

注：一个患者可能同时具备不同严重度级别的特点，应将其列入较严重级别之中。

第七节　重症哮喘的治疗

一、重症哮喘的评估

1. 病史

确诊哮喘，并因此就诊达 2 年以上；有持续症状，生命质量下降；患者已接受了哮喘最佳治疗（包括大剂量吸入激素）；既往有呼吸衰竭、气管插管或濒死发作史，尤其既往发病中曾出现高碳酸血症、纵隔气肿或气胸，特别是气管插管机械通气者更易再发。有学者甚至认为，是否进行过气管插管机械通气是哮喘患者预后的重要指标之一。

2. 物理检查

中华医学会推出的《哮喘诊治指南》中规定：呼吸频率超过30次/min，心率超过120次/min，奇脉且压差达到25 mmHg为重症哮喘的标志。此外焦虑、大汗、不能平卧、皮下气肿、纵隔气肿及气胸等亦是重症哮喘的征象。

3. 通气功能检测及血气分析

一般认为，PEFR和FEV_1分别低于60％个人最佳值和预计值60％，或者PEFR低于100L/min，提示为重症哮喘。血气分析国内以PaO_2＜60mmHg、$PaCO_2$＞45mmHg及pH值下降作为重症哮喘诊断的主要依据。

二、重症哮喘的药物治疗

1. β_2受体兴奋剂

具有舒张支气管平滑肌，缓解哮喘症状的作用。由于吸入β_2受体兴奋剂有起效快、副作用少的特点，故临床上常采用的应用方法是：雾化吸入舒喘灵2.5mg，每20min1次，持续1h，此后改为每2h1次，持续数小时。有认为吸入气雾剂方法简便，可收到较好效果，但大多学者认为雾化吸入药液疗效更为可靠，因为①雾化吸入可以持续吸入大剂量药液，进入小气道的药物剂量可能多于气雾剂的吸入；②重症患者由于呼吸急促或吸入气流速度过低，故使用气雾剂难以奏效。此类药物不宜长期、单一使用，也不宜过量应用，否则可引起骨骼肌震颤、心律失常等不良反应。静脉注射β_2受体兴奋剂，因对心脏的副作用较大，多不主张采用。对无心脏疾患、40岁以下的患者，必要时可采用舒喘灵 0.5mg 静脉滴注，滴速控制在 2.8μg/min。

2. 茶碱类药物

具有舒张支气管平滑肌、兴奋呼吸中枢和呼吸肌及抗炎和免疫调节等作用。使用茶碱类药物的关键在于控制好血中茶碱的浓度。由于茶碱的“治疗窗”窄以及茶碱代谢存在较大的个体差异，可引起心律失常、血压下降甚至死亡。故应监测茶碱的血药浓度，及时调整浓度和滴速。当血药浓度维持在 5～15mg/L 时，可以获得较好的治疗效果，同时将副作用的发生控制在最低水平。我们在治疗中对未接受过茶碱治疗的患者，给予负荷量氨茶碱 5mg/kg 在 15min 内静脉注射，随后按 0.5～1.0mg/（kg · h）的速度持续静滴或口服控释长效茶碱维持（如葆乐辉 0.4g，1～2 次/d），并监测血浆氨茶碱浓度，使其稳定在 5～15mg/L，无严重副作用发生。

3. 糖皮质激素

激素对控制哮喘炎症过程极为有效，是目前治疗重症支气管哮喘最有效的药物。激素具有抗炎、逆转由于长期使用 β_2 受体激动剂所致的 β_2 受体的亚敏感性，增加 β_2 受体的数量和亲和力，增加 β_2 受体的反应性的作用，是治疗重症哮喘不可缺少的。但由于其不能立即生效，即使静脉用药也需 4～6h 才能起平喘作用，故应尽早使用，同时使用支气管舒张剂。以前，采用地塞米松 15～20 mg/d 静点，但其具有起效慢，半衰期长，对下丘脑-垂体-肾上腺轴的抑制作用时间长等缺点，目前我们多采用甲基强的松龙 80～160 mg/d 静点，3d 后减量，1 周左右渐停药，取得了明显的疗效，其具有半衰期短（0.5h）、起效迅速、副作用小的优点，甚至对使用地塞米松效果不理想的患者改用甲基强的松龙亦能取得满意的效果，故我们认为在重症哮喘患者的抢救中，甲基强的松龙为首选的糖皮质激素。吸入激素具有呼吸道局部药物浓度高、作用强、应用剂量小、全身性不良反应较少等优点而广受推崇，但严重哮喘发作时气道广泛痉挛，故吸入用药效果差，且吸入激素需规则用药1周以上方可发挥平喘作用，故对于重症支气管哮喘仍宜早期全身应用激素以尽快缓解症状。

4. 其他

如白三烯受体拮抗剂。白三烯是重要的参与气道慢性炎症的细胞成分，其具有收缩支气管平滑肌和引起气道炎症的作用。而激素对白三烯的合成影响不大。

三、重症哮喘的非药物治疗

1. 机械通气

目前采用机械通气的指标为：神志改变，呼吸肌疲劳，$PaCO_2$由低于正常转为正常甚至大于正常，全身衰竭。重症哮喘机械通气指征及最佳上机时间是提高抢救成功率及降低病死率的关键，我们在临床工作中应用如下方法均取得满意的疗效。

（1）无创性鼻面罩BiPAP通气 采用S/T吸气正压8～15cmH_2O，呼气末正压3～5cmH_2O，呼吸频率>16次/min，每日2～4次，连续4～6d，应用后绝大多数患者在1d内呼吸频率、心率均明显下降，呼吸困难和紫绀明显缓解。BiPAP呼吸机能提供两种不同的压力水平，即较多的吸气正压及较低的呼气末正压，既可克服患者的气道高阻力，减少呼吸功消耗，改善呼吸肌疲劳，又可以对抗内源性呼气末正压，阻止小气道塌陷，进而排出二氧化碳，增加肺氧合，改善肺功能。其优点为无创方式，患者易接受，同步性能好，对循环影响小等。缺点在于提高PaO_2和降低$PaCO_2$方面不及有创通气理想。

（2）低潮气量加呼气末正压通气 均建立人工气道，采用A/C通气模式，呼吸机参数为：吸入氧浓度0.5～0.6，潮气量6～8ml/kg，呼吸频率16～18次min，吸气流速34～36 L/min，吸气时间 0.8～1.0s，在此基础上逐渐增加呼气末正压 5～10 cmH_2O，取得满意的疗效。此通气方法既可保证充分的氧合水平，又避免了常规通气方法所致肺损伤。在气管插管及机械通气的早期适当应用镇静麻醉剂及肌肉松弛剂有助于减少机体的氧耗及二氧化碳的产生，同时可避免呼吸机对抗的发生，维持机械通气参数稳定。常用的药物有安定、吗啡、氯氨酮等。由于非去极化类肌松剂对循环系统的影响较少，因此大多数选用此类药物，如潘龙等。

2. 氦氧混合气（heliox）

氦气是一种低密度气体，在气道内以层流的形式流动，其所产生的气道阻力远低于湍流，因此，吸入 heliox 产生的气道阻力远低于吸入空气所产生的气道阻力。目前，临床采用氦氧的浓度比分别为 80∶20、70∶30、60∶40。较多的临床研究已表明，重症哮喘患者通过面罩吸入 Heliox 能够快速降低气道阻力，减少呼吸肌做功，显著降低气道峰压，避免合并症的发生。虽然 Heliox 在治疗哮喘方面有起效较快，无副作用的优点，但国内氦气来源困难，价格昂贵，难以临床推广应用。临床应用以 Heliox 为驱动气源雾化吸入 β_2受体激动剂，二者具有良好的协同作用。Heliox 为驱动气源，除其自然作用外，还可促使吸入药物向中、小气道的弥散和沉积。相对增加 β_2受体激动剂与气道黏膜 β_2受体结合的机会，从而有助于吸入药物的疗效。故此方法具有积极的临床治疗意义。

第八节　常见哮喘的治疗

一、月经性哮喘的治疗

月经性哮喘是指哮喘在月经前期或月经期加重的现象，一般常于月经前期出现并加重，月经来潮后症状逐渐减轻，也有症状持续至月经来潮后数日者。症状的加重程度因人而异，轻者仅有胸闷，严重者需住院治疗。

现代医学治疗此病用袢利尿剂及肌注黄体酮有效。对轻、中度月经性患者，应于病情开始加重即月经期前一周开始用药，直至病情稳定。

二、妊娠期哮喘的治疗

（一）妊娠期哮喘的用药原则

尽可能使用非药物疗法以减轻药物对胎儿的损害，尽量避免使用对孕妇、胎儿安全性尚不确定的药物。如果病情需要用药，应将其剂量尽量控制在最低水平。尽可能通过吸入方式给药，减少口服或注射用药。

（二）妊娠期哮喘的药物治疗

如哮喘未能良好控制对孕妇和胎儿的危害很大。治疗支气管哮喘的药物对孕妇和胎儿带来的风险远远小于支气管哮喘未控制对妊娠期母体和胎儿所带来的风险。因此，妊娠期间应用药物控制哮喘是十分必要的。妊娠期的哮喘常用药物如下：

1. 抗炎药物

（1）糖皮质激素　以吸入给药为主，吸入糖皮质激素可有效抑制气道内炎症细胞数量及其活性，由于是在气道局部发挥药效，可明显降低全身用药的副作用。其中布地奈德（妊娠期分级B类药物：对人类无明显危害性，此类药物在妊娠期应用是安全的）是妊娠期应用最为普遍且安全的吸入型药物。常规治疗量对胎儿无不良影响，吸入剂量达1.4～1.8mg/d时有可能发生下丘脑-垂体-肾上腺轴功能抑制。其他吸入型糖皮质激素氟替卡松（妊娠期分级C类药物：未排除危险性，此类药物妊娠期间可以应用，但应权衡利弊后使用）和二丙酸倍氯米松（妊娠期分级C类）的疗效虽然与布地奈德相似，但FDA将这两种药物的妊娠期分级归类为C类。因此，妊娠期吸入糖皮质激素应首选布地奈德。

大约近5%的妊娠期哮喘患者需要口服糖皮质激素，口服疗程有短期和长期两种，短期使用较少出现全身副作用。动物实验证实使用大剂量糖皮质激素可导致胎儿唇裂、脑水肿和颅骨发育缺陷等，但在人类尚未证实。泼尼松是最为普遍的口服糖皮质激素，在通过胎盘进入胎儿血液循环前，87%的药物被胎盘内的11酮脱氢酶灭活，对胎儿影响甚少。目前认为孕期每日服用泼尼松≤10mg，孕妇及胎儿的不良反应很少发生。病情严重时可每日服用强的松30～40mg，连续3～7d，逐渐减量至隔日或每日一次顿服，并逐渐过渡为吸入糖皮质激素治疗。长期服用此类药物，孕妇可出现糖耐量减低或糖尿病、骨质疏松、高血压等相关疾病。妊娠早期应用糖皮质激素可能致胎儿唇裂，而且整个妊娠期间应用糖皮质激素可能会增加低体重儿的发生率。

(2) 色甘酸钠和奈多罗米钠　这类药物通过抑制肥大细胞脱颗粒起到抗炎作用，同时可减弱呼吸性神经元反射，对嗜酸性粒细胞和中性粒细胞在肺上皮的积聚具有一定的抑制作用。此类药物无支气管扩张作用，可作为预防性用药。在运动前或暴露于过敏原之前吸入其粉剂，可起到预防哮喘发作的作用。这类药物除在吸入时有轻微刺激作用外，无其他毒副作用。色甘酸钠妊娠期分级属于B类药物，在妊娠期可作为肥大细胞稳定剂应用，全身吸收量不足10%，并且不通过胎盘。

2. 支气管舒张剂

(1) β_2受体激动剂　该类药物适用于妊娠期各种程度的哮喘患者。目前多采用定量吸入或溶液剂雾化治疗，这类药物的最大优点是能迅速解除支气管痉挛。临床常用的药物有沙丁胺醇、特布他林、吡布特罗，但其药效只能维持4～6h。在妊娠早期吸入β_2受体激动剂对母婴尚安全，妊娠期分级除特布他林属于B类药物外，其他均属于C类药物，副作用主要有震颤、心动过速。β_2受体激动剂可以作为轻度哮喘的一线用药，但长期使用会导致高血压等严重不良反应并增加死亡率，同时长期大量使用β_2受体激动剂可使机体β_2受体数量减少或敏感性降低，因此建议按需短期使用。

（2）茶碱类药物　该类药物通过松弛支气管平滑肌、兴奋呼吸中枢、增强膈肌运动、抗炎等发挥治疗作用。主要作用机制有：抑制磷酸二酯酶的活性，拮抗腺苷受体，降低细胞内钙离子的浓度，刺激内源性儿茶酚胺的释放，抑制肥大细胞释放炎性介质等。该类药物作为二线药物，其治疗浓度范围有限，妊娠期由于肝脏代谢功能下降，因此必须监测血或尿中的茶碱浓度，调整剂量，以免发生严重的副作用。茶碱可通过胎盘屏障，母体和脐带血液中的茶碱浓度无显著差异。当血药浓度大于10μg/ml，可以出现短暂的新生儿呕吐、震颤和心动过速；非孕期哮喘患者的血药浓度应维持在5～15μg/ml，孕妇茶碱血药浓度应维持在8～12μg/ml，当血药浓度＞30μg/ml时可以引起严重中毒。妊娠后期氨茶碱的清除率可能会下降20％～35％，因此应密切检测血药浓度。孕妇应用氨茶碱可减少早产儿、妊娠高血压综合征和低体重儿的发生率，但可能会提高先兆子痫的发生率。目前多主张使用控释型茶碱制剂，其扩张支气管的作用可维持10～12h，并有利于夜间哮喘的控制；静脉使用氨茶碱多用于急性哮喘发作，目前尚未发现该类药物有致畸作用。

（3）抗胆碱能药物　吸入阿托品（妊娠期分级C类药物）或溴化异丙脱品（妊娠期分级B类药物）可降低迷走神经张力、降低cGMP使支气管平滑肌舒张。吸入型溴化异丙托品的循环吸收量极少，且无明显中枢神经系统及全身副作用，并且与β_2受体激动剂、糖皮质激素和茶碱具有协同作用。目前认为吸入抗胆碱能药物对妊娠期哮喘的治疗是安全的。

3. 禁用的对胎儿有害的药物

妊娠期分级 X 类药物为孕妇禁用的，其危害性比治疗价值更大。抗代谢和细胞毒性药物（如甲胺蝶呤、环孢素等）是禁用的。

4. 妊娠期慢性哮喘的阶梯治疗

1993 年美国 FDA 和妊娠工作组推荐的妊娠期慢性哮喘的阶梯治疗方案见表 18，该方案目前仍在临床使用。

表 18　妊娠期慢性哮喘阶梯治疗用药

哮喘程度	症状频率	肺功能（治疗前）	阶梯治疗
轻度	日间症状＜每周 3 次，夜间哮喘＜每月 2 次	FEV_1占预计值百分比＞80％	必要时吸入 β_2受体激动剂
中度	日间症状≥每周 3 次，病情加重影响睡眠和活动	FEV_1占预计值百分比在 60％～80％	吸入色甘酸钠或丙酸倍氯米松，加口服茶碱
重度	每天有症状，活动受限频繁出现夜间症状，频繁的急性加重	FEV_1占预计值百分比＜60％	上述治疗加全身用糖皮质激素（急性发作时，可按需每天或隔日口服）

5. 妊娠期哮喘急性发作的治疗

妊娠期哮喘急性发作时可采取以下治病措施：①积极吸氧，调节吸氧速度，使动脉血气指标维持在 PaO_2≥70mmHg 或 SaO_2≥95％；②雾化吸入短效 β_2受体激动剂，开始 60～90min 内连续吸药 3 次，然后，再每 1～2h 吸药 1 次；③静脉给予甲泼尼龙（甲强龙）1mg/kg，每 6～8h 给药 1 次，症状改善后逐步减量；④静脉给予氨茶碱：负荷量为 6mg/kg，维持量为 0.5mg/（kg·h），调节给药量维持茶碱血药浓度在 8～12μg/ml；⑤若上述治疗不佳，可皮下注射特布他林 0.25mg；⑥经上述积极的治疗，若症状改善不明显，尤其是 PaO_2＜70mmHg 者应严密监测血气变化，对严重哮喘且有生命危险的患者，需要进行气管插管和辅助通气治疗。

6. 哺乳期哮喘患者的用药

哮喘患者在哺乳期应用一般治疗剂量的泼尼松、$β_2$受体激动剂、倍氯米松、色甘酸钠以及抗胆碱能药物和茶碱均无禁忌，若病情相对平稳可以哺乳。

特布他林可以通过母乳分泌，哺乳期哮喘患者服药后4h乳汁药物浓度达到高峰，哺乳后婴儿吸收约为母体血药浓度的0.7%，至今未发现婴儿出现肾上腺能兴奋的症状，WHO和美国儿科学会将特布他林定为哺乳期可以使用的药物。

茶碱也可以从母乳中分泌，尽管只有1%的茶碱可被新生儿吸收，但由于个体差异，新生儿仍可能发生毒副作用，当乳汁中氨茶碱的含量达到母体血药浓度的10%时，可引起婴儿激惹、失眠，应减量或停用，需注意抗组胺药物在乳汁中达到一定浓度时可引起婴儿嗜睡。过去认为哮喘是因为支气管痉挛引起的，故在治疗上也是以解痉为主，现在认为支气管哮喘是以慢性气道炎症为基础的气道高反应性的表现，即使无症状的患者也能发现支气管存在结构和功能方面的变化，因此治疗支气管哮喘的关键从缓解急性发作转移至预防发作及抗炎治疗。目前，主张首选吸入型糖皮质激素，配合使用茶碱和$β_2$受体激动剂等支气管舒张剂，在抗炎的同时给予平喘治疗。

（三）其他

在分娩时给予吸氧、纠正水电解质酸碱平衡、必要的抗感染及分娩期良好的心理准备都不可忽视。妊娠是一个心理相对紧张的时期，这种紧张焦虑的心理状态可能使妊娠合并哮喘的孕妇诱发哮喘发作或加剧哮喘症状，因此积极的教育和心理疏导及用药指导对于妊娠合并哮喘的孕妇极为重要。此外，在妊娠期间减少尘螨等变应原的接触也是预防哮喘发作的有效措施。

三、阿司匹林性哮喘的治疗

(一) 预防

为防止危及生命的反应出现，AIA 患者应避免接触阿司匹林和其他抑制环氧化酶（COX）的药物。因此，应对 AIA 患者进行这方面的教育，使其意识到并重视对这些药物出现不耐受的严重性。这类药主要有吡罗昔康、吲哚美辛、消炎痛、布洛芬、对乙酰氨基酚（扑热息痛）、双水杨酸、尼美舒利和美洛昔康等。

(二) 抗炎治疗

AIA 患者治疗的最终目的是减轻气道炎症，减少鼻息肉的形成和降低气道反应性。由于 AIA 往往在原有的哮喘基础上发生，因此吸入糖皮质激素仍然是目前 AIA 最有效的治疗方法。抗白三烯药物也有较好的疗效。

(三) 脱敏治疗

阿司匹林的脱敏治疗能较好地控制 AIA 患者的哮喘症状和鼻部病变，对于那些需大剂量糖皮质激素来控制哮喘症状，或常规治疗难以改善鼻部炎症和鼻息肉病变，或因其他疾病而需服用阿司匹林的 AIA 患者，脱敏治疗就显得尤为重要。从临床应用的情况来看，所有对阿司匹林敏感的哮喘患者都能成功地进行针对阿司匹林的脱敏治疗。在阿司匹林脱敏后，若不再进一步接触阿司匹林，脱敏状态仅持续 2～5d，7d 后患者又完全恢复对阿司匹林的敏感。目前能与阿司匹林发生交叉反应的 NSAIDs 也能发生交叉脱敏，交叉脱敏发生在所有抑制 COX 的药物之间。因此，NSAIDs 和阿司匹林不仅具有交叉反应的药理作用，同时也具有交叉脱敏的现象。临床研究资料表明，AIA 在用阿司匹林脱敏并随后进行长期的阿司匹林治疗后，患者的住院天数、急诊和门诊次数明显减少，鼻窦炎的临床症状得到改善，防止了鼻息肉的再生，并明显减少全身症状和吸入糖皮质激素的应用。结合特异的白三烯拮抗和抑制剂可进一步减轻阿司匹林敏感哮喘患者呼吸道的炎症，明显改善 AIA 患者的临床症状。

（四）鼻部疾病的治疗

对于大多数 AIA 患者来讲，鼻内给予氟替卡松是治疗鼻炎和控制鼻息肉发展的有效措施。白三烯受体拮抗剂和合成抑制剂对大多数 AIA 患者是有效的，也值得试用于合并有鼻炎的 AIA 患者。鼻窦/鼻息肉也可进行手术治疗，但鼻息肉还会反复发生。也可选择阿司匹林的脱敏治疗，尤其是当其他治疗措施失败或常需鼻窦/鼻息肉手术时更应进行阿司匹林的脱敏治疗。

四、咳嗽变异性哮喘的治疗

（一）消除病因

应避免和消除引起 CVA 的变应原和其他非特异性因素。

（二）药物治疗

1. 糖皮质激素

同普通哮喘一样，糖皮质激素可长期控制哮喘症状，延缓气道重塑，甚至当气道反应性尚未增高时应用依然有效。对某些使用单纯支气管舒张剂治疗效果不佳的患者，糖皮质激素更有应用价值。糖皮质激素首选气雾剂吸入，症状较重时也可口服或静脉使用。

2. 支气管舒张剂

（1）β_2受体激动剂　该药主要通过兴奋 β_2受体，激活腺苷酸环化酶（AC），增加 cAMP 的合成，提高细胞内 cAMP 的浓度，舒张支气管平滑肌，稳定肥大细胞膜，减少其介质的释放。治疗首选气雾剂吸入。吸入疗法起效快、用量少、副作用较少。可分为气溶胶、干粉和雾化溶液三种剂型。一般轻、中度患者可使用 MDI（气溶胶）或干粉剂型，重症患者使用射流雾化驱动的雾化溶液效果更好。在应用此类药物时，某些患者会出现心率加快、手颤等不良反应，但随着用药时间的延长，上述症状会逐渐减轻或消失。近年来，长效 $β_2$ 受体激动剂沙美特罗和福莫特罗逐渐受到重视，疗效满意，可改善清晨和晚间的峰流速，并减轻夜间哮喘症状，尤其适用于有夜间咳嗽症状者。

（2）茶碱类药物　茶碱类药物有稳定和抑制支气管黏膜肥大细胞、嗜酸性粒细胞、中性粒细胞和巨噬细胞中炎症介质的释放，拮抗腺苷引起的支气管痉挛，兴奋呼吸中枢等作用，低浓度的茶碱尚有一定的抗炎作用。茶碱控释片具有用后血药浓度平稳、作用持久、不良反应少等优点，尤适合于有夜间症状的 CVA 患者。

（3）其他药物　抗胆碱药物可有效地阻断大气道 M 受体，增高咳嗽反射阈值，减轻咳嗽症状。白三烯受体拮抗剂——孟鲁司特兼具解痉和抗炎作用，耐受性好，可以抑制 CVA 患者气道咳嗽受体的敏感性从而缓解症状，对本病的预防和治疗均有作用。抗过敏和稳定肥大细胞膜类药物如氯雷他定、酮替芬可阻断变态反应发生过程，防止和消除抗原抗体反应，对治疗 CVA 具有一定的价值。

五、激素抵抗性哮喘的治疗

迄今激素仍是治疗哮喘最有效的药物，对激素抵抗则会给治疗带来极大的困难。相对性的 SRA 给予加大吸入或口服激素的剂量，对抑制体内过强的炎症反应和减轻哮喘症状可能有一定的作用，但长期使用超大剂量的吸入或口服激素均会出现不同程度的副作用。目前对 SRA 尚无较好的治疗方法，以下的药物可以作为 SRA 的替代或联合治疗的药物，但其治疗作用有限。

1. 免疫抑制剂

氨甲蝶呤、金盐及环孢素 A 等对激素依赖性哮喘有替代激素的作用，但对 SRA 的治疗作用尚没有很好的临床研究资料，且副作用较大，长期使用受限。

2. 白三烯受体拮抗剂

激素对白三烯的代谢无抑制作用。激素联合白三烯拮抗剂治疗有相加或协同作用，故白三烯拮抗剂对激素抵抗和难治哮喘均可能有作用，但不太可能完全控制哮喘。

3. 茶碱

茶碱兼有支气管扩张和一定的抗炎作用，与激素联合使用对难治哮喘有一定的益处，但对 SRA 的治疗作用有限。

4. 长效 β_2 受体激动剂

激素联合长效 β_2 受体激动剂是目前治疗重度哮喘较好的治疗方案。长效 β_2 受体激动剂长期使用不容易产生受体减敏的现象，但长效 β_2 受体激动剂联合激素用于 SRA 治疗尚缺乏研究资料。

第八章　儿童哮喘与老年性哮喘

第一节　儿童哮喘

一、概述

儿童哮喘是一种严重危害小儿身体健康的常见呼吸道疾病，其发病率较高，病程较长且反复发作，许多哮喘患儿由于治疗不及时或治疗措施不当而最终发展为成年性哮喘并迁延不愈。随着医学的不断进步，近年来有关支气管哮喘的研究取得了许多进展，在发病机理、免疫学研究和病理生理学等方面提出了许多新的观点，指出了支气管哮喘是一种慢性气道炎症性疾病，并进一步提出了注重气道抗炎治疗的新一代哮喘治疗原则，并不断地推出各种新型的抗炎药物。因此，每一位儿科医生都应不断提高儿童哮喘的诊治水平，特别应充分重视对 GINA 及其中有关儿童哮喘、婴幼儿哮喘的诊断和治疗内容的理解和应用，并应进一步地重视哮喘缓解期的预防性治疗。

目前在儿童哮喘的诊断方面，我国基层医院广泛存在着误诊率较高的现象，由此也普遍存在着反复滥用抗生素治疗儿童哮喘的问题；在儿童哮喘的治疗方面中，许多地区还停留在口服支气管扩张剂、口服糖皮质激素及抗过敏药物的水平，而目前西方先进国家和我国大城市已广泛应用的吸入疗法及脱敏治疗均应用甚少，甚至在山区还有 18％哮喘患儿从未考虑到治疗问题。因此，进一步提高医务人员对哮喘的诊断（尤其是婴幼儿哮喘）及治疗水平，推广普及吸入疗法包括吸入糖皮质激素、色甘酸钠和尼多考米钠等新的方法进行抗炎治疗，吸入 β_2受体激动剂进行对症治疗，同时要通过增强哮喘儿童的身体素质，加强对儿童病毒性呼吸道感染的防治工作，去除加重哮喘的环境因素，加强对哮喘儿童及其家长的哮喘知识普及教育均将对我国的哮喘的防治工作起很大推动作用，促使我国的儿童哮喘防治工作走向现代化。

在支气管哮喘的病因学、流行病学、免疫学、发病机制、病理生理学等基础研究和诊断、治疗原则等临床研究方面，成人与儿童基本上是相似的。但应充分理解儿童并非仅仅“小成人”，儿童哮喘与成人哮喘在某些方面仍然有着一定的差别。与成年哮喘不同的是，哮喘儿童正处于智能、身体、免疫系统和心理等不断生长发育的过程，故疾病具有不断发展、不断完善的动态特点，尤其是在免疫学和病理生理学等方面，儿童哮喘有其特殊的方面，与成年哮喘有许多不同之处，儿科医生应充分利用其不断发展、不断完善的动态特点，积极地进行治疗，从而防止儿童哮喘发展成为成人哮喘。

二、病史的采集

病史的采集对于儿童哮喘的诊断、鉴别诊断、预防、治疗和愈后均具有重要意义。儿科医生应全面而详细的询问哮喘患儿的现病史（包括发病诱因、发病的次数、每次发病的持续时间、夜间发作的情况、发病的季节性和是否伴发过敏性鼻炎等）、特应性疾病病史、家族过敏史，结合临床症状、肺功能和气道反应性测定等综合进行判断，从而依次确定哮喘的诊断、哮喘的严重程度、哮喘的类型。儿童哮喘的病史的采集包括以下几方面：

1. 现病史

在了解患儿发病年龄、发病季节、发作的程度、频率、持续时间、可疑诱因、居室环境等情况的同时，还应重点询问有无变应性鼻炎的症状如鼻痒、眼痒、喷嚏、流清涕和鼻塞等，过敏性鼻炎的诊断有助于支气管哮喘的诊断。通过询问现病史可以帮助确定患儿或其家长所叙述的症状是否符合哮喘的发病规律和特点，这对儿童哮喘的诊断具有重要意义。

2. 患儿的特应性疾病病史

哮喘患儿常伴有婴幼儿湿疹、变应性鼻炎等病史，通过了解特应性疾病病史有助于确定患儿的过敏性体质。这对变应性哮喘的诊断有重要意义。

3. 家族过敏史

儿童哮喘往往有较为明显的家族遗传倾向，详细询问其一、二级亲属的哮喘、变应性鼻炎、湿疹、荨麻疹等患病情况，对儿童哮喘诊断和鉴别诊断具有重要的参考价值。

三、临床表现

由于患儿往往表达能力较差或无表达能力，许多前驱症状仅能依靠家属的表达或医生的观察，其临床表现主要有以下几方面：

1. 发作先兆及早期表现

患儿受到变应原、冷空气或其他诱因的刺激时，往往首先表现为上呼吸道过敏的症状，如眼痒、鼻痒、打喷嚏、流清涕等，婴幼儿因不能诉说，仅可见揉鼻搓眼等表现，进一步表现为上腭痒、咽痒、干咳和呛咳。这些症状通常在哮喘发作前可持续数小时或数天。

2. 典型发作时的表现

突然发作的喘息为儿童哮喘的主要特征，儿童哮喘的喘息症状根据哮喘的严重程度而有较大的差异。患儿可出现高调喘鸣声，不用听诊器或相隔一定距离即可听到。呼吸频度加快、呼吸困难，婴幼儿可表现为张口呼吸、鼻翼扇动。许多患儿可伴有咳嗽，一般病初为干咳，发作消退时咳出白色黏液样痰，严重发作时可表现为烦躁不安、紫绀、面色苍白、出冷汗。查体可见三凹征、心率加快、双肺有哮鸣音。进一步加重可出现心力衰竭的表现，如颈静脉怒张、浮肿、肺底中小水泡音、肝脏肿大。慢性哮喘患儿可见肺气肿体征，如桶状胸、胸部叩诊呈鼓音等。

3. 缓解期的表现

在缓解期，哮喘患儿可无任何症状和体征，或仅表现为过敏性鼻炎的症状。少数患儿可有胸部不适，肺内哮鸣音或有或无。长期反复发作者可有肺气肿等表现。

四、治疗

（一）治疗原则

坚持长期、持续、规范、个体化的治疗原则。

1. 发作期　快速缓解症状、抗炎、平喘。

2. 缓解期　长期控制症状、抗炎、降低气道高反应性、避免触发因素、自我保健。

（二）治疗目的

1. 尽可能控制和消除哮喘症状（包括夜间症状）。

2. 使哮喘发作次数减少，甚至不发作。

3. 肺功能正常或接近正常。

4. 能参加正常活动，包括体育锻炼。

5. β_2激动剂用量最少，乃至不用。

6. 所用药物副作用减至最少，乃至没有。

7. 预防发展为不可逆性气道阻塞。

（三）婴幼儿哮喘长期治疗方案

任何年龄患儿哮喘治疗方案的确定，均要根据患儿平素病情轻重程度选择，从相当于初始病情严重程度所适合的那一级开始治疗，之后根据病情变化及治疗反应随时进行调整。一般每1～3月审核一次治疗方案，如哮喘控制至少达3个月时，就可以逐步降级治疗；如果哮喘没有控制，要立即升级治疗，但首先应该审核患儿用药技术、遵循用药方案的情况（避免变应原和其他触发因素）等。这就是哮喘的阶梯治疗方案（全国儿科哮喘防治协作组 1998 年修订），见表 19。

表 19　婴幼儿（<3 岁）哮喘长期治疗方案

分级	长期控制药物	快速缓解药物
第四级严重发作	每天用药 ·吸入糖皮质激素 辅以储雾器和面罩的 MDI，每天 600μg～800μg 或雾化吸入曲安西龙>0.5mg，每天 2 次，或 ·吸入色甘酸钠 雾化吸入色甘酸钠溶液 20mg，每天 4 次 ·口服小剂量茶碱类 ·很少需要长期加用口服糖皮质激素，如必须则以最可能小的剂量，隔天 1 次，清晨服用	·吸入短效支气管舒张剂 根据症状按需吸入 $β_2$ 受体兴奋剂或溴化异丙托品，或口服 $β_2$ 受体兴奋剂或糖浆，每天不超过 3～4 次 ·口服茶碱类
第三级中度发作	每天用药 ·吸入糖皮质激素 辅以储雾器和面罩的 MDI，每天 400μg～600μg 或雾化吸入曲安西龙≤0.5mg，每天 1 次，或 ·吸入色甘酸钠 雾化吸入色甘酸钠溶液 20mg，每天 3 次或辅以储雾器和面罩的 MDI，10mg，每天 3 次	·吸入短效支气管舒张剂 根据症状按需吸入 $β_2$ 受体兴奋剂或溴化异丙托品，或口服 $β_2$ 受体兴奋剂或糖浆，按需使用，每天不超过 3～4 次 ·口服茶碱类
第二级轻度发作	每天用药 ·吸入糖皮质激素 辅以储雾器和面罩的 MDI，每天 200μg～400μg ·吸入色甘酸钠 雾化吸入色甘酸钠溶液 20mg，每天 3 次；辅以储雾器和面罩的 MDI，10mg，每天 3 次	·吸入短效支气管舒张剂 根据症状按需吸入 $β_2$ 受体兴奋剂或溴化异丙托品，或口服 $β_2$ 受体兴奋剂或糖浆，按需使用，每天不超过 3～4 次 ·口服茶碱类
第一级间歇发作	·部分患儿不需用药 ·部分患儿可辅以储雾器和面罩吸入小剂量的糖皮质激素 MDI，每天 200μg，或色甘酸钠 MDI，每天 20mg ·服用酮替芬	·吸入短效支气管舒张剂 根据症状按需吸入 $β_2$ 受体兴奋剂或溴化异丙托品，按需使用，但每天不超过 3 次 ·治疗的强度依据发作的严重度而定

（四）儿童哮喘长期治疗方案

表 20 儿童（≥3 岁）哮喘长期治疗方案

分级	长期控制药物	快速缓解药物
第四级严重发作	每天用药 ·吸入糖皮质激素 每天 300μg～600μg；可同时加用 ·吸入长效支气管舒张剂，或 ·口服缓释茶碱或长效支气管舒张剂 ·很少需要长期加用口服糖皮质激素，如必须，则以最可能小的剂量，隔天 1 次，清晨服用	·吸入短效支气管舒张剂 根据症状按需吸入 $β_2$受体兴奋剂，1～2 揿/次，3～4 次/日，或 ·口服 $β_2$受体兴奋剂片剂或糖浆，每天不超过 3～4 次 ·口服茶碱类 ·口服泼尼松，每天 1mg～2mg/kg，1～7d，最大量每天＜40mg
第三级中度发作	每天用药 ·吸入糖皮质激素每天 200μg～400μg；为控制夜间症状，可同时加用 ·吸入长效支气管舒张剂，或 ·口服缓释茶碱或长效支气管舒张剂	·吸入短效支气管舒张剂 根据症状按需吸入 $β_2$受体兴奋剂，1～2 揿/次，3～4 次/日，或 ·口服 $β_2$受体兴奋剂片剂或糖浆，按需使用，每天不超过 3～4 次 ·口服茶碱类
第二级轻度发作	每天用药 ·吸入糖皮质激素每天 200μg～300μg，或 ·吸入色甘酸钠色甘酸钠 MDI 10mg，每天 3～4 次；如有夜间症状可加用 ·吸入长效支气管舒张剂，或 ·口服缓释茶碱或长效支气管舒张剂	·吸入短诳支气管舒张剂 根据症状按需吸入 $β_2$受体兴奋剂，1～2 揿/次，3～4 次/日，或 ·口服 $β_2$受体兴奋剂片剂或糖浆，按需使用，每天不超过 3～4 次 ·口服茶碱类
第一级间歇发作	·部分患儿不需用药 ·部分患儿可吸入小剂量的糖皮质激素，每天 100μg～200μg；或色甘酸钠 MDI 5mg，每天 2～3 次预防 ·服用酮替芬	·吸入短效支气管舒张剂 根据症状按需吸入 $β_2$受体兴奋剂，1～2 揿/次，但每周不超过 3 次 ·在运动或暴露于抗原前，吸入 $β_2$受体兴奋剂或色甘酸钠

（五）吸入治疗

吸入治疗是目前哮喘治疗最好的方法，吸入的药物可以较高浓度迅速到达病变部位，因此起效迅速，且因所用药物剂量较小，即使有极少量药物进入血液循环，也可在肝脏迅速灭活，全身不良反应较轻，故应大力提倡。吸入方法因年龄而异，医护人员应训练指导患儿正确掌握吸入技术，以确保药效。

<2 岁　用气流量≥6 L/min 的氧气或压缩空气（空气压缩泵）作动力，通过雾化器吸入溶液；也可采用有活瓣的面罩储雾罐（spacer）吸入定量雾化吸入器的药物（MDI）。

～5 岁　除应用雾化溶液吸入外亦可采用有活瓣的储雾罐辅助吸入 MDI。

～7 岁　亦可用旋碟式吸入器（diskhaler）、涡流式吸入器（tuberhaler）或旋转式吸入器（spi nhaler）吸入干粉剂。

>7 岁　已能使用 MDI，但常有技术错误，用时指导正确的吸入方法十分重要，也可用干粉剂或有活瓣的储雾罐吸入 MDI。

（六）儿童哮喘常用药物

1. 糖皮质激素

糖皮质激素系最有效的抗炎药物，主要作用机制包括：干扰花生四烯酸代谢，如白细胞三烯（白三烯）及前列腺素的合成；减少微血管渗漏；抑制细胞因子生成；抑制炎症细胞迁移和活化；增加气道平滑肌对 β_2 激动剂的敏感性。

（1）吸入用药　目前吸入治疗常用的糖皮质激素有 2 种：丙酸倍氯米松和丁地去炎松，具有较强的呼吸道局部抗炎作用，用于哮喘发作的预防。通常需连续、规则吸入 1 周后方能奏效，因此在哮喘急性发作时应与 β_2 激动剂吸入或茶碱类合用，先吸入 β_2 激动剂，随后再吸入糖皮质激素。轻～中度以上的哮喘就需要长期吸入糖皮质激素治疗。对于季节性哮喘发作者，可在预计发作前2～4 周开始连续、规则地吸入糖皮质激素。局部不良反应为口咽部念珠菌感染、声音嘶哑或上呼吸道不适，吸药时加用储雾罐、吸药后用清水漱口可减轻局部反应和胃肠吸收。儿童吸入糖皮质激素的安全剂量为每日 200～400μg，但应用时间不易过长，同时加用储雾罐以减少局部副作用。

（2）口服用药　急性发作病情较重的患儿应早期口服糖皮质激素，以防病情恶化，使用半衰期短的糖皮质激素，可用泼尼松，短程口服 1～7 日，每日 1～2mg/kg，一般不超过每日 30mg，分 2～3 次服。但长期持续口服糖皮质激素在儿科患儿很少应用，儿童哮喘应当尽量采用吸入型糖皮质激素，对一些重症患儿或吸入 MDI 效果不好的患儿，可采用干粉类糖皮质激素吸入，并注意确实掌握正确的吸入方法。

（3）静脉用药　严重哮喘发作时应及早通过静脉给予琥珀酸氢化可地松或氢化可地松，每次 5～10mg/kg，或甲基氢化泼尼松（甲基强的松龙）每次 1～2mg/kg，每日 2～3 次，但注射后 4～6h 才能起效，因此应尽早用药并同时给予支气管舒张剂。极严重病例应在短期内（3～5 日）使用较大剂量糖皮质激素，最好应用琥珀酸氢化可地松或甲基强地松龙。待病情得到缓解后再逐渐减量，改为口服给药，一般用 1～7d 左右，如连续用药 10d 以上者，不宜骤然停药，应减量维持，以免复发。

2. 肥大细胞膜稳定剂

色甘酸钠是一种非糖皮质激素类抗炎制剂，可抑制 IgE 诱导的肥大细胞释放介质，对其他炎症细胞释放介质也有选择性抑制作用。采用 MDI 或雾化溶液方式吸入，用于预防哮喘发作，也可预防运动、冷空气等引起的急性气道收缩及季节性哮喘发作。哮喘发作时先吸入 β_2 激动剂，然后吸入本药。用法为 MDI 每次 5～10mg，每日 3～4 次。本药在体内无蓄积作用，少数病例吸入后感咽喉不适，胸闷，偶见皮疹。也可应用作用更强的尼多酸钠，用法为 4mg/次，4 次/d。

3. 白三烯受体拮抗剂

白三烯受体拮抗剂是新一代非糖皮质激素类抗炎药物，如扎鲁斯特。能选择性抑制气道平滑肌中白三烯多肽的活性，并有效预防和抑制白三烯所导致的血管通透性增加、气道嗜酸性粒细胞浸润及支气管痉挛，能减少气道因变应原刺激引起的细胞和非细胞性炎症物质，能抑制变应原激发的气道高反应。对二氧化硫、运动和冷空气等刺激及各种变应原如花粉、毛屑等引起的速发相和迟发相炎症反应均有抑制作用。适用于12岁以上儿童哮喘的长期预防治疗，但不适用于哮喘发作期的解痉治疗。服药时偶有头痛和胃肠道反应。

4. β_2激动剂

可舒张气道平滑肌，增加黏液纤毛清除功能，降低血管通透性，调节肥大细胞、嗜碱性粒细胞介质的释放。

（1）吸入用药　短效β_2激动剂，如沙丁胺醇（salbutamol）和特布他林（terbutaline）。通过气雾剂或干粉剂吸入，通常5～10min即可见效，疗效维持4～6h。全身不良反应（心悸、骨骼肌震颤、低血钾等）较轻，可用于治疗哮喘急性发作或预防运动性哮喘，应按需使用。如需要增加每天使用短效β_2激动剂的次数、剂量才能控制病情，提示哮喘加重，此时切忌过分或盲目地增加β_2激动剂的次数（过量使用，可引起危及生命的心律紊乱，甚至猝死），需要合用糖皮质激素或增加糖皮质激素量。新一代长效β_2激动剂salmeterol和formoterol，吸入后药物作用持续8～12h，适用于防治夜间和清晨哮喘发作和加剧者。哮喘急性发作患儿因呼吸困难不能有效地使用MDI或干粉剂时，可用溶液通过氧气或空气压缩泵为动力，雾化吸入给药。

（2）口服用药　口服短效β_2激动剂在服药后15～30min起效，但心悸、骨骼肌震颤等不良反应较多，β_2激动剂的缓释型及控释型制剂疗效维持时间较长，用于防治反复发作性哮喘和夜间哮喘。长期应用β_2激动剂（包括吸入和口服）可造成β_2受体功能下调，药物疗效下降。

5. 茶碱

茶碱具有舒张支气管平滑肌、强心、利尿、扩张冠状动脉作用，此外还可兴奋呼吸中枢和呼吸肌，为常用平喘药物。近几年研究结果还显示，小剂量茶碱具有抗炎和免疫调节作用。

（1）口服用药　常用的有氨茶碱和控释型茶碱，控释型茶碱用后昼夜血液浓度稳定，作用持久，尤其适用于控制夜间哮喘发作。茶碱与糖皮质激素、抗胆碱药合用具有协同作用。但是需慎与口服 β_2 激动剂联合应用，因为这样易于诱发心律失常，如欲两药合用应适当减少剂量。

（2）静脉用药　24h 内未用过氨茶碱者，首次剂量为 3～5 mg/kg，加入 5%葡萄糖溶液 30ml 中，20～30min 内静脉滴注，用于哮喘急性发作。重症病例继之以每小时 0.6～0.9mg/kg 的速度维持；如不维持给药，每 6 小时可重复给原药量。对年龄在 2 岁以内，或 6 小时内用过茶碱者，静脉剂量应减半。务必注意药物浓度不能过高，滴注速度不能过快，以免引起不良反应。

茶碱的不良反应包括胃肠道症状（恶心、呕吐）、心血管系统症状（心动过速、心律失常、血压下降），偶可兴奋呼吸中枢，严重者可引起抽搐乃至突然死亡。由于茶碱的有效血药浓度与中毒血药浓度十分接近，且体内代谢个体差异较大，因此用药前须仔细询问近期是否用过茶碱，若此前应用过茶碱，应监测血药浓度，密切观察临床症状，以防茶碱过量中毒。有效安全的血药浓度应保持在 5～15μg/ml，如>20μg/ml，则不良反应明显增多。最好在用药一开始即监测血药浓度，当患者应用常规剂量治疗即出现不良反应，或疗效不明显，或有其他影响茶碱代谢因素时（如发热、肝脏疾患、充血性心力衰竭、合用甲氰咪胍、喹诺酮类、大环内酯类药物），更应监测血药浓度。

6. 抗胆碱药

吸入抗胆碱药物，如溴化异丙托品，可阻断节后迷走神经传出支，通过降低迷走神经张力而舒张支气管，其舒张支气管的作用较 β_2 激动剂弱，起效也较缓慢，但不良反应很少。可与 β_2 激动剂联合吸入治疗，使支气管舒张作用增强并持久。某些哮喘患者应用较大剂量 β_2 激动剂不良反应明显，可换用此类药物，尤其适用于夜间哮喘及痰多的哮喘患儿。

7. 其他抗过敏药物 如酮替芬或氯雷他定等也可应用。

8. 特异性免疫治疗

目前通过正规应用各种药物及采取必要的预防措施基本上可以满意地控制哮喘，在无法避免接触过敏原或药物治疗无效时，可以考虑针对过敏原进行特异性免疫治疗。对花粉或尘螨过敏者可采用相应过敏原提取物做脱敏治疗以缓解哮喘发作，但应注意制剂的标准化，并注意可能出现的严重副反应，包括全身过敏反应和哮喘严重发作。

9. 免疫调节剂 因反复呼吸道感染诱发喘息发作者可酌情加用免疫调节剂。

（七）哮喘危重状态的治疗

哮喘发作时出现严重呼吸困难，在合理应用拟交感神经药物和茶碱类药物仍不见缓解者，为哮喘持续状态（危重状态），由于此时支气管呈严重阻塞，威胁生命，应该积极治疗。首先要吸氧（用面罩），浓度40%为宜，约4～5L/分。同时雾化吸入β_2激动剂，严重者第1h可每隔20min吸入1次，以后每隔4～6h可重复吸入。注意维持水电平衡，纠正酸碱紊乱，如同时发生下呼吸道感染时选用病原体敏感的抗菌药物，有指征时进行机械辅助通气。

哮喘严重发作时由于气道阻塞，吸入用药效果较差，除了静脉滴注氨茶碱及糖皮质激素外，也可用0.1%肾上腺素每次0.01ml/kg皮下注射，最大量不超过每次0.3ml。由于采用以吸入治疗为主的综合治疗后，目前很少再需要静脉应用沙丁胺醇或异丙肾上腺素，因这种药物全身不良反应发生率较高，易发生严重的心律紊乱，甚至心跳骤停，故应慎用（在心电图、血气监护下），尽量少用。

（八）哮喘的疗效判断标准

1. 临床控制 哮喘症状完全缓解，即使偶有轻度发作不需用药即可缓解。FEV_1（或 FEF）增加量＞35%，或治疗后 FEV_1（或 PEF）≥80%预计值。PEF 昼夜波动率＜20%。

2. 显效　哮喘发作较治疗前明显减轻，FEV_1（或 PEF）增加量范围 25%～35%，或治疗后 FEV_1（或 PEF）达到预计值的 60%～79%，PEF 昼夜波动率＜20%，仍需用糖皮质激素或支气管舒张剂。

3. 好转　哮喘症状有所减轻，FEV_1（或 PEF）增加量 15%～24%，仍需用糖皮质激素和（或）支气管舒张剂。

4. 无效　临床症状和 FEV_1（或 PEF）测定值无改善或反而加重。

（九）缓解期的处理

为了巩固疗效，维持患儿病情长期稳定，提高其生活质量，应加强缓解期的处理。

1. 鼓励患儿坚持每日定时测量 PEF，监测病情变化，记录哮喘日记。

2. 注意有无哮喘发作先兆，一旦出现应及时用药以减轻哮喘发作症状。

3. 病情缓解后应继续吸入维持量糖皮质激素，至少 6 个月～2 年或更长时间。

4. 根据患儿具体情况，包括诱因和以往发作规律，与患儿及家长共同研究，提出并采取一切必要的切实可行的预防措施，包括避免接触过敏原，避免哮喘发作，保持长期稳定。

第二节　老年性哮喘

一、概述

老年性哮喘有狭义和广义之分，狭义的老年性哮喘指 60 岁以后新发生的哮喘（晚发老年性哮喘），广义的老年性哮喘指年龄在 60 岁以上的符合哮喘诊断标准的所有患者。研究显示，60 岁以上的老年性哮喘的发病率为 5％～7％，其中 2/3 左右为新发病例。儿童期哮喘患病率最高，青春期及青少年期患病率下降，随后哮喘患病率又逐渐上升，直到 69 岁以上。可见老年性哮喘并不少见。

二、发病机制

特应质和气道高反应性是导致儿童和成人哮喘发病的重要因素。通过检测体内总 IgE 水平发现，特应质与老年性哮喘发病密切相关，但是气道高反应性与老年性哮喘发病的相关性较小。因为 COPD 患者、左心功能不全患者甚至一部分正常老年人也可出现气道反应性增高现象。β受体阻滞剂、ACEI 类降压药和非甾体类抗炎药等药物的使用，以及长期吸烟和胃食管反流对老年性哮喘的发病起着不可忽视的作用。

三、诊断

老年性哮喘往往得不到及时诊断，英国的一项统计显示，70 岁以上的老年哮喘患者中有 25％未得到及时诊断。另一项研究显示，有 2/3 的 60 岁以上的哮喘患者在诊断之前出现过呼吸道症状或肺功能下降。随着年龄增长，老年人各器官功能下降，对疾病症状的感知能力下降，易将哮喘症状误解为正常机体功能下降的结果，同时体力的下降也使老年人接受肺功能测试和特殊检查的能力下降，这些因素都可能延误老年性哮喘的诊断。

老年性哮喘诊断方法与其他年龄段患者相同，详细的病史采集和特异的实验室检查是诊断老年性哮喘的主要方法。需要注意的是，老年人呼吸道症状常见，一些疾病（如 COPD、左心衰竭、气管内肿瘤、胃-食管反流以及鼻窦炎等）往往干扰哮喘的诊断，因此特殊的实验室检查对诊断老年性哮喘十分重要。

1. 症状

喘鸣是哮喘的常见症状，但是老年人的一些其他常见疾病，如COPD、气管内肿瘤和左心衰竭也经常出现喘鸣，需仔细鉴别。咳嗽症状也常见于老年人的一些其他疾病，例如青年人出现的夜间咳嗽症状往往与哮喘相关，而老年人的类似症状除见于哮喘外，还常见于左心衰竭。与此相对，许多既往诊断为左心衰竭的老年患者最后被确诊为哮喘。呼吸困难和胸闷症状也需仔细鉴别。当遇到与其他疾病鉴别困难时，对病史的详细采集极为重要，同时应注意那些可能引起气道反应性增高的药物（如β受体阻滞剂、ACEI）的应用情况。老年性哮喘应与以下疾病相鉴别：

（1）心源性哮喘

老年性哮喘的夜间发作多在清晨，而不在睡眠后2h；老年性哮喘无明显的心脏病史和体征；老年性哮喘发作前常有呼吸道感染和变应原接触史；平喘药效果明显。

（2）支气管内肿瘤

支气管内肿瘤引起的呼吸困难多以吸气相为主，与老年性哮喘的呼气性呼吸困难可资鉴别；另外，肺功能检查中进行流量-容积曲线图形分析也有助于老年性哮喘和支气管内肿瘤的鉴别。

（3）COPD

COPD通常秋冬季发作，痰量较多，咳嗽、喘鸣症状持续时间较长，而老年性哮喘的咳嗽、喘鸣症状为阵发性，一年四季均可发作。值得注意的是，这两种疾病一旦发展到肺气肿阶段，则很难鉴别。

（4）胃-食管反流

可引起咳嗽、喘鸣和呼吸困难，但多伴有食道裂孔疝，有上腹部烧灼感、反酸、嗳气等症状，夜间上述消化道症状更明显。

2. 肺功能测定

(1) 用力肺活量测定

对具有呼吸道症状的老年人应常规进行肺功能检测，常用指标为 FEV_1 和 FVC，大多数超过 65 岁的老年人能够耐受反复肺功能检测。正常人的 FEV_1 和 FVC 指标会随着年龄的增长逐步降低，中年以后下降速度加快，每年下降 0.1%～0.2%。因此，正常老年人的 FEV_1 也会低于预计值的 70%，通常老年人肺功能指标异常的标准为 FEV_1/FVC＜60%，FEV_1＜预计值的 60%，PEF＜预计值的 70%。目前，缺少老年人正常肺功能指标的数据，多数正常预计值来自于青年人的数据。最近已有研究开始建立老年人正常肺功能指标数据库。

检测气道可逆程度对诊断老年性哮喘依然十分重要。使用支气管舒张剂（抗胆碱能类药物或 β_2 受体激动剂）后，FEV_1 增加 15%，或 FEV_1 绝对值增加 200ml 可视为支气管舒张试验阳性。研究发现，随着年龄的增长，老年人支气管对 β_2 受体激动剂的反应逐年下降（可能与 β_2 受体敏感性下降或数量减少有关），因此使用抗胆碱能类药物测试老年人气道舒张性的价值更大。另外，需要特别强调的是，幼年发病的哮喘患者和长期吸烟患者的肺功能通常较差，对这些患者，气道舒张试验对哮喘的诊断价值较小。

对怀疑哮喘的老年人应检测其对糖皮质激素的反应性，对糖皮质激素的阳性反应有时并不与支气管舒张试验一致。对支气管舒张剂反应较差的老年人的肺功能，有可能在口服或吸入一段时间的糖皮质激素后得到明显改善。如果患者对吸入高剂量的糖皮质激素反应不佳时，可以考虑给患者口服一段时间糖皮质激素（推荐方案强地松 30mg/d，持续 2 周），观察肺功能改善情况，有相当多的患者肺功能会明显改善，从而支持哮喘诊断。

(2) 峰流速（PEF）测定

连续 PEF 检测，确定 PEF 日变异率＞20%被看做是诊断哮喘的有利指标，老年人也同样适用这种方法。而且与中年人相比，老年人由于心脏功能和使用方法的原因，PEF 的变异率更高。

（3）弥散功能和肺活量的测定

如前所述，病史较长的老年哮喘患者和有长期吸烟史的老年人肺功能一般较差，对这类患者，检测一氧化碳弥散量和肺活量对区别哮喘和肺气肿较有帮助。应当注意的是，虽然 COPD 和哮喘有不同的发病机制和自然病程，但对老年人来说，有许多症状是相类似的，而且有许多老年患者同时患此两种疾病。

3. 气道反应性测定

对各种化学和物理刺激，气道表现出的非特异性收缩——即气道反应性增高被认为是诊断哮喘的可靠指标。但是研究发现，只有 2/3 的哮喘患者具有气道反应性增高现象，而 1/3 的正常人也具有这种现象。而且，气道反应性增高现象在老年人、长期吸烟者和 COPD 患者中非常常见，因此对老年人来说，气道反应性测定对诊断哮喘的价值有限。

随着年龄的增长，老年人的生理机能发生一系列变化。例如，老年人的气道，不论有无哮喘，对乙酰甲胆碱或组胺的刺激反应均较迟钝。具体机制可能与呼吸道各类感受器受体发生变化，对缺氧、牵张变化反应迟钝有关。这些变化导致老年人气道激发试验阳性率下降，从而使哮喘得不到及时的诊断和治疗。

4. 特应质检测

哮喘是一种变应性疾病，表现为很多特应质现象：皮肤针刺试验阳性、花粉过敏和血清总 IgE 水平增加。皮肤针刺试验的阳性率在儿童时期最高，随年龄增加递减。血清总 IgE 水平也随年龄增加递减。即便如此，老年哮喘患者以上指标的阳性率也远远高于非哮喘患者，因此特应质检测对诊断老年性哮喘很有意义。需要说明的是，COPD 患者的皮肤针刺试验阳性率也会增高，而肺功能较差的非哮喘患者血清总IgE水平也会增高。但这些不影响特应质检测对诊断老年性哮喘的意义。

综上所述，由于诊断老年性哮喘时的干扰因素较多，因此在进行常规哮喘诊断检测之外，还应进行其他检查如胸部X线检测和心电图检测以排除慢性的心肺疾病；系统的血液检以排除隐性贫血。

四、治疗

（一）原则

近年来国际上陆续发表了有关哮喘的防治指南，英国1996年制订了关于老年性哮喘的防治指南。其内容与其他年龄段哮喘基本一致。

（二）药物

1. 支气管舒张剂

虽然老年人气道对β_2受体激动剂的反应性下降，此类药物如沙丁胺醇、特布他林和沙美特罗仍然是老年性哮喘最常用的支气管舒张剂。老年人在使用大剂量β_2受体激动剂的同时应配合糖皮质激素等抗炎药物，在增加剂量前应测试气道的舒张能力。常规剂量吸入β_2受体激动剂具有以下副作用：震颤、心悸，老年人比年轻人更易发生。大剂量使用时可能发生更严重的副作用，如低钾血症、心律不齐甚至心绞痛恶化。因此具有心脏病和心律不齐病史的患者在使用吸入性β_2受体激动剂前，应进行试验性治疗，以检测患者对此类药物的耐受性。

老年哮喘患者也可使用长效β_2受体激动剂如沙美特罗等，此类药物尤其适用于夜间症状较多的患者。

抗胆碱能药物如异丙托胺和氧托溴胺也是老年哮喘患者常用的支气管舒张剂。虽然随着年龄的增长，老年人气道对此类药物的反应性下降，但下降的程度不如对β_2受体激动剂的明显。研究发现抗胆碱能药物和吸入性 β_2 受体激动剂联合使用对支气管的舒张作用超过任一种药物单独使用。抗胆碱能药物常见的副作用包括口干、鼻腔和胸部刺激感，剂量增加时可能出现前列腺症状的恶化。青光眼并不是禁用氧托溴胺的指征。使用气雾剂最好通过口腔而不是面罩吸入，目的是减少对眼睛的刺激。

2. 糖皮质激素

吸入性糖皮质激素对治疗各年龄段哮喘都很有效，是长期控制哮喘的基本用药。由于老年人对疾病症状的感觉能力下降，可以通过 PEF 的变异率来确定是否应该使用糖皮质激素。糖皮质激素的使用剂量依据疾病的严重程度决定。患者应当经常复诊，在医师的指导下调节糖皮质激素的用量，当症状稳定时，可适当减少糖皮质激素的用量。吸入性糖皮质激素的主要副作用有：声音嘶哑、口腔白色念珠菌感染和皮肤病变，而且老年人更易发生皮肤病变。这些副作用在每日吸入丙酸倍氯米松 400μg 就可见到。使用储雾罐可提高吸入性糖皮质激素的吸收效率，吸入糖皮质激素后仔细含漱口咽部可减少这些副作用。

在哮喘急性加重或患者对吸入糖皮质激素反应欠佳时也可使用口服糖皮质激素，但口服糖皮质激素不可长期使用，一旦症状好转，即应考虑停药。当口服糖皮质激素的用量达到相当于强地松 7.5mg/d 时就会出现较严重的副作用，包括激素依赖、高血压、白内障和骨质疏松，老年患者更易出现这些副作用。骨质疏松在绝经后妇女和一部分老年男性患者当中相当常见，而且吸入大剂量的糖皮质激素也有促进骨质更新的作用。研究发现多数的骨骼脱矿物质作用发生于糖皮质激素治疗后 6 个月内，因此所有接受长期口服糖皮质激素治疗的老年患者都应该接受骨密度检测。对高危患者补充二磷酸盐、降钙素、钙质和维生素 D。地夫可特（deflazaeort）是强地松的卓唑啉提取物，与其他糖皮质激素相比，其对骨质沉积和糖代谢的影响较小，是治疗老年性哮喘的一种较理想的口服糖皮质激素。

3. 其他药物

与吸入制剂相比，口服支气管舒张剂例如 β_2 受体激动剂和茶碱类药物对老年哮喘患者的治疗效果较差，而且容易引起严重的副作用。茶碱类药物的副作用与药物剂量有关，当血药浓度超过 20mg/L，60%的患者会出现严重副作用。茶碱类药物的药代动力学受很多因素影响，心脏病、肝硬化患者和老年人，茶碱类药物的半衰期缩短。口服 β_2 受体激动剂的耐受性较好，常见的副作用是心悸和震颤。由于长效吸入性 β_2 受体激动剂的开发成功，口服短效 β_2 受体激动剂的使用日渐减少。白三烯拮抗药物为哮喘的抗炎和支气管舒张治疗开辟了新途径。

4. 治疗药物的吸入装置

吸入药物适宜各年龄段哮喘患者使用，尤其是老年和儿童患者。MDI 吸入装置是最常用的吸入装置，但使用方法较难掌握，据统计 80 岁的老年人只有 60%能正确掌握 MDI 的使用方法，常见的错误是药物喷射和吸气动作配合不好。加用储物罐可使 MDI 吸入药物到达肺内的比率由 7.8%上升到 13%，因为不需要吸气动作的配合，适合老年患者使用。除此以外，使用储雾罐还可以减少糖皮质激素在口咽部的沉积，从而减少其副作用，在哮喘急性发作时，由于其吸入效率较高，可以节省药物用量。对不能耐受 MDI 装置的老年哮喘可以换用干粉装置，由于不需吸气动作的配合，使用较方便，但昂贵的价格限制了它的使用。

当哮喘急性发作需要使用大剂量支气管舒张剂时，射流雾化器的使用十分必要。患有严重支气管阻塞性疾病和严重残疾的患者也可在家使用此种装置。但在使用这种装置之前，医师有必要确认以下条件方可使用：患者哮喘诊断明确，支气管可逆性良好，患者正确掌握使用方法，患者确实需要使用大剂量的支气管舒张剂，在使用舒张剂的同时配合充分的抗炎治疗。

（三）老年性哮喘的预后

诊断后的老年性哮喘的治疗效果一般不如中青年患者。研究显示，65%以上的老年哮喘患者每天都有症状，68%的老年哮喘患者认为哮喘对他们的日常活动具有中等以上的限制程度。老年性哮喘发作较频繁，住院时间较长，过去认为哮喘是老年患者的重要死因，但一些研究显示，相当多的老年哮喘患者真正的死因是心脏疾病和 COPD。

（四）老年性哮喘防治的特殊性

对没有其他并发症的老年哮喘患者，哮喘治疗同其他年龄段的哮喘治疗基本类似，除了使用药物解除哮喘症状，哮喘治疗的目的还包括通过“哮喘患者联谊会”等组织对患者及家属进行必要的教育，使他们掌握哮喘防治的基本知识和吸入性药物的使用方法。有条件的话，应对那些不能前往医疗机构就诊的哮喘患者进行定期家访。

由于老年人容易患有多种其他疾病（如心脑血管疾病、痴呆、抑郁症），这些疾病通常会与哮喘相互影响，给诊断和治疗带来很大困难。例如，脑血管意外是造成相当数量老年人致残的重要原因，这类患者尤其是中风患者由于语言表达能力的障碍，无法正确叙述病情，给哮喘的诊断造成困难。患有严重疾病的患者由于过度虚弱，无法耐受肺功能检测，也不可能使用药物吸入装置，可以考虑使用射流雾化吸入给药。患有抑郁症的老年患者由于自我隔离和自我忽视，不能正确评价治疗效果，依从性较差。当缺血性心脏病和哮喘共发时会对哮喘诊断和治疗造成极大困难。因为有些症状如呼吸困难为两种疾病所共有，而且对其中一种疾病的治疗往往对另一种疾病不利，例如 β 阻滞剂和激动剂、ACEI 和阿斯匹林。左心衰竭本身也会存在气道阻塞和气道高反应性。

第九章　哮喘的预防、护理及预后

第一节　预　防

哮喘患者的气道持续存在过敏性炎症及气道高反应性，即使在轻度哮喘或缓解期。当患者接触到一些对健康者不引起任何反应的轻微刺激时就会激发哮喘发作。随着哮喘的反复发作，上述病变逐渐加重，甚至形成不可逆的改变，贻害终身。因此，必须重视平时的预防，若及早采取措施阻止或消除上述病变则可获理想的预后。

支气管哮喘的预防工作可分为三级：

一级预防　指通过消除可以诱发哮喘发作的各种因素从而避免哮喘的发作。

二级预防　指在无症状阶段或症状轻微时给予早期诊断、早期治疗，防止病情进一步发展。

三级预防　指哮喘发作时应积极控制气道炎症和症状，防止病情恶化或发展为肺气肿、肺心病。

预防措施包括非药物预防、药物预防和开展宣教活动。

一、非药物预防

1．支气管哮喘危险因素分析[①]

哮喘是一种由多种因子诱发的心身疾病，病因和发病机制复

① 烟玉芹．支气管哮喘危险因素分析及预防．中国临床医药研究杂志，2006，(156)：58～60

杂多变，涉及到遗传、环境、行为、心理、机体免疫等诸多方面，现分析如下。

(1) 遗传因素　哮喘是一种有明显家族聚集倾向的多基因遗传疾病，母亲与孩子关系最密切，母亲的某些疾病与孩子患哮喘有着很重要的关系。有哮喘史母亲的孩子患哮喘的危险性比其他孩子大10倍；美国哮喘患者中20%～25%的患者父母或同胞也患有哮喘，父母一方有哮喘的孩子得哮喘的危险性比非哮喘家庭孩子高，如果双亲都有哮喘则危险性更大；在同卵双胞胎中研究遗传倾向更具说服力，同卵双胞胎对哮喘呈现高度相关，遗传因子与哮喘的严重程度、呼吸道感染及运动激发哮喘的反应大小有关。

(2) 个体特应性体质因素　多数哮喘患者具有特应性体质，即有脂溢性皮炎、湿疹、过敏性鼻炎、丘疹样荨麻疹、眼炎等。Wright等的研究表明，出生后第一年即有过敏性鼻炎的孩子到6岁时就会出现呼吸道症状，而且很可能被诊断为哮喘；母亲有过敏性疾病，孩子有可能患过敏性鼻炎，OR=2.2。过敏性鼻炎与哮喘间有着非常密切的关系，OR=4.06。

有特应性体质的孩子，在3岁以前被病毒感染时如有喘息症状，同时在其后的童年生活中存在喘息的危险因素，可发展成持续性哮喘。而无特应性背景的孩子被病毒感染后，若有喘息症状，到3岁以后，症状也可逐渐消失。

(3) 免疫功能因素　不同类型的哮喘均存在相同的病理基础，即以淋巴细胞、嗜酸性粒细胞和肥大细胞浸润为主的慢性气道炎症，同时伴有巨噬细胞数量增多及激活，急性加重期中性粒细胞浸润等，表明不论外源性或内源性哮喘均有慢性获得性细胞介导免疫机能参与发病。在支气管哮喘中，有许多炎症细胞、炎性介质、细胞因子及其他一些免疫介质参与形成气道炎症反应。

(4) 行为、精神及心理因素　支气管哮喘已被肯定是心身疾病，哮喘发病的关键是气道高反应性，近年对哮喘患者的心理特征有一些研究成果：①支气管哮喘没有单纯的或统一的人格类型；②许多哮喘患者（约 1/2）有强烈的乞求他人保护的潜意识的愿望；③特殊的乞求保护的愿望。郭培成对 128 例哮喘儿童调查得出，母子关系是引起哮喘患儿心理变化的一个最主要因素。母亲孕期的行为决定着胎儿是否健康，孕期及出生时的一些因素可以使一些孩子发生哮喘，最突出的是缺乏孕期保健，这几乎使孩子发生哮喘的危险增加 5 倍；如果母亲吸烟量超过每天 20 支，则使孩子发生哮喘的危险性几乎增加 8 倍；母乳喂养可以减低孩子哮喘的危险性，婴儿可以从母乳中获得 IgA 等保护性蛋白，可以改善机体暴露于变应原的状况，而减少 4 个月内喘息性下呼吸道疾病的发生。如果婴儿过早地食用牛乳或婴儿配方食品，则增加了其发生过敏反应的机会，这同样使孩子增加了发生哮喘的危险性。

YeUowlees 等研究发现，情绪障碍是哮喘发病的原因之一，其他研究也提示，哮喘发病率的增高与高度焦虑及情绪波动有关；哮喘能引起行为问题的发生，而行为问题又反过来促发或加重哮喘症状，形成恶性循环。现代生活的节奏加快，竞争激烈，人承受的压力增大，从而容易引起哮喘。有的人因突然的情绪兴奋、精神创伤或激烈争吵等，也可能促使哮喘发作。

某些社会经济因素对哮喘的危险性存在着影响，美国纽约 0～1 岁儿童哮喘流行率的研究得出，低经济收入家庭哮喘的患病率明显高于高收入家庭。

（5）环境因素　越来越多的研究表明环境因素促进哮喘的发生和发展，环境因素有室内环境和室内环境。

室内环境因素：大多数家庭的住房密封性较好，空气流通不足：暴露于室内污染物，如香烟烟雾、屋尘螨、霉菌、蟑螂、家养宠物等是某些特应性体质者的变应原可引发变态反应。屋尘螨等（HKM）及其代谢产物是造成气道高反应性（AHR）和引发哮喘的重要的危险因子，沿海地区家庭潮湿环境易生霉菌，某沿海高校秋季开学后，有些同学的衣服、被褥发霉，在拍打、清洗、翻晒后一到十个小时后发生哮喘，这充分说明潮湿环境易生霉菌增加了哮喘的危险性。现代建筑材料和装饰材料中含有各种有害物质，比如甲醛、苯释放超标也会对呼吸道产尘刺激作用。

室外气候环境因素：主要与天气变化和城市空气质量下降有关。哮喘多在气温骤变时发作，而感染型的哮喘多发于冬季，这一方面是由于寒冷空气的刺激，另一方面也由于冬季湿度过低。湿度过低时，可使呼吸道黏膜干燥，气道上皮细胞损伤，上皮表面的纤毛出现运动障碍，影响气道的排痰排异功能，诱发哮喘。另外，室外过敏原如链格孢属霉菌孢子、工业废气以及各种花粉与哮喘的发病有着密切的关系。

（6）疾病因素　患病毒性呼吸道感染，小气道狭窄容易被阻塞，机械通气时产生肺损伤，加大了发生哮喘的危险性。反复呼吸道感染是哮喘常见的诱发因素，主要是病毒感染所致的喘息性毛细支气管炎。

过敏性鼻炎和哮喘是常见的联合病，上、下呼吸道之间管腔相通，黏膜连续，呼吸道任何部位遭受某种刺激，如变应原、污染物质、病毒、细菌等均可产生类似的反应。过敏性鼻炎是哮喘的一个重要危险因素。在过敏性鼻炎患者中哮喘的发病率为20%～40%，大大高于正常人群的2%～5%，过敏性鼻炎患者发生哮喘的危险性比正常人高8～20倍。

慢性咳嗽是哮喘发病的一个因素，儿童慢性咳嗽中12%～27%的患者属于咳嗽变异性哮喘，儿童咳嗽变异型患病率为0.77%～5.0%。胃食管反流是直接引起和加重支气管哮喘的重要原因。食管上端有感受酸碱度的pH受体，它被反流的酸性胃内容物刺激后，反射性地引起支气管痉挛，以及反流物误入气管直接刺激气道引起支气管收缩，这可能是某些哮喘的直接原因，也是使患者哮喘症状难以控制的重要原因。

（7）其他因素　在日常生活中，因食用海鲜、牛奶等食物过敏而导致哮喘的人也为数不少。另外，调味剂、防腐剂、保鲜剂等化学添加剂都是过敏性哮喘的重要诱因。笔者近期分析了182名哮喘患者的调查问卷，其中93.4％的人喝酒，32％的人回答饮酒至少有两次激发了他们的哮喘发作。

剧烈运动会激发哮喘。美国哮喘病运动锻炼健康联盟的Catiguiru医师等，为了确定哮喘在都市少年和高中生运动员中的发生率进行了调查研究，结果显示，在127例（38％）6～18岁的少年儿童中，有49例赛跑后用力呼气容积下降≥15％，7例（14％）已确诊为哮喘并应用了治疗药物。

大量抗生素药物的运用使病毒及细菌的抗药性增强，同时某些药物本身就会引起哮喘，如阿斯匹林、心得安、消炎痛、布洛芬等均具有诱发哮喘的危险性。

2. 非药物预防措施

（1）遗传学方面

从遗传学角度来考虑，为了降低哮喘发病率，目前可从以下几个方面着手。①提倡结婚前应进行遗传咨询。由于父母双方均为特应性体质者婚后其子女为特应性体质的可能性远远大于父母中一方为特应性体质者，因此特应性体质的男（女）青年应尽量避免与另一特应性体质者结婚。②对于有家庭过敏史的新生儿应做HLA测定分型，以期检出那些临床有可能发生过敏性反应或哮喘的儿童，作为预防哮喘的重点对象。此外，国内外均有研究报告指出秋季出生的婴儿患哮喘的机会高于其他季节出生者，故应尽量避免秋季分娩。

（2）避免与变应原接触

减少烟雾吸入量　不但本人不吸烟，也要劝阻家庭成员、客人不在居室内吸烟。

减少霉菌吸入量 保持室内干燥、通风良好，定期打扫室内卫生，去除各种杂物。

避免室内污染 房屋装修时，尽量采用对人体无害的涂料、装饰板等，易过敏的人应待涂料、油漆等无味后方可进屋。

杀灭蟑螂 蟑螂是重要的过敏原，患者不在室内时，应喷洒杀虫剂，彻底杀灭蟑螂。

杜绝猫过敏原 最根本的办法是家中不养猫。

减少花粉吸入 在春暖花开季节，街上花粉飘飞，患者在中午前后最好不要外出，如外出应戴口罩。

其他事项 不要穿着羽绒制品以及蚕丝制作的衣物；要注意劳逸结合；要注意保暖，防止受凉，以减少哮喘发作。

(3) 适当参加运动

锻炼对哮喘患者极为重要，可与药物治疗同时进行。体格锻炼可促进血液循环及新陈代谢，改善呼吸功能，增强肌肉张力，提高机体对温度和外界环境变化的适应能力，参加体育锻炼还可促进食欲，保持精神愉快，提高机体的抗病能力。此外，还应养成规律的生活习惯，因地制宜循序渐进地增加运动量，进行冷水洗脸、洗脚等锻炼，夏季参加游泳活动。只要在医生指导及一定药物的治疗下，持之以恒，体育锻炼是预防哮喘发作、调节机体机能状态的重要措施。参加适当的体育活动，如气功、太极拳、散步、跑步、游泳、医疗体操、呼吸训练等，运动强度应控制在运动时的最高心率为170减年龄数字的水平。主观感觉以稍有气急，尚能言谈为宜。

(4) 心理教育

应高度重视对哮喘患者和家属的教育。由广大哮喘患者和医护人员共同参加的“哮喘之家”、“哮喘俱乐部”是群防群治、教育患者的好形式，在全世界许多国家和地区均已收到良好的效果。由于医护人员是该项教育的主体，加强对医务人员的教育也是相当重要的。

减少哮喘患儿的精神刺激和思想负担：哮喘是一类心身性疾病，由于哮喘的发病与神经系统兴奋性有关，因此医务人员必须告诉家长对待哮喘患儿应避免以下两种不正确倾向：①过分宠爱和迁就，结果使患儿逐渐形成不正常的性格，疾病可随情绪变化而波动；②对病孩关心太少，甚至对其产生厌弃和冷淡的态度，以致增加患儿心理上的压力，对病情不利。患儿也往往因病假缺勤，学习和体育锻炼方面的压力大，如不能正确处理，则会增加其精神负担，故对哮喘患儿，应在一定的医务人员监督下，鼓励他们多参加集体活动，学会自我管理，每天记录哮喘日记，提高战胜疾病的信心。医生还应对家长和患儿（年长儿）详细解释引起哮喘的发病因素和防治措施，鼓励家长、患儿与医生密切配合共同战胜疾病。患儿只要坚持治疗，多可减少发作直到基本痊愈。也有不少患儿由于自身体质改善及环境变更，至青春期获得自然痊愈。

（5）防止食物过敏

哮喘是一种常见的、反复发作的疾病，合理饮食是哮喘患者预防发作和早日康复很关键的一部分。哮喘患者饮食宜温暖、清淡、稀软，有条件可以少量多餐。所谓“宜吃食物”，是一个相对的群体概念，是指大多数患者食用以后，不会发生不良反应并且对疾病的康复有良好促进作用的食物。高蛋白食物有助于气管炎症修复，增强抗病能力。如肝脏、鸡肉、兔肉、鲫鱼、鹌鹑蛋、牛肉、大豆等。胡萝卜、韭菜、蛋黄、南瓜、杏等富含维生素 A，有润肺气和保护器官上皮细胞的作用。大枣、橘子等富含维生素 C，可以抗炎、抗坏血酸防感冒，增强免疫功能。还要多吃一些猪骨、豆腐、青菜、芝麻酱等富含钙质的食物，以提高器官的抗过敏能力。

哮喘患者忌吃（或少吃）的食物：所谓“忌吃食物”，也是一个相对的群体概念，是指食物没有经过专门调制的情况下，大部分患者食用后，会发生不良反应。如羊肉、狗肉、海鲜类、番茄、花生、咸菜、土豆及刺激性的大蒜、辣椒以及味精、汽水、雪糕。禁用烟、酒、浓茶等。

饮食油腻，日积月累，伤胃碍脾，影响脾的运化功能，酿湿成痰，若阻于气道则易诱发或加重哮喘。

食物的温度应与自己的体温大致相同。尤其是小儿和老年患者，身体虚弱，食过冷食物后，会引起胃肠蠕动减弱导致消化不良，食欲不振，使患者体质下降，对康复极为不利。过热食物，易引起阵发性咳嗽从而诱发哮喘。

过食甘甜食物可蕴湿生痰，痰随气升，气因痰阻，相互搏结，阻于气道，故咳嗽气喘。值得提出的是：蜂蜜应区别对待。蜂蜜中所含成分大部分是单糖，它不经人体消化就可被吸收，故不易致病。同时因蜂蜜中富含维生素、蛋白质及微量元素所以具有滋补强壮、润肺止咳、止痛解毒作用。尤其是其中不含脂肪，素有“老人牛奶”之美称，是哮喘患者难得的保健滋补品。

产气的食物有地瓜、蚕豆、绿豆等，在消化过程中产生的大量气体，在未排出前使腹部胀气，横膈上抬，胸腔缩小，影响肺通气，从而诱发哮喘。

英国伦敦大学的一项调查表明，过量摄入食盐，不但能诱发高血压，而且会影响呼吸系统功能从而加重气喘。研究人员发现，支气管的高反应性，能通过低盐饮食得到缓解。尤其合并肺源性心脏病的患者，更应控制食盐的摄入量。

另外，哮喘患者宜少食多餐，细嚼慢咽，定时进食，应限制饮食量，体重不宜超重。

鼓励用母乳喂养，母乳引起婴幼儿过敏者远较人工喂养者少，且前者含有 SIgA，可增呼吸道抗感染能力。

(6) 禁用致敏药物

避免应用阿司匹林、β受体阻断剂或非甾体类抗炎药，也应避免应用滴眼的β受体阻断剂。

(7) 灸法预防

用灸法预防哮喘复发，有效率在80%～90%。如果能连续不间断地使用三年，症状大多可以控制。实验研究证实，该方法主要是通过增强机体的免疫功能来达到防止复发的目的。灸法防哮喘复发的方法很多，本文介绍几种简便而有效的灸法。

方法一：悬灸法

取穴：足三里、石门

操作：常用穴每次均取，其中，足三里穴仅取一侧，左右交替使用。以纯艾条一支，点燃后，先以温和灸法灸足三里穴，要求局部有较温和的热感，持续灸10min左右，以皮肤表面微红而穴位深部有明显的热感为宜。再灸石门穴（位于脐下二寸），用雀啄灸法，将艾条燃着端上下移动施灸，约5min，至局部皮肤潮红为度。可在每年夏季三伏天中的任何一日（一般在阳历7月10日～8月10日之间）清晨起床时开始灸，每日1次，一般灸3次为一疗程。每年一疗程，连续灸3年。

经数百例观察，本法主要用于在冬季发作而症状较轻、病程较短的患者，其有效率通常在90%以上，本法十分简便患者自己即可施行，不过要注意两个穴位的灸法有所区别，灸的时间也有一定讲究。

方法二：敷灸法

敷灸法又称穴位敷灸发泡法、冷灸法、天灸法等，是指用一种或几种对皮肤有刺激性的中药或草药作成适当的剂型贴敷于穴位上，通过刺激肌表使之充血发泡，产生类似灸法作用的一种治法。本法可用于防治多种病症，支气管哮喘是较为有效的一种。

取穴：分为三组：(1) 天突、定喘；(2) 大椎、肺俞；(3) 风门、膏肓俞。

操作：取白芥子 21g，元胡 21g，甘遂 12g，细辛 12g。将上面四种中药一起烘干研成细末，放在瓶中，盖紧瓶盖备用。这是一个人敷灸 3 次的用量。

每次选一组穴，双侧都取，三组穴轮用，用棉签蘸龙胆紫药水在穴位上做好记号。取上述药末的三分之一量，加鲜姜汁调成糊膏状，有条件的话可加人工麝香少许。治疗时，根据穴位的多少，把药膏等分成三或四份，分别摊在直径为 3 厘米的医用胶布的中间，再敷贴于所选穴区。成人贴 3～4h，儿童贴 2～3h，揭去，但应根据贴后的反应而缩短或延长贴药时间。若贴后热辣，烧灼感明显，可提前去药，以防损伤皮肤；反之，贴后微痒舒适者，可适当延长贴药时间。本法宜在夏季三伏天进行，每年共敷灸 3 次，每次间隔 10 天（即初伏、中伏、末伏各 1 次）连续治疗 3 年，共敷贴 9 次。

敷灸法对预防支气管哮喘发作的作用是确切的，有关药物配方很多，这里介绍的是较简单的一种。如果购买上述药物仍有困难，还有一个更简便的方法：取紫皮大蒜 1 个（独蒜更佳），剥去外皮，捣烂成泥，每穴取黄豆大蒜泥贴灸，外用医用胶布固定，每次敷灸 1～2h（儿童宜更短一些）。

特别提醒　取下时，如局部潮红或有小水泡，不必处理，如局部水泡较大者，应用消毒针具刺破水泡、排干，局部搽龙胆紫药水即可。贴灸期间勿洗冷水浴，忌食冷冻品及腥物。

(8) 保护性预防

生活宜规律，防止活动过度和情绪激动，不去或少去公共场所，预防呼吸道感染，清除病灶，慎防淋雨，注意气候影响，做好防寒保暖工作，冬季外出应带口罩。尤其气候转变或换季时，要预防感冒诱发哮喘。避免被动吸烟，吸烟者戒烟。

喝热水　美国夏威夷大学医学院腊斯兰克博士发现，喝热水是一种有效的缓解哮喘的方法。当哮喘发作时，让患者安静、松弛地从床上坐起，然后喝热开水（水温不烫口为限），喝至身上发热后，哮喘便会很快缓解。这种方法对90%的患者有效。

摩擦皮肤　日本昭和大学医学院饭仓教授发现，用干布擦皮肤对哮喘也有很好的缓解效果。摩擦的部位在第二与第三肋骨之间和第八与第九肋骨之间，前者为吸肌所在位置，后者为呼肌所在的位置。摩擦100次左右，其强度为使部分皮肤略微发红。他认为，哮喘发作的原因在于支气管的副交感神经紧张，用干布摩擦皮肤时，副交感神经的紧张就从支气管转移到了皮肤上，支气管开始扩张，呼吸变得轻松起来。用干布摩擦时切忌过度，以免损伤皮肤，引起炎症。另外，摩擦用布以丝绸最佳，全棉次之。

二、药物预防

1. 抗变态反应性炎症药物　主要包括糖皮质激素、色甘酸钠、曲尼斯特、酮替酚、息斯敏、开瑞坦（克敏能）等。

(1) 色甘酸钠

色甘酸二钠是一种新型的支气管哮喘预防药，是肥大细胞膜的稳定剂，能选择性地作用在肺组织的肥大细胞，抑制过敏原和抗体结合时所引起的过敏活性物质的释放，而发挥缓解支气管哮喘的作用。它对外源性（即吸入型）哮喘，特别是季节性哮喘和青少年患者的哮喘疗效较好，发作前使用此药，能防止吸入抗原所造成的哮喘发作。

色甘酸钠口服无效，也不能制成气雾剂使用，只能制成极微细的粉末，通过特制的吸入器吸入。一次吸入作用可维持6h，需要连续用药数天才有效，一般在发作季节前2周开始用药，每次吸入20mg，每天3～4次，如果连用4～6周仍无效果，可改用其他药物。

注意：少数人会因吸入干粉的刺激出现口干、咽喉发痒、呛咳。获明显疗效后，可减少给药次数，不能突然停药，否则可引起哮喘复发，应逐渐减量后再停药。

（2）曲尼斯特

是一种口服的肥大细胞膜保护剂，通常在发病季节前2～3周开始服用。成人：每次100mg，1日3次；儿童：5mg/（kg·d），分3次服用；不良反应：①很少有中枢神经抑制症状（头痛头昏嗜睡）；②个别有消化系统症状（恶心、厌食、腹痛腹泻，便秘、肝功能异常），肝功能异常者慎用；③偶有膀胱炎症状：尿频、尿痛、血尿（少见）。

（3）酮替芬

亦有稳定肥大细胞细胞膜作用及抗组织胺作用，适用于所有类型哮喘，但此药舒张支气管作用亦不强，目前已用作预防哮喘发作的药物而广泛应用，成人剂量：每次口服1mg，每日2次；儿童剂量为0.08～0.12mg/（kg·d），至少服6～12月，应在发病季节前2～3周开始服用。副作用有嗜睡、头晕、困乏等，儿童比成人少见。

2. 炎症介质及其受体拮抗剂

主要包括白三烯拮抗剂、血小板活化因子拮抗剂、血栓素受体拮抗剂、血栓素合成酶抑制剂、速激肽（tachykinin）拮抗剂、细胞活素、磷脂酶A_2抑制剂等。

（1）白三烯受体拮抗剂

如扎鲁司特（商品名安可来）20mg，1日2次，口服；孟鲁司特（商品名顺尔宁）10mg，1日1次，口服。这类药物对上、下呼吸道的变态反应炎症均有抑制作用，兼有预防和治疗哮喘作用。

（2）血小板活化因子（PAF）拮抗剂

PAF是粒细胞等受激化后产生的一种炎症介质，它可使嗜酸性粒细胞、血小板向肺部聚集，支气管收缩，进而发展为“支气管反应亢进”。目前PAF拮抗剂研究进展较快，已有较多数量的化合物进入Ⅱ/Ⅲ期临床，但它们发展变化较大，既有转入其他类别，也有中选辍止，迄今未见PAF拮抗剂类别的化合物上市。

（3）血栓素受体拮抗剂

血栓素A_2（TXA_2）可致支气管收缩，增加血管通透性和黏液的产生，对气道发生高反应状态起到重要的作用。研究此类化合物的方法与白三烯相近，亦可采取TXA_2受体拮抗和阻止TXA_2的合成，前者似乎较后者陈旧，但TXA_2受体拮抗剂研究的化合物数和测出的数据在数量上仍超越血栓素合成酶抑制剂。

（4）血栓素合成酶抑制剂

这是比拮抗剂更加新的研究途径，有10个用于抗哮喘的TXA_2合成酶抑制剂，其中7个仍在继续开发之中，全部是由日本公司所开发。Kissei和Ono公司的奥扎格雷早在1988年上市作为抗凝剂，1992年在日本批准作为口服抗哮喘药。日本三共公司的Imitrodast Sodium进入Ⅲ期临床，日本卫材公司用于抗哮喘治疗的E-6700进入Ⅱ期临床。其余几个化合物尚处于临床前阶段，大多数化合物最初都是作为抗凝剂进行开发，而Chugai公司的3个化合物则是以抗哮喘为适应症进行开发的。

（5）速激肽（tachykinin）拮抗剂

速激肽是感觉神经受到刺激释放出的一组致炎神经激肽，它可致支气管收缩、炎症、血管收缩和疼痛。参与哮喘的神经肽包括P物质、神经激肽A和神经激肽A。

据悉，《Pharmaprejects》共统计报道22个用于抗哮喘的速激肽拮抗剂，其中18个化合物仍在研究中。此研究途径具有新颖性，神经激肽拮抗剂中速激肽拮抗剂在抗哮喘研究中是最为活跃的一个领域。目前尚未有成熟的品种上市。

（6）细胞活素

细胞活素系从肥大细胞中释出，被认为对哮喘发生有重要作用，其白介素-4（IL-4）可促进B细胞成熟；白介素-5（IL-5）会使嗜酸性粒细胞聚集，活化而发生炎症。目前此研究途径尚未引起广泛兴趣。值得提及的有Taiho公司的甲磺司特（Suplatast tosilate），系IL-4抑制剂，以商品名IPD于1995年在日本上市，它可抑制IgE的生成，而对IgM、IgG不产生影响，同时它还可抑制其他化学物质的释放，适用于支气管哮喘、过敏性鼻炎、特异性皮炎。Senju公司获得该药0.1～1.0％眼药水的独占权，开发用于过敏性结膜炎。

（7）磷脂酶A_2抑制剂

磷脂酶A_2抑制剂作为一种新的抗哮喘药类别，被不少著名制药公司看好。该酶可以导致花生四烯酸发生一系列反应，生成白三烯、前列腺素、血栓素和PAF，故对磷脂酶A_2的抑制可以阻止多种致炎因子的产生。参与开发此类抗哮喘新药的公司有Fisons、美国家庭用品公司、罗氏公司、礼来公司、百时美施贵宝公司、勃林格殷格翰公司和默克公司，开发中的14个化合物均处在临床前阶段，尚难预料进一步的进展。

3. 防治呼吸道感染药物

（1）提高机体免疫功能

常用的有胸腺素、核酪、转移因子、卡慢舒糖浆、中药黄芪等。

1）胸腺素　是从小牛或猪等动物胸腺中提取的一组多肽类混合物，包含多种成分，主要作用是促进体内免疫活性淋巴细胞的成熟与转化，因而具有增强细胞免疫功能及调节机体免疫平衡的作用。剂量为5～10mg，肌内注射，隔日1次，少数患者用药1个月后见效，多数患者需治疗3～4个月才见效，显效后维持每1～2周注射一次，连用6个月～2年以上。副作用与转移因子相同。此药尚属探索研究性药物，不宜广泛使用。

2）核酪　①核酪注射液：别名为核酸-酪素注射液、新喘宁。功效：能增强机体抗病能力。适应症：用于治疗支气管哮喘、慢性支气管炎等。用量用法：肌注或皮注：每次 2～4 ml，每周 2 次，3 周后改为每周 1 次。注意事项：副反应少见。②核酪口服液：主要成分：由核酸水解液、酪蛋白水解物和多种氨基酸与欧氏液等制成的含糖溶液。功效：能增强机体抗病能力。适应症：主要用于治疗慢性支气管炎，能使症状减轻，睡眠改善，少患感冒等。在发病季节前提早用药，效果更显著，对支气管哮喘也有一定疗效。用量用法：口服，成人 1 次 10ml，1 日 2 次，小儿 1 次 5ml，1 日 2 次。

3）转移因子　是从动物白细胞、脾脏等中提取的小分子多肽，能把供体的某些免疫力转移给无此免疫力的受体，从而触发和提高受体有关细胞免疫功能，增强机体对某些疾病的抵抗力。一般注射于淋巴回流比较丰富的上臂内侧，或腹股沟下端的皮下，易于起作用。当然，肌内注射也可。每周 1～2 次，每次 1～2 单位（1～2 支），出现效果后，改为 1～2 周 1 次，可连续应用 6 个月～2 年以上。除注射部位有酸胀痛感外，少数病例可出现短暂发热反应，个别病例有轻度风疹样皮疹、皮肤瘙痒等现象。转移因子对不满 1 个月的婴儿不起作用。注射液应贮存于 -20℃冰箱内，冻干粉在 10℃以下保存。

4）慢舒糖浆　是最近制成的免疫促进剂和调节剂，其主要成分为羧甲基淀粉钠，动物实验及临床应用显示对反复呼吸道感染小儿及哮喘患儿有改善细胞及体液免疫功能，从而增加机体抵抗力的作用。用法：22.5％卡慢舒溶液 1～4 岁 7ml/次，～7 岁 10ml，～14 岁 15ml，每日 3 次，3～6 月为一疗程。

5）卡介菌多糖核酸注射液（斯奇康）　适应症：为免疫调节剂，用于预防和治疗慢性支气管炎、感冒及哮喘。用法：肌内注射，1ml/次，每周 2～3 次。最好能坚持 1 年。

6）人胎盘组织注射液　适应症：支气管哮喘、慢性支气管炎。用法：肌内注射，1～2ml/次，每日或隔日 1 次，30 次为 1 疗程。

7）黄芪　①黄芪口服液　药物组成：黄芪、丹参。功效：本品对免疫功能低下者，具有明显的免疫增强作用，增加 NK 活性及巨噬功能，使 T 淋巴细胞百分率上升，通过 T 细胞的介导，对机体免疫功能还具有双向调节能力，对干扰素系统具有明显的刺激和诱生作用。用法用量：口服，每次 20ml，每日 2 次。②黄芪颗粒　药物成分：为黄芪经提取制成的颗粒。功效：增强机体免疫功能，且黄芪的补气扶正作用与调节机体免疫功能、提高机体抗病力、维持机体内环境的平衡密切相关。用法与用量：开水冲服，1 次 15g，1 日 2 次。

（2）针对不同病原

1）抗病毒　干扰素、病毒唑及双黄连。

2）抗肺炎支原体药物　阿奇霉素、琥乙红霉素、罗红霉素。

3）抗细菌药物　先用窄谱，再用广谱。

三、免疫治疗

免疫疗法分非特异性免疫疗法和特异性脱敏疗法。

1. 非特异性免疫疗法

近年来有用胸腺肽、灭活卡介苗、哮喘菌苗、核酪、胎盘脂多糖等方法。这些治疗的目的是刺激机体免疫功能，增强淋巴细胞增殖，产生非特异性 IgG，从而提高患者机体的免疫功能。

哮喘菌苗主要用于每次均因呼吸道细菌或病毒感染而诱发的内源性哮喘患者，是一种非特异性免疫疗法，能提高巨噬细胞的吞噬功能和增加人体的抗病能力。常用三联（甲型链球菌、白色葡萄球菌和奈瑟球菌）菌苗。通常用药后 2 个月才起效，因此，对季节发病者，于发病季节前 2 个月开始，每周皮下注射 1～2 次，初剂量为 0.1ml，以后每次递增 0.1～0.2ml，直到 1ml 为维持量，15～20 次为 1 个疗程。对终年经常发作者，可常年应用。

2. 特异性脱敏疗法

脱敏治疗是一种特异性免疫治疗，适用于过敏性（外源性）哮喘。其原理是用小剂量过敏原多次注射，使人体内产生阻断抗体 IgG，同时减少特异性 IgG 的产生和巩固肥大细胞或嗜碱性粒细胞膜。采用自小剂量开始，逐步增加浓度，使体内反应素 IgE 下降，达到病因治疗和病因预防的双重作用。脱敏疗法一般应坚持 2～3 年，对单一过敏原过敏者疗效较好，儿童效果比成人好。但由于过敏原种类繁多，平日有些变应原如尘土、螨、花粉及霉菌等几乎无处不在，防不胜防，故对其治疗地位仍有争论。

第二节　护　理

一、临床护理

1. 加强基础护理

（1）心理护理　哮喘发作时患者常有精神紧张、烦躁，甚至出现恐惧心理，这种压力大、波动大的情绪会对病情产生不利影响，应用疏导劝慰法，主动了解患者的自觉症状，生活习性，做好心理护理，在实施治疗、护理上要稳定、娴熟使患者有安全感。

（2）生活护理　卧床休息由专人护理，避免不必要翻动，防止情绪激动，调节消化功能，给营养丰富、高维生素、清淡易消化流质饮食。有心衰者应限制钠，多食水果、蔬菜。避免食入刺激性食物，禁烟酒。注意局部皮肤护理，减少机体耗氧。

2. 保持呼吸道通畅，减少机体氧耗

（1）吸入空气的净化和调节　保持病室空气流通，避免接触一切可疑的变应原，注意对患者进行保健指导，预防感冒，加强病区的环境管理。为患者提供适宜温湿度。

（2）控制感染，消除呼吸道痰液　呼吸道感染时要适当、及时选用抗生素，鼓励患者咳嗽、咯痰，口服祛痰剂，帮助患者排除呼吸道分泌物，保持呼吸道通畅，减轻呼吸困难。

（3）氧疗　严重哮喘的患者可有明显的呼吸困难和缺氧，应立即吸氧 2～3L/min，从而提高吸入气体中的氧浓度，以促进组织的新陈代谢，改善精神症状及生命质量。

（4）雾化吸入、湿化呼吸道　痰多黏稠不易咳出者，可用雾化吸入，湿化气道以利痰咳出，使气道通畅，增加肺泡通气量。

3. 哮喘持续状态的护理

（1）重要指标观察记录　密切观察患者呼吸节律、速度、脉搏、血压、口唇发绀程度，掌握病情发展，填写好各种记录单。

（2）发作时的护理　哮喘发作时护士在床边，将床头抬高 40 度以促进呼吸道通畅，因患者有极度呼吸困难，大汗淋漓，心动过速，明显发绀，呈端坐呼吸，严重时可出现呼吸、循环衰竭，针对患者紧张、焦虑不安做好安慰、解释工作，消除恐惧的心理状态。立即吸氧、吸痰，必要时行气管切开，保持呼吸道通畅，迅速建立静脉通道，解痉止喘，控制感染，纠正酸中毒，注意保暖。

4. 药物治疗

（1）支气管扩张剂　促效剂气雾吸入对心血管副作用较少，3～4 次/d，要正确使用气雾剂。

（2）氨茶碱　可改善呼吸肌功能，松弛平滑肌，但应注意心率、呼吸神志改变，静脉注射首次剂量为 4～6mg/kg。而且应缓慢注射，注射时间应大于 10min。

（3）皮质激素　对重症患者要求立即达到足量，以后逐渐减量，减少对激素的依赖，预防消化道出血。

5. 健康教育

向患者介绍哮喘的基本知识，指导患者摄入营养丰富的清淡饮食，避免牛奶、蛋、鱼、虾等易过敏的食物及胡椒、生姜等刺激性食物，保持室内空气新鲜，阐明哮喘病发病与精神因素和生活压力的关系，要求患者保持有规律的生活和乐观情绪。指导患者有计划地进行体育锻炼，增强抵抗力，注意保暖，预防呼吸道感染，减少复发。

二、家庭护理①

家庭护理主要是针对哮喘患儿而言。因为患儿自我管理能力差或是不能进行有效的自我管理，所以需要家属科学而耐心地进行护理。

1. 进行哮喘管理教育　支气管哮喘是一种常见的反复发作的慢性呼吸系统疾病。它会伴随患儿终身，给患儿和家属带来沉重的精神、经济负担。但是，只要进行适当治疗，加强预防，则症状可以消失，并保持患儿长期相对稳定。因此，要进行积极的宣传、教育使患儿及其家长充分理解哮喘的预防，自我处理概念，不同药物的作用及其正确用法，从而使哮喘患儿能得到长期合理、充分、有效的治疗，达到使哮喘患儿没有哮喘症状或仅是轻微的哮喘症状，不需去急诊看病或住院的哮喘治疗目标。

2. 家庭护理内容

(1) 生活护理

1) 避免接触空气中的过敏原　具有过敏体质的哮喘患儿，环境中的过敏原是引起气道反应的主要因素，气道症状的发生情

---

① 傅明丽，洪佳璇．支气管哮喘患儿的家庭护理对策．中国实用护理杂志，1998，14 (6)：333～334

况与环境中过敏原的量密切相关。“螨”是引发某些小儿哮喘的元凶，有研究证实，在暴露的室内尘螨减少后，哮喘患者的症状得以改善和/或气道高反应性降低。因此，应指导哮喘患儿家长做好以下几点来控制尘螨：①用不通透的床罩将床垫包起来。②包裹枕头或每周清洗枕套。③用华氏130度或摄氏55度的水每周洗床上用品。④哮喘患儿应避免在用纤维纺织品包装的家具上睡觉或平卧。⑤移去室内的地毯。⑥使室内的湿度＜50%。⑦用化学物质（杀虫剂）杀死螨或改变屋内螨抗原。

2）应劝导哮喘患儿家长在哮喘儿童的居住环境中移去动物过敏原。因所有温血的宠物，包括啮齿动物和鸟类产生的皮屑、尿和唾液均能引起过敏反应。如果动物喂养不可避免，每周要给它洗澡，以减少过敏原的量。

3）致敏食物的避免　食物过敏亦是哮喘的触发因素之一，因此，哮喘患儿应避免引发哮喘的食物，如亚硫酸盐类（通常为食物和药品的防腐剂，见于土豆、小虾、干果等的加工中），应指导家长为哮喘患儿建立科学的饮食方法，根据患儿疾病的不同时期，适当调整饮食，在哮喘发作时，应避免鱼腥等发物，以清淡饮食为主，在缓解期则应根据患儿体质情况，进行饮食进补，在平时则应尽量避免冷饮。

4）控制空气污染　应指导哮喘患儿远离刺激物质如烟草、家用喷雾剂、挥发性有机化合物（擦光剂、油漆等）的空气污染，以避免哮喘的恶化。

5）一些药物可以加重哮喘，阿斯匹林和其他非激素类的抗炎药物如布洛芬等均可以引起严重的哮喘发作，应指导家长，使患儿避免使用有可能致敏的药物，家中的药物应放在小儿拿不到的地方，避免误服，是十分重要的。

6）指导患儿家长加强对哮喘患儿的体育锻炼。一些哮喘患儿在运动后症状加重，家长对患儿参加体育运动没有信心，因此，消除家长的思想顾虑，协助患儿选择适当的体育运动方式循序渐进，逐步增加运动量，则可增强体质，减少呼吸道感染。但同时亦要注意运动量，不能过于剧烈，以免诱发哮喘发作。

（2）指导患儿家长正确使用蜂流速仪监测患儿的肺功能

临床研究表明，哮喘患儿的自觉症状与肺功能无相关性，患儿无症状并不意味着肺功能正常。仅根据患儿的自觉症状判断病情轻重具有很大的片面性，而蜂流速仪是一种简易的肺功能测定仪，它可敏感地测定出最大呼气流速值（PEFR），准确反映气道的阻塞程度（PEFR 改变率＞20％，即提示有特异性气道过敏存在），可发现无症状的肺功能恶化，使患儿及早得到治疗。蜂流速仪还可以观察药物治疗反应和辅助诊断不典型哮喘。因此，5 岁以上的中重度哮喘患儿都应每天监测 PEFR，因此教会家长正确使用蜂流速仪，掌握什么时候应该用蜂流速仪，怎样记录 PEFR 值，如何从 PEFR 的变化判断疾病的变化，及时与医生取得联系，预防哮喘发作是十分关键的一环。

（3）指导患儿家长寻找及仔细观察患儿哮喘发作的先兆症状

哮喘是一反复发作的疾病，多数患儿在发作前均有一定的先兆症状，如咳嗽、连续打喷嚏、呼吸增快、呼吸短促、咽痒、蜂流速值下降等。因此，寻找和观察患儿发作前的先兆症状，一旦出现症状马上按哮喘治疗原则用药，对于迅速控制哮喘发作具有十分重要的意义。

（4）哮喘发作时的家庭护理

当患儿在家中哮喘发作时，则应指导家长做好以下几方面的护理。

1）让患儿卧床休息，抬高床头使患儿半卧位有利于呼吸。

2）哮喘发作时，家长应陪伴在患儿身旁，使其保持平静，对年长儿应消除其紧张、焦虑情绪，给患儿提供一定的娱乐活动以分散患儿的注意力，并鼓励患儿缓慢地深呼吸。

3）应及时按医生预先制订的治疗计划给药，并观察药物疗效及其副作用。

4）应鼓励患儿多饮水，并鼓励患儿咳嗽，对年长儿应教会有效的咳嗽技巧，给患儿拍背鼓励患儿咳出痰液。对婴幼儿应注意观察，避免痰液堵塞气管，引起窒息，危及生命。

5）哮喘发作往往以夜间为多，故应加强对哮喘患儿的夜间观察，以及时发现疾病的变化。

6）指导患儿家长了解疾病的变化，与医护人员保持联系，当疾病加重时，应及时送医院进行治疗。

(5) 治疗用药指导

许多家长对哮喘疾病治疗的认识不足，往往只是在发作时进行治疗，症状缓解后，就不再治疗，认识不到连续治疗的重要性。因此，应对家长进行哮喘疾病连续性治疗重要性的教育，使家长认识到哮喘是一反复发作的慢性疾病，对于哮喘的治疗亦应是连续性的，主动取得医生的帮助，制订哮喘缓解期的治疗（即日常治疗）和发作期的治疗（即紧急治疗）两个治疗计划，并根据患儿的病情按治疗计划用药。

1）由于“吸入疗法”具有药物剂量小，起效快，全身副作用小等特点，全球哮喘防治会议（GI2NA）中将吸入治疗作为支气管哮喘治疗中最佳的给药途径。因此，正确掌握气雾剂的使用方法，是十分重要的。在家庭护理中，我们不仅要使患儿及家长认识吸入疗法的重要性及掌握用药时间、用药剂量，更重要的是正确掌握使用气雾剂的方法，在每次就诊或随访中，应让家长和患儿演示一下吸入的方法，如不正确应及时纠正，并应指导患儿在使用气雾剂后及时漱口，避免喷药后引起的干咳和预防皮质激素可能引起的口腔霉菌感染。

2）中医药治疗指导：祖国医学在防治支气管哮喘中具有独到之处，麻黄素就是中药麻黄中提取出来的有效成分。还有许多中药的复方制剂及中医辨证施治对哮喘治疗不仅有其独特的疗效，而且可以避免西药的一些副作用，目前有不少患儿均在用中医药治疗，但在治疗中亦应对患儿家长进行必要的中医药治疗有关知识的宣教。首先中医药治疗亦应坚持用药，应以急则治标，缓则治本为原则，坚持治疗。其次还应给予中药的正确煎法及用药时间的指导。急性期的中药以治标为主，对宣肺降气平喘的中药，煎的时间不宜过长，一般不超过 20min，并应按“先煎”、“后下”的要求进行；而在缓解期以治本为主，补益之药则煎药时间应在 30min 以上为宜。哮喘患儿发作时，夜间症状多、较明显，故在服药时，除上、下午 2 次外，应在晚上临睡前再服 1 次，以保持药效。

3）指导患儿家长不要随便用药。一些药物，如阿斯匹林等可诱发哮喘发作，当患儿感冒时应在医生指导下用药，如果自己的孩子对某类药物过敏应及时告诉经治医生，以避免药物诱发哮喘发作。同时，应向患儿家长讲明所用药可能发生的副作用及应采取的补救措施。

第三节 预 后

哮喘的转归和预后因人而异，与是否选用正确的防治方案关系密切。一般而言，哮喘轻症容易恢复；病情重，气道反应性增高明显，或伴有其他变应性疾病者不易控制。若长期反复发作而并发 COPD、肺源性心脏病者，预后不良。

儿童哮喘通过积极规范的治疗，临床控制率可达 95%，死亡率约为 2～4/10 万。哮喘的预后往往与起病年龄、病情轻重、病程长短以及是否有家族遗传史有关。据国外资料统计，80%哮喘患儿到青春期可完全治愈，70%在 10 岁以后停止发作。但有些学者认为，虽然这些患儿临床已无症状，但有的仍有气道高反应性，故只有临床症状消失的同时，呼吸功能检查完全正常才能称为痊愈。

有关青春期后症状好转或停止发作的原因，可能与以下几方面有关：①青春期后神经内分泌功能基本成熟，特别是肾上腺皮质功能的正常使哮喘得以控制；②体内存在的过敏原和过敏状况，随年龄增长以及经脱敏疗法，使机体免疫调节功能改善，体内 IgE 水平降低；③随环境条件改善，避免和过敏原的接触；④随年龄增长及体格锻炼增强了体质，同时也增强了机体抗感染及抗病能力，从而减少和控制了哮喘发作。

第十章　与哮喘相关的疾病

第一节　过敏性鼻炎

一、概述

过敏性性鼻炎是一种吸入外界过敏性抗原而引起以鼻痒、打喷嚏、流清涕等为主要症状的疾病。由于过敏原呈季节性的增减或持续存在，故本病的发病呈季节性或常年性。本病患者与吸入性哮喘患者一样，往往有明显的遗传过敏体质（atopy），在疾病发作时尚可伴有眼结膜、上腭及外耳道等处的发痒。

二、常见的过敏原

引起过敏性鼻炎的各种因素称做过敏原（allergen）或者变应原，常见的过敏原包括：

1. 吸入性过敏原　如室内、外尘埃、尘螨、真菌、动物皮毛、羽毛、棉花絮等，多引起常年性发作；植物花粉引起者多为季节性发作。

2. 食物性过敏原　如鱼虾、鸡蛋、牛奶、面粉、花生、大豆等。特别是某些药品，如磺胺类药物、奎宁、抗生素等均可致病。

3. 接触物如化妆品、汽油、油漆、酒精等。

其他可能是某些细菌及其毒素，物理因素（如冷热变化，温度不调），内分泌失调或体液酸碱平衡失调等病因均可致病。也可由于多种因素同时或先后存在。

三、发病机理

过敏原使机体释放组织胺，组织胺是可以引起一系列过敏症状的最主要物质。其发病机理有：

1. 花粉等过敏原进入鼻腔和气管；
2. 刺激机体产生特异性抗体 IgE；
3. IgE 抗体与肥大细胞相结合；
4. 花粉等过敏原再次进入体内，引起肥大细胞释放组织胺等物质；
5. 组织胺引起打喷嚏，流清水涕及鼻痒和鼻塞症状。

四、症状

1. 常见的过敏性鼻炎的症状包括：①眼睛发红发痒及流泪；②鼻痒，鼻涕多，多为清水涕，感染时为脓涕；③鼻腔不通气，耳闷；④打喷嚏（通常是突然和剧烈的）；⑤眼眶下黑眼圈（经常揉眼所致）；⑥经口呼吸；⑦嗅觉下降或消失；⑧头昏，头痛；⑨儿童可由于揉鼻子出现过敏性敬礼征（allergic salute）。

2. 常见的合并症状：①失眠；②鼻窦炎，即鼻窦的感染；③中耳炎，即中耳受到感染；④鼻出血。

上述是过敏性鼻炎常见的典型症状，每个人出现的症状可能有所不同，长年性鼻炎的患者亦可同时出现季节性的发作，部分过敏性鼻炎的患者可能同时伴有鼻息肉、哮喘、打鼾等症状，此时需要到医院进行详细的检查。

五、检查

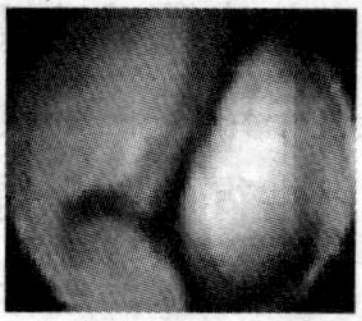

1. 鼻镜下检查：过敏性鼻炎患者就诊后可检查见鼻黏膜苍白、淡白、灰白或淡紫色，鼻

甲水肿（上图），总鼻道及鼻腔底可见清涕或黏涕。如合并感染，则黏膜充血，双侧下鼻甲暗红，分泌物呈黏脓性或脓性。病史长、症状反复发作者，可见中鼻中息肉样变或下鼻甲肥大。约30％患者合并有变应性哮喘，部分患者可以发现鼻息肉，患者在发作期可伴有结膜充血。

2. 鼻腔分泌物涂片检查：在变态反应发作期间，鼻分泌物中可见嗜酸性白细胞增多，也可查见较多嗜酸性白细胞或肥大细胞。

3. 变应性激发试验：一般用皮肤试验（划痕、皮内及接触法等），原理是有多种假定的变应物质，使与机体接触后，视有无反应出现，可协助诊断。

六、诊断

中华医学会耳鼻咽喉科学分会关于变应性鼻炎的诊断标准(1997 年修订，海口)

1. 常年性变应性鼻炎

(1) 记分条件：①常年性发病，具有打喷嚏（每次连续 3 个以上)、流清涕和鼻黏膜肿胀三个主要临床表现，一年内发病日数累计超过 6 个月，一日内发病时间累计超过 0.5h；②病程至少一年。

(2) 记分标准：有明确吸入物致敏原线索，有个人和/或家族过敏性疾病史，发作期有典型的症状和体征，各记 1 分，共 3 分。变应原皮肤试验阳性反应，至少有一种为（＋＋）或（＋＋）以上；特异性 IgE 抗体检测阳性或变应原鼻激发试验阳性，且与皮肤试验及病史符合，各得 2 分，共 4 分。鼻分泌物涂片检查嗜酸性粒细胞阳性和/或鼻黏膜刮片肥大细胞（嗜碱性粒细胞）阳性得 1 分。得分 6～8 分诊断为常年性变应性鼻炎，3～5 分为可疑变应性鼻炎，0～2 分可能为非变应性鼻炎。

2. 花粉症

(1) 季节性发病，每年发病季节基本一致，且与致敏花粉传粉期相符合；至少两年在同一季节发病。

(2) 发作期有典型的临床症状和体征。

(3) 发作期鼻分泌物（和/或结膜刮片）嗜酸性粒细胞阳性，或鼻黏膜刮片肥大细胞（嗜碱性粒细胞）阳性。

(4) 花粉变应原皮肤试验呈阳性反应，至少一种为（＋＋）或（＋＋）以上，或变应原鼻激发试验阳性、眼结膜试验阳性。

表 21　症状分级记分标准

分级记分	喷嚏（一次连续个数）	流涕（每日擤鼻次数）	鼻堵	鼻痒
1分	3～9	≤4	偶有	间断
2分	10～14	5～9	介于两者之间	蚁行感，但可忍受
3分	≥16	≥10	几乎全天用口呼吸	蚁行感，难忍

根据上述典型症状及检查结果，即可以做出过敏性鼻炎的诊断。但一般需要与下列疾病相区别：

1. 血管运动性鼻炎

患者有时稍一碰触鼻子便可引起闪电式发作，发作突然，消失快。症状与过敏性鼻炎相似，但鼻内多不发痒，口服感冒药物症状即可得到缓解。如遇冷热变化、体位变化（起床），情绪激动时亦可诱发本病。

2. 嗜酸性粒细胞增多症性鼻炎

症状与常年性过敏性鼻炎相似，虽病因未明，但与过敏无关。患者经常出现间歇性鼻塞伴喷嚏连连，大量浆黏液性鼻涕，常有头晕耳鸣、乏力、阵发性咳嗽等全身症状。

3. 感冒

过敏性鼻炎的患者经常会以为自己感冒，两者区别是后者可伴有发热等全身不适，并可发现鼻腔黏膜十分红肿。

七、治疗

1. 非药物治疗

蒸汽吸入或盐水雾化吸入。蒸汽可使鼻充血暂时减轻和增加气流。盐水可稀释黏性分泌物，改善嗅觉和去掉鼻内的变应原而使症状减轻，还可减少鼻的血流，从而作为一轻度的减充血剂。两者均可防止口干。

2. 药物治疗

过敏性鼻炎通常不能达到完全治愈。治疗的目的是预防、缓解症状以及减少过敏性鼻炎的发病时间。

不同药物治疗的机理可能不同，有局部用药和全身用药。

表 22　**常用的治疗药物**

药物种类	药物名称	作用原理	用途	注意事项
抗组织胺药物	扑尔敏，新敏乐等	对抗组织胺，机体在过敏原的刺激下释放组织胺，进而引起一系列过敏症状。	预防和治疗	扑尔敏可引起嗜睡，司机、飞行员等禁用。新一代抗组胺药无嗜睡作用，但息斯敏有副作用，慎用。
肥大细胞稳定剂	色甘酸钠眼液及口服药，曲尼斯特	在有过敏原的情况下，阻止机体组织释放组织胺。	预防	可以引起嗜睡。
减充血剂	麻黄素，必通，肾上腺素，呋麻合剂	减轻鼻腔阻塞。	短期治疗	使用一般不超过 3 天，最长 1 周。长期使用会引起药物性鼻炎。
溴化物		减少由组织胺引起的涕多症状。	治疗	临床上不常用。
激素类药物	地塞米松眼液，伯克钠，雷诺考特	减轻对过敏原的反应并抑制炎性反应。	治疗	长期使用可能导致激素的全身副作用，但一般副作用轻微，尤其是最近用于临床的药物。
鼻用湿化剂		帮助减轻鼻腔内稠厚的分泌物和痂皮。	辅助治疗	

3. 其他疗法

(1) 免疫疗法

原称脱敏疗法，后来发现治疗后有效的病例机体会发生免疫学的变化。少数花粉引起的，其他方法治疗无效，经严格选择的患者可应用。免疫疗法不是治愈变应性鼻炎，而是使80%～85%的患者的症状得到明显改善。小于5岁的患儿，因连续注射易出现皮肤合并症，不宜采用。

(2) 手术治疗

手术切除不是本病的根治方法，但可作为一辅助治疗，如鼻中隔歪曲。冷冻疗法的效果也是暂时的。

(3) 中药疗法

穴位贴敷疗法，是一种穴位与药物相结合，充分发挥穴位与药物特异性的外治方法。其简便易行，疗效较好，广泛用于临床。治疗时机依据"冬病夏治"原则，在夏季初、中、末伏（三伏天）或入伏后每隔10d做1次，一般三次为一个疗程。多需坚持1～3年更长。作用机理是该疗法主要调节了机体的免疫功能和内分泌功能，并具有一定的消炎、降低气道高反应性和改善肺功能作用，从而有预防和减轻过敏性鼻炎症状的效果。

八、预防

当症状主要发生在户外，则应尽可能限制户外活动，尤其是接触花草或者腐烂的树叶，以及柳絮和法桐上果毛，外出时可以带口罩，或者可以到过敏原较少的海滨。

当症状主要发生在室内，可以注意以下几点：

1. 减少过敏反应的生活细节

引起过敏症状的物质称做过敏原，在户外（一般为季节性过敏原）和户内（一般为常年性过敏原）均可被发现。

(1) 在花粉或者灰尘较多的季节，关闭汽车或者房间的窗户。

（2）移去过敏源，包括宠物、烟，甚至可疑的花草或者家具。

（3）使用有空气清洁过滤功能的空调，以去除花粉（但可能无法过滤灰尘）。

（4）可以使用湿度调节器来减少室内的湿度，最好使空气湿度降到50%以下。

（5）修理潮湿的地下室、通气口和浴室，并应该去除室内或者阳台上的花草。

（6）保持室内清洁无尘以减少过敏原，可利用吸尘器经常打扫卫生。

（7）卧室内使用无致敏作用的床单及被褥，如使用密闭良好的床垫及枕头，及柔韧性较好的床单和枕巾等，并每周用热水清洗床单枕巾；并注意不要在户外晒被和床单，因为霉菌和花粉可以黏到被子上。

（8）用木板、地砖等代替地毯，尤其是固定于地板上的地毯更应去除。不要种植需要不断浇水的花草，因为潮湿的土壤有利于霉菌的生长。

（9）收拾好小物件，如书籍、录音盒、CD、光盘以及长毛动物玩具等，这些物品都极易沾上灰尘，从而引起过敏。

（10）不要为减轻症状服用超量的药物；如果有返酸嗳气可注意睡前勿进食及将枕头垫高，并在医生指导下服用抗酸药。

2. 控制室内霉菌和霉变的发生

（1）用漂白粉清洁，用漂白粉或者其他清洁剂清洗上述卫生间及垃圾箱。

（2）如果衣物发生霉变要尽早扔掉，或者酌情处理，去除霉菌。

（3）保持干燥，地毯应注意防止潮湿，并保持书籍、报纸和衣物的干燥通风，食物也应合理保存，防止霉变。

(4) 房间和阳台上最好不要有经常需要浇水的喜阴类植物，潮湿的土壤里可能隐藏着大量的霉菌。

3. 彻底杀灭蟑螂等害虫

(1) 仔细的检查下水沟、墙上的裂缝、地板隔及窗户，防止蟑螂进入。

(2) 保持室内干燥，蟑螂多生活在潮湿的环境中，因此应注意不要有任何漏水的地方，尤其是厨房。

(3) 保持室内清洁，在清洁、干燥的环境中，蟑螂会感到自己不受欢迎。用餐后要将食物及时密闭，将地上及垃圾袋内的垃圾及时清理，并将餐具用热水冲洗干净，不洁的餐具会吸引蟑螂的目光。另外炉灶等处也要定期的清洁。

(4) 在屋内无人的情况下使用杀虫剂消灭蟑螂。

4. 远离宠物

过敏性鼻炎患者最好不接触及喂养宠物，与一般的认识相反，动物的毛发多不会引起过敏，而动物的皮屑、唾液及尿中的蛋白质则容易引起过敏性症状，此类不可见的蛋白质可以通过空气进入人的眼睛或者肺部和鼻腔。一只猫或者狗每周可以产生大量的过敏性物质，由于猫类和犬类都能产生皮屑，故不存在无过敏原的有毛动物，所以：

(1) 对过敏性患者，最好的办法是不接触，或者接触的时间尽可能少。

(2) 如果一定要养宠物，最好先花一些时间和别的小动物在一起，确定对它有无过敏反应，或者喂养无皮毛的动物，如海龟、鱼类等。

(3) 定期给动物清洁，可以请无过敏性疾病的人代为洗澡。

(4) 清洗动物的笼子。动物的笼子内即使在动物搬出后数月都可能存在过敏原。

第二节　异位性皮炎

一、概述

异位性皮炎（AD）亦称异位性湿疹、特应性皮炎、遗传过敏性皮炎、Besnier 痒疹、泛发性神经性皮炎等，是一种慢性、复发性、瘙痒性、炎症性皮肤病。异位性皮炎的发病可能与遗传有关，约 70%的病例有家族异位史（如哮喘、过敏性鼻炎、异位性皮炎等）。其他病因因素包括免疫反应异常、血管及血管药物反应异常、神经精神因素、感染、气候及生活环境等。患者皮损有一定的时相性特征。在不同的年龄阶段，典型皮疹的分布部位及皮损表现有所不同。大部分患者血清总 IgE 或特异 IgE（食物性或吸入性）增高，嗜酸性粒细胞及其产物增高。

二、原因

异位性皮炎与遗传因素、过敏都有着密切的关系。有资料研究表明，约有 60%～90%患者受季节因素影响，冬天由于寒冷刺激，加上阳光照射时间少，衣物的摩擦等均可能成为异位性皮炎的诱发因素。瘙痒和摩擦会导致瘙痒——搔抓——发疹——瘙痒的循环。其他病因因素包括免疫反应异常、血管及血管药物反应异常、神经精神因素、感染、气候及生活环境等。

三、临床表现

临床上根据异位表现差异和对过敏原反应结果，将异位性皮炎分成单纯型和混合型，单纯型一般不并发呼吸系统症状，混合型一般都会出现哮喘、过敏性鼻炎等呼吸过敏症状。

异位性皮炎可发生于婴儿期、儿童期、青年期或成人期，大部分患者多于出生后 2～6 个月发病（半数以上在出生后 2 年以内），但也可发生于任何年龄。男性患者略多于女性。多形皮疹的主要表现有：红斑、丘疹、丘疱疹、渗出结痂、苔藓样变和皮肤抓痕、皮肤干燥、继发感染，多伴有瘙痒感。年龄不同，皮疹分布及表现有所差异，因此我们分阶段来观察异位性皮炎的症状：

1. 婴幼儿期　皮疹最常见于面部，也常见于其他暴露或易受摩擦刺激部位，如四肢伸侧。会阴、臀部一般较少受累。皮疹多表现为红斑、散在或融合的水肿性丘疹、丘疱疹，可有渗出及结痂，瘙痒剧烈。继发感染或淋巴结肿大较常见。病程迁延反复，病情变化可受出牙、呼吸道感染、情感刺激、气候变化等影响。

2. 儿童期　儿童期异位性皮炎又可分二型，即湿疹型和痒疹型。皮疹多分布于肘膝屈侧、颈侧、腕、踝等处。婴幼儿期的红斑、丘疹逐渐被以苔藓样变为主的皮损所取代，以痒疹型尤甚，好发于四肢伸侧及背后，皮疹表现为全身性疏散分布的米粒至黄豆大丘疹、损害处干燥，陈旧皮损小而硬。病变处抓痕累累，往往伴有局部淋巴结肿大。可因搔抓以至继发细菌感染，病程呈慢性经过，常反复发作，可逐渐痊愈或发展迁延为成人期异位性皮炎。

3. 成人期　多有婴儿期或儿童期异位性皮炎的病史。皮损惯发于四肢屈侧、颈部，也可发生于前额、眼睑、手背等处，还偶有全身泛发者。病变较局限，皮疹多呈苔藓样变或淡红色丘疹性片块，表面可见细鳞屑附着和色素沉着。患处瘙痒剧烈，往往因搔痒剧烈而继发感染。病程为慢性经过，病性时轻时重，通过适当治疗最终也可逐渐痊愈。

一般来说，异位性皮炎典型患者要经历上述三个阶段的表现，即婴儿期、儿童期和成人期。但也可不出现婴儿期而直接进入儿童期或成人期异位性皮炎。有些患者仅有异位性皮炎表现，某些患者除有鼻炎外，还可伴发其他过敏性疾病，如支气管哮喘、荨麻疹、过敏性鼻炎等。个别患者可伴发白内障和视网膜剥离，此外，本病患者往往伴有皮肤干燥、毛囊角化、掌纹增多及皮肤白色划痕征现象。异位性皮炎易引起细菌感染或并发病毒性皮肤病。

四、实验室检查

1. 血常规　嗜酸性粒细胞常明显增高。被动转移试验可呈阳性。

2. 免疫学检查　血清 IgE 大多明显升高。IgG、IgM 可有轻度增高，大多数可有 IgA 低下。T 淋巴细胞总数可降低，其中 CD_8 低下明显。

3. 皮试　①Ⅰ型：速发型皮试反应呈阳性。一般采用挑拨或划痕法，常用的变应原有尘螨、花粉、屋尘、毛屑等。但应注意，阳性并不一定是 AD 的过敏原。②Ⅳ型：迟发型过敏试验常低下。一般在前臂屈侧做皮内试验，常用的抗原有结核菌素、结核杆菌纯蛋白衍生物（PPD）等。患者常为阴性或弱阳性反应。

4. 病理生理性皮试　皮肤白色划痕试验、乙酰胆碱迟缓发白反应、组胺试验在患者皮损和正常皮肤上均易出现异常反应，特别在皮损上表现突出但以在正常皮肤上出现异常反应的意义为大。

五、诊断

1. Hanifin 和 Rajka 的标准可作为诊断异位性皮炎的基本标准（1980 年），现叙述如下。

（1）主要标准：至少包括 3 条

1）瘙痒。

2）典型皮疹形态与分布：①成人屈侧皮肤的苔藓样变；

②婴儿面部和肢体伸侧皮肤受累。

3）慢性或慢性复发性皮炎。

4）个人或家族异位史（包括哮喘、过敏性鼻炎、异位性皮炎）。

（2）次要标准：至少包括3条

1）干皮症。

2）鱼鳞病、掌纹过深、毛周角化。

3）IgE介导的即刻皮试反应阳性（或RAST试验阳性）。

4）血清IgE水平增高。

5）早年发病。

6）皮肤易于发生感染（特别是金黄色葡萄球菌和单纯疱疹病毒感染）。

7）倾向于非特异性手、足皮炎。

8）乳头湿疹。

9）唇炎。

10）复发性结膜炎。

11）Dennie-Morgan皱褶（下眼睑边缘的横向皱褶）。

12）圆锥角膜。

13）前囊下白内障。

14）眼周暗晕。

15）面部苍白、红斑。

16）白色糠疹。

17）出汗时皮肤瘙痒。

18）对羊毛及脂溶剂不耐受。

19）毛周隆起。

20）食物高敏感。

21）病程受环境、情感因素影响。

22）皮肤白色划痕或对胆碱药物发白试验反应迟缓。

2. 在以上成人标准的基础上，对婴幼儿患者的诊断标准修正如下。

（1）主要特征

1）家族异位史。

2）典型的面部或肢体伸侧皮炎。

3）瘙痒的表现。

（2）次要特征

1）干皮症、鱼鳞病、掌纹过深。

2）毛周隆起。

3）耳轮后侧裂隙。

4）慢性头皮鳞屑。

3. 在此基础上，很多国家和地区的皮肤病工作者对异位性皮炎的诊断标准做了适当修改。我国康克非教授等根据临床观察，结合异位性皮炎的发病机制，提出了如下诊断参考。

（1）基本特征

1）瘙痒，慢性或慢性复发性皮炎：婴儿和儿童分布于面及肢体伸面的炎性、渗出性湿疹性损害；青少年和成人肢体屈面和伸面的苔藓化损害。

2）个人或家族中有遗传过敏史（哮喘、过敏性鼻炎、异位性皮炎）。

（2）次要特征

1）与遗传相关：①早年发病；②干皮症、鱼鳞病、掌纹过深症。

2）与免疫相关：①与Ⅰ型变态反应有关的：立即皮试反应、嗜酸性粒细胞增多、血清 IgE 水平增高、血管性水肿、过敏性结膜炎、食物过敏；②与免疫缺陷有关：皮肤感染倾向（特别是金黄色葡萄球菌和单纯疱疹病毒感染）、损伤的细胞介导免疫。

3）与生理学和药理学相关：①白色皮肤划痕、胆碱药物迟缓发白和（或）苍白面容；②毛周隆起、非特异性皮炎倾向、眶周黑晕。

凡具有两项基本特征或第 1 项基本特征和 3 项（每项中一点）次要特征之一的，可确定诊断。

4. 由于大部分诊断标准涉及较多的临床指标，临床应用繁琐费时且不易掌握，所以英国 Williams（1994 年）制订了如下的一个简单的诊断 AD 的最低标准。

必须具有皮肤瘙痒史，再加如下 3 条或 3 条以上：

（1）屈侧皮肤受累史，包括肘窝、窝、踝前或围绕颈一周（10 岁以下儿童包括颊部）。

（2）个人哮喘或枯草热史（或一级亲属 4 岁以下儿童发生 AD 史）。

（3）全身皮肤干燥史。

（4）屈侧有湿疹。

（5）2 岁前发病（适用于大于 4 岁者）。

该标准内容简洁，使用方便，其特异性、敏感性与 Hanifin 和 Rajka 标准以及康-田（国内）标准相似。

六、鉴别诊断

本病同婴儿湿疹鉴别，关键在于前者有“异位性”，而后者无此表现。

异位性皮炎还应与婴儿脂溢性皮炎相鉴别，后者多为生后第 3～4 周开始发病。皮疹为红斑和油性鳞屑，缺乏多形性特点。好发于头部，亦可累及眉部、鼻唇沟、耳后、颈部等处。自觉轻痒或不痒。预后良好，往往于数月之内痊愈。

七、治疗

1. 一般治疗

尽量避免可能诱发或加重病情的因素如海鲜类食物、辛辣调味品、尘螨、花粉的吸入物及具刺激性的卫生消毒剂等。避免穿化纤及羊毛内衣。皮肤不宜用热水肥皂洗烫。母乳喂养的婴儿的母亲忌食辛辣、海鲜等“发物”。注意消化系统情况，纠正便秘及腹泻。儿童和成人避免食用咖啡、浓茶、酒及进食其他辛辣食物。避免婴儿接触单纯疱疹患者以免并发疱疹性湿疹。患儿本人种痘时间应在皮损痊愈后进行。如患儿对尘螨过敏，室内应定期喷洒杀真菌药物，如纳他雷素，以杀灭尘螨的主要食物曲霉，防止尘螨孳生。

2．全身治疗　主要为脱敏及止痒。

（1）抗组胺药物　可选用扑尔敏、阿斯咪唑、氯雷他定、仙特敏、皿治林等，酌情选用 1～2 种药物口服。伴有哮喘者，应首选酮替芬 1mg，2～3/d，口服。脑益嗪和苯唑咪嗪除抗组胺 H_1 受体外，还有抗 5-HT、SRS-A 作用，可能对止痒和减轻炎症更有效。5 岁以内的幼儿可采用盐酸苯海拉明复合维生素 B 糖浆（苯海拉明 100mg，复合维生素 B 溶液 60ml，糖浆加至 100ml）口服，每次按 1 岁 1ml 递增，3 次/d。

（2）钙剂和维生素治疗　对急性期有辅助治疗作用，常用 10％葡萄糖酸钙注射液，10ml/次，静脉注射，1 次/d，也可用维生素 C、维生素 A 等辅助治疗。

（3）抗生素　如有继发感染，应短期选择有效抗生素治疗。

（4）色甘酸钠　有膜稳定作用，60～80mg/（kg·d）或 200～400mg，4 次/d，餐前 15min 口服，连服 2 个月左右。

（5）多虑平或阿米替林　成人每晚睡前口服 50～75mg 或每次 2mg，3 次/d，口服。

（6）6-氨基己酸　成人每次 3～6g，3 次/d，口服。儿童 100mg/（kg·d），分 3 次服。

（7）皮质类固醇激素　一般不宜应用，对病情严重其他治疗不能控制的病例，可考虑短程使用。小儿最好不用，对成人急性、广泛的皮损可使用短期小剂量治疗，有利于控制急性炎症及渗出，常用强的松 30～60mg/d，症状改善后渐减量至停药。

(8) 免疫抑制剂　对顽固难治的患者可试用。①环磷酰胺 50mg，2 次/d，口服。②硫唑嘌呤　25～50mg，2 次/d，口服。③环孢菌素 A　5～6mg/（kg・d)，分 2～3 次口服，连服 4 周。

(9) γ 干扰素　异位性皮炎患者体内存在不同程度的细胞免疫功能缺陷，用免疫增强剂 γ 干扰素可有一定改善，第 1 周 50～100U，1 次/d，第 2 周增至 100～200U，隔日 1 次，第 3 周 100～200U，1 次/d，疗程为 4～6 周。

(10) 免疫调节剂　①转移因子 2ml，每周 1～2 次上臂内侧皮下注射，6～10 次为一疗程；胸腺肽 5～15mg，隔日 1 次肌肉注射。②斯奇康　0.35mg/次，肌注，隔日 1 次，有一定疗效。

(11) 脱敏疗法　用患者皮内试验明显阳性抗原稀释后皮下注射，逐渐增加注射抗原的浓度。如对尘螨过敏者，用尘螨浸液脱敏，一般从 1∶10 万～1∶1 000 万，0.2ml 开始，每次递增 0.2ml（最大注射剂量不得超过 1∶5000，1ml)，每周 1～2 次于上臂皮下注射，15 次为一个疗程，一般需治疗 3～6 个月以上，注意每次注射后应观察半小时，若发生过敏性休克便于及时抢救，心肾功能不全者禁用。

3. 局部治疗

(1) 急性、亚急性期皮损　有渗出时用 3% 硼酸溶液、0.02% 呋喃西林溶液或生理盐水做冷湿敷，每次 30～60min，每日 2～4 次，湿敷间歇可用 40% 的氧化锌油外用；渗液减少后，改为氧化锌糊剂或皮质类固醇激素霜剂外用。

(2) 慢性期皮损　常用氧化锌、皮质类固醇激素和焦油类制剂外用如 15% 氧化锌软膏、1% 氢化可的松霜、10% 黑豆馏油等，2～3 次/d 外用，对肥厚性皮损可采用每晚 1 次封包疗法。注意用药前宜先用温水洗澡或浸泡皮损部，以增加皮损的水合程度，以利于药物经皮吸收发挥作用。

（3）促进水合作用的药物 用温水浸泡15～20min，然后搽用温和的润肤霜或凡士林软膏或10%尿素软膏等，以增加水合作用，纠正皮肤干燥，缓解皮肤瘙痒。

4. 物理疗法

（1）光化学疗法（PUVA） 照射长波紫外线前2h口服8-甲氧补骨脂素（8-MOP），剂量0.6mg/kg，或外用（全身或局部）0.1%～0.3% 8-MOP酊剂或霜剂，UVA起始量为亚光毒量，以后逐渐增加照射UVA的剂量至皮损消退，再逐渐减少照射剂量及延长间隔时间到3～4周照射一次。

（2）也有人主张用长波紫外线（UVA）加中波紫外线（UVB）联合治疗，见效快，疗效好，而副作用不明显。

（3）对皮疹泛发者可用淀粉浴或药浴治疗。

第三节 胃食管反流

胃食管反流（GER）与呼吸系统疾病特别是与哮喘之间存在着密切的关系。GER可诱发哮喘早在1912年就由Willism Osler提出，并认为GER可直接刺激支气管或者间接来源于胃反射的影响诱发支气管哮喘，两者之间可相互影响，其形成的恶性循环可使哮喘难以控制。

一、GER与呼吸系统疾病

GER是指过多的胃、十二指肠内容物反流入食管引起烧心、胸骨后及剑突下疼痛、嗳气、反酸和吞咽疼痛等症状，并可导致食管炎和咽、喉、气道等食管以外的组织损害。经食管钡餐或内镜检查约有半数患者可以发现食管黏膜糜烂、溃疡等炎症病变，称之为反流性食管炎。GER十分常见，人群中发病率约7%～

15%，其发病随年龄增大而增加，40～60岁为发病年龄高峰，男女发病无明显差异。24h食管内pH监测发现正常人群均有GER现象，通常出现在饱餐时，反流总时间<1h/24h，且无任何临床症状，称为生理性GER。当食管下端括约肌（LES）张力减弱或一过性LES松弛，或由于继发性蠕动受到损害胃排空延迟，或酸清除减少时，致使反流频繁发生，长期持续发作引起GERD。过多的反流，尤其是夜间的反流，可使会厌反射减弱，亦可发生误吸，刺激咽喉部黏膜，或吸入气道引起支气管痉挛，黏膜变性坏死，而发生咽炎、喉炎、支气管炎、细支气管炎、哮喘、肺炎、肺不张、肺脓肿、肺间质纤维化等。有人认为即使反流物不被吸入气道，也可反射性引起支气管痉挛。

二、GER与哮喘

1. GER发病率

哮喘患者GER的发病率约34%～82%，明显高于普通人群5%～8%。行24h食管内pH测定提示约80%哮喘患者有异常酸反流，行食管黏膜活检提示有43%的患者有食管炎或者Barrent食管。1983年Kjellen等对397例患者的食管功能进行了分析，发现38%的患者有食管运动障碍，27%的患者LES张力减低，24%患者食管滴酸试验阳性提示食管炎存在，结论为哮喘患者常常合并不同程度的胃食管反流，哮喘合并GER的发病率高。

2. GER引起哮喘的发病机制

食管与支气管树有着共同的胚胎起源和自主神经支配，两者之间存在着密切的关系。GER诱发或加重哮喘的可能机制有以下几点：

(1) GER反流物吸入气道，直接刺激呼吸道的迷走神经，引起支气管痉挛。

（2）迷走神经介导引起支气管的反射性收缩：迷走神经可以介导食管支气管反射，这已被许多研究证实。1978 年 Mansficld 等发现酸注入伴 GER 的哮喘患者的食管，气道阻力即明显增加，并可被抗酸剂逆转，而切除迷走神经的犬则无此反应，认为酸可刺激炎症食管上的酸敏受体，通过迷走神经传导引起支气管痉挛。

（3）增加气道高反应性 1986 年 Herve 等对伴有 GER 的哮喘患者采用甲酰胆碱激发试验，研究了食管腔内滴酸对呼气流量的影响，发现当食管内滴酸时，患者的 FEV_1 降低 20%，所需要的甲酰胆碱总剂量明显减少，同时滴酸后所致气道高反应性的增加可预先用阿托品药物阻断。1990 年 Goldman 等也认为 GER 加剧哮喘病情的原因之一是气道反应性增高。

（4）酸性胃内容物吸入气道，刺激并损伤呼吸道黏膜，发生化学性炎症或胃肠内细菌随食物吸入肺内引起细菌性炎症。这也是诱发或加重哮喘的可能原因。

（5）GER 的酸性液体或食物是含蛋白质的高分子量化学物质，可以成为吸入性抗原，经 IgE 介导诱发哮喘发作。

3. 哮喘引起 GER 的原因

哮喘亦可能是发生 GER 的原因。

（1）哮喘患者气道内非特异性炎症可引起内源性一氧化氮（NO）水平显著升高，NO 对消化道平滑肌有很强的生物效应，可直接或通过抑制兴奋递质释放，抑制括约肌收缩。

（2）哮喘患者气道阻塞，气道阻力增加，使胸内负压增大，腹内压升高，以致胃与食管间的压力梯度增加，LES 收缩力降低，发生 GER。

（3）哮喘患者肺脏充气过度，膈肌下降使食管和胃底间的锐角消失或变钝，可致食管下端括约肌功能障碍而产生 GER。

（4）哮喘患者过量使用支气管舒张剂（如 β_2 受体激动剂、

茶碱类药物、抗胆碱能药）可使平滑肌松弛，同时通过对 cAMP 的影响，引起 NO 升高，抑制 LES 功能，降低食管下端括约肌压力，而发生 GER。

由此可以看出，哮喘与 GER 之间存在着互为因果的关系，相互影响并形成恶性循环。故充分认识两者之间的关系对临床控制哮喘、预防和治疗 GER 具有十分重要的意义。

三、支气管哮喘合并 GER 的临床特点

1. 夜间哮喘加重　夜间哮喘加重被认为是 GER 引起的主要呼吸系统症状之一。哮喘患者本身即有夜间加重的倾向，尤其明显者需要多加注意，消除 GER 的诱因。

2. 夜间咳嗽加重　除外其他原因后的咳嗽加重需考虑哮喘合并 GER 的存在。Tucci 等对 10 例慢性咳嗽的患者进行 24h 食管 pH 值监测，发现 50%存在 GER。

3. 胸痛　哮喘合并各种形式的胸痛，均应与合并 GER 的存在相鉴别。1991 年 Berezin 等分析了 16 例哮喘合并严重胸痛的患者，发现 68.8%的患者存在不同程度的 GER。

4. 难治性哮喘或激素依赖性哮喘　Irwin 等对一组难治性哮喘患者研究分析后，发现对其中无明显 GER 症状或症状十分轻微的患者，采用及时有力的 GER 治疗，其哮喘症状变得十分容易控制，为此作者认为对可疑 GER 或长期服用强的松维持治疗的难治性哮喘或激素依赖性哮喘均应明确是否合并 GER。

5. 饭后或卧位、弯腰时亦出现咳嗽或喘息，临床需鉴别合并 GER。

四、哮喘合并 GER 的诊断

对哮喘患者应详细询问病史，有反酸、烧心、胸骨后痛、咽下困难或夜间反复加重的咳嗽或喘息，以及难治性哮喘或激素依

赖性哮喘者，均应考虑有哮喘合并 GER 存在的可能。需进行下列检查以明确诊断：

1. 24h 食管 pH 监测　这是目前检测 GER 最普遍的方法，可动态监测食管 pH 值的变化。一般认为，正常食管内 pH 为 5.5～7.0，当 PH＜4 时被认为是酸反流指标，24h 食管内 pH 监测的各项参数均以此作为基础。常用以下 6 个参数作为判断指标：

① 24h 内 pH＜4 的总时间百分比；

② 直立位 pH＜4 的时间百分比；

③ 仰卧位 pH＜4 的时间百分比；

④ 反流次数；

⑤ 长于 5min 的反流次数；

⑥ 持续最长的反流时间。

其中①是各项指标中阳性率最高的。Tucci 等的研究证实，食管炎的存在与 24h 内 pH＜4 的时间的总百分比以及 pH＜4 的时间占睡眠时间的百分数显著相关。

2. X 线钡餐检查　该方法对 GER 食管炎的诊断敏感性不高，对严重的反流性食管炎可发现食管下端黏膜皱襞、管腔形态及食管动力异常的阳性 X 线征。

3. 内窥镜及活组织检查　这种方法更直接更明确，可通过纤维内镜观察食管黏膜的肉眼和镜下组织学改变。

4. 食管滴酸试验　这是 1985 年由 Bernstein 首先提出的方法，向食管内滴注 0.1N 的盐酸，在最初的 15min 内出现胸骨后疼痛或烧心等反流的症状，而滴注生理盐水症状消失则示为阳性。该方法简单易行，敏感性 77%。

5. 酸反流试验　向胃内灌入 0.1N 盐酸（400ml/m^2），再测定注酸后食管的 pH 值，当 PH＜4 时即为阳性，该方法的敏感性为 40%，特异性为 99%。

6. 酸清除试验　正常人食管内注入 0.1N 盐酸 15ml，在 120s 内食管内 pH 值应恢复至 4 以上。如恢复时间超过 300s，则认为食管对酸清除能力降低。

7. 食管测压　可测定 LES 的长度和部位、LES 压、LES 松弛压、食管体压力及食管下端括约肌压力等。LES 静息压为 10～30mmHg，如 LES<6mmHg 则易导致反流。

五、哮喘合并 GER 的治疗

哮喘合并 GER 的治疗包括一般治疗、抗反流治疗和手术治疗。哮喘患者在治疗过程中应监测患者峰值流速及哮喘症状，经充分 GER 治疗后患者哮喘症状无明显改善或反复加重，考虑哮喘与 GER 无关，应寻找其他原因。

1. 一般治疗

（1）饮食　采用高蛋白低脂肪饮食，睡前禁食 2～3h，忌食（饮）巧克力、咖啡和酒等刺激性食物。

（2）体位　平卧时取头高脚低位或侧卧位，以减少反流。

（3）其他　戒烟、减肥，避免穿紧身衣服和紧束腰带，避免长时间增加腹压的动作或体位，尽量避免使用诱发或加重 GER 的药物。

2. 抗反流治疗

（1）H_2受体阻滞剂　H_2受体阻滞剂可使胃酸分泌减少，常规剂量的雷尼替丁可以减轻反流，有资料证实，给予西米替丁 800mg/d 或雷尼替丁 300mg/d 口服治疗哮喘合并 GER 的患者 6 周以上，均可使患者 PEFR 及 FEV_1 增加，症状有一定程度缓解。1991 年 Larrain 等也证实哮喘合并 GER 者给予西米替丁治疗后，夜间哮喘症状明显改善，PEFR 增加。

（2）质子泵抑制剂　目前认为质子泵抑制剂如奥美拉唑是治疗 GER 最好的药物，可使酸反流降低>80%，使食管炎患者中

80%～85%治愈。Meier 等观察 3 周奥美拉唑及安慰剂进行双盲对照治疗哮喘合并 GER 的患者，结果表明，治疗组（奥美拉唑 20mg，每日 2 次）用药 6 周后，27%的患者 FEV_1 改善≥20%。目前认为合并 GER 的哮喘患者采用质子泵抑制剂治疗期限为 3 个月，剂量为 20mg，每日 2 次。Harding 等根据 24h 食管内 pH 测试结果研究调整奥美拉唑剂量，发现奥美拉唑用量＞20mg/d 在第 1、2、3 个月期间哮喘症状改善呈进行性，分别为 30%、43%及 57%，疗效比用 20mg/d 显著。

（3）胃肠动力剂 该类药物不但可提高食管下端括约肌张力（LESP），还能促进胃排空，减少 GER 的发生。可选用胃复安、多潘立酮或西沙比利等。

目前临床常采用以上 3 种药物的联合抗反流治疗合并 GER 的哮喘，国内文献报道，给予抗反流治疗后合并 GER 的哮喘患者症状及各项肺功能指标均有显著改善和提高。

3. 手术治疗

对食管运动功能正常、LESP 低而无较长食管狭窄的 GER 患者可采用 Nissen 经腹胃固定术（即胃底折叠术）的手术治疗，此方法可使部分合并 GER 的哮喘患者症状缓解，并使激素使用量减少或停用。1990 年 Sontag 等研究发现对哮喘合并 GER 者行抗反流手术治疗后，7 例激素依赖性哮喘患者中 2 例不再使用激素，3 例激素用量减少。1991 年 Larrain 等发现抗反流手术后，患者服用平喘药物的剂量减少，肺功能改善。Andze 等对抗酸药物治疗无效的合并 GER 的哮喘患者进行抗反流手术治疗，症状缓解的总有效率为 93%。

综上所述，哮喘合并 GER 的发生率较高，GER 可以诱发或加重哮喘症状，出现夜间咳嗽或喘息加重，或出现难治性哮喘及激素依赖性哮喘，而哮喘的发作同样可以是发生或加重 GER 的原因，二者之间存在着复杂的关系，给予充分的抗反流药物或手术治疗及一般治疗的综合处理，可使部分哮喘患者症状缓解，减少哮喘用药，同时减轻或缓解 GER，认识两者的关系对临床医生有着重要的意义。

第十一章　哮喘的中医辨证论治

第一节　病　因

中医学所指的哮喘有广义和狭义两种，广义的哮喘包括由心脏、肺等多种疾病引起的喘息症状，即中医的“喘证”；狭义的哮喘是指支气管哮喘，也即中医的“哮证”。哮和喘相类，但哮乃喉及肺中有呷呀之音（哮鸣音），“哮证”通常以突然发病、呼吸急促、喉中哮鸣、胸闷气粗、喘息不能平卧为主症。中医认为，哮喘的病因是由于先天秉赋不足，脏腑功能失调导致宿痰内伏于患者肺内，再由外邪入侵、饮食失调、冷暖不当或情志不畅等外因而诱发，也有因久居寒湿之地而成者或由积热熏蒸、痰火内郁而成者。哮喘的急性发作期通常以标实为主，而哮喘缓解期多以本虚为主，久病反复发作则可导致肺、肾、脾的虚证，表现为虚实夹杂、本虚标实的特征。哮喘的辨证施治应遵循“缓则治其本，急则治其表”的原则。

一、内因

由先天秉赋不足，脏腑功能失调导致宿痰停聚于患者的肺经，痰湿或痰热伏于患者肺内，而成为哮喘的宿根。这是患者易感受外邪，诱发哮喘的内在原因。哮喘发作时，邪盛于肺，但疾病的根源则与肾和脾有关。这是因为肺主气而司呼吸，但气的根本在肾，肾虚则不能纳气，致使上下之气交接失常。《类证治裁》所称“肺为气之主，肾为气之根，肺主出气，肾主纳气。阴阳相交，呼吸乃和，若出纳升降失常，斯喘作焉”，说明了“肺主气，肾纳气，气出于肺而根于肾”的肺肾之间的密切关系，故哮喘患者也可常见肾气虚者。肺是“贮痰之器”，而脾是“生痰之源”，如果脾失健运，则聚液成痰，上阻于肺而引发哮喘，《证治心得》云：“肺为气之主，而脾则肺之母也。脾肺有亏则气化不足，不足则短促而喘。”其中尤以肾气的盛衰，对本病的进退更有重要作用。痰是哮喘发病的一个重要因素，本病之所以反复发作，多因有伏痰而遇诱因触发。痰的来源主要有三，一因脾虚，运化水湿的功能失常，水湿停聚成痰；二因肾阳虚衰，水气不化，上泛为痰；三因肺气不足，肃降失职，也可以生痰。因有痰湿停聚，所以一旦受诱因触发，就气动痰升，痰气相搏，气道不畅，呼吸受阻，出现胸膈胀闷，喉中有哮鸣音、喘咳不能平卧等气道壅塞的症状。

有些自幼即发哮喘，这种哮喘与患儿的内伏痰饮（宿根）关系密切，临床上称之为“天哮”。

二、外因

外因也是诱发哮喘的主要因素。在肺经有宿痰停聚的患者，感受外邪时可引起气动痰升，阻塞肺络，而致痰鸣喘逆。哮喘的外因主要有以下几种：

1. 感受风寒外邪　哮喘的外因以风寒之邪居多，尤其是与气候的变化有密切关系，如气温转冷，感受风寒而引发。风寒之外邪缠绵日久，邪伏于里，留于肺经而致病。

2. 饮食不当　许多食物可以引发哮病，如鱼虾蟹类、蛤类、蚌类和贝类海产品、牛奶、鸡蛋、肉制品、豆制品、芝麻、花生、扁豆、芸豆、桃子、香蕉、苹果、巧克力以及辛辣食物、过咸过甜食物等均可引发或加剧病势。

3. 久居寒湿之地　久居寒湿之地，寒湿引发宿痰，而成哮证，遇温热而瘥。

4. 感受火邪 每遇暑天热盛时而发，恶热不恶寒，痰吼喘急，烦躁口干。感受火邪引发哮病者通常在夏季发病或病势加剧。

5. 情志失常 喜、怒、忧、思、悲、恐、惊等精神情志的变化可以影响脏腑气血的功能，许多哮喘患者可以因为这些精神、情绪因素的改变而引发喘息发作，这在成年患者较为明显。

（六）过度劳累 身体的过度疲劳，肺劳、肾劳、脾劳以及心劳、肝劳均可不同程度的影响脏腑的功能，是引发哮喘的外因之一。

第二节 治 疗

一、内治疗法

（一）确立治则治法

1. 治本与治标

中医治疗哮喘亦应遵循“急则治其标，缓则治其本”的原则。本病急性发作时多属实证，故要先辨寒热，以攻邪治表；在哮喘缓解期以虚证为主，则要细辨肺、脾、肾的虚实及阴虚阳虚，以扶正固本。对于许多常年反复发作、缠绵不愈的慢性哮喘患者则可标本兼治，但是应在治本方面和治标方面有所侧重。哮喘的发作期以标实为主，缓解期则以本虚为主，久病反复发作时则多表现为虚实夹杂、本虚标实的特征，临床医生应细心辨证施治，才能把握住治标、治本和标本兼治的原则。而临证诊治危重型哮喘发作，出现喘脱现象时，宜配合多种治疗方法，包括西医治疗措施。

外感、宿痰为标，肾气不足、肾不纳气为本，肾虚导致的肾气不足和肾不纳气是患者宿痰形成、易感外寒的主要根源。明代医家就已提出了“发时治肺，平时治肾”的治则，提示了补肾是哮喘“治本”的关键。肾为先天之本，五脏之根，故以补肾为重点。在这一治则指导下，我们对于反复发作、虚实夹杂的慢性哮喘患者宜标本兼治，肺肾同治，攻补兼施。标本兼治应从补虚的整体出发，兼顾平喘祛痰，使攻邪不伤正，补虚兼祛邪。由于哮喘是一种较难彻底治愈的顽疾，治本的主要目的是通过“扶正固本”来尽量减少发作次数，使哮喘长期缓解，力争将其根治。治本措施宜在缓解期进行，根据脏器和阴阳的不同虚候，区别肺、脾、肾的主次，特别是以补肾为重点，全面兼顾。宿痰也为哮喘根源之一，故也应针对痰湿治之。治本须长期治疗，在缓解期也应坚持。随着年龄的增长，人体肾气日盛，配以扶正气和辟外邪等治本措施，可以达到治愈或长期缓解的目的，因此对年幼哮喘患者应治本为主。中老年之哮喘则多因肾气渐衰而迁延难愈，可以标本兼治或治本为主。在临证时无论是治本、治标还是标本兼治，都应该根据不同类型加以辨证施治，拘于一方一药往往难以收到满意的疗效。

2. 扶正与祛邪

历代医家认为，本病病理变化的主要脏器以肺为主，涉及脾、肾，后期累及心脏。因此，哮喘一证，大多病在肺，以邪实为主，久病及肾，正气不足。但本病由于反复发作，病程较长，临床上常常出现肺、脾、肾三脏俱虚的现象，若患者再感受诱因，新邪引动伏饮，痰气交阻，上壅于肺，以致哮喘发作时表现为邪实正虚的错杂现象。

“实喘宜祛邪，虚喘宜培补；冷哮宜温化或宣散，热哮宜除痰肃肺”，此为治标之大法，但不能杜其根本。哮喘患者往往非单一的虚实寒热，而大多表现为本虚标实，虚实夹杂，因此邪正虚实的辨别，标本先后的不同是治疗哮喘的关键。元代的朱丹溪

《丹溪心法》主张："凡久喘之症，未发时宜扶正气为主，已发用攻邪为主。"这为后世医家指出了治疗的原则。临床上一般宜先祛邪后扶正，但不能只顾标而不顾本，或者只扶正而不及标，必须标本兼顾。至于祛邪与扶正孰多孰少则须因人而异。青少年患者一般以偏实偏热为多，以肺经证候为主；中老年患者则以虚喘为多见，常见上实下虚的证候。新病多邪实，宿疾多正虚。临床只有辨证确切，治疗中正确掌握虚实标本的兼顾，才能取得比较理想的预期效果。

（二）辨证用药

哮喘是一种反复发作的慢性疾病，其治疗方法可因发作期与缓解期的证候不同而有较大的差异。中医对哮喘的治疗应首先辨明哮喘之虚实；根据虚实，虚喘再细辨属肺虚、肾虚、脾虚，是阳虚还是阴虚；实喘再细辨属寒喘还是属热喘，并注意寒热的相兼和转化。除辨虚实寒热的证候外，还须细辨有无痰壅。一般认为，急性哮喘发作期多属实证，主要表现为突然发病，胸膈满闷，呼吸急促，喉中有哮鸣音，呼气延长，被迫起坐，不得平卧，重者可见面色苍白或紫绀，大汗淋漓。哮喘缓解期多属虚证。久病反复发作者可虚实夹杂。

1. 发作期

（1）寒痰伏肺　呼吸急促，喉中哮鸣有声，胸膈满闷如塞，咳不甚，痰少咯吐不爽，面色晦滞带青，口不渴，或渴喜热饮，天冷或受寒易发，形寒怕冷，舌苔白滑，脉弦紧或浮紧。或兼恶寒，发热无汗，头痛等表寒证。

治则　温肺散寒，豁痰利气。

方药　选用射干麻黄汤加减：射干 10g，炙麻黄 5g，细辛 3g，紫菀 15g，款冬花 15g，姜半夏 10g，五味子 5g，生姜 10g，大枣 10 枚。

加减　若痰多壅盛，舌苔白厚腻，加制厚朴 5g，炒白芥子

5g；外寒里热者，加生石膏 30g（先煎），木防己 10g。

（2）热痰壅肺　呼吸急促，喉中有哮鸣声，气粗痰吼，咳呛阵作，痰稠黄胶黏，咳吐不利，烦闷不安，汗出，口渴喜饮，舌质红，苔黄腻，脉滑数或弦滑。

治则　清热宣肺，化痰平喘。

方药　选用定喘汤加减：白果 10g，炙麻黄 6g，桑白皮 15g，款冬花 15g，清半夏 10g，杏仁 10g，苏子 10g，黄芩 12g，生甘草 6g。

加减　若肺气壅实，痰鸣息涌者，加葶苈子 10g，射干 10g；内热壅盛，舌苔燥黄者，加生大黄 3～5g，通腑以利肺；咳嗽剧烈，痰吐黄稠者，加鱼腥草 30g，海蛤壳 12g；发热较甚者，加生石膏 30g（先煎）。

（3）风痰阻肺　哮喘骤作，喘鸣有声，干哮少痰或无痰，咽干胸闷，发前常有诱因，舌红少苔，脉弦细。

治则　调肝理肺，祛风平喘。

方药　选用：柴胡 12g，防风 10g，炙麻黄 6g，乌梅 6g，五味子 5g，甘草 6g，地龙 15g，苏子 10g，苏梗 10g，杏仁 10g。

加减　发前打嚏、鼻痒，外风甚者，加蝉衣 5g，薄荷 6g，苍耳子 5g，桂枝 6g；内风甚者加僵蚕 6g，钩藤 10g，白芍 10g；久治不愈者加全蝎 5g，蜈蚣 3g。

2. 缓解期

（1）肺气虚　面色晄白，形体无力，自汗怕风，气短，易感外邪，咯痰清稀色白，或喉中常有轻度哮鸣音，舌质淡，苔薄白，脉缓无力或细弱。

治则　补肺固卫，益气固表。

方药　选用玉屏风散加味：黄芪 20g，炒白术 12g，防风 15g，党参 20g。

（2）脾气虚　面色无华，体倦乏力，食少脘痞，大便不实，时而呕恶，痰多呈白色泡沫状，舌淡胖苔腻或白滑，脉细弱或缓。

治则　升阳健脾化痰。

方药　选用六君子汤加味：党参 30g，炒白术 10g，茯苓 15g，炙甘草 6g，陈皮 12g，制半夏 10g，黄芪 15g，柴胡 10g，升麻 10g。

加减　脾阳虚者加干姜 10g。

(3) 肾气不足　平素短气息促，动则为甚，吸气不利，心悸，腰酸腿软，劳累后喘哮易发，或畏寒肢冷自汗，舌淡胖苔淡白，脉沉细，或颧红，烦热口干，舌红少苔，脉细数。

治则　补肾纳气平喘。

方药　选用七味都气丸加减：熟地 15g，山萸肉 6g，山药 10g，茯苓 12g，丹皮 10g，泽泻 10g，五味子 6g。

加减　偏阳虚者，加熟附子 10g，肉桂 10g，杜仲 15g；偏阴虚者，加知母 12g，黄柏 12g。

附：小儿哮喘的辨证论治

1. 发作期

(1) 寒哮

症状　咳嗽气促，喉间有哮鸣音，咳痰清稀色白，形寒无汗，面色晦滞，四肢不温，舌苔白腻，脉浮滑。

治则　温肺散寒，化痰定喘。

方药　选用小青龙汤加减：麻黄 3g，桂枝 10g，芍药 15g，甘草 6g，干姜 3g，细辛 3g，半夏 10g，五味子 10g。

(2) 热哮

症状　咳嗽哮喘，声高息涌，痰稠色黄，发热面赤，胸膈满闷，口干咽红，便干溲赤，苔黄腻，脉滑数。

治则　清热化痰，泻肺定咳。

方药　选用麻杏石甘汤合苏葶丸加减：炙麻黄 3g，杏仁

10g，生石膏 30g，炙甘草 6g，苏子 10g，葶苈子 10g。

2. 间歇期

(1) 寒热夹杂

症状 咳嗽喉痒，鼻塞流涕，清浊夹杂，咯痰黄白相间，呼吸延长，气促胸闷，声高息涌，哮鸣不已，舌苔垢腻，脉象频数。

治则 宣肃肺气，豁痰平喘。

方药 选用定喘汤加减：银杏 10g，炙麻黄 5g，款冬花 10g，半夏 10g，桑白皮 15g，苏子 10g，杏仁 10g，黄芩 15g，炙甘草 10g，青礞石 15g。

(2) 上盛下虚

症状 咳嗽喉痒，喉间痰鸣，呼吸延长，胸闷不舒，面色少华，疲倦乏力，腰膝酸软，腹痛绵绵，大便稀溏，舌质淡白，舌苔白腻，脉象弦滑。

治则 温下清上，降气平喘。

方药 选用射干麻黄汤合苏子降气汤加减：射干 10g，炙麻黄 3g，细辛 3g，紫菀 10g，款冬花 10g，五味子 10g，苏子 10g，橘红 10g，当归 10g，前胡 10g，厚朴 5g，肉桂 1g，生姜 2 片，大枣 5 枚。

3. 缓解期：

(1) 肺气虚弱

症状 面色苍白，气短懒言，倦怠乏力，容易出汗，反复感冒，胃纳不香，苔薄白，脉细无力。

治则 补肺固表，化痰止咳。

方药 选用玉屏风加减：炒白术 10g，防风 5g，生黄芪 15g，百合 30g，煅牡蛎 30g，川贝母 10g，五味子 10g。

(2) 脾气虚弱

症状 面色萎黄，虚浮少华，时有痰鸣，倦怠无力，自汗，舌淡，苔少，脉缓无力。

治则　健运脾气，化痰止咳。

方药　选用六君子汤加减：陈皮10g，半夏10g，茯苓10g，炙甘草10g，太子参10g，炒白术10g，细辛1g，桂枝10g。

(3) 肾气虚弱

症状　畏寒肢冷，动则气短，面色㿠白，自汗，食少，遗尿或夜尿增多，舌淡，苔白，脉沉细。

治则　益肾固本，纳气止咳。

方药　选用金匮肾气丸加减：熟地10g，山药10g，山萸肉10g，丹皮10g，茯苓10g，泽泻10g，黑附子6g，肉桂1g，龟板15g，鳖甲15g。

(4) 肺脾气虚

症状　面色㿠白，虚浮少华，气短懒言，倦怠乏力，容易出汗，反复感冒，时有痰鸣，胃纳不香，舌苔薄白，脉细无力。脉缓无力。

治则　补肺固表，健脾化痰。

方药　选用人参五味子汤加减：人参10g（单煎），茯苓10g，炒白术10g，炙甘草10g，五味子10g，麦冬10g，生姜2片，大枣5枚

二、外治疗法

支气管哮喘，中医谓之"哮证"，哮为痼疾，最属难治，但若能在辨证论治原则的指导下，用外治的方法，也可收到佳效，现介绍如下。

1. 熏洗法

取白凤仙草1株，延胡索、川椒目各15g，艾叶、杏仁各30g，诃子肉20g，白果仁、白烛子各25g，先将中药八味用清水浸泡30min，加水煎煮2次，每次沸后30min，去渣取药汁倒入

小盆内，趁热先熏背部15min，然后用药汁洗肺俞穴（位于第三胸椎棘突下，旁开1.5寸）、云门穴（前正中线，旁开6寸，锁骨下缘处）、中府穴（前正中线旁开6寸，平第1肋间隙处）、喘息穴（第七颈椎旁开1寸）和气喘穴（第七颈椎旁开2寸，俯卧，肩胛骨下角，脊柱缘内侧1寸处）。该方具有消炎平喘之作用，适用于各型哮喘。

2. 浸足法

（1）取鱼腥草30～60g，炒苏子、地龙各30g，五味子20g，沉香10g，冬瓜子、青蒿各45g，鸡蛋2个。先将鱼腥草、炒苏子、地龙、五味子、冬瓜子、青蒿用清水浸泡30min，再加水用文火煎煮30min，取药汁2000ml，与沉香、鸡蛋同煮，蛋熟时，去壳吃蛋，将药汁浸洗双足30～40min，每晚1次，10次为1疗程，连治2～3个疗程。该方具有清热解毒、降气平喘的作用，适用于各型哮喘。

（2）取青蒿30～60g，黄芩30g，五味子20g，炒苏子15g，白芥子、葶苈子各10g，地肤子18g，防风16g，生甘草6g。用清水浸泡30min，加水煎煮2次，每次沸后20min，合并药汁2000～2500ml。每晚睡前30min浴双足1次，10d为1疗程，连续1～2个疗程。该方具有清热、化痰、平喘作用。适用于热哮气粗息涌，喉中痰鸣，咳痰色黄或白，黏稠而厚，排出不利，面赤口苦，不恶寒，舌苔黄腻，脉滑数者。

3. 擦背法

（1）取炙麻黄、制半夏各20g，桂枝、细辛、甘草各6g，炒白芍24g，五味子、炒苏子各15g，生姜6g，将中药九味用清水浸泡30min，加水用文火煎煮40min，取药汁500ml。待药汁温时，擦洗背部，每次15～20min，每天3～4次。该方具有解表化痰、宣肺平喘的作用。适用于寒饮伏肺，遇感即发，痰升气阻所致的呼吸急促，喉中哮鸣有声，胸膈满闷不舒，咳痰稀白，面色晦滞带青，口不渴，或渴喜热饮，天冷受寒易发，形寒怕冷，舌苔白滑，脉弦紧或紧之寒哮。

（2）取麻黄、辛荑花各15g，杏仁、桑皮、苍耳子、黄芩、夏枯草各20g，生石膏60g，白芍、五味子各24g，生甘草6g。先将中药十一味用清水浸泡30分钟，加水煎煮2次，每次沸20min，合并滤液500ml，待药汁温后擦洗背部，每天2～3次，每次20～30min。该方具有清热平喘、宣肺止咳的作用。适用于外感寒邪，郁而化热，证见喉中哮鸣如吼，胸膈满闷，呛咳阵作，咯痰黄稠，面赤口渴属实证热哮者。

4. 气雾法

（1）取炙麻黄、制半夏、紫菀、冬花、杏仁、五味子、炒苏子、陈皮各10g，射干12g，细辛、生姜、炙甘草各6g，用清水浸泡30min，加水煎煮2次，每次沸后20min，再取药汁浓缩至100ml。使用时将药汁置气雾吸入器瓶内，用酒精灯烧气雾吸入器药瓶，待有蒸气时，用口吸气雾。每天2～4次，每次15～20min，10次为1疗程，该方具有温肺散寒，化痰平喘作用。适用于冷哮实证所致的呼吸急促，喉中痰鸣有声，胸膈满闷，痰少不易咯出，口不渴，形寒怕冷，舌质淡，苔白，脉浮或浮紧者。

（2）取炙麻黄、五味子、细辛各6g，桂枝10g，制半夏、陈皮各4.5g，炒白芍18g，紫菀、冬花、射干各9g，杏仁、白前、炒苏子各12g，炙甘草3g，用清水浸泡30min，加水煎煮2次，每次20min，合并药汁浓缩至100ml。使用时将药汁置入气雾吸入器，方法疗程同上。该方具有温肺散寒、宣肺平喘的作用。适用于寒哮实证所致的喉中有水鸡声，喘不能平卧，咳嗽痰少而白，舌淡苔白，脉浮紧者。

（3）取曼陀罗叶适量，制成卷烟样，哮喘发作时点燃吸入，可达缓解哮喘的作用。需要提及的是，哮喘缓解后应停用。因该药辛温有毒，又是麻醉药品故也。

5. 敷穴法

(1) 取白芥子、延胡索各 20g，甘遂、细辛各 10g，共为细末，加入麝香 0.6g，和匀。在夏季三伏中，分 3 次用姜汁调敷肺俞穴、百劳穴（大椎上 2 寸，旁开各 1 寸）、喘息穴。1～2h 去之，每 10 天敷药 1 次，连续 3～5 个疗程。该方具有宣肺平喘作用，适用于各型哮喘。

(2) 取炒苏子 15g，白芥子 12g，桂枝 10g，肉桂、炙麻黄、制半夏各 6g，生姜 3g，共研细末，加面粉适量，用温开水调成稠膏状，分别贴敷气喘穴、肺俞穴、内关穴（腕横纹上 2 寸两筋之间）。外用胶布固定。每天换药 1 次，5～7d 为 1 疗程。该方功具温肺散寒、止咳平哮的作用。适用于寒性哮喘，形寒怕冷，手足不温者。

(3) 取紫金丹适量，研末以姜汁调成稠膏状，外敷气喘、肺俞穴，连用 5～7d，每天 1 次。该药具有祛痰定喘之功。适用于寒哮实证哮喘剧烈者。

6. 埋藏法

取 0.75～1.5kg 兔子 1 只，男用雌兔，女用雄兔。耳静脉注入空气处死，去皮，开颅剖腹，摘取脑垂体、双侧肾上腺，置消毒器皿中备用。然后选准患者膻中穴（两乳连线正中点，胸骨中线上）、双侧肺俞穴。皮肤常规消毒，术者在无菌下操作。先在穴位部位注射 1% 普鲁卡因局麻，用手术刀尖点刺皮肤无疼痛时，再在穴位处皮肤划开长约 1cm，深约 0.2cm 的切口，用止血钳扩张切口皮下组织后分别在各穴放入备用之脑垂体、肾上腺，然后缝合切口，纱布复盖，胶布固定，7d 拆线，治疗期间忌洗澡，以免感染。该法具扶正固本，提高人体免疫功能。适用于哮喘缓解期。

7. 推拿法

先用推法，依次横推胸腹部，以华盖穴（胸骨正中线，胸骨角处）、膻中穴为重点；然后腰背部，自上而下，以肺俞穴、膈俞穴（第七颈椎下，两旁各 1.5 寸）、命门穴（第二腰椎棘突下凹陷中）为重点；脊椎及其两侧。接着按肺俞、膈俞穴。每 1～2d 推拿 1 次，四次为 1 疗程。适用于哮喘缓解期。

第三节 名老中医经验介绍

一、许建中治疗哮喘经验[①]

许建中教授为中国中医研究院西苑医院著名的中西医结合呼吸病专家、全国中西医结合学会呼吸病专业委员会主任委员。现将许建中教授治疗哮喘的学术思想总结如下。

1. 坚持辨病与辨证相结合的原则

哮喘急性发作一般病势比较急重，因此许教授认为，哮喘的急性期必须要辨病与辨证相结合。

（1）辨病治疗　此阶段适当配合西医方法，如解痉、抗感染、使用糖皮质激素等，比单纯用中医治疗见效快、疗效好。

（2）辨证治疗　许教授强调，根据患者痰的色度、黏稠度、气味，结合舌脉以及整体状态，按“急者治其标，缓者治其本”的原则治疗。急性期治疗分别采取温化寒痰法和清肺利痰法、燥湿化痰法、养阴润燥法，并结合降逆平喘，均能起到较好的疗效；缓解期则根据证型分别采取益气固表法和健脾益气法、补肾纳气法，扶正固本法，防止哮喘复发或延长复发时间，可以避免某些患者长期依赖激素，甚至可以不再使用激素。辨病、辨证相结合，中西药取长补短，相得益彰，使病情得到控制，从而提高

---

① 冯德华，许建中．许建中中西医结合治疗哮喘的学术思想简介．湖北中医杂志，2000，22（3）：3～4

生活质量。

2. 坚持标本兼治的原则

许教授认为，对于慢性反复发作的哮喘应坚持标本兼治的原则。由于支气管哮喘的病因为宿痰内伏于肺，复感外邪，加之饮食不当，冷暖失宜，情绪不畅等诱因引发，使痰随气升，气因痰阻，互相搏结，壅塞气道，肺失宣降而出现喘促哮鸣。宿痰的成因与先天禀赋不足、脏腑功能失调有关，古代文献中广泛提到，本病与肺、脾、肾三脏有密切关系。患者多表现有不同程度的肺脾肾三脏亏损不足，尤其是慢性反复发作性哮喘患者更为明显。患者大多虚实夹杂、本虚标实，以宿痰、外感等因素为标，以肺脾肾三脏虚损为本。在这种前提下，对于反复发作缠绵难愈的患者，应标本兼治、肺肾同治或肺脾同治，益气养阴、攻补兼施。许教授认为，标本兼治是从中医整体观点出发，结合现代医学研究总结出的原则。现代医学研究认为，治以清肺（温肺）化痰平喘，可以取得缓解支气管痉挛的效果；而治以益气养阴、补肺健脾、固肾纳气，则可提高肾上腺皮质轴功能，促进肾上腺皮质激素分泌，影响变态反应和非变态反应的主要环节，抑制炎性细胞、炎性介质释放，能控制炎症、降低气道反应性，从而缓解哮喘发作。

3. 坚持“治病必求其本”的原则

《景岳全书·喘促》说：“喘有夙根，遇寒即发或遇劳即发，亦名哮喘。”所谓“夙根”，是指内伏于肺的宿痰。中医认为，哮证的病理因素以痰为主，痰之产生责之于肺不能布散津液，脾不能运输精微，肾不能蒸化水液，以致津液凝聚成痰，伏藏于肺，成为“夙根”。随着现代医学的不断发展，人们认识到支气管哮喘的发病机理与气道变应性炎症及气道高反应密切相关。因此，如何从不同角度改善气道高反应以及减少某些炎性介质的释放和侵犯，是防治本病的关键所在。许教授认为，从中西医结合的角度分析，气道变应性炎症、气道高反应就是中医所说“夙根”的内涵，也是哮喘病的病机根本。因此我们必须抓住这一根本，不仅在急性发作期要“温肺化痰、清肺化痰”，缓解期更应抓住这一环节，或健脾以化痰，或补肺以助其输布津液而化痰，或补肾以助其气化水液而化痰。目前，西医治疗气道变应性炎症、气道高反应性，用药首推糖皮质激素，但长期使用糖皮质激素会出现严重的副作用。许教授认为从中医的角度出发，抓住“宿痰”这一“夙根”，同样能起到控制气道变应性炎症和气道高反应性的作用，而且可以避免长期使用激素的副作用，从而达到了平喘和恢复体质的目的。“喘有夙根治病必求于本”的观点充分发挥了中西医结合治疗哮喘的优势，应引起我们的重视。

4. 坚持中西医结合不断吸收新成果的原则

近十年来有关支气管哮喘的研究取得了很大进展，例如在免疫学研究方面即有如下几点重大发现：①提出了气道变应性炎症是哮喘的主要发病机理；②细胞因子参与了哮喘发病的调节；③证实除肥大细胞外，淋巴细胞、嗜酸性粒细胞和巨噬细胞等炎性细胞均是哮喘患者气道变应性炎症中的主要效应细胞；④发现了许多参与哮喘调节的新型炎性介质，如白细胞三烯、血小板激活因子等。许教授认为，通过现代免疫学药理技术进行单味和成方的研究是防治哮喘的又一有效途径。目前已进行的免疫学药理研究已证实中药对哮喘的疗效是肯定的。如：降低哮喘患者体内IgE的中药有甘草、柴胡、生地等；成方有小青龙汤、麻杏石甘汤、柴朴汤、小柴胡合半夏厚朴汤等。抑制呼吸道炎症细胞黏附和趋化作用的中药，有从柴胡中提取的柴胡皂甙。抑制炎症细胞释放炎症介质的中药有黄芩、麻黄、辛夷、细辛、郁金、五味子等；成方有麻杏石甘汤、小青龙汤、柴朴汤、清肺汤等，均能抑制肥大细胞增殖分化和释放炎症性介质。可拮抗炎症介质的中药有银杏叶，可拮抗白细胞三烯的中药有甘草、细辛、五味子、小青龙汤，可拮抗组织胺的中药有细辛、五味子、干姜、莪术、苍术和小青龙汤等。由此可见，从免疫学的角度研究中医中药大有可为，但还有更多工作有待进一步研究和发掘，从而达到彻底治愈哮喘的目的。

二、张琪治疗哮喘经验①

张琪教授，全国著名老中医，中医内科博士生导师，1990年被选入首批全国继承老中医学术经验专家之一，曾当选为第五、六届全国人大代表，黑龙江省政协常委、委员，省九三学社常委，黑龙江省劳动模范，获全国卫生系统先进工作者，黑龙江省卫生系统先进个人标兵称号，是1991年首批国务院政府特殊津贴获得者。现将张琪教授治疗哮喘的学术思想总结如下。

病例1　男，9岁，于1994年8月4日初诊。该患者于5年前起病，西医诊断为过敏性哮喘。四五年来反复发作，已影响正常生长发育。每遇冷则鼻流清涕，即而哮喘发作。发作时喘息抬肩，“三凹征”明显。哮喘发作时静滴抗生素配合地塞米松有所缓解，但停药一段时间又复发作。近半年来，1个月发作1次，故求治于中医。患儿形体瘦小，面色晦暗无泽，自觉胸闷、气短、咳嗽，喉中痰鸣，偶尔咯出少量白痰，质地黏稠。听诊双肺有广泛干湿啰音、哮鸣音。舌质紫暗苔白厚而滑润，脉沉而无力。患儿腰凉尿频，畏寒肢冷，时值盛夏季节，却必穿毛衣毛裤。辨证为肺肾阳虚，肺阳虚则寒饮不化，肾阳虚则畏寒明显。治以温肺补肾，温化肺中寒饮，温补肾中元阳。处方：射干10g，麻黄10g，紫菀15g，款冬花15g，半夏15g，细辛5g，干姜7g，五味子10g，枸杞15g，熟地20g，山萸肉15g，寸云

---

①　孙元莹，张海峰，郭茂松．著名老中医张琪治疗哮喘临证举隅．中国社区医师，2002，(08)：10～11

15g，川贝 15g，寸冬 15g，甘草 15g。水煎日 2 次早晚温服。服上方 20 剂，畏寒明显好转，可脱去毛衣毛裤，体力明显增加，胸闷、气短，喉中痰鸣明显减轻，唯食纳欠佳，于前方中加入焦术 20g，焦三仙 15g，内金 15g。患儿先后服药近百剂，诸症消失，体力增加，双肺听诊（—），遇冷哮喘基本不发作，服药期间，生长迅速，身高增加 10cm，体重增加 5kg。此为沉疴痼疾，故将上方配为丸药，嘱其常服，以巩固疗效。随访至今，未闻复发。

病例 2　男，25 岁，于 1993 年 9 月 14 日初诊。该患者哮喘史近 10 年，每至冬季则加重，最初静滴抗生素、应用激素可缓解，但近 3 年来，应用中西药均无明显疗效。该患者面目虚浮，畏寒肢冷，小便频数，腰部酸楚冷痛，舌质淡苔白而稍厚，脉沉弱而滑。辨证为肺肾阳虚，治以清肺补肾，温肾助阳纳气，宣肺化饮止咳。处方：附子 7g，肉桂 7g，熟地 25g，山萸肉 20g，山药 15g，丹皮 15g，茯苓 15g，泽泻 15g，麻黄 10g，细辛 7g，干姜 10g，五味子 15g，款冬花 25g，紫菀 25g，苏子 20g，甘草 15g。水煎日 2 次早晚温服。患者连服上方 70 余剂，全身有力，已无畏寒腰痛诸症。基本不喘，偶遇过劳，仍有小发作，后按此方配成丸药，嘱其常服。1994 年冬季仅发作过 1 次，身体健壮，体重增加 4kg，竟获康复。

以下内容为针对临床上所遇到的一些普遍存在的有关哮喘的问题进行的师生问答。

博士生甲　随着西医抗生素和止咳平喘类药物的广泛普及，哮喘急性发作期，或伴有严重肺感染的患者，求治于中医的越来越少。中医临床所见哮喘患者，多为反复应用抗生素、激素无效，病势迁延，缠绵难愈者。而且病情虚实寒热错杂，一时往往无从下手。

张教授　首先要分虚实，叶天士云：“在肺为实，在肾为虚。”虚者为正气虚，肺主气，肾主纳气，故又以肺肾两脏之虚为主。实者为邪气实，外来之邪不外风寒燥热，内生之邪则主要是痰浊和水饮。故实喘为邪气壅肺，以肺气宣发肃降失常为主要病机；虚喘为精气内虚，以肺失清肃，肾失摄纳为主要病机。哮喘初起多为实证，其病位主要在肺，治疗以祛邪为主，邪去则哮喘自平，阶段治疗相对较为容易，西医静滴抗生素，中药如麻杏甘石汤、定喘汤、桑菊饮、三子养亲汤、清燥救肺汤等辨证应用，都可收到良好的效果。但如果在这个阶段延误治疗，或治疗不彻底，以致病邪羁留，久咳久喘，既伤肺气，又影响脾肾功能，而使脾虚生痰，肾不纳气，则由实转虚，虚实错杂，治疗上就较为困难。西医使用抗生素，中医单纯应用某一清肺止喘方剂如定喘汤之类，往往难以取效。如前述两个病例，就是这种情况，哮喘属实证者，虽上气自身热，喘急鼻煽，不得平卧，烦躁不安病情虽重，但一般易于治疗，如便秘，舌苔黄厚，胸闷炽热，口干，痰黄稠等实热症状明显时，于麻杏甘石汤中重用石膏，加入大剂量清热解毒化痰之鱼腥草、芦根、双花、连翘之类，且加入生大黄以泻热通腑，则往往有“一泻而解”之功。虚喘则不易见功，尤其是虚实夹杂之证，必须肺肾虚实兼顾方能取效。如风寒之邪袭肺，肺气不宣，肾气虚不纳，上实下虚而喘，宜麻黄、细辛、冬花与熟地、山萸、杞果、女贞子、五味子同用，兼肺热者加黄芩、沙参、桑皮、鱼腥草等，或麻杏甘石汤合都气丸亦可。

硕士生中 目前国内似乎流传着“哮喘，实证治肺，虚证治肾，发作期治肺，缓解期补肾”，这是否要作为哮喘治疗的基本原则？

张教授 “实喘治肺，虚喘治肾”可以作为哮喘的一般治疗原则，但还要注意辨证论治，实喘以祛邪为急，在表解之，在里清之，寒痰则温化宣肺，热痰则清化肃肺，温痰则健脾理气。虚喘以补肾固本为主，或补肺，或健脾，或补肾，阳虚则温补之，阴虚则滋养之。至于虚实错杂，寒热兼见，更应该根据具体情况辨证用药。同时也要注意“审证求因”，如由饮食积滞而致哮喘者，治当和降肺胃，消食导滞，化痰平喘，常用保和丸之类加减，此种情况多见于儿童，独生子女平素过食肥甘厚味，导致胃热生痰，反复咳嗽肺部感染，日久迁延或治疗不彻底，则发为哮喘。亦有因气郁不舒，气火郁结于上“木火刑金”而发为哮喘，干咳，胸胁痛，心烦，口苦甚则咯血，治宜清肺滋阴，可用百合固金汤加疏肝之品，或用逍遥散加清肺之品，如黄芩、瓜蒌、川贝、山栀等随症加减化裁。

博士生乙　对于哮喘日久肺肾阳虚者，张师治以小青龙汤合桂附八味丸加减，屡用屡验，辨证要点是哪些呢？

张教授　小青龙汤为治疗外寒内饮之良方。慢性支气管炎、哮喘、肺气肿，为东北高寒区之地方病，小青龙汤有广泛的应用范围，但必须辨证准确。外寒症见：形寒肢冷，无汗，身体痛重，头面四肢浮肿；里饮症见：咳吐泡沫痰，喉中有痰鸣音，舌苔白滑而多津液。外寒里饮而无内热，舌苔白滑润而多津时，应用小青龙汤屡用屡效。若咯痰黏稠，舌红，脉数，伴有心烦，则为痰饮郁而化热之象，应加生石膏泻火除烦。慢性支气管炎，肺气肿哮喘日久，最易合并肺感染，而出现热象，石膏随热势而加减，常量为30～75g，热重时最多曾用至100～150g，肾阳虚则表现为，腰酸痛畏寒，下肢酸软无力，尿频，男子阴囊湿冷，妇女小腹冷痛，带下量多色白而清稀，月经愆期等。

博士生甲　目前临床儿童哮喘见证较多，其治疗与成人相比有何特殊之处？

张教授　小儿为“纯阳之体”，为中医儿科学的重要理论之一。所谓“纯阳”是说小儿阳气活泼，旺达，活力充沛，生长发育迅速，小儿在阴充阳长过程中，阳占优势，故儿科病多易阳化、热化。现实生活中，独生子女往往过食肥甘厚味，极易导致胃热动火生痰，反复咳嗽，肺部感染，迁延不愈，或治疗不彻底，久而久之则发为哮喘。这类哮喘初期大多表现为实证，症见舌红苔黄，大便秘结，心胸灼热，脉数等，这时候必须清胃以治本，治以泻热和胃，消食化痰。若哮喘日久，久咳久喘，既伤肺气，又影响脾肾，使脾虚生痰，肾不纳气，则由实转虚，虚实错杂。这时候要注意观察肾虚情况，儿科五脏发育有“三不足，两有余”之特点，肝常有余，心常有余，肺常不足，脾常不足，肾常虚。五脏之中肾发育速度最慢，成熟最晚，“8 岁以前，真水未旺”。肾藏精，是维持人体生长发育、温养脏腑的物质基础，哮喘日久，伤及于肾，“五脏之真，唯肾为根”，“五脏之伤，穷必及肾”。肾伤则势必影响儿童正常生长发育，肾阳虚不能正常助胃腐熟水谷，助脾化气行水，则更进一步加重哮喘，形成恶性循环，造成哮喘多年不愈，反复发作，患儿发育迟缓，如例 1，这时候要注意温补肾阳，同时健脾开胃，增进饮食，并补后天以治本。

硕士生甲　随着物质生活的发展，生活节奏的加快，疑难杂症层出不穷，尤其是中医，临床接触患者大多为西医多方治疗无效者，在实际临证中应如何发挥中医的特长？

张教授　首先要有扎实的中医基本功，广泛阅读书籍文献，然后通过大量临床实践，验证充实提高所学理论，进而更进一步指导临床，提高疗效，如例 1 患者西医诊断为过敏性哮喘，但按中医辨证，其咳嗽、胸闷、气短、喉中痰鸣正符合《金匮要略》“咳而上气，喉中有水鸣声，射干麻黄汤主之”。再看其他症状，形寒肢冷，脉沉而无力，尿频，腰凉，均为肾阳虚失于温煦之象。故治以射干麻黄汤加补肾助阳之品，收效满意。现代许多年轻中医，重西轻中，结果是西医没学好，中医也丢了。我们是中医，中医有中医自己的特色，中西医结合是好事，但应该在“衷中参西”的基础上，片面强调现代医学，忽视了传统中医药，那就形成“扬短避长”、“本末倒置”了，最后耽误的也只能是自己。

三、董秀芝治疗哮喘经验[①]

董秀芝主任中医师，毕业于北京中医学院（现北京中医药大学），行医30余年，治疗哮喘有丰富的经验，现介绍如下。

1. 和解少阳，疏肝调肺

人体气机的升降出入，虽然是诸多脏腑功能的反映，但是其中肝胆的疏泄功能尤其重要。因为少阳胆经主枢，是上中下三焦气机升降的枢纽，枢纽不利，直接影响肺气的宣发肃降，出现哮喘。临床常见的哮喘患者，除具有咳嗽、气喘等症状外，往往兼具胸胁胀满、口苦咽干，或二便不利等少阳证候。董老师治疗哮喘的方法之一为和解少阳、疏肝肃肺。方选小柴胡汤加桔梗、枳壳、郁金、瓜蒌等。小柴胡汤是疏利三焦的主方，能使“上焦得通，津液得下，胃气因和，身濈然汗出而解也”。桔梗为肺经气分药，苦辛性平善于宣开，提升肺气，宽胸快膈，祛痰止喘而排脓，为诸药之舟楫，可载药上浮；枳壳苦微寒，具苦降下行之功，疏肝理气，宽中除胀满，消心下痞闷，泄中焦气滞，两药合用，宣肺降气，有利于肺之功能的恢复；郁金疏肝解郁，条达气机；瓜蒌清热化痰，宽胸理气。诸药合用，共达和解少阳、疏肝肃肺之功。

2. 培土生金，健脾化痰

脏腑功能失调是化生痰浊的病理基础，痰阻气机、升降失常是哮喘发病的主要病机。脾与肺共同主宰机体气的生成与津液的

① 张玉洁，郭玉萍．董秀芝治疗哮喘的经验．山东中医杂志，1999，18（10）：464～465

输布，脾虚则运化失职，水液集聚生痰，痰浊阻肺，肺失宣肃而致气喘痰鸣，故有“脾为生痰之源，肺为贮痰之器”之说。董老师认为，哮喘患者多有脾虚肺弱之象，而肺为脾之子，脾为后天之本，肺虚卫外不固多与脾胃失调、生化乏源有关。内伤脾胃，百病由生。善治病者，唯在调和脾胃。方选四君子汤合三子养亲汤以培土生金、健脾化痰。四君子汤益气补中、健脾养胃，三子养亲汤主治中虚运化失常、湿聚成痰之证。二方合用使体内水湿水谷运化正常，而消生痰之源，脾气健以养肺气，使肺之宣降功能得以恢复，既治已成之痰，又除生痰之源，而达标本兼治之功。

3. 补益肺气，扶正固表

哮喘发作一由肺胃先有伏热，后感风寒诱发；二由风寒客于上焦，久则化热伤肺。二者均与外感风寒有密切关系。肺为清肃之脏，主一身之气，肺虚则不能主气，腠理不密，卫外不固，易于感受外来之邪，邪乘于肺，而肺失宣降，气不化津，聚而为痰，痰壅气逆，而致哮喘发作。患者平素怯寒多汗，发作前鼻塞、喷嚏、流涕；发作时呼吸浅促，面色苍白，喉间声嘶，语音低弱。董老师用补益肺气、扶正固表法治疗，用补肺汤加减化裁。党参、黄芪、紫菀、桑白皮益气肃肺；熟地黄、五味子益肾固元。同时酌配宣降之品，如麻黄、桔梗、苏子、杏仁等，使补而不滞，敛而不涩，宣中有降，降中有宣，肺气出入有常。若肺之气阴两伤，咽干口燥、便秘者，加沙参、乌梅、天冬以滋阴润肺；若表虚自汗者，加玉屏风散益气固表。总之，补益肺气、扶正固表法，为治疗哮喘行之有效的重要方法之一。

4. 温肾纳气，治病求本

肾为先天之本，主纳气，为气之根，呼气在肺，吸气在肾。故有“肺为气之主，肾为气之根”，“气出于肺而根于肾”之说。顽固性、反复发作性哮喘，久病已虚，穷必及肾，患者常表现为咳嗽吐痰、动则气喘、畏寒肢冷、头晕心悸、耳鸣、腰酸等本虚标实之象。董老师在治疗过程中注重温肾纳气，治病求本。常用六味地黄丸合麻黄附子细辛汤加减化裁，六味地黄丸补肾阴，附子、肉桂温肾阳，使阳归于阴，肾气得以固藏，则喘息自平。麻黄、杏仁、桔梗、枳壳、葶苈子宣降并用，使补中有散，敛中有宣。细辛温肺化饮，既能助麻黄以宣肺，又能助附子以温阳。若咽干口燥、喘促面赤者为肾阴偏虚不能敛阳，可加五味子、白芍等滋阴纳气。总之，久病及肾、久病必虚，温肾纳气为治疗反复发作性哮喘的治病求本之法。

四、许济群治疗哮喘经验①

南京中医药大学许济群教授，从事中医临床实践 40 余年，不仅对方剂学研究卓有成就，而且临床经验也十分丰富。他用古方而不泥古，重辨证也不忽视辨病，立法遣方，融会贯通。尤其是近来注重对哮喘病的治疗，获得显著的临床效果。

1. 发时不囿于标

哮喘为病，缠绵难愈，常反复发作，病史少则 1～2 年，多则 30～40 年。对反复发作的患者来说，发病时既有外邪客肺、痰阻气机之实证，同时又有肺脾肾不足，尤其是肺气不足之本虚表现。许教授立足于祛痰利气，攻邪气分微甚，或散其风，或温其寒，或清其痰热；对肺脾肾三脏兼有虚象者，益肺补脾纳肾，兼扶其正。尤其是从“发九者，气无不虚”（《景岳全书》）的病机出发，方中加入补气药或补气阴药，如黄芪、太子参、玉竹之类。临床表现为发作时汗出过多，没有明显热象者，均酌用之，可以选扶正祛邪、虚实兼顾的方法，而无壅邪之弊。哮喘反复发作，或发作日久而一般药效果不明显者，用此法，甚为满意。

① 范欣生. 许济群治疗哮喘经验. 山东中医杂志，1995，14（6）：273～275

病例　周某，女，42岁，1994年4月28日初诊。主诉曾因油漆喷雾引起咳嗽、气喘。以后经常发作，2个月前哮喘大作，咯吐白黏痰，伴咽痒，胸闷，两肺满布哮鸣音。予青霉素、地塞米松静滴，口服氨茶碱，输氧等一周，症状部分控制。其后仍时有哮喘，并伴胸闷、气短。其间哮喘明显发作3次，均以激素、抗生素、扩张气管药及中药宣肺平喘等治疗而部分缓解，4月27日哮喘大发作，哮吼痰鸣，紫绀，心率120次/min，予地塞米松、氨茶碱静滴，输氧，症状未能完全控制。第二日症状明显加重，诊见患者面色苍白，紫绀，气短，喘息不已，张口抬肩，呈“三凹征”，呼吸频数，咳嗽，咯吐白黏痰，伴见头面汗出，听诊心率120次/min，两肺呼吸音轻。舌质淡胖苔薄白微腻，脉细数。证属痰浊阻肺，肺失肃降，正虚不能纳气。治以扶助正气，利气化痰。处方：黄芪20g，太子参12g，葶苈子10g，苏子10g，炙麻黄4g，细辛3g，五味子8g，制半夏10g，陈皮6g，鱼腥草5g，佛耳草10g，地龙10g，乌梅8g，丹参15g。

服上方2剂后喘即渐减，胸憋气喘大为改善，听诊肺部哮鸣音（—），仍感纳气无力。上方继用，加砂仁4g。7剂，喘平，偶尔咽痒，咯少量痰。曾接触油漆，未致再作。予健脾化痰以善其后。随访5个月喘未再发。

按：本例患者哮喘缠绵2个月，来诊时，症见哮喘伴冷汗量多，面色苍白，舌质淡胖，苔薄白微腻，脉细数。故以黄芪、太子参扶助正气，炙麻黄、制半夏、五味子、细辛取小青龙之意，化痰利气平喘；葶苈子、苏子降气泻肺，乌梅与五味子收耗散之肺气，并用鱼腥草、佛耳草、地龙助清肺化痰平喘。全方配伍得当，故收到显著疗效。

2. 痰壅攻逐为先

痰饮壅肺型哮喘，临床颇为多见，张子和云：“痰即是病也，痰去则病去。”许教授认为，由于痰饮之邪其性黏滞，易于胶固凝着，造成重疾而一般化痰药难一时奏效，攻逐痰饮是急则治标之法，对痰饮实证效果尤好，使有形之痰饮得以祛除，积者下，逆者降。张景岳云：“实痰者何？谓元气犹实也。”（《景岳全书》）临证所见，患者大多形体壮实，哮鸣如吼，呼吸急促，咳嗽声浊，咯痰量多，痰色白黏或白浊，或痰凝胶黏，不易咯出，只闻喉中痰鸣，兼见胸满闷，或有泛恶。舌质胖苔白腻，脉滑或沉滑。许教授攻逐痰饮喜用控挺丹，改为胶囊剂型，晨空腹枣汤送服0.6～1g，连服1～3d，其后辅用健脾化痰方药，以绝生痰之源。

病例　祁某，男，56岁，1983年3月27日初诊。哮喘迄今6年余，近一年加重呈季节性发作，3～9月份哮喘持续不断，有明确过敏史。哮喘前有打喷嚏、咽痒、咳嗽等预兆。本次就诊时哮喘已作月余，虽用舒喘灵等，但未能控制，一旦停用，即哮喘大发作。刻诊：喉中痰鸣如拽锯，咳嗽，胸闷如窒，痰灰暗呈块状，量多难咯。舌胖略红，苔白厚腻，脉滑。见桶状胸，听诊两肺哮鸣音（＋＋＋），心率90次/min，律齐。周围血白细胞在正常范围，嗜酸性粒细胞绝对值计数0.530×10^9/L，呼气流速峰值仪测定PEFR 60L/min，X线提示轻度肺气肿，皮肤试验副交感神经反应（＋）。诊断为外源性支气管哮喘，证属痰饮壅肺，肺失肃降。治以攻痰逐饮平喘。处方控涎丹0.9g，每日1次，清晨枣汤送服，服用3d。利气化痰方：苏子10g，白芥子8g，制半夏10g，陈皮6g，桔梗10g，甘草4g，鱼腥草15g，4剂，于控涎丹服完后服。服药后略感腹痛，泻稀大便，日2～3行，后泻之物似痰状。同时咽中痰也松动，易于咯出。一日约咯出300ml左右。痰出后胸闷顿舒，舒喘灵停用，喘势大减。予上方继用。9剂后，喘已渐平，听诊呼吸音粗糙，未闻及干湿啰音及哮鸣音，呼气流速峰值PEFR为280L/min，嗜酸性粒细胞绝对值0.220×10^9/L。处方转以健脾化痰巩固之。随访1年，哮喘未有明显发作。

按：本例痰饮壅肺致反复哮喘者，乃因痰饮未能祛除，哮喘不易控制，一般化痰难以取得捷效。选用攻逐峻剂控涎丹。方中甘遂、大戟攻逐水饮，并以白芥子搜剔一切痰结。全方力专效宏，能入邪气痰饮互结之处而攻之，有形之邪得祛除，宣畅壅塞之肺气。开上焦之闭郁。邪去而正安，再以健脾化痰以绝生痰之源。经实验观察，控涎丹具有抗炎、平喘、排痰的作用，为临床提供了客观依据。

3. 内治外治并举

哮之一证，古人专主痰，《陈修园医书》中谓："痰窠结于肺膜"，气为痰阻。《喻嘉言医案》中说："窠囊之中，痰不易除，即肺之外，膜原之间，顽痰胶结多年，如树之有罗，如屋之有游，如石之有苔，托附相安。"独行内治，常难以"断其浊痰之根株"，任行驱导涤涌，徒伤他脏。许教授内治、外治并举，利用外治法，使药力入经络，循经隧，直达病所，取效甚佳。外治之法，古人多应用于三伏天，取"冬病夏治"之意。许教授根据临床诊疗近万人次之经验，认为组方适宜的定喘膏能攻逐内伏之痰饮，可于哮喘正发时迅速平喘。外治选用穴位以背腑穴为主，常用肺俞、膈俞、定喘，以及天突等穴。5～7d贴敷1次，每次12～24h。

病例　胡某，男，60岁，1992年1月3日初诊。哮喘史10余年，有轻微肺气肿。1982年曾患右肺中叶肺不张，10年来喘息性支气管炎伴感染反复发作。目前咳喘持续10余日，入夜不能平卧。端坐呼吸，喉中哮鸣有声，痰多不易咯出，每夜痰量约100～200ml，呈白沫状，口干。乏力，一般活动受限，动则尤甚。刻诊见形体消瘦，紫绀，呼吸急促。听诊两肺哮鸣音（+++），右肺中叶呼吸音低。舌质黯红，中有裂纹，苔少，脉细。证属痰气交阻，肺阴不足。治疗：①定喘膏，取穴肺俞、定喘、膈俞、天突；以润肺清化拟方：北沙参12g，苏子10g，葶苈子

10g，黄芩 5g，瓜蒌皮 12g，黛蛤散（包）10g，桔梗 10g，甘草 4g，鱼腥草 18g，白毛夏枯草 15g，桃仁 10g，冬瓜子 10g，制半夏 10g，5 剂。于贴药第二天服用。用上方后症状缓解，但夜间仍有短时间喉中哮鸣，气短，口干。听诊未闻及哮鸣音及干湿啰音，舌脉如前。继用定喘膏，取穴同前。内服方去冬瓜子，加南沙参 10g，麦冬 10g，炙桑皮 10g。5 剂后，诸症明显缓解，痰量亦明显减少，胸部舒畅，寐安，纳佳，精神愉悦，唯口仍干，舌质有裂纹，脉滑。定喘膏取穴同前，并养阴润肺兼以化痰辅之。处方：南北沙参各 10g，全瓜蒌 12g，玉竹 10g，川贝 5g，葶苈子 10g，麦冬 10g，制半夏 10g，鱼腥草 15g，桔梗 10g。5 剂，于贴药后 24h 服用。其后症情稳定，哮喘未发作。

按：本例内治与外治共用，平喘之功显著。定喘膏以麝香、甘遂等组戒，麝香走窜经络，辛散宣通，利气豁痰，甘遂攻逐痰浊水饮，共奏利气逐痰平喘之功，对痰闭致喘尤为适宜。选穴以背腑穴为主，一身阳经均集中于背部，对祛逐痰浊阴邪功效甚佳，痰多难咯者，加用天突穴。外治之理，亦内治之理，但药力循经入络显然比内服更为快捷，内外治疗合用，作用相得益彰。

4. 培本兼顾三焦

哮喘久发不已，肺虚必累及脾肾。脾为生痰之源，肺为贮痰之器，痰恋不化，气机阻滞，一触风寒，喘即举发。临床所见哮喘患者未发之时，也常有怕冷。表虚汗出，脉偏细数，有时出现花剥苔，《王旭高医案》中谓：“此有下焦阴虚，中焦痰盛，上焦肺弱。肺弱故晨寒，阴虚则脉数，喘之频发，痰之盛也。有所感触，病遂发焉。”许教授认为病有三层，治需兼顾，在上治肺胃，在下治脾肾，若欲除根，必坚持法法兼顾，否则单纯以补一脏而概其全，恐难奏效。

病例　某女，7 岁，1993 年 11 月 8 日初诊。咳喘反复发作 3 年，感寒、食凉物即易引发。诊见咳嗽，痰鸣，喉中如有水鸡声，形体消瘦，面色苍白，喘作伴汗出。听诊两肺哮鸣音（＋＋＋），心率98次/min，舌质淡红，苔黄微腻中间光剥两块。治以定喘膏外敷，辅以清化拟方。二诊症状明显缓解，肺部未闻及哮鸣音。11月31日来诊，主诉因饮食不调，外受寒凉，哮喘又作。复以上法施治，复诊2次，症情稳定。舌质略红，苔仍花剥。转以扶正为主，养阴益气，和胃化痰：南北沙参各10g，麦冬10g，黄精10g，太子参10g，黄芪15g，玉竹12g，乌梅8g，砂仁4g，炒六曲10g，白术10g，制半夏10g，桔梗10g，甘草4g，鱼腥草15g。1剂量服用2日，1日2次服。半月后，胃纳、虚汗均明显改善，再进7剂。冬春季患儿未再发病，体重增加，面色红润。

按：本例患者，哮喘常作，乃表虚不固，脾虚痰盛，故伴见易感冒、鼻塞、咽痒、自汗、纳差等症状。此方养阴益气，和胃化痰，乃治本之法。方中黄芪、太子参益气固表，麦冬、玉竹、黄精滋阴以培肾元，砂仁、白术、神曲和胃，制半夏、鱼腥草、桔梗共化留伏之痰饮，更伍乌梅敛肺气。全方配伍得当，临床治疗数十例，收效显著。

五、章如虹治疗哮喘经验[①]

章如虹教授，原湖北中医学院附属医院副院长。数十年耕耘于悬壶济世之地，精究岐黄之术，览书广博，医人无数，尤其擅长治疗顽固性哮喘，用心独到，临证每每收到良好效果。现将章如虹教授治疗哮喘的学术思想总结如下。

哮喘有“哮证”和“喘证”之分，哮以声响言，喘以气息名。临床每多参见，故常一并合称，哮喘病多数经过及时治疗病情可得到控制，但少数严重的患者呈顽固性发作，或呈哮喘持续

---

① 张莹雯，章如虹教授治疗顽固性哮喘经验．贵阳中医学院学报，2002，24(4)：10～11.

状态。章师治疗主张辨病与辨证相结合，强调辨虚实与疗缓急相结合。体现为如下三点：

1. 辨虚实思缓急

《诸证提纲》中说："凡喘之暴作，以攻邪发散为先，喘定之后，方可补养，久病喘嗽未发之前，当扶正气，已发之际，宜专攻邪，若补其既发，其喘益甚矣，此治喘之先后宜分别也。"章师将其推求于临床治疗中，辨顽固性哮喘宜先辨其虚实缓急，方可行之，病急者大多起病急，发作重，喘、咳、痰俱作，病又延年不愈，素体亏虚，一俟气候变化，食物过敏，过于劳作等即刻发作，此当治标泻实为先，后再以扶正固本之法。常用平喘止咳化痰之药：麻黄、苏子、干地龙、白杏仁、莱菔子、葶苈子、桑白皮、黄芩、大黄等。此类药物应用之中尤以麻黄运用最妙，临床之中多将麻黄配大黄同用，究其缘由，多为表之有邪，里则郁闭，肺与大肠相表里，肺气郁闭，病及大肠则传导失司；或大肠热郁，腑气不通，腑病及脏，亦可致肺失宣降，发为喘咳，故章师将麻黄与等量大黄配伍，既可宣肺以达表，又可泻腑以通里，如此表里俱调，宣降自如，脏腑气机畅顺则喘咳自平。常用扶正固本方药：金匮肾气丸、二陈丸、玉屏风散等酌情出入。

病例　王某某，男，28岁，1998年11月4日初诊。患支气管哮喘已有10余年，近2周来发作明显，胸闷气急，难以平卧，面青唇绀，伴咳嗽咯白黏痰，入夜发作更甚，动则加剧，时有鼻塞，近3日日夜均见加重，虽经治疗，使用抗生素、激素、平喘止咳化痰药，仍未见好转，诊见：面色㿠白，舌苔剥，边有齿印，脉象细滑而数，辨之为正虚邪实、外邪犯肺、肺失宣肃。法以泻实为先，治以祛邪宣肺，平喘止咳化痰。药用：麻黄9g，大黄9g，半夏9g，杏仁9g，白芥子9g，莱菔子9g，桑白皮12g，陈皮12g，茯苓12g，黄芩12g，细辛3g，生甘草5g，患者服药3剂后，哮喘明显减轻，咳嗽、咯痰大为好转，苔剥、脉细，守上方去黄芩、细辛加麦冬 9g。患者服 10 剂后，哮喘除咳嗽止、咯痰消、精神转佳后药以黄芪、沙参、茯苓、白术、山萸肉等扶正固本善其后。

2. 辨痰湿思郁热

丹溪曰："喘急者，全为火所郁而为痰，在肺胃间也，有痰者，有火炎也。"《景岳全书》亦曰："痰甚作喘者，虽宜治痰，如二陈汤、六安煎、导痰汤、滚痰丸、抱龙丸之类，皆可治实痰之喘也；六君子汤、金水六君煎之类，皆可治实痰之喘也；然痰之为病，亦唯为病之标耳，犹必有生痰之本，故凡痰固火动者，必须先治其火。"章师认为，郁热形成无不与痰湿日久并见。临床发病多缘于郁热致喘。又因肺为贮痰之器，脾为生痰之源，患者大多有脾虚之象。症见胸闷喘急，呕恶不舒，痰白黏而咯之不爽，苔腻，脉滑数等，常用药物：桑白皮、鱼腥草、冬瓜仁、全瓜蒌、黄芩、法夏、陈皮、苍术等，症情好转后，可常服半贝丸、二陈汤等。

病例　陈某某，男，31 岁，2000 年 11 月 25 日初诊。患者自幼有哮喘史，迄今有 8 年未发作，近 2 周来哮喘突发，气喘气急，入夜尤甚；胸中满闷，呕恶不适，咳嗽咯痰，痰色白黏而不爽，鼻塞、口干口苦、胃纳差，苔腻、脉细滑数。虽经多种治疗效果不显，由其妻陪同就诊。章师辨之为痰湿恋肺，郁久化火。治以清火化痰，平喘止咳。药用：桑白皮 15g，鱼腥草、冬瓜仁各 12g，杏仁、竹茹、全瓜蒌、法半夏各 9g，陈皮、黄芩、冬桑叶各 5g，生甘草 5g。患者服药 5 剂后，病去十之八九，喘平痰除，唯苔根略腻，脉细尚见神倦，遂以扶正健脾之法调补，以固疗效。

3. 辨痰热思风寒

清代李用粹在《证治汇补》中指出："哮即痰顺之久而常发者，因内有壅塞之气，外有非时之感，膈有胶固之痰，二者相合，闭阻气道，搏击有声，发为哮病。"又云，"皮毛者，肺之合也，肺经素有火邪，毛窍常疏，故风邪易入，谓之寒包热，由痰火郁于内，风寒束于外。”此类患者多表里同病，寒热错杂，症情复杂，治当兼顾。宜用清化热痰药和解表平喘药痰之。清化热痰药：海蛤壳、黄芩、桑白皮、冬瓜仁、鱼腥草、胆南星等。解表止咳平喘药：麻黄、桂枝、荆芥、防风、杏仁、白前、款冬花、薄荷、桑叶、桔梗等。

病例 刘某某，男，65 岁，2001 年 3 月 28 日初诊。患者素有哮喘性支气管炎、肺气肺病史 10 余年。近半月来，胸闷气急咳嗽，呼吸困难，哮喘时作，咯痰色黄不爽，口干口黏，已经中西药治疗，然未见效果，近一周来又伴见恶风畏寒，鼻塞流清涕，骨节疼痛等，舌质红，苔根黄腻，脉浮滑。章师辨之为痰热内郁，兼见风寒外束。治以清化痰热、解表止咳、平喘。药用：麻黄、荆芥、连翘、黄芩、杏仁各 9g，鱼腥草、海蛤壳（打碎）各 12g，桑白皮、豆豉各 6g，生甘草 5g。患者服药 3 剂后，咳喘即大减，再服 7 剂则喘咳止、咯痰消、恶风畏寒、鼻塞身痛等外感症亦除。后以前方稍加化裁，再服以固疗效。

4. 辨风热思温补

《景岳全书》谓：“喘有夙根，遇寒即发，或遇劳即发者，亦名哮喘，未发时以扶正气为主，既发时以攻邪气为主。”又谓，“然发久者，气无不虚，故于消散中宜酌加温剂，或于温补中宜量加消散。”此类患者病久体虚，肺脾俱见虚寒，外邪常常乘虚而入，虽为风热之邪郁束肺表，然其本虚尚存，须温补肺脾方得以振奋阳气，扶正以驱邪，此乃标本兼顾，合而治之。临床药用麻黄，杏仁、细辛、半夏、牛蒡子、蝉衣、银花、连翘、薄荷、浙贝母等祛外邪，宣肺止咳，平喘化痰；药用党参，黄芪、白术、甘草、淡干姜，冬虫夏草、黄精、茯苓、淮山药等温补肺脾而扶正祛邪，咳喘和解后可常服金水六君煎、参蛤散、金匮肾气丸、紫河车粉等以善其后。

病例　刘某某，男，21岁，2001年10月7日初诊，患者哮喘史已有10年，经常因感受风寒，或各种过敏而发作。最近3日来，突见气急而喘，胸闷不能平卧，哮鸣音频频，咳嗽咯痰不爽，鼻塞流涕，喷嚏连作，面色苍白，身软神疲，口干纳食差，脘腹不适，大便结，日行3～4次。舌苔薄腻，脉细弦滑。此为素体肺脾不足，又感外邪束肺、失于宣肃。治宜解表祛风，平喘止咳，佐以温补肺脾。药用麻黄、杏仁、蝉衣、牛蒡子、连翘、半夏各9g，生黄芪20g，桑白皮15g，陈皮12g，款冬花12g，砂仁9g，患者服药5剂后咳喘平、咯痰消，流涕及喷嚏亦消失，纳食香，大便干，乃予前方去牛蒡子、桑白皮加仙灵脾12g，冬虫夏草6g以固本而善后，如此再进8剂，诸症皆除。遂嘱其常服黄芪口服液、金匮肾气丸保之。

总之，章师将辨病与辨证相结合，治疗顽固性哮喘，将内伤与外感相结合，在缓治本虚的同时，注意急治标实。此乃中医辨证的灵活运用，故治疗屡屡奏效。

六、吴银根治疗哮喘经验①

吴银根教授从事中医临床三十多年，临床经验丰富，尤其善用药对。现将吴教授在治疗支气管哮喘时常用之药对择要介绍如下。

1. 开合相济，调理肺气

吴教授认为，哮喘的成因虽多，但急性发作期的病机为肺气贲郁，宣降失常。治当宣肺开郁，解痉平喘。然须开阖有度，方能邪去正安。若发散太过，则耗散正气，甚则引起气脱等症。正如张锡纯所说："治肺之药，过于散则有碍于翕，过于敛则有碍

① 冯新格. 吴银根妙用药对治疗支气管哮喘. 浙江中医杂志，1999，(12)：507～508

于辟。”故常用宣敛相合、开合相济之药对，以恢复肺脏宣发肃降之功能。

(1) 麻黄与麻黄根　哮喘多发于冬春季节，经常在夜间发作或加剧，诱因多为外感风寒，辨证多属寒哮。治当温肺散寒，宣肺开郁。常用麻黄等宣肺平喘之品，但麻黄发汗之力宏，且哮喘患者，体质多虚，恐麻黄发散太过，损伤正气，甚至引起气脱等症；麻黄根善于引气药至卫分，收敛肺气，固腠理而止汗。两药配伍，一宣一敛，既达到宣肺平喘的目的，又可防止正伤邪侵而使病情加重或复发。吴教授对哮喘急性大发作者，不论有无表证或汗出，常用此药对，且麻黄根剂量用至 30g，大于麻黄的剂量约 2 倍，目的在于抑制麻黄发散太过，加强平喘作用。麻黄要后下，以防其挥发油丢失。

(2) 桂枝与厚朴　哮喘患者多为肺（阳）气亏虚，卫外不固，易感外邪，尤其是风寒之邪，引动肺中“伏痰”，致肺失宣降，使哮喘发作或加重。治当散寒解表，降逆平喘。桂枝和营血，利肺气；厚朴下气降逆，消痰平喘，即《伤寒论》中桂枝汤加厚朴、杏仁之义。此药对与麻黄、麻黄根药对比较，一偏体虚，一偏体实，而意义相同。桂枝与厚朴的用量，可因具体情况而有所偏重。

2. 降散相伍，理肺祛痰

吴教授认为，哮喘的病理基础在于痰饮伏肺。痰饮留伏于肺，遇外感引发，痰因气升，气因痰阻，痰气交阻，搏于气道，肺气上逆，而致喘鸣。治当降气化痰平喘，使肺气恢复宣发肃降之功。

(1) 桑白皮与白果　痰伏日久，常郁而化热，痰热胶固于膈上，成为哮喘发作的夙根。临床上哮喘患者易合并肺部感染，或因上呼吸道反复感染而使哮喘复发或加剧。治当清热化痰，降气平喘。常取白果定喘汤中桑白皮清热肃肺；白果收敛肺气，定喘止嗽。两者散敛结合，共奏肃肺敛肺、化痰平喘之效。两者常用量为 30g，是治疗痰热壅肺的哮喘轻、中度发作的主药。

（2）前胡与白前　肺中“伏痰”遇感引触，痰气相搏，壅塞气道，肺失宣降，常可引发咳嗽、喘促等症。治当宣降肺气，化痰定喘。前胡既能宣散风热，又能降气化痰；白前长于泻肺降气。两者一宣一降，宣降清化，调理肺气，化痰止咳平喘。吴教授常用此药对治疗喘势渐缓，咳嗽吐痰仍作者。

3. 降气活血，滑痰止咳

哮喘反复发作，迁延不愈，肺气闭阻，宣降失常，必然会影响肺脏布津行血，使津聚成痰，血滞为瘀，痰瘀相互为患。治痰须活血，血行痰易化，气行则血行，故当气血同治，方可降气消痰，活血止咳。经曰：“仁则滑之。”吴教授常用种仁类药物以降气活血，滑痰止咳。

（1）桃仁与杏仁　哮喘日久，久病入络，气滞血瘀。哮喘若为气血瘀滞或燥邪伤肺者，均可加入辛润之品，以活血润燥，止咳平喘。杏仁味苦微温，行气散结，润肺止咳，使肺脏郁闭之势得以解除；桃仁活血化瘀，泻肺缓肝，《本草别录》谓：“止咳逆上气。”凡见肺气郁闭，咸可投用。杏仁治上，桃仁治下，气行则血动，瘀血乃祛，且两者都有润滑之性，既可润肺止咳，又可滑痰通下，引邪下行，给邪以出路。治疗哮喘非急性发作期的咳嗽，尤其痰少或无痰者效佳。桃仁用量可大于杏仁，但两药之剂量均不可太大，以免中毒。

（2）当归与苏子　痰气壅盛而气血亏虚的哮喘患者，治当降气消痰，活血止咳。治痰须和血，血旺而痰易化，活血和血之品可增强化痰止咳平喘之作用。苏子降气祛痰，止咳平喘；当归养血和血，《神农本草经》谓其“主咳嗽之气”，为血中气药。两药配伍，一走气一走血，气血双调，寓苏子降气汤之意，降气化痰以行血畅气道，行气活血助化痰滞，相辅相成，增强消痰止咳喘之功，且两药均可润燥滑痰，用于治疗久患哮喘之虚实夹杂者，当归用量一般大于苏子。

4. 同气相求，增加药效

吴教授常针对发病过程中不同的病理变化，选用符合相应病机的相须为用的药对，来增强临床疗效。

（1）苍耳子与辛夷　许多哮喘患者兼有过敏性鼻炎史。肺开窍于鼻，鼻与喉相通联于肺，所以外邪袭肺，多从鼻喉而入。鼻塞流涕，喷嚏阵作，也是哮喘发作的先兆。故治肺的同时，要重视治鼻与喉，常用宣肺利窍之品，以改善鼻喉功能，防治哮喘。用辛夷散风寒，通鼻窍；苍耳子祛风邪，通鼻窍，两者为《证治准绳》中苍耳子散主药，合用可加强祛风除湿，宣肺利窍功能，以治疗哮喘的过敏症状。

（2）蜈蚣与全蝎　痰气郁结，气血运行不畅，而致气滞血瘀。痰郁、气滞、血瘀常相互影响，兼而为病，致哮喘反复发作。如气血津液运行通畅，痰液得消，瘀血得散，则气机正常。虫类药能搜风通络，使肺中伏痰顽瘀消散，肺气得以宣降。吴教授认为两药有搜风解痉平喘之功。用量为蜈蚣每日2条，全蝎每日3g，可长期应用，尤其是反复发作的顽固性哮喘。

（3）生半夏与生南星　哮喘发作的主要原因是外感引动“伏痰”。痰的产生多责之于脾虚不能运化水湿，肺虚不能通调水道，以至津聚成痰，贮于肺脏。肺脾气虚不能卫外而易感外邪，引动“伏痰”，致哮喘发作。半夏尤善健脾燥湿，降逆散结；南星祛风除湿化痰，两者合用，燥湿化痰之力雄厚，为治疗各种痰湿的基本药。吴教授认为两药唯有生用，效果才更显著，其用量为每日各15g，入煎剂，未发现明显毒副作用。

（4）菟丝子与补骨脂　哮喘反复发作，久病及肾，气阴耗损。缓解期可表现为短气息促，动则喘甚，劳累后哮喘易复发等症，所谓“急则治其标，缓则治其本”，“肺为气之主，肾为气之根”。治当补肾固精，纳气平喘。常用菟丝子补肝益肾，偏于益精，温而不燥；补骨脂偏于补肾暖脾而纳气固阳。两者共用，补肾纳气。吴教授常用此药对治疗哮喘见肺肾气虚者，从而减少或控制本病的发作。

（5）仙茅与仙灵脾　哮喘的病因虽多，究其产生的根本原因（内因）则是阳虚寒盛。肺、脾、肾阳虚，不能温化水湿津液，致津液停聚成痰，痰阻气滞，瘀血乃生。而肾阳是一身阳气之根本，肾阳虚则肺脾等诸脏俱寒，寒、痰、瘀均为阴分，阳虚不能制阴，致哮喘反复发作。吴教授在临床上通过统计发现，哮喘多发于秋冬或冬春季节转换之时，并多在夜间发作或加剧，诱因多为外感寒邪，约80％的患者辨证属寒哮，故哮喘患者不论急性发作或缓解期，均需加入补肾纳气、温肾壮阳等药，以扶正祛邪，祛寒除湿，且可加强健脾化湿药之功效，杜绝痰瘀的产生，如此才能从根本上防治哮喘。仙茅补命门，壮阳除寒湿；仙灵脾温补肝肾，壮阳益精。两者配伍，温阳补肾，纳气平喘。吴教授常用此药对与大蒜素等制成胶囊，用于哮喘缓解期的固本治疗。吴教授根据哮喘各期的特点，选用不同的药对。发作期多调气散寒、化痰祛瘀为主，佐以温补脾肾；缓解期多温补肾阳为主。吴教授在长期临床中积累的药对应用经验，不仅体现了中医辨证施治的理论，而且也结合了现代中医药研究的新成果，故临证应用颇有效验。

七、李鸣真治疗哮喘经验[①]

李鸣真教授行医近40载，临床经验颇丰，遣方用药贴切精当，尤其在治疗支气管哮喘方面屡治多验，现将李教授经验，撷

---

① 涂胜豪．李鸣真教授治疗支气管哮喘经验简介．中医药研究，1998，14（1）：1、60

要如下：

1. 急则治标，重在治肺

支气管哮喘属中医“哮证”、“喘证”范畴，发病关键乃宿痰内伏于肺，复感外邪，或饮食失调，情志不畅均可触动肺中伏痰，痰随气升，气随痰阻，至相搏击，阻塞气道，以至肺气升降不利，肺失宣降，发为喘证。急性发作时，表现为呼吸急促，喘鸣有声，严重者张口抬肩，难以平卧，临床所见，皆为一派标实之象。故发作期，治当攻邪为上，宜用祛痰宣肺降逆之法，以三子养亲汤合二陈汤化裁。三子养亲汤虽可降气化痰，但对于宿痰内伏之喘证，化痰之力仍显单薄，故加用化痰除湿之祖方二陈汤以加强化痰之力。哮证有冷哮、热哮之分，临床用药，应仔细斟酌，若属冷哮，上方酌加细辛、杏仁、天南星、白附子等；若为热哮，则选贝母、瓜蒌、竹茹等。

2. 缓则治本，重在脾肾

支气管哮喘，常反复发作，导致肺气耗散，累及脾肾。脾虚则不得运化水湿，输布精微，痰浊更易滋。故古人云：“脾为生痰之源，肺为贮痰之器。”且中气不足，卫外不固，更易为外邪侵袭，再度诱发哮喘，形成恶性循环。肾虚则根本不固，摄纳无权，吸入之气不能摄纳于肾而发哮喘，故哮喘渐平之机，即是扶正固本之时，既当培土生金，又宜补肾固本，健脾多选四君子汤，补肾常用六味地黄汤。若肾阳不足，加附片、仙灵脾、补骨脂、菟丝子；若肾阴亏虚，加枸杞、黄精、女贞子、何首乌。哮喘多病程久远，治疗非一日之功，故欲除病根，须频年累月，服药不断。患者或因工作繁忙，煎药不便，或恶汤药味苦，难以下咽，常一曝十寒，无济于事。故李教授常拟方健脾补肾，熬制成膏，寓治于补，既起根治之效，又除病家所苦。

3. 固护卫外，贯穿始终

卫外不固，腠理疏松，外邪易侵，是喘哮反复发作的重要原因之一。患者平素怯寒，每每重裹，又常自汗鼻痒，喷嚏频作，鼻流清涕，此皆属一派卫外不固之象，即使哮喘发作之时，亦常实中夹虚，寒中包热，故李教授常用益气固卫之玉屏风散贯穿于治喘始终。李教授认为，玉屏风中黄芪益气固表，白术健脾培中，又能化湿，防风疏风祛邪，三药合用扶正而不恋邪。又据现代医学研究：玉屏风散具有增强免疫功能、抗过敏等功效，而支气管哮喘与免疫异常、体质过敏有关，以玉屏风散与化痰平喘、补肾健脾诸法合用，与中西医理论，皆为合拍。此外，对寒中裹热患者，还宜酌加清肺化痰之品，如黄芩、鱼腥草等。

4. 肺气壅盛，宜清大肠

“肺与大肠相表里”，这在哮喘患者常可印证。尤以小儿患者，脾虚痰盛，常身体羸瘦，在家长呵护之下，屡进厚味，又脾阴不足，常见肠燥便秘。临床上或患儿哮鸣时每有便秘，或患儿便秘时较易发病，总因大肠气滞，上逆犯肺。治疗时宜轻清大肠，可平哮喘，即所谓“泄大肠以降肺气”。李教授介绍，有一经验方治疗哮喘有效，方内仅炙麻黄、生大黄、二丑三味，研末蜜丸内服，即是此义。唯哮喘患儿每多实中夹虚，恐上方过于峻烈，常临证时重用莱菔子消食泄大肠之气，或短期用大黄通大肠腑气，每能奏效。

5. 典型病例

病例1　杨某，女，35岁，干部。自幼患支气管哮喘，伴荨麻疹，青春期发病尤甚，多次住院。用氨茶碱等治疗已渐失效，激素治疗后又致月经周期紊乱，复改脱敏治疗，仍反复发作。就诊时：喉中哮鸣如吼，夜间加剧，不能平卧，痰多白稀，脉右弦细、左沉细，苔薄白，证属痰湿壅肺，拟法化痰平喘，祛风固表。处方：苏子10g，杏仁10g，莱菔子15g，黄芪20g，白术10g，防风10g，橘红8g，法夏10g，云苓12g，补骨脂10g，菟丝子15g，当归10g。随症变化，上方加减，进20付后，哮喘大减，继之以膏药善后。处方如下：黄芪100g，白术60g，防风50g，仙灵脾80g，枸杞60g，菟丝子80g，苏子60g，杏仁60g，莱菔子80g，赤芍80g，当归60g，蛤蚧3对，山药80g，党参80g，干地黄80g，云苓80g，黄精100g，橘红50g，法夏60g，嘱以上药熬膏。连服半年，3年后随访，哮喘一直未发。

病例2 袁某，男，5岁。自半岁开始经常感冒咳嗽，夜间喘鸣，每周一发，至少月发一二行。诊为喘息性支气管炎，经多种抗生素及激素治疗，亦曾服中药，均仅暂时缓解，偶又发作，甚则伴发肺炎，先后多次住院。来诊时：经强的松、氨茶碱等西药治疗，咳喘已控制，但患儿面黄消瘦，食欲不振，时唾痰涎，头汗如珠，脉象弦细无力，苔薄白，属脾虚生痰，肾不纳气，法当健脾化痰，补肾纳气，用金水六君煎合甘麦大枣汤加减，处方如下：党参9g，金白术6g，茯苓9g，陈皮6g，法夏6g，熟地9g，补骨脂9g，浮小麦30g，炙草9g，大枣5个；3剂后，头汗渐减，伴发喘息，又继服6剂，并以原方加减，熬膏续服半年，自此以后，喘息再未大发，偶感风寒咳嗽，亦无喘息，身体渐壮。

八、王左治疗哮喘经验①

王左教授是上海中医药大学中医内科教授，上海市名中医，其从事临床工作三十多年，在支气管哮喘的治疗方面积累了丰富的经验，现总结如下。

1. 病因病机

王教授认为支气管哮喘多属中医“哮证”，患者先天秉赋不足，由外邪侵袭、饮食所伤或他病诱发发病，如《病因脉治》云：“哮病之因，痰饮留伏，结成窠臼，偶有七情之犯，饮食所伤，或

① 崔儒涛. 王左教授治疗支气管哮喘的经验. 中国中医急症，1997，6（3）：116～117

外有时令风寒，束其肌表，则哮之症作矣。”病机则以痰气交阻、肺失宣降为主，病位在肺，与肝、心、脾、肾四脏皆相关。

2. 从肺论治

（1）发作期　外感风寒或风热之邪，未能及时表散，邪蕴于肺，壅阻肺气，气不布津，聚液生痰，痰闭气道，发为呼吸急促，喉中哮鸣声诸症。此时肺、脾、肾诸脏或虚或实，痰壅于肺，标实甚急，急则治其标，故治肺为先，宜宣肺、肃肺、清肺、泻肺。王教授擅用二三汤加减治之，即《太平惠民和剂局方》之二陈汤、三拗汤及《韩氏医通》之三子养亲汤加减。二陈汤（半夏、陈皮、茯苓、甘草）燥湿化痰、理气和中，三拗汤（麻黄、杏仁、甘草）宣肺平喘，三子养亲汤（苏子、白芥子、莱菔子）降气化痰，三方合用燥湿化痰、宣肺降气平喘。

发作期患者有喘、咳、痰、热主症之不同，王教授擅辨四症施治。喘为主者，可选加银杏、地龙、葶苈子泻肺利水平喘；喘促持续不解，出现“喘脱”危候，加黑锡丹镇纳浮阳平喘；痰涎多者，加川贝、天竺黄化痰平喘；痰稠量多，难以咳出，壅塞气道，加礞石滚痰丸逐之；咳多者，加紫菀、款冬花、旋覆花、百部肃肺止咳平喘；热者，加黄芩、石膏、鱼腥草、野荞麦根、四季青清热利湿解毒。

（2）缓解期　哮喘日久，患者多怯寒、背冷、鼻头清冷，易受外寒侵袭，究其原因，肺吸入自然界清气不足，宗气化生亏乏，无以走心脉以行气血，致肺阳虚衰，卫阳不固而发。故缓解期治肺宜补，多温肺、润肺、补肺。王教授擅用《济生方》之参蛤散（人参、蛤蚧）合坎炁散加减治之，寒者加桂枝、干姜温肺，燥者加沙参、麦冬润肺，虚者加补骨脂、胡桃肉补肺。

3. 他脏分治

宗“五脏六腑皆令人咳，非独肺也”，王教授在支气管哮喘治疗中，强调五脏的相互影响，当分而治之。肾为先天之本，主纳气，肾阳虚损而不能固纳肺气，故治以温肾纳气为主，急者用《医门》黑锡丹（黑锡、硫黄）或《局方》黑锡丹，缓者用蛤蚧一对合肉桂 10g 研末服之；亦有肾阴亏虚无以滋肺者，用《景岳全书》之金水六君煎（当归、茯苓、半夏、熟地、陈皮、炙甘草）治之。脾为生痰之源，脾胃不健，运化无权，水湿内停，凝聚为痰，故以治痰为先，治痰当治湿，健脾燥湿，二陈汤治之；缓解期，可用香砂六君丸调养。肝主升而肺主降，肝升太过则为火，肝火引动心火亢盛，火旺则刑金，肺降无权，治在清肝降逆，王教授擅用《症因脉治》之柴胡清肝散（柴胡、黄芩、人参、山栀、连翘、桔梗、甘草）。

4. 重视气血

王教授在支气管哮喘治疗中，强调气血同治，重视活血化瘀。哮喘日久，肺主气失职，气机阻滞或肺气亏虚，气为血帅，血为气母，气滞则血瘀，清代吴澄曰："气滞者血也滞也，血不自行，随气而行，气滞于中，血因停积，凝而不散，愈滞愈积愈滞。"气虚则血运无力亦可致瘀，《景岳全书·胁肋》曰："凡人气血犹源泉也，盛则流畅，少则壅滞，故气血不虚不滞，虚则无有不滞者。"故王教授强调治哮喘各期必调气活血。发作期用《圣济总录》双仁丸（桃仁、杏仁）活血平喘，缓解期用《医林改错》之补阳还五汤（黄芪、当归、赤芍、地龙、川芎、红花、桃仁）补气活血。

5. 综合施治

（1）调治体质　王教授认为体质因素在支气管哮喘发病中不可忽视。体质由先天秉赋而得，治疗中要调治结合，抓住时机调治。在女子，初潮前、孕产前和更年期为调治的三个重要时机，尤以前两者为重；在男子，青春期（第二性征发育）、婚育期则是调治的最佳时机。抓住时机进行调治，可减少哮喘发作，甚可截断扭转、铲除痼疾。调治以冲、任、督、带入手，以《医方考》之龟鹿二仙膏（鹿胶、龟板、枸杞子、人参）填阴补精，益气壮阳。

（2）心药并施，重视移情易性，调节情绪　王教授重视社会心理因素在支气管哮喘发病中的作用。本病患者多自幼受疾病折磨，恐惧发病，情怀不遂，忧思气结，肺气痹阻，气机不利，可导致哮喘发作。且由于心理因素影响，易对某种平喘药物过分依赖。王教授调治此类患者颇具特色，擅将10多种平喘作用显效的中西药物轮流应用，打破患者对某一种或几种药物的过度依赖，同时建立患者战胜疾病的信心。现代医学研究揭示，胆碱能神经兴奋性增高或胆碱酯酶缺乏或副交感神经易兴奋的人，易释放乙酰胆碱，引发Ⅰ型变态反应，是支气管哮喘发作的重要因素之一。王教授受这个理论启发，结合临床实践，发现各种平喘药物的应用，都可通过组胺类介质的改变，在大脑皮层形成一个新的兴奋灶，造成痕迹反射，多种该类药物的轮流、无序和相对合理应用，在常规治疗的配合下，有可能改变下丘脑-垂体-肾上腺皮质轴的功能状态，最终改变胆碱能神经的易兴奋性和副交感神经的易兴奋性，控制哮喘发作。

（3）针灸并用　王教授非常重视针灸等非药物疗法在支气管哮喘中的应用。针刺多选肺俞（双）、大椎、风门（双）穴，咳嗽配尺泽、太渊，痰多配中脘、足三里，肾虚配肾俞、关元、太溪。寒邪客肺者用温针灸；肺热较盛者，针剂后拔火罐治疗。灸法采用面罩吸氧同时灸膻中、天突、肺俞、肾俞四穴，以调补正气。也可采用梅花针叩刺央脊、膀胱经（背部）二线，至见出血点，每周1次，或采用冬病夏治穴位贴敷法。

（4）中药为主，中西结合　王教授认为，中医脏腑概念与西医脏器虽无法等同，但肺脏功能在中西医学理论中有颇多类似之处，如肺司呼吸与肺的呼吸功能；肺“通调水道主治节”与肺呼吸中水分排泄及在酸碱平衡调节中的作用等。支气管哮喘西医认为是机体对抗原性或非抗原性刺激引起的一种气管-支气管反应性过度增高的疾病，治疗常用抗过敏、解痉、平喘、祛痰、抗炎等治疗方法；中医认为哮证为痰气交阻、肺失宣降所致，以扶正祛邪为治疗原则，有宣、肃、清、泻、温、润、补等方法，故中西医可相互沟通，互为补充。重症支气管哮喘时，单纯中医药治疗或西药治疗均难以缓解，应中西医结合治疗，但发作缓解后，西药β受体兴奋剂及激素类药物应尽可能不用或少用。

九、晁恩祥治疗哮喘经验[①]

晁恩祥教授长期致力于肺系疾病的临床医疗与科研工作，具有较高的理论造诣和丰富的临床经验。其对哮喘病的辨治思路独具匠心，另辟蹊径，取得了较好疗效。现就其诊治经验简介于后，以飨读者。

1. 发作时重风邪为患，擅用祛风解痉药

《素问·风论》云：“风者，善行而数变”，概括了风邪致病具有病位游走、变幻无常、发病迅速的特性。根据风邪为病的这一特性，结合哮喘的喷嚏、流涕和咳嗽等先兆症状，以及发病迅速，时发时止，反复发作的特点，可知此与风邪致病的性质相符。另外，多数哮喘患者有明显的过敏原接触史，而临床上很多过敏性疾病如荨麻疹等，中医均从风邪论治。晁恩祥教授认为本病与荨麻疹均是风邪为患，只是病变部位不同而已，这也符合风邪致病行无定处的特征。因此，强调“风盛”是哮喘病发作的主要因素。风邪作为哮喘发病的始动因素，风邪侵袭肺脏，使肺失宣发肃降之职，上不能布散精微，下无以通调水道，致津液聚而成痰。正如《症因脉治》所云：“风痰之因，外感风邪，袭人肌表，束其内郁之火，不得发泄，外邪传内，内外熏蒸，则风痰之

---

① 韩春生，张洪春．晁恩祥教授治疗哮喘病的经验．北京中医，1996，(3)：18～20

证作矣。”痰作为风邪为患的继发性致病因素，又可加重肺的宣降障碍。“风盛则挛急”，风痰相搏，内阻于肺与气道，致使气道狭窄，肺管不利而发作喘鸣。而气道挛急，肺管不利，又可影响痰液外排，从而加重病情。这一病理演变过程可以概括为“风盛痰阻，气道挛急”。

法依理而制，方据法而出。在上述思辨的基础上，祛风解痉应作为哮喘急性发作时的一个重要治法。它是针对哮喘患者急性发作时所表现的“风盛痰阻，气道挛急”病机而设立的，在哮喘治疗过程中，采用祛风之法，古代医家亦有论及，如清代蒋宝素就曾在《问斋医案》中指出：“哮喘屡发，发时以散风为主。”晁恩祥教授在继承前贤经验的基础上，结合自己多年的临床体会，不论是分析病理，还是遣方用药，均突出风邪的作用，指出祛风与解痉而言，祛风是治本之法，是主要的；解痉是治标之法，是次要的。通过祛风，可使表邪外达，肺气清肃得行，气道通利，痰去络通而喘自平。哮喘发作时祛风虽然是当务之急，一但选择祛风药时又必须紧切肺脏宜宣宜降、宜开宜合，升降开合相因的生理特点。其所制祛风解痉平喘汤由麻黄10g，蝉衣10g，僵蚕10g，苏叶10g，苏子10g，地龙10g，石菖蒲10g，白芍15g，白果10g，五味子10g组成。方中麻黄祛风散寒，宣肺平喘，宣中有降，与地龙相伍，一温一寒，一宣一降，相得益彰；苏叶、苏子同麻黄相伍，不仅能增强祛风之力，而且可加强升降相协之功，使肺之宣降得以恢复；蝉衣、僵蚕既能祛风达邪，以“伏其所主”，又可解除因风邪所致的气道挛急。《本草从新》记载石菖蒲“辛苦而温，芳香而散”，方中用之意在开达肺窍，豁痰理气。上述诸药偏于祛风宣肺，故加白芍、五味子、白果敛降肺气，意在一宣一降，一开一合。诸药合用，祛风解痉，通窍降气，豁痰平喘，使风散痰消挛解，肺气得以宣降，哮喘自平。临床使用时可在上方基础上随证加减，如热喘者加生石膏、黄芩、桑白皮等；寒象明显者加桂枝、细辛等；寒热不显者可直投上方。

2. 缓解时调补肺肾，防病急发

哮喘缓解时，大多数患者的气道仍处于高反应状态，常常有复发的危险。晁恩祥教授根据《素问·评热病论》所云："邪之所凑，其气必虚"，认为风邪乘袭气道，反复引发哮喘关键在于正气不足。只有在人体正气相对虚弱，抗邪无力的情况下，风邪方能乘虚而入，使气道挛急，肺管不利，而致哮喘急发。所谓"虚邪之风，与其身形，两虚相得，乃客其形"。肺主呼吸，肾主纳气，肺的呼吸功能需要肾的纳气作用来协助，故有"肺为气之主，肾为气之根"之说，因此认为此之正气不足主要责之于肺肾两脏，哮喘缓解期间扶助正气，防病急发也应当从调补肺肾入手。指出哮喘患者不论久病还是新发，亦不论有无肺肾虚损症候，缓解期间都应该注重调补肺肾。哮喘新病，无肺肾虚损症状而调补肺肾，一方面旨在扶助正气，防病急发，另一方面也可以延迟病之后期肺肾虚损症候的出现。其制调补肺肾方由冬虫夏草3g，西洋参3g，女贞子10g，枸杞子10g，五味子10g，山萸肉10g. 淫羊藿10g，白果10g，丹参12g，茯苓12g组成。全方温而不燥，寓泻于补，且含有"阳中求阴"、"阴中求阳"之意。应用时可将上方共研细末，制成蜜丸，以利于患者久服。

3. 典型病例

张某某，男，38岁，初诊时间1993年9月25日，急诊入院。

主诉：喘息急迫2天。

病史：患者1991年5月首次发病，当时突感鼻痒流涕气憋，继则喘息呼吸困难，门诊诊断为"支气管哮喘"，过敏原试验提示对多种物质过敏，经治疗好转，1992年再次急性发作，持续一周，经治好转。

23日突然又感眼痒、鼻痒、流涕，继则喘息大作，呼吸困难，气憋，张口抬肩，夜间更甚，喘息急迫，大汗出，无痰无咳嗽，白天不能食，夜间不能睡，应用激素、气雾剂、氨茶碱、抗生素治疗效果不显，由急诊室转入中医病房。

刻诊：喘息哮鸣有声，张口抬肩，气不得续接，二日未睡，大汗淋漓，呼多吸少，大便三日未解，咽中作痒感。

查：一般情况好，胸廓正常，听诊心律齐，心率 108 次/min，两肺满布哮鸣音，肝脾未及，腹部气胀。

脉弦数，舌苔白腻。血气分析：动脉血氧分压降低（58mmHg）二氧碳分压正常。肺功能气道反应敏感，小气道障碍。X线提示未见异常。

诊断：（中）哮喘（暴喘）；（西）支气管哮喘大发作。

辨证：证属风邪犯肺，气道挛急。

治疗：以中药为主，辅以少量吸氧。

治法：疏风解痉法，宣肺化痰平喘。

方药：苏叶、子各 10g，炙麻黄 10g，蝉衣 10g，僵蚕 10g，杏仁 10g，菖蒲 10g，白芍 15g，地龙 10g，白果 10g，五味子 10g，大黄 9g。

1 日 2 剂，分 4 服用（即 6h 1 次）。

治疗一天半后哮喘减轻，大便得通，汗出大减，能入睡，但仍夜间气憋，继服上方减大黄至 5g。计服 5～6 剂后改每日 1 剂，再进一周得以平复。出院后将调补肺肾方共为细末，倍蜜为丸，每日 2 次，每次 9g。服用 1.5 月未再复发。

十、洪广祥治疗哮喘经验①②

洪广祥教授业医四十余年，治疗哮喘经验丰富，疗效卓著。在对哮喘的病因病机、辨证论治与方药上独树一帜，现将其治疗

---

① 赵凤达．洪广祥教授治疗哮喘的经验介绍．新中医，1994，(3)：12～13

② 刘良徛．洪广祥治喘脱证验案 3 则．江西中医药，2000；31 (6)：1～2

支气管哮喘的经验整理于下，以供同道参考。

1. 病因病机

洪广祥教授认为：本病多因感受外邪等多种因素而诱发，引动痰瘀“宿根”，内外相激壅塞气道，使肺气宣发、肃降的功能失常，是哮证的基本病机。临床除有外邪侵袭、饮食不当、病后体虚等病因病机外，更重要的是还具有以下的特点。

（1）痰瘀伏肺，肺失宣降　痰瘀为体内的病理产物，洪广祥教授认为：痰瘀伏肺为哮证反复发作的宿根。外邪犯肺，肺不布津，聚而成痰，痰阻于肺，气机郁滞，升降失常，不仅会导致津液凝聚生痰，同时又因气郁痰滞，影响血液运行，出现痰瘀胶结不解的局面，痰夹瘀血，内伏于肺，遂成哮证的宿根，使肺失宣降而哮喘发生。

（2）顽痰胶固，气道瘀塞　由于痰瘀久伏于肺，损伤气津，痰液更加黏稠难出，壅塞肺络，瘀积于肺而不散，形成顽痰胶固，进一步瘀塞气道，致使肺管更加狭窄，通畅不利，肺失肃降而哮喘发作。

（3）外邪犯肺，肺窍失宣　鼻为肺窍，为呼吸出入之门户。肺窍症多指鼻腔疾患，如过敏性鼻炎、慢性鼻炎。鼻腔疾患对支气管哮喘的发生发展和疗效有着重要的影响。据对 114 倒哮喘病例分析，患有鼻腔疾患者 93 例，占病例总数的 85％，说明哮喘的发病与鼻腔疾患有密切关系。经验证明：在治疗哮喘的同时治疗鼻腔疾患，可明显提高疗效。鼻腔不仅是呼吸之通道，对呼吸有着调节作用，而且对下呼吸道也有重要的保护作用。外邪犯肺，肺窍失宣时，可导致哮喘的发生或加重下呼吸道的病变，故治疗哮喘时绝不可忽视鼻腔疾患的同步治疗。

（4）阳气虚弱　肺主皮毛，寒邪入侵，肺卫之阳先伤，而使哮喘发生。哮喘反复日久，必损肾阳，肾阳为全身阳气之根本，有温煦五脏之功能，肾阳虚衰，不能温煦肺阳，以致肺阳更虚，形成恶性循环。可见阳气虚弱是哮喘反复发作的重要内因之一。洪广祥教授认为：阳虚之因，除与先天秉赋不足有关外，还与痰瘀阴邪损伤阳气和哮喘反复发作重伤阳气密切相关。由于这类患者阳气虚弱，卫阳不固，御寒能力低下，反复感寒，引动宿根而使哮喘发生。

从上可知，哮证的病理因素以痰瘀为主。痰的产生责之于肺不能布津行血，脾不能运输精微，肾不能蒸化水液，以致津液凝聚成痰。痰阻气机，气血运行不畅，酿成痰瘀，内伏于肺，成为哮证发病的宿根。偶因七情所犯，饮食所伤或外受风寒之邪等多种诱因，引动宿根而发生。这些诱因往往相杂出现，尤以气候为主。

由于反复感寒，伤及肺卫之阳，以致痰瘀内生，继损脾肾之阳。阳气虚弱加重寒痰瘀阻的病理变化，形成恶性循环。故阳气虚弱是哮喘反复发作的主要病理基础。在哮喘缓解期出现的动则气喘，洪广祥教授认为：这种喘不能单纯认为是虚喘，由于痰瘀伏肺的宿根未除，引起肺的宣降失常亦可致喘，这种喘虚中有实，虚实夹杂。哮喘一旦发作持续不解，邪实与正虚并见，肺肾两虚而痰瘀又复壅盛，严重者因肺不能治理调节心血的运行，命门之火不能上济于心，则心阳亦同时受累，甚至发生“喘脱”之危候。

2. 辨证论治

（1）哮证的临床特点　哮证呈发作性，发无定时，以夜间尤甚。发作前有鼻痒、喷嚏频作，或咽喉发痒，阵发性呛咳，或胸闷不适。发作时除有喉间痰鸣有声、呼吸困难、不能平卧等共同的症状外，还可见面青、唇暗、肢端青冷、舌质黯或脉涩等瘀血证的特点。

（2）支气管哮喘常见的证型

1）痰瘀伏肺型：气喘痰鸣，不能平卧，口唇暗，甚则肢末青紫，咳痰黏稠，口干苦而黏，大便结如羊粪，舌质黯红、苔薄黄腻，脉弦滑。听诊两肺可闻及哮鸣音。此型为哮喘的基本证型，亦是最常见的证型。哮喘发作期、缓解期均可见此型。

2）顽痰胶固型：哮喘以夜间加重，痰难咯出，咯吐粉条状质胶黏痰，痰出喘减为主要特征，大便偏干，舌质黯、体胖大、苔白略腻，脉沉弦滑数。两肺可闻及持久的哮鸣音（一般在3个月以上）。此为痰瘀久留不去，沉积于肺胶结而成。此型较痰瘀伏肺型少见，临床见于哮喘发作期。

3）肺窍失宣型：此型患者多有过敏性鼻炎或慢性鼻炎史，经常鼻塞，喷嚏频作，鼻痒，哮喘多在夜闻发作，遇外邪等多种因素上述症状加重，二便正常。舌质黯红、苔藩黄，脉细弦滑数。两肺可闻及哮鸣音。此型哮喘发作前及发作期多见。

4）阳气虚弱型：阳虚有卫阳、肺阳、脾阳、肾阳虚之别。临床往往相杂出现，但以肺卫阳虚、肺肾阳虚多见，脾阳虚亦可见。肺卫阳虚以平素易感冒，感冒后诱发哮喘，夜间尤甚，畏寒，口唇暗，舌质黯、苔腻，脉细弦滑等为特点。肺肾阳虚以咳嗽，气短，气喘，喉间痰鸣，怯寒背部及下肢尤甚，舌质黯红而嫩、苔白黄相兼而腻，脉细弦数，重按无力等为特点。脾阳虚以肢末不温，咳吐白黏痰，纳差便溏，舌质偏黯舌体胖大、苔腻，脉细滑等为特点。本证多因反复感寒或治疗不当发展而成，温补阳气能达到满意的效果。此型多见于哮喘发作期及缓解期。

（3）哮喘的治则与方药　哮喘的治疗大法是疏利气机。以泻肺除壅，涤痰祛瘀，利气平喘，温补阳气，宣通肺窍为主要治则。其中涤痰祛瘀为常法。疏利气机可除其壅塞，涤痰祛瘀，以达到利气平喘之目的。痰瘀阴邪不但阻碍气机，而且易伤阳气，故温补阳气以散痰瘀，阳气振则痰瘀容易消散，气机得以通畅。鼻为肺窍，肺窍失宣是诱发支气管哮喘的一个不可忽视的重要因素，故宜宣通肺窍以利气机。总之，在治疗时应抓住疏利气机这一重点而随证施用上法。而涤痰祛瘀是疏利气机的重要法则。临床见寒郁有化热之势，用药亦宜偏温，慎用寒凉，这是因为哮喘病以阳虚为本，出现的种种热象均为标证，临证时，不要有标证的顾忌，以温化为本。缓解期的治疗应注意温补阳气，涤痰祛瘀虚实同治，因为痰瘀宿根为实，哮喘即使缓解，阳气已伤，痰瘀宿根未除；且由于阳气虚弱，易招至外邪而急性发作，出现阳气虚弱、痰瘀伏肺证，故缓解期、发作期均可用此法治之。

根据治疗法则，拟定以下 3 方，随证加减，进行治疗。

1）蠲哮汤：葶苈子 10～15g，青皮、陈皮、槟榔、大黄、生姜各 10g，牡荆子、卫矛各 15g。幼儿剂量酌减，水煎服，每日 1 剂，每剂煎 3 次，分上、下午及临睡前服用，连服 7d，重症哮喘或哮喘持续状态，且体质尚好者，可日服 2 剂，水煎分 4 次服，哮喘基本缓解后，改为常规服药法。药后 1～3 日内，若解痰涎状黏液便，为疗效最佳标志。哮喘症状缓解后，大便自然恢复正常。

本方是根据《内经》“肺苦气上逆，急食苦以泻之”的理论以及治痰治瘀以治气的原则所拟，因为气顺痰易消，气行血亦活，从而达到痰消瘀散的目的。方中葶苈子辛苦寒，泻肺气以除壅塞；青皮苦辛温调肝气达肺气使气机升降正常；陈皮辛苦温调脾气以杜生痰之源，槟榔苦辛温，性沉重，下痰降气，伍苦寒之大黄，利腑气，腑气通则肺气自降；牡荆子、卫矛味均苦，涤痰祛瘀，卫矛且有抗过敏的作用，与逐瘀除壅之大黄相配，更加增强行瘀之力。哮喘之作，多为外感诱发，伍辛温之生姜既可外散表寒，又可内散水饮，且能防葶苈子、大黄苦寒伤胃之弊。本方以疏利气机为大法。泻肺除壅，涤痰祛瘀，利气平喘为治疗原则。适应于支气管哮喘急性发作期，重症哮喘和哮喘持续状态，亦可用于喘息型支气管炎。

加减：临床应用一般不必加减，如他症明显，根据辨证酌情加药，如兼寒痰者加干姜、细辛；兼表寒者加生麻黄、苏叶；热痰者加黄芩、鱼腥草；有过敏性鼻炎或其他过敏症状明显者加辛夷花、苍耳子、路路通、防风；肺阳虚者加生黄芪、熟附子；痰不易咳出，痰出喘减者加礞石、鹅管石；大便不畅者，大黄宜生用后下；稀溏者，大黄宜熟用同煎，剂量不减。

2）四石饮：礞石、鹅管石各15～30g，海浮石、海蛤壳各15～20g，本方较上方为少用，对顽痰胶固者，须先用本方为主治疗，故本方专治顽痰胶固证，痰出喘减后，根据辨证论治的原则，运用温阳等法，以治本缓收其功。

3）温阳护卫汤：生黄芪、卫矛、防风各15g，路路通30g，熟附子、桂枝、白芍各10g，生姜3片，大枣6枚，生甘草6g。本方以生黄芪、熟附子温阳，桂枝汤调营卫以护卫阳，哮证之作，多与风邪有关，故以路路通、防风祛风通窍，卫矛涤痰祛瘀，临床可用于哮喘发作期、缓解期有阳虚见证者，亦可用于肺窍失宣证，配辛夷花、苍耳子疗效更佳。

以上3方临床可相互运用，临证时，应在辨证论治的基础上灵活掌握，方能切合临床实际，以提高其效果。

现代医学之呼吸衰竭、哮喘持续状态等危急重症属中医学喘脱证的范畴，随着现代医学科学的发展，这类危急重症的治疗手段越来越多，方法越来越先进，但这并不意味着中医药在抢救危急重症时可有可无。相反，只要辨证准确，选方用药精良，中医药同样能起到举足轻重的作用，达到起死回生的神效。现举洪广祥教授治疗喘脱证3验案于下，以飨同道。

病例1 康某，男，57岁，干部，1999年3月23日，因反复胸闷、胸痛2年，再发7d入院，既往有慢性支气管炎病史，经治疗病情好转。3月28日不慎受凉，出现咳嗽，咯黄黏痰，鼻塞，气憋，汗出，纳少，身体疼痛，舌质红、苔黄，脉浮数。查体：体温38.8℃，心率110次/min，两肺可闻及哮鸣音。血常规示：WBC5.7×10^9/L，N 0.75，L 0.24。西药抗感染先后用先锋必、头孢拉定、舒氨西林等，中药予疏散风寒、清泄郁热剂，选用小青龙加石膏汤，病情一直未得到有效控制，反有加重趋势，至4月9日患者症见：喘憋，动则加剧，不能平卧，咳嗽，咯白黏痰，汗出多，汗漏不止，汗出湿衣甚至湿被，面色泛红，恶风，尿少，舌红暗、苔白腻，脉浮弦滑数，重按无力。洪教授查房后认为：证属卫阳气虚，喘促甚，逼汗出，须严防喘脱。选用方药：①桂枝10g，白芍10g，生姜3片，红枣6枚，炙甘草10g，熟附片10g，浮小麦30g，五味子15g，生龙牡各20g，生黄芪20g，山茱萸15g；②参茸黑锡丹1.5g/次，日2次。

服上方2剂，患者喘憋、咳嗽、汗出均大减，夜寐可，二便正常，纳可，继服上方至4月14日，患者稍感四肢乏力，余无特殊不适，停前方及参茸黑锡丹，予温阳益气护卫汤调治而愈。

病例2　杨某，男70岁，退休干部，1999年5月6日。因反复咳嗽6年，胸闷气喘4年，加重伴汗出2个月余入院。曾在我院诊治，诊断为“慢性支气管炎”、肺气肿，3月初因天气变化，不慎受凉，出现咳嗽咯痰、汗出等症，入某省级医院呼吸科住院治疗，经抗感染、对症、支持处理，患者咳嗽、咯痰、阵发性喉中痰鸣等症状有所改善，但胸闷、气喘、汗出仍较甚，为求中医药治疗，遂入我科住院。入院时症见：胸闷，气喘，动则尤甚，大汗淋漓，湿衣湿被，张口抬肩，不能平卧，双目外突，面色潮红，四肢厥冷，心烦，胸闷烦热，口干欲饮，饮水量约1300ml/d，难以入睡，大便偏结，尿平，舌质红、无苔，脉细弱。查体：两肺呼吸音弱，两下肺可闻及湿啰音及少量哮鸣音，心率124次/min，律齐。血常规示：WBC 9.1×10^9/L，N 0.73，L 0.26。血气分析示：$PaCO_2$ 65mmHg，PaO_2 54mmHg，HCO_3^- 28.6mmol/L。西医诊断：呼吸衰竭。中医诊断：喘脱证，证属阴阳两虚，顽痰阻肺。治以回阳固脱，益气养阴，涤痰平喘。选方用药：（1）种洋参 10g，熟附片 10g，麦冬 10g，五味子 10g，煅龙牡各 15g，山茱萸 10g，鹅管石 20g，海蛤壳 20g，生麻黄 10g，杏仁 10g；（2）参茸黑锡丹 1.5g/次，日 2 次。

服上方 1 周，患者喘息减轻，汗出减少，但轻度活动仍汗出，难平卧，需右侧卧位，咳嗽，咯痰少，面色潮红，四肢尚温，舌红、苔薄白，脉细弱。查体：右肺底可闻及少许湿啰音，血气分析示：$PaCO_2$ 54mmHg，PaO_2 68mmHg，HCO_3^- 33.9mmol/L。继用益气阴、清虚热、祛痰瘀剂及参茸黑锡丹。至 6 月 15 日，患者咳嗽消失，微微汗出，纳可，夜寐安，二便平，舌红暗、苔薄少，脉细弱。查体：两肺无干湿啰音，心率 100 次/min，好转出院。

病例 3　李某某，男，62 岁，退休干部，1999 年 8 月 16 日。因反复咳嗽、咯痰 50 年，加重伴喘促 4 年，再发 8d 入院。患者自幼时起出现咳嗽、咯痰，以后经常反复发作，多于感冒后或寒冷季节发病，病情逐年加重，1985 年始出现喘促，曾在我院住院诊断为“慢性支气管炎”、肺气肿、肺心病。8 月 8 日患者受凉后致病情发作，在单位医务所经抗感染治疗未效。入院症见：咳嗽，咯黄稠痰，不易咯出，痰量约 10 口/d，喘促不能平卧，胸闷，心慌，口唇紫暗，下肢轻度浮肿，口干，口黏，腹胀，纳少，大便偏结，尿量约 500ml/d，舌淡暗、边有齿印，苔黄腻，脉沉数，两寸脉浮，重按无力，平素易感冒，怯寒。查体：胸部呈肺气肿体征，两中、上肺可闻及中量哮鸣音，两下肺可闻及中量湿啰音，心率 112 次/min，律齐。血常规示：WBC 9.8×10^9/L，N 0.76，L 0.24。入院后先后予以苯唑西林钠、氧哌嗪青霉素、尼泰欣、克林霉素等多种抗生素抗感染及对症、支持处理。中药先后予以麻黄附子细辛汤合黼哮汤、小青龙加石膏汤、苏子降气汤加味等方剂治疗，病情未能有效控制，至 8 月

28日，洪教授查房时见：患者喘憋，动则尤甚，难平卧，咳嗽咯白泡沫痰，痰量约30口/d，无力排出，怯寒，畏风肢凉，汗出，时心慌，双下肢浮肿，尿量偏少，排尿不畅，似淋沥不尽感，舌偏红暗、苔黄腻少津，脉沉细数，重按无力。洪教授认为：证属本虚标实，虚表现为心肺肾气阳衰弱，实表现在痰瘀伏肺，治当温补气阳，涤痰行瘀，利气平喘。用药：（1）桂枝10g，熟附片10g，生黄芪30g，补骨脂10g，紫石英20g，礞石20g，海蛤壳20g，法夏10g，皂荚6g，桃仁10g，红花10g，当归10g，葶苈子30g，防己15g，泽泻35g；（2）参茸黑锡丹1.5g/次，日2次。

服药1周，喘憋、汗出、腹胀减轻，咳嗽、咯痰减少，能平卧，纳食增加，双下肢仍浮肿，二便如常，舌偏淡、苔黄腻偏厚，脉沉细虚数，继用上方至9月10日，患者病情基本控制，后经调治，好转出院。

按：《医宗必读·喘》云："治虚者补之未必即效，须悠久成功，其间转折进退，良非易也。故辨证不可不急，而辨喘证为尤急也。"喘脱证则为急中之急，辨证稍有不准，用药微存不慎，则可能延误病情，造成严重后果。一般认为：喘脱证或为肺气欲竭，心肾阳衰所致，治当扶阳固脱，镇摄肾气，选用参附汤合黑锡丹之类；或为气阴俱竭，治当以益气养阴为主，选用生脉散之属。洪教授认为：肺系病日久，终致气阳虚衰，究其原因，除与先天秉赋不足有关外，还与瘀痰伏肺伤及阳气和咳喘反复发作重伤阳气有关，出现喘脱证则阳衰尤为明显，故喘脱证的抢救要特别重视回阳固脱，选用参附汤、参茸黑锡丹之类。即使患者出现明显阴虚征象，亦不例外，因喘脱证的阴虚证候乃阳损及阴的结果，治疗须回阳固脱、益气养阴并举。如果一味地益气养阴，则会导致"独阴不生"，终致阴阳离决。如例案2，患者虽表现出一派气阴大衰征象，然究其根本并非单纯的气阴衰竭，而是阳损及阴，阴阳两衰，故治疗并非仅益气养阴而已，而是回阳固脱、益气养阴并举。同时，洪教授认为：喘脱证的抢救治疗，亦不可一味地强调扶正，须重视祛邪，因邪不除则正更衰，正衰则邪愈盛，形成恶性循环。3例案例中，有外邪者，治疗兼祛外邪；有痰瘀伏邪者，则兼以涤痰行瘀，使邪去则正安。故效如桴鼓，望吾辈临证时慎思之。

十一、黎炳南治疗哮喘经验①

顽固性哮喘，指哮喘发作频繁，或发作持续，选用中西药物难以缓解者。传统治疗方法，是以“发时治肺”，治标攻邪为主，临床分寒性、热性哮喘为治。黎炳南教授研究、治疗哮喘多年，认为顽固性哮喘病机复杂，沿用常法往往难以奏效。故其常据患者之病理特点，灵活施用多种治法，取得良效。

1. 温下清上

据黎老观察，患者出现上热下寒者不少，而单纯之实热证则不多。若见痰黄、咽红或唇舌偏红、苔黄等症，未可遽下实热之定论。四诊详审，常可发现部分患者有脾肾阳虚的表现，如面色苍白、自汗、肢冷、尿频、便溏、脉细无力，甚至张口抬肩、气短不续等气不归根之证。本病多起于感寒饮冷，夜寒阴盛时症状益甚，过用清凉病反增剧。上热，多为局部之兼症，而非哮喘发作的主要病因。下寒，才是病发之主因。辨证时须注意，唇舌暗红色深，为气郁血瘀之征，但易误作热症；喘作时，不论寒热虚实，其脉必数，不能单凭此作热证之据。黎老的经验，哮喘切忌过用苦寒，若忽视下寒而把上热作为主因，甚至把假热误作真热治疗，必然加重病情。下寒上热者，治以温下清上法。可选补骨脂、巴戟天、紫河车、肉桂、当归、白术以温补脾肾；选用蚕

① 黎世明. 黎炳南教授治疗顽固性哮喘. 新中医，1994，(12)：10～11

休、毛冬青、黄芩、射干等以清上热。一寒一热，各有归经，自能温下清上，各行其功。曾治苏某，男，10岁，因受凉后哮喘复发1周。难以平卧，痰稠而黄白相间，怯寒，多汗，面色苍白，四肢不温，咽红、喉核中度肿大，舌淡、苔白厚，脉细数。本证以阳虚感寒为主。痰黄、咽喉红肿等上热症状为兼症。治用麻黄、细辛、苏子、鹅管石宣肺化痰定喘；补骨脂，白术、当归、五味子、炙甘草温补脾肾；毛冬青、射干、蚤休清热利咽。3剂后哮喘大减，守方继进3剂而喘止。

2. 祛瘀通络

肺朝百脉，主一身之气。顽固性哮喘患者肺病既深，血脉不畅，甚者可致心血瘀阻。施治时，应预见病理之发展，先行截断其演变过程，在宣肺降气的同时，早用、重用祛瘀通络之品。如毛冬青有祛瘀通络而兼清肺，宜予夹热者；当归具活血补血且“主咳逆上气”（《神农本草经》），用于阴血不足者；桃仁、丹参适于瘀症明显者。此外，黎老亦常选用地龙、全蝎、僵蚕等虫类以搜络行瘀、祛风解痉。气血相从，血和则气顺，脉络畅通，有利于气机之恢复，加速疾病向愈。若待瘀症外现才予处治，则气滞血瘀互为因果，治疗十分棘手。黎老曾指导研究生检测17例哮喘发作患者，发现其均有微循环障碍。在方药中加用活血通络药物治疗1周后，患者哮喘症状明显缓解，复查甲皱微循环，均见毛细血管管径扩大，血流瘀滞现象消失。

3. 攻补兼施

久喘多有正气不足。脾虚者痰浊易生，肺虚者卫外不固，故屡为外邪所袭，触动伏痰而引发哮喘。若专于治标攻邪，则痰浊随去随生，如致正气内馁，更无力逐邪外出，病多缠绵或虽暂愈而时时复发。此为哮喘顽固难愈之症结所在。对肺脾气虚者，黎老常加党参、白术、五爪龙等健脾以绝生痰之源，补肺以固表御外。阴虚者，加人参叶、麦冬、沙参等以养阴生津。肾虚不纳气者，选加补骨脂、肉桂、鹅管石等补肾纳气。运用得宜，正旺而邪却，可无留邪之虞。如患儿李某，女，5岁。哮喘发作8天未愈。初起发热气喘，经服中、西药物，热退而喘作益甚。现症喘咳鼻煽，痰鸣漉漉，流涕，多汗，纳呆便溏，面色苍白、唇舌俱淡，苔白滑，脉细无力。证属肺脾气虚、痰浊内蕴。乃投六君子汤合三拗汤以健脾化痰、宣肺平喘，佐用五味子、龙骨敛肺止汗，配用当归养血活血，全方攻补兼施，散中有收，气血同调。药进3剂，喘咳减半，痰鸣不甚。原方略作加减，继服4剂而愈。

4. 疏肝通腑

哮喘病发在肺，而其因则非独在肺。肺主一身之气，人体各部息息相关，其他脏腑气机失调，均可影响肺气之宣降。除前述注重调理脾肾外，黎老尚注意疏理肝气与降气通腑。

顽喘患者往往精神苦闷，导致肝气郁结，反侮于肺，又可加重病情。如治陈某，女，35岁，其反复哮喘4年，病情危笃，屡感悲观绝望，月事已3月不行。黎老认为，肝郁、经闭，均不利于肺气肃降之恢复，乃对患者亲切安慰开解，处方以宣肺定喘为基础，配用柴胡、白芍、香附、桃仁疏肝解郁、行气通经。药进3剂，即见月事来潮，哮喘亦渐减轻。患者信心大增，遂积极配合治疗。

肺与大肠相表里，气机相通。气逆而喘者，每致腹胀便秘。腑气不通，又令肺气不降。对此，黎老常用枳实、川朴、胖大海降气通腑；夹热者，酌加大黄，用量以大便畅通为度，对缓解顽固性哮喘不无裨益。

5. 益气升阳

哮喘者肺气逆上，一般慎用升提之品。用之不当，每见喘咳加剧。黎老认为，若患者气喘不甚，但绵绵不已，且伴脾虚气陷见症，如气怯声低，动辄出汗，腹泻便溏，或尿频遗尿，面色苍白，舌淡苔白，脉弱无力者，可用益气升阳与降气定喘并进之法。人参、黄芪益气升阳，能健旺脾胃之气而上充于肺，肺气旺则有助于其肃降功能之恢复，故与宣肺气之品合用，有相辅相成之效。曾治一男孩8岁，其喘作2周，屡治不愈，现症喘咳痰多，尚可平卧，气怯声低，渴不欲饮，尿频清长，舌苔花剥，脉细无力。黎老以麻黄、苏子、法半夏、陈皮、北杏仁降气平喘，配黄芪、升麻、人参须（另炖）补气升阳，调治4天，哮喘乃止。

6. 顽症药量

一般情况下，哮喘患者多为本虚标实，用药宜及病则已。但顽喘者病情深痼，邪正相持不下，黎老主张在病机关键处重兵击之，且兼以扶正，可获捷效。若以“轻清”自囿，则药力不济，迁延时日，正气更伤。如用细辛，古有“细辛不过钱”之说，黎老指出，此为用于散剂之限量，若作汤剂，可投6～8g（小儿1～4g），对顽喘者有较好之散寒化饮效果，而从未见有明显的不良反应。桂枝温通经脉，效用卓著，黎老常重用于寒性顽喘者。小儿用8～12g，年长儿可投15g以上，成人常需15～30g。如治某14岁男孩，其喘而痰白，恶寒喜暖，面白肢冷，脉浮而紧，证属感寒作喘。初拟小青龙汤加减，桂枝用15g。药进3剂，症稍减而未见显效。虑其寒凝经脉，桂枝量轻难以为功，乃加量至30g，余药不变，续进2剂，患儿自觉全身温暖，喘咳大减。

十二、周耀庭治疗哮喘经验①

周耀庭教授，国家级名老中医，美国世界传统医学科学院院士。从事临床工作五十余年，对哮喘病认识深刻，遣方用药得心应手，屡奏良效。现将周教授治疗哮喘心得介绍如下。

1. 辨证论治

① 商建军，庞秀花. 北京中医. 2004，23（2）：85

(1) 明辨病因，洞察病机

哮喘发病原因较复杂，主要是由于痰饮内伏，肺、脾、肾三脏功能失调是发病主要内在因素。其外在诱发因素有：气候突然变化，衣服增减不当，感受外邪；环境骤变，接触异物，吸入花粉、尘土、煤烟等；饮食不节，为饮食所伤，如过食生冷、酸、咸、肥、甘之品；情绪变化、劳倦过度等。

病之发作，由痰饮留伏，遇到诱因，痰随气动，气因痰阻，互相搏结，阻塞于气道，肺气郁阻，气机升降失利，气痰搏结于喉间，以致气息喘促而发生哮喘。

由于本病急性发作时病机重点在肺，表现为“邪实正虚”，缓解期病机重点在肾，多阳气亏虚之证，故治疗上采用未发病时以扶正为主、已发病时以攻邪为主的原则。

(2) 分清寒热虚实，用药有的放矢

周教授认为，凡哮喘急性发作，病情稳定2周后，即进入缓解期。①发作期：可分为寒喘和热喘。治疗寒喘，当温化寒饮，止咳平喘，方用小青龙汤加减。治疗热喘，当清泻肺热，止咳平喘，方用麻杏石甘汤加减。②缓解期：临床可分为肺脾气虚型、肾阳虚喘型、气阴虚型。肺脾气虚型，治当补益脾肺，敛肺平喘，方用补肺汤加减；肾阳虚喘型，治当温补肺肾，平喘止咳，方用金匮肾气丸加减；气阴虚型，治当滋补肝肾，方用六味地黄丸加减。

2. 典型病例

病例1　白某，男，12岁，于2002年4月27日就诊。哮喘5年，近2日复喘，咳嗽，有黄痰，昼轻夜重，舌质红，舌根部淡黄腻苔，脉细滑数。听诊：心肺正常。辨证：痰热蕴肺，外感风寒。治法：清热化痰，疏风散寒，降气平逆。处方：麻黄3g，射干10g，辛夷6g，黄芩10g，瓜蒌20g，海浮石15g，法半夏10g，鱼腥草30g，败酱草15g，苦桔梗6g，生甘草6g，冬瓜仁

10g，旋覆花10g，代赭石20g，五味子10g，白果6g，野菊花10g，枇杷叶10g。6剂，水煎服。6日后复诊，咳喘明显减轻，痰少不黄，舌红苔黄，脉滑略数。再以原方加减15剂后，诸症消除。观察1年，未复发。

病例2　阿某，女，32岁，匈牙利人，2002年6月4日就诊。患者患哮喘2个月，曾在欧洲请多位西医专家治疗，均未治愈，于2002年6月来中国请求诊治。患者曾服用抗生素、止喘药，注射肾上腺素，用喷雾止喘药（非激素），症状控制不满意。以前无哮喘史，身体一般情况可。现症哮喘，胸闷，憋气，口唇紫暗，流涕，打喷嚏，有痰色黄，舌苔淡黄腻，舌淡红，脉弦滑。辨证：痰热郁肺，外感风寒。治法：清热化痰，宣肺散寒，降逆平喘。处方：麻黄3g，射干10g，辛夷10g，菊花6g，黄芩10g，瓜蒌30g，海浮石15g，法半夏10g，鱼腥草30g，败酱草20g，细辛3g，旋覆花10g，代赭石30g，五味子10g，枇杷叶15g。6剂，水煎服。二诊，喘减轻，咳痰减少，再服上方6剂。三诊，已不喘，偶咳，有痰，停用西药，以上方为基本方加减治疗1个月，症状全部消失，回国。追访1年，未复发。

十三、武维屏治疗哮喘经验①

北京中医药大学东直门医院武维屏教授，从事临床及科研工作三十余载，治学严谨，学验俱丰，辨治肺系疾患尤具匠心，机圆法活。在支气管哮喘诊治方面，武教授认为，哮喘发作是正邪交争，脏腑功能失调的结果，病性总属本虚标实，强调风、痰、气、瘀、虚为哮喘发作的基本病机特点。治疗上擅以病机特点辨证施治，参以西医辨病治疗，疗效显著。现将武维屏教授治疗支

①　崔红生，常佩芬，杨勇．武维屏教授辨治支气管哮喘经验．中国中医基础医学杂志，2001，(12)：57～59

气管哮喘经验介绍如下。

1. 风哮

武教授认为，哮喘发作之诱因首推外感六淫，而风为六淫之长，故以风邪外袭诱发者最为多见。临床上哮喘多发病迅速，骤发骤止，反复发作，与风邪“善行而数变”特点极相吻合。风有外风、内风之分，外风始受于肺，内风肇始于肝。外风多夹寒、热、暑、湿等袭肺而致哮喘，此肺之自病，固然多见。但因肝之阴血亏虚，血燥生风，阴虚风动而致内风上扰，摇钟而鸣者也不乏见。若本为虚风内伏之体，肺又感受外邪，非但金不能平木，反由外风引动内风上冲于肺，荡金而鸣者则更为多见。其临床特点为哮喘时发时止，或时轻时重，多可寻及明显诱因（过敏原），胁肋隐痛，胸憋干哮无痰，鼻塞流涕，咽干口渴，舌红少苔，脉弦细。武维屏教授常用过敏煎合桂枝加厚朴杏子汤加减（柴胡、防风、乌梅、五味子、桂枝、白芍、厚朴、杏仁、炙甘草），既祛外风，又熄内风，主治一切风邪为患。若由外感风寒引起者，酌加炙麻黄、苏叶；外感风热引动者，酌加蝉衣、桑叶；若肝阳上亢明显者，酌加钩藤、地龙；阴虚血燥明显者，酌加生地、山萸肉。另外，武维屏教授还常结合哮喘患者过敏原皮肤试验结果进行辨治，特别对霉菌过敏者更有其独到的经验，认为病发于冬季者，多为风寒夹湿袭肺所致，常选用麻杏苡甘汤加味，药如炙麻黄、杏仁、炒苡仁、苍白术、白芥子、厚朴、炙甘草；病发于夏暑季节者，多为风、湿、热相合犯肺所致，常选用麻黄连翘赤小豆汤加减，药如炙麻黄、连翘、赤小豆、杏仁、石韦、苦参、白鲜皮等。此法应用于临床，屡试屡验。

2. 痰哮

痰为哮喘发病之夙根，痰的产生责之于肺脾肾对津液的生成、输布失常，但武教授更重视肝的作用。肝气郁结，疏泄失职，津液失布，凝而成痰；肝郁化火，郁火灼津，炼液成痰；肝气郁滞，横克脾土，脾失健运，酿液为痰。此皆因肝郁而生之痰，谓之“郁痰”。郁痰内阻，枢机不利或郁痰上贮于肺，壅滞肺气，均可导致肺气不利，上逆作喘。痰有寒、热之别，临床表现虽有不同，但哮鸣喘息，胸胁脘腹胀满或疼痛，苔腻是其共有见症。寒痰多伴有咳痰稀白，纳呆便溏，苔白腻，脉濡滑或沉滑；热痰多伴有咳痰黄黏，口渴欲饮，便秘，苔黄腻，脉弦滑或滑数。治痰必先理气，郁痰更应如此。武教授在辨治痰哮时喜参伍运用柴胡剂（大、小柴胡汤，四逆散等）加减以通利枢机，调畅气血从而使痰祛瘀除，气机升降自如，枢机开阖有序而哮喘得愈。对于寒哮，武教授常用其经验方柴朴二三汤：柴胡、厚朴、橘红、法半夏、茯苓、苏子梗、白芥子、炒莱菔子；对于热哮，常选用柴胡陷胸汤（大柴胡汤合小陷胸汤）加减：柴胡、黄芩、清半夏、全栝蒌、枳实、赤芍、生大黄、胆南星。实践证明，辨治痰哮时调理枢机法的运用对于提高临床疗效，缩短病程大有裨益。

3. 气郁哮

武教授认为，气郁、气逆是哮喘发病的中心环节，在哮喘发作过程中始终存在。气郁不解，气逆不除，哮喘难平。因此，理气降逆当为治疗哮喘的重要法则之一。此类患者，哮喘发病或加重常与情志因素有关。症见呛咳少痰，胁肋胀痛，苔薄白或薄黄，脉弦。常选用小柴胡汤合四逆散加减，药如柴胡、黄芩、清半夏、枳壳、赤白芍、苏子梗、炙甘草。肝郁化火，木火刑金者，加山栀子、桑叶皮、黛蛤散。阴伤明显者，加南沙参、知贝母。临床上有些支气管哮喘与胃食道反流（GER）有关，其主要临床表现为干咳少痰，呛咳不已，易于夜间发作，咳甚喘起，夜寐不安，呕恶泛酸，两胁不舒，舌淡红，苔薄白，脉弦。吾师认为，此类病症原发于胃，涉及于肝，最后累及于肺。辨证为肝胃气机失调，升降失司，肺胃之气上逆。因此，治疗上当以肺为标，肝胃为本；止咳为标，降逆为本。法宜调肝理肺，和胃降逆。方选四逆散合旋覆代赭汤加减，药如柴胡、赤白芍、枳壳、厚朴、旋覆花、代赭石、煅瓦楞、郁金、炙杷叶、炙甘草。又肺与大肠相表里，气郁哮若见大便干结、腑实明显者，急当通腑降逆，武教授常以大柴胡汤化裁。

4. 血瘀哮

血瘀导致哮喘临床上并不少见，古代文献亦早有论述。如《素问·经脉别论》曰："度水跌仆，喘出于肾与骨。"《素问·脉要精微论》亦云："当病坠若搏，因血在胁下，令人喘逆。"武教授认为，跌仆损伤，瘀血阻络或肝气郁滞，血行不畅皆可导致枢机不利，肺气出纳受阻，清肃失司，气逆于上而作哮喘。另外，痰瘀同源，痰可酿瘀，瘀能生痰，痰瘀胶结，阻滞气机，升降失常，升多降少亦发哮喘。若临床症见哮发日久，反复不愈，胸闷胁痛，唇甲青紫，面色晦暗，舌紫黯或有瘀斑，脉沉涩。治当活血化瘀，降逆平喘。常选用血府逐瘀汤加减：当归、川芎、赤芍、柴胡、枳壳、苏子梗、桃杏仁、桔梗、川牛膝。如兼有痰浊壅盛，痰瘀互阻者，加全栝蒌、石菖蒲。若见有肝郁脾虚，痰瘀内结之临床征象者，常以当归芍药散合逍遥散化裁以疏肝健脾，活血化痰。药如当归、赤白芍、川芎、柴胡、茯苓、白术、枳实、泽兰、泽泻、桃杏仁、苏子梗。

5. 虚哮

武教授认为，支气管哮喘无论发作期或缓解期均可表现为本虚标实，临证当详辨虚实主次，标本缓急以明确治疗法则。对于虚哮而言，重在辨别本虚之病位及性质，分清虚在何脏，损在气、血、阴、阳。一般临床医家比较重视气虚（肺脾气虚或肺肾气虚）、阳虚（脾肾阳虚）在哮喘发病中的作用，相关报道层出不穷。老师认为，气虚、阳虚在哮喘发病中的作用固然重要，但是阴虚（肺肾阴虚、肝肾阴虚）在哮喘发病中的作用更不容忽视。因为阴虚则更易阳亢、火升、风动、气逆、痰凝，故而风、火、痰、瘀内伏，遇感引触之时，哮喘聚发则在所难免。若临床症见咳嗽气短，胸满喘促，痰白量多，头晕乏力，手足心热，舌质淡暗，苔白腻，脉沉滑细者，证属肺肾两虚，痰湿上泛。治疗上武教授常选用《景岳全书》金水六君煎加味以滋肾益肺，化痰渗湿。药如当归、熟地、陈皮、法半夏、茯苓、海浮石、金沸草、白芥子、知贝母、苏子梗。若症见咳喘夜甚，时发时止，痰少而黏，不易咳出，伴眩晕耳鸣，胁肋不舒，舌暗红少苔或苔薄黄，脉弦细数等肝阴亏虚，痰凝血瘀证候者，武教授常选用一贯煎加减以养阴熄风，化痰活瘀。药如生地、南北沙参、麦冬、当归、赤白芍、金沸草、乌梅、川楝子、海蛤壳。若见咳痰黄稠而黏，口苦咽干等阴虚火旺明显者，上方加知贝母、炙杷叶。若为哮病日久，迁延不愈，停减激素即反复者（激素依赖型哮喘），武教授认为患者素有哮喘病史，肺气已伤；加之应用激素等纯阳之品，更易耗气伤阴。肝肾阴虚，虚风内伏；肺卫不固，外邪易侵。内外相合，夹痰上扰，摇钟而鸣。证属本虚标实，虚实错杂，寒热互结，以本虚为主。治疗予以乌梅丸调补阴阳气血，祛风活血化痰。药如乌梅、当归、赤白芍、太子参、细辛、桂枝、椒目、炙麻黄、制附片、黄芩、黄柏等。临证可根据阴阳之偏损，寒热之轻重灵活化裁。

6. 典型病例

王某，女，36岁，干部。初诊日期：1997年3月6日。患者于6年前分娩后无明显诱因出现喘息、气短，以后每因情绪波动、精神紧张或劳累后诱发，经检查确诊为支气管哮喘。6年来病情时轻时重，缠绵不愈，未曾系统治疗。此次发病缘于与家人生气，后出现咳嗽阵作，咳痰量少，色白质黏，不易咳出，胸憋气短，胁肋隐痛，心烦眠差，咽干口渴，大便稍干，舌红苔薄黄，脉弦细数。两肺可闻及散在哮鸣音，未闻及湿性啰音。武教授认为，此患者当诊断为气郁哮，病情渐向风哮演变。证属气郁化火伤阴，阴虚风动，风摇钟鸣。治以理气降逆解郁，清热柔肝熄风。方予四逆散、过敏煎合栀子豉汤加减：柴胡 10g，赤白芍各 10g，枳实 10g，山栀子 12g，淡豆豉 6g，防风 6g，乌梅 15g，五味子 6g，知贝母各 10g，炙杷叶 10g，炙甘草 6g。

二诊（3 月 13 日）：服上药 7 剂后，咳嗽明显减轻，已不咳痰。心烦、咽干、口渴减轻，睡眠亦较前有所好转，大便畅。但仍有胸憋、气短、乏力，劳则尤甚，两胁不舒，隐隐作痛，舌苔薄白。邪祛大半，正气渐伤，本虚标实之象已露端倪。守上方去山栀子、淡豆豉、知贝母、炙杷叶，加用太子参 15g，麦冬 10g，郁金 10g，标本同治，益气养阴，理气活血。再服 7 剂。

三诊（3 月 20 日）：咳嗽、胸憋、胁肋隐痛均已消失，两肺呼吸音清晰，未闻及干、湿性啰音。心烦、咽干、口渴也已消失，夜寐安，仍自觉时有气短、乏力。标实已除，本虚失复。故武教授继前方加黄芪 15g，白术 10g，山萸肉 12g，培土生金，益气固表，纳气平喘。调理 2 周，诸症皆除。

十四、周仲瑛治疗哮喘经验[①]

周仲瑛教授，全国著名中医内科学专家，国家中医药管理局首批授予的全国著名中医（500 名）之一。对中医内科有深厚的理论造诣和精湛的临床经验，在哮喘病的辨治方面，匠心独运，疗效显著。现将治疗经验介绍如下。

1. 发时未必尽治标

哮喘的治疗，习以“发时治标，平时治本”为原则，但日久反复发作者，由于痰浊久蕴，气阴耗损，肺脾肾三脏渐虚，肺虚不能主气，脾虚则生痰贮肺，肾虚则摄纳失常。因此，即使在发

① 王志英．周仲瑛治疗哮喘病经验举隅．山东中医杂志．2000，19（9）：558～559

作期，亦可见到咳喘痰鸣、气短、疲乏、自汗、脉虚无力等正虚邪实之象，此时当虚实兼顾，不可单纯拘泥于攻邪，尤其是大发作有喘脱倾向者，更应重视回阳救脱，急固其本。

病例1 男，11岁。哮喘3年，主要发作于春秋两季，常因感冒诱发，夜晚睡后哮喘发作，喉中痰鸣，憋气，汗出怕冷，稍咳，咯痰困难，口干，多嚏，鼻流清涕，苔厚白腻，脉细滑。证属痰热郁肺，气阴两虚，肺失宣降，治拟虚实兼顾。药用：炙麻黄4g，炙射干10g，杏仁10g，炒黄芩10g，知母10g，僵蚕10g，法半夏10g，太子参12g，南、北沙参各10g，功劳叶10g，苍耳子12g，生甘草3g。经治3日，咳喘已平。

2. 通腑泻热亦治喘

肺与大肠相表里，其经脉相互连络，如《灵枢·经脉》篇云："肺手太阴之脉，起于中焦，下络大肠……"其生理功能亦需相互配合而完成，肺的肃降功能有助于大肠的传导，而大肠的传导功能亦有赖于肺气的肃降。若痰热水饮壅肺，阻塞气机，肺失肃降，则大肠传导失职，腑气不通，致大便秘结；大肠热结，循经上扰，影响肺金，肺气不利，可出现咳嗽气喘等症。此时须用泻下法，才能使肺气通利。周教授认为，对于一些顽固性咳喘患者，若用宣肺、清肺、泻肺等法无效，但有腑热便结时，可用通腑泻热法，腑气通，肺气降，则咳喘自平。

病例2 女，17岁。于4岁扁桃体手术后患哮喘病，此后每年均有发作。目前哮喘每晚皆发，不能平卧，痰鸣有声，不咳，常用氨茶碱、激素等控制，胸闷心慌，口干多汗，鼻痒多嚏，大便干结，两日一行，苔黄薄腻，质红有紫气，脉细缓。辨证为肺肾阴虚，痰热内结，肺气上逆，治拟清化痰热、降气平喘、补益肺肾。药用：功劳叶10g，南沙参、北沙参各12g，天花粉12g，知母10g，炒黄芩10g，炙僵蚕10g，生地黄12g，山茱萸10g，法半夏10g，桑白皮12g，射干10g，苏木10g，苍耳子10g，全瓜蒌15g。药服7剂，哮喘仍然每晚必发，呼吸急促，喉中痰鸣，胸闷心慌，烦热汗多，口干，大便干结，苔薄黄腻，脉细滑。转从痰热郁肺、阳明热结治疗，予清肺化痰、通降阳明法。药用：射干10g，制大黄6g，厚朴5g，杏仁10g，葶苈子10g，知母10g，僵蚕10g，炒枳实10g，全瓜蒌20g，桃仁10g，南沙参、北沙参各12g，天花粉15g，广地龙10g。服药7日后，哮喘发作减轻，夜晚已能平卧，咳少，痰多色白质黏，大便通畅，日行1次，口干欲饮，舌质暗，苔薄腻，脉细滑。原方改制大黄9g，继服7剂，哮喘基本控制，咯痰不多，大便亦调。

3. 上盛下虚当兼顾

哮喘的病位主要在肺，但反复发作，必然由肺及肾，且两者常相互影响。如痰热蕴肺者，日久可耗损肺肾之阴，而阴虚火炎又可灼津成痰，上干于肺，致肺气宣降失常；或因痰浊伤肺，肺虚及肾，气失摄纳，复感外邪，痰浊蕴肺，均可表现喘咳痰多，气短胸闷，口干神疲等肺实肾虚、上实下虚之候。周教授认为，此时当疏泄其上，补益其下，权衡主次轻重处理。

病例3　男，59岁。夏季哮喘，每年8～10月份必然发作，胸闷不适，后脑昏胀，夜间加重，稍有咳嗽，咯痰极少，夜卧口干，时欲饮水，大便溏软，夜尿3次，舌苔薄黄腻，舌尖红衬紫，脉细。此为肺实肾虚，痰热郁肺，肾阴下虚，当标本合治。处方：炙麻黄5g，光杏仁10g，生石膏30g（先煎），知母10g，生甘草3g，竹沥半夏10g，桃仁10g，炙桑皮10g，生地黄15g，天花粉12g，玄参10g，炙僵蚕10g，广地龙10g。药服7剂，咳喘胸闷已不明显，后脑间有昏胀，两目视物模糊，夜卧口干，大便偏稀，夜尿频，舌质偏红，脉细。仍按原法调治。处方：炙麻黄5g，生石膏30g（先煎），光杏仁10g，生甘草3g，生地黄、熟地黄各10g，山茱萸、炒山药各12g，五味子3g，麦冬10g，玄参10g，竹沥半夏10g，炙僵蚕10g。服药7日，咳喘胸闷已消失，头昏、后脑胀痛减轻，略有口干，视物模糊，夜尿3次，守原法巩固之。

4. 治喘未必尽用麻黄

麻黄是最常用的止咳平喘药，《神农本草经》谓其能“止咳逆上气”，因其性温，传统用于风寒犯肺之寒实证，但近年来通过临床适当配伍，被广泛应用于各种证型的咳喘病。但因肺为娇脏，喜润恶燥，而麻黄性散温燥，发越阳气，有耗气伤阴之弊端，故对于哮喘病虚象明显者，还当慎用。周教授认为，只要辨证准确，用药恰当，不用麻黄同样能获得较好的止咳平喘效果。因此，见喘未必尽用麻黄。

病例4　男，3岁。素体不充，形体消瘦，经常感冒咳嗽，烦热易汗，近来夜晚喉中哮鸣有声，鼻涕较多，舌质红苔薄，指纹隐青。证属风痰伏肺，肺热内郁，气阴两伤，治拟益气养阴、清肺化痰。药用：南沙参、北沙参各10g，麦冬10g，太子参12g，炙僵蚕12g，蝉蜕3g，苍耳子10g，竹沥半夏10g，炙桑皮10g，炙射干9g，功劳叶10g，矮地茶12g，知母6g。药服5日，哮喘已平，食纳改善，汗出不多，大便正常，指纹不显，仍以益气养阴、清肺化痰原法巩固之。

十五、张海岑治疗哮喘经验①

全国首批500名老中医之一，著名中医药专家张海岑研究员临证五十余载，学验俱丰，治疗哮喘病疗效显著，屡试不爽。现将其经验介绍如下。

1. 病因病机

张教授认为喘证病因甚多，外而六淫之邪，内而饮食失节或

---

①　张国泰. 张海岑研究员治疗哮喘经验撷要. 湖南中医药导报，2002，6（8）：11～12

脾虚生痰，或情志所伤，以及肺肾虚损等均可发病。实喘，多由外感六淫之邪引起。因外邪客于皮毛，皮毛合肺，肺为华盖，居于五脏之上而司呼吸，若肺被外邪所犯，肺气不利可发为喘。虚喘，多由肺肾气虚而发病，肺主呼气，肾主纳气，肺为气之主，肾为气之根，若肺肾气虚，则升降失常，出纳失调而致喘，肾虚则纳气无权而致喘。肺肾虚弱之因有先后天之别，属先天者由于秉赋不足，幼时即发现本病；后天之因尤多，如病后正气未复，烟酒无度，烦劳太过或纵欲过度等均可发病。

简言之，实喘当责之于肺，虚喘当责之于肺肾二脏。实喘多为外邪引动痰浊，阻于气道；虚喘多由精气不足，肺肾出纳失常所致；至于脾虚生痰上干，肝气逆乘于肺，或由中气不足等均可发生喘促，亦无不与肺有关。

关于哮证，张教授认为多因痰饮壅阻气道，升降逆乱所致。常为外感、饮食或情志、劳倦诱发，尤以外感者多。痰之成因不一，或重感风寒或饮食生冷等，皆可使上焦津液不布，凝聚而成寒痰，亦有寒痰郁久化热者，或过食肥甘伤脾，久酿而成热痰者，不一而足。宿痰内伏于肺，每由诱因引动，阻于气道而发为哮证。

哮证有冷热之分。冷哮者，多见于宗气不足，阳不化气，水湿停滞、阴寒凝结而成痰浊，若遇外邪，气之升降逆乱，痰阻气壅即发为冷哮。热哮者，多见于过食辛辣五味，生热化燥，痰热稠黏胶固，吐之不利，阻壅气道喉间而发。诚如《证治汇补·哮病》谓："哮为痰喘之久而常发者，因内有壅塞之气，外有非时之感，膈有胶固之痰，三者结合，闭拒气道，搏击有声，发为哮病。"

2. 辨证治疗思路

哮喘虽为难愈之证，然张教授认为若辨证确切，治疗恰当，控制复发，亦能痊愈。其辨证之要，唯分阴阳，别脏腑，查虚实耳。若不明邪之所在，不视体之虚实，则往往贻误病机。

哮与喘本为关系密切的两种病证，而临床上每每相兼而见，而辨别二证其紧要为：哮证必有其宿根，是一种经常发作性的疾病，其特征是呼吸急迫喘促，喉间哮鸣有声，又必兼喘；喘证，并发于多种急慢性疾病之中，其特征为呼吸急促，甚至张口抬肩，鼻翼煽动，摇身撷肚，但喘未必兼哮，故哮喘应分而论之。但在治疗上，张教授指出：治疗之法，当究其源，实证较易，攻之即可；虚证颇难，须频频补益，若一味攻伐，祸害立至。

喘在辨证上虽有新病与痼疾、外感与内伤、寒热与虚实、房劳与食积之分，然辨别虚实为其首要。《景岳全书·喘促》说："气喘之病，最为危候，治失其要，鲜不误人，欲辨之者，亦唯二证而已。所谓二证者，一曰实喘，一曰虚喘也。"张教授指出：在治疗上，实喘在肺，宜祛邪利气为主，兼以化痰。风寒喘，应疏散内寒，宣肺定喘；肺热喘宜滋阴降火、养阴润燥、清热化痰。虚喘者，为下元根本不固，治疗当从肺肾两脏入手，以培补摄纳为主，兼化痰平喘。肾虚者，宜补肾纳气；脾虚者，宜健脾利湿，化痰蠲饮；肺虚者，宜益肺化痰平喘。至于喘证兼外感者，亦应详细辨证，急治标，缓治本。

本证发作，诱因较多，其中与环境气候变化关系最为密切，他如饮食、情志、劳倦、内伤等均可发病。张教授强调：究其根本在于宿痰伏邪为患。故平时应注意调理阴阳，尤以肺肾为要。肺虚者，补肺固卫，如玉屏风散类；脾气虚者，宜健脾化痰，如香砂六君子类；肾气虚者，补肾纳气，如金匮肾气丸类。急性发作期以邪实为主，冷哮者，治以温肺降气祛痰平喘，宜温化降逆之品；热哮者治以清热化痰，降逆定喘，宜清热化痰之药。张教授告诫曰：祛邪不可过用攻伐，过于辛燥、寒凉之品均不适宜。应视体之强弱、邪之多少而定，多宜寒热并用，祛邪兼以扶正。一般说法，哮证虽根深蒂固，但幼年患者每随年龄增长而肾气日盛，若注意避免诱发因素，并注意用药物调理，则可获得满意的效果。反之，若病者年事渐高而肾气日衰，又治疗不当，反复发作则不易根除。故治疗哮证平时应注意固本扶正，防止复发。发作时应迅速缓解症状，解除患者痛苦，以达缩短病程、逐渐治愈之目的。现将张教授辨治喘证、哮证的经验简介如下。

（1）喘证

1）实喘

实喘之证常由外感而喘，多见有风寒喘、肺热喘、痰饮喘等。其一般症状为胸胀气粗，声高息涌，甚者张口抬肩，摇身撷肚。

风寒喘　外感风寒，毛窍闭塞，气壅而喘，其症状除喘急胸闷不适外，尚有恶寒发热、头痛无汗等表证，咳嗽，痰多清稀，脉浮紧或滑，舌淡苔白，口不干，二便自调。治宜疏散风寒，宣肺定喘，药用麻黄、桂枝、杏仁、橘红、半夏、苏子、桔梗、甘草、生姜；痰盛者加防风、苏叶。

肺热喘　风热犯肺，或寒邪入里化热，或火热刑金。症见喘促气急，身热口干舌燥，咳吐黏痰，面赤唇红，便干溺赤，舌红苔黄或腻，脉浮数或滑数。治宜清热宣肺平喘，药用麻黄、杏仁、桑白皮、石膏、苏子、赤苓、黄芩、甘草、瓜蒌；若表解而热不去，渴而干呕者，减麻黄、赤苓，加花粉、竹茹、桔梗、玄参。

痰饮喘　乃痰浊在肺，阻塞气道，下困于脾，健运失职所致。症见喘咳，痰多稠黏，自觉身重，胸满或痛，喘不得卧，烦闷，胃纳不佳，时时吐涎，甚则欲呕，大便溏而不爽，舌苔白腻，脉弦滑。治宜豁痰降气平喘，以祛饮化浊，药用橘红、半夏、苏子、厚朴、白芥子、瓜蒌、菖蒲、川贝、葶苈子、南星、茯苓；若寒痰凝结，则宜半硫丸或紫金丹。

燥火喘　燥火喘乃燥热伤肺，热盛津伤，肺气奔迫所致，症见口干咽燥，甚或面赤唇焦，二便赤涩，舌光红，苔干燥或灰黄乏津，脉数大或滑数或细。张教授指出：燥火伤气多见右脉数大，燥火伤血则左脉数大，此气血被伤之象也。治宜滋阴降火，养阴润燥，清热化痰，药用辽沙参、寸冬、石膏、知母、花粉、玄参、川贝、百合、桑白皮、地骨皮、甘草；若喘满大便秘者加大黄、芒硝、炙黄芩；燥火伤血者加生地、藕节、栀子、丹皮。

食积喘 多发于幼年患者，乃饮食无节，食积伤胃所致。症见胸满胃痛，腹胀厌食，饱闷，嗳气喘呕，大便秘结或溏，脉实大有力或数或滑大而迟，舌苔白腻。此证多发病较突然，治宜消导涤痰，药用山楂、神曲、枳实、厚朴、大黄、陈皮、半夏等；若脉滑大而迟，苔白腻，腹胀背痛，乃寒积，加干姜、肉桂；若脉滑大而苔黄垢腻，加芒硝、瓜蒌。

2）虚喘

虚喘之病，五脏虚均可导致，但以肺肾为多见，其一般症状为气怯声低，息短，气短欲断，劳作则甚，但以深吸为快。

肾虚喘 肾为气之根，下元不固，则气失摄纳。症见喘促，呼多吸少，并多见畏寒身冷，腰膝酸软，心悸自汗，甚则跗肿、喘不得卧，舌淡苔白，脉沉细。治宜补肾纳气，药用炒熟地、山萸肉、杞果、茯苓、山药、五味子、紫河车、胡桃仁、附子、肉桂、橘红、炙冬花；若喘咳水肿，宜温阳利水，加白术、车前子；若下焦沉寒痼疾，四肢不温，平时可用底阁黑药：党参、肉桂、黑糖、豆秸灰、干姜、蜂蜜，熬膏，冷却切块，每服 3～9g，若喘促气短，口干咽痛，颧红烦躁，五心发热，舌红脉细数无力，偏肾阴虚者，可用七味都气丸加麦冬、辽沙参等。

脾虚喘 脾为生痰之源，脾虚喘是脾虚生痰上干于肺所致，除喘促外多见面目浮肿，体瘦无力，身倦肢冷，纳呆便溏，口淡，咳有痰涎，舌淡苔白或腻，脉濡。治宜健脾利湿，化痰蠲饮，药用橘红、半夏、茯苓、白术、苡仁、桂枝、党参、白蔻仁、甘草。

肺虚喘　肺虚喘多系素体气虚，肺虚则气失所主。症见咳喘，气短不足以息，语言无力，怯寒畏风，汗自出，口干，舌淡白或淡红，脉细弱无力。治宜益肺化痰平喘，药用党参、麦冬、五味子、胡桃仁、蛤蚧、贝母、橘红、半夏、杏仁、炙甘草；若兼有心悸不得眠，脉细数无力，舌红苔剥者，用辽沙参、寸冬、西洋参、蛤蚧、胡桃仁、玄参、生熟地、陈皮、炙甘草等。

（2）哮证

张教授根据多年的临床体会认为，哮病较为顽固。患此病者常因气候的变异而诱发。痰浊壅盛，气机不利，阻塞气道，故见呼吸困难，甚者端坐难以平卧等，患者痛苦之极。若初发属实者，以攻邪为主，未发之时当固其本。

1）冷哮

呼吸急促，喉间有声，胸膈满闷，咳痰清稀或白黏，面色晦暗，舌苔白腻或滑，脉紧或浮或沉。治宜温肺降气、祛痰平喘，药用苏子、橘红、半夏、肉桂、厚朴、川贝、茯苓、桔梗、杏仁、细辛、款冬花、炙甘草；若兼外感而恶寒，头痛身痛，苔白脉浮紧，见内外俱寒之状，用麻黄、杏仁、细辛、半夏、冬花、胆南星、紫菀、射干、生姜、大枣。

2）热哮

呼吸急迫，喉间有声，咳喘，痰多稠黏或黄，胸膈窒闷，心烦不安，口渴，汗出，舌红，苔黄或腻浊，脉滑数或浮数，若发热头痛等，成外寒内热之状，宜清热化痰、降逆定喘，药用桑白皮、地骨皮、石膏、知母、贝母、粳米、甘草、陈皮、半夏；若兼外感，加麻黄、杏仁、梨汁、生姜、大枣等。

哮喘未发之时，当平补肺脾肾为治。平时可服党参、黄芪、代赭石、旋覆花、橘红、半夏、当归、熟地、胡桃仁、紫河车、茯苓、甘草等。亦可用紫河车粉、山药粉等以固护脾肾。

十六、邱幸凡治疗哮喘经验①

邱幸凡教授是湖北中医学院博士生导师。邱教授在治疗哮喘发作时善用地龙、僵蚕、蜈蚣等虫类药，并屡见奇效。兹报道如下。

1. 拔夙根祛痰化瘀，非虫类入络搜剔不达

哮喘病的发作机制甚为复杂，历代医家强调“痰伏于内”是哮喘发病的夙根。秦景明《证因脉治·哮病》认为，本病由“痰饮留伏结成窠臼，潜伏于内，遇有七情之犯，饮食之伤，或外有时令之风寒”而诱发；陈修园《时方妙用·哮证》曰“寒邪伏于肺前，痰窠结于肺膜，内外相应，一遇七情六淫，窒塞关隘，不容呼吸”而发病。此“痰窠”内因学说已被广泛认可。然而宿痰伏肺并不是孤立存在的，因为痰阻于肺，气机郁滞，血行不利，致瘀血内停，痰夹瘀血而胶结难解。朱丹溪《寓意草·论浦君艺哮喘病论治之法》云：“若无瘀血，何致气道如此阻塞，以致咳逆倚息不得卧。故就哮喘标本而言，气道受阻，肺气上逆为其标，痰瘀潜伏于肺络为其本。欲拔夙根，当除痰化瘀。”故治之非一般草木祛痰药能达，当有虫类剔凝瘀、通络脉、起沉疴。虫类具有行窜之性，可入络搜剔窜透，剔除滞痰凝瘀，使络脉通达。哮喘患者以中老年人居多，病史较长，其病变从经入络，由气及血。经主气，络主营；“病初气结在经，病久血伤入络”。疾病进入络脉凝滞阶段，瘀血痰湿凝滞络道，久踞邪羁。而虫类药属血肉有情、搜剔飞走之品，具有独特的生物活性。因此，治之非虫类药而不达。在用虫类药时，邱教授讲究痰较重者则多用地龙、水蛭；虚寒者则用蛤蚧，实热者用地龙、蜒蚰。

---

① 叶攀．邱幸凡教授运用虫类药治疗哮喘经验．湖北中医杂志，2003，25（12）：18

病例1 程某，男，69岁，2002年9月25日就诊。主诉：呼吸困难，喉间痰鸣间断发作28年。近两年加重，平均每周2次。昨起呼吸急促，喘憋短气，咽痒，面色无华，少气懒言，小便因喘失禁，舌暗红，苔黄腻，脉细滑数。急则治标。邱教授援引清代蒋宝素《问斋医案》“哮喘发，发时以散风为主”，拟祛风解痉平喘之法。处方：银柴胡12g，炒防风、地龙各10g，乌梅、五味子各8g，蝉蜕、生甘草各6g，蜈蚣粉3g（吞）。1剂症状稍减，3剂后症状稳定。后更方治本以除宿根，治以涤痰祛瘀、补肺益肾。处方：鹿角胶、补骨脂各12g，山茱萸、人参、枳壳各10g，肉桂、蛤蚧、海蛤壳、炙甘草各6g，五味子9g，僵蚕、青皮各8g，蜈蚣粉3g（吞）。连服7剂。病愈后随访3个月，称未复发。

2. 抗过敏祛风化痰，唯虫类搜风解痉为妙

哮喘病的一个重要特征就是反复发作，这符合“风善行而数变”的特征。五脏之中，唯肝木与风气相通，肝气横逆，经脉挛急。若逆而上行，引动膈上宿痰，痰气互阻，可导致哮喘发作。邱教授认为：哮喘发病具有中医“风”的特性，治疗时应投以风药，但非防风能奏效。所以临床常用蜈蚣、全蝎、僵蚕、地龙等虫类药。其原因不外有二：一则虫类药有入络搜风之效；二则虫类药大多走肝经，平肝木。临床上哮喘多有明显诱因，或因吸入粉尘、花粉等异物，或食用鱼肉海鲜制品而诱发。此属风盛痰阻、风动痰升之征。这里的风邪包括脾风和肺风。肺风是因为宿痰伏肺，外感风邪或吸入花粉而诱发；脾风则是饮食不当可引动。“如有人一生不可食鸡肉及章鱼动风等物，才食则丹即发，此见系是脾风”（《证治要诀·发丹》）。现代医学认为，此系过敏原刺激致过敏反应，继而出现支气管平滑肌痉挛而致。邱教授喜用地龙、僵蚕治之。地龙有通络止痉之功，僵蚕能熄风化痰定痉。

案例2 张某，男，19岁，2002年10月2日就诊。因晨起闻及煤气味突然发病。诊见：呼吸急促，流涕，咽痒，喉中声如吹箫

笛，痰少难咯，舌红苔薄白，脉弦数。治当祛风解痉平喘。处方：麻黄 12g，钩藤、葶苈子、僵蚕、生甘草各 8g，乌梅、地龙各 10g，蝉蜕 6g。服药 1 剂症状稍减，3 剂症状基本消失。

邱教授善用虫类药，但强调不可妄用，中病即止，不可过用。虫类药多有动血耗气之弊，过用势必会耗人正气。哮喘缓解后应适当减量，即如叶天士所云："虽治当于病发，而病去必当养正。"（《临证指南医案·哮》）由于哮喘在形成过程中，瘀血与痰湿相凝，络瘀与络脉经枯并存，故在用虫类药通络时要注意配用柔润活血之品以释经润络，即叶天士所说的"辛润通络"。虫类药性燥力猛，多数有毒性，故用时需炮制，不宜入煎剂，用量应先从小剂量开始逐渐加量，以确保治病而不伤人。

十七、王瑞道治疗小儿哮喘经验①

王瑞道，主任医师，从事临床四十余年，精研内、外、妇、儿各科，尤其对儿童哮喘的诊治，有独到之处。临证之时，王老辨证详密，用药简炼，随症加减，变通灵活，收效甚捷。现将王老治疗哮喘经验，简述于下。

1. 发作期的治疗

在哮喘发作期，王老主张以氨茶碱、非那根、强的松三药并用，根据年龄取量，应急投药，以解危殆。同时，以内服中药为主。急则治标，王老主张此期以宣降肺气、疏利气机为治则，采用自拟紫地定喘汤。方药组成：紫菀 10g，地龙 10g，银杏 6g，地骨皮 6g，炙桑皮 10g，紫苏子 10g，防己 10g，杏仁 6g（以上剂量为 3～4 岁患儿用量，临床根据患儿年龄适当增减）。加减：若哮喘兼见表寒证，主方加麻黄、细辛、白芥子；兼见表热证者

---

① 亓四广，李西军．老中医王瑞道治疗儿童哮喘经验．黑龙江中医药，2001，(5)：4、12

加双花、大青叶；兼见里热证，主方加黄芩、生石膏。若见痰涎壅盛，加半夏、竹沥汁、车前子。无论证属寒热，若见大便不通者，重用栝蒌、苏子，少佐大黄以通腑降气。上方水煎取汁后，令患儿分 4～6 次少量频服；若服药困难者，将药液分 2 次，保留灌肠，均日进一剂。

2. 缓解期的治疗

哮喘缓解后，王老主张应坚持治疗，以达到扶正固本，控制反复发作的目的。此期治疗从兼见症入手，以内服中药为主，基本方为冬虫夏草 2g，黄芪 10g，炒白术 12g，防风 3g，丹参 6g，取名为变通玉屏风散。加减：肺气虚，卫阳失固，易受外邪侵袭者，上方加苏叶、党参、五味子；形体消瘦，食欲不振者，加麦芽、炒山药、砂仁以健脾和胃；营养不良，发育迟缓者，加温补肾元之品，如肉苁蓉、巴戟天、菟丝子等。此期的给药方法，根据病情、病程，可采取水煎服，或制成水蜜丸、胶囊等方式。主张药量宜轻，服药时间宜缓长。所谓治脏腑虚证，“王道无近功，久服必有益”（叶天士语），就是这个道理。

3. 体会

王老认为，喘无善症，发作期症状急骤，重在治标。在此期若治疗不当，邪气益实，体质易虚，往往缠绵不愈，或留下复发宿根。在哮喘发作期，辨分寒热属性不难，但对错综复杂的致病因素，却不易掌握。辨别邪正虚实不难，但辨析病变部位及病机转归，却较复杂。临床见症，辨证明确后，用药效应如何，应注意反馈信息。若药到病除，自然最好；但是，若方药对证，而用药后无效，则又当缜密反思，找出原因。今观王老所用中药，平淡无奇；立方用药及变通加减之法，也并不复杂。但用药剂量，却是灵活多变的。如曾治一 8 岁男性患儿，患哮喘已 8 日而诸药不效，求治于王老。询知 5 日未大便，且素有便秘史，乃知此乃腑之浊气不通，上干于肺所致，遂重用栝蒌 30g。一剂后，大便通，诸症悉除。又治一6岁女孩，迁居后引发哮喘3日不解，王老知此乃异味引发，遂重用地龙、蝉衣各15g而随手取效。中医治病重在治本。王老主张，患儿哮喘缓解后，应将患儿兼症进行积极治疗，以杜绝复发的内在诱因。因哮喘病的发病因素十分复杂，所以，临床时内脏辨证、病因辨证都极为重要。同时，痰浊、瘀血、虫积等内容，也不容忽视。其他如地理环境、气味异常、生活改变、起居变迁、药物因素等，也应考虑在内，有所审究。

十八、陈寿春治疗小儿哮喘经验①

南京市中医院名老中医陈寿春主任医师，从事儿科六十余载，学验俱丰，尤其对小儿支气管哮喘，辨证细致，用药精廉，疗效颇佳。

1. 哮喘气壅、泻肺慎宣

陈老治哮喘，远宗《内经》“肺若气上逆，急食苦以泄之”之论，师承《小儿药证直诀》“肺主喘，实则闷乱……盛则泻之”之法，推崇钱乙创立泻白散、葶苈丸等以治疗肺实证候，并从《证治汇补·哮病》“哮即痰喘之久而常发者，因内有壅塞之气，外有非时之感，膈有胶固之痰，三者相合，闭拒气道，搏击有声，发为哮病”中悟出：哮喘是内伏痰浊遇诱因而触发，邪乘于肺致肺胀，肺管狭窄，升降不利，痰阻气道，壅塞不通，而喘逆鸣息，搏击有声。于哮喘发作期，不论何种证型，均立泻肺降气为其主要治则，拟麻杏射苏桑葶汤为基本方。方中麻黄松弛支气管平滑肌，平喘辍哮；杏仁镇静呼吸中枢，止喘化痰；射干消除呼吸道炎性渗出物，解热降逆，祛痰定喘；苏子减少支气管分泌物，缓解痉挛，下气利痰；桑白皮泻肺行水，下气平喘；葶苈子

---

① 胡义保．陈寿春老中医治疗小儿支气管哮喘的经验．四川中医，1994，(3)：9～10

强心利尿，泻肺定喘，引水涤痰，陈老尝谓："切不可凡哮喘均以麻黄宣肺，而致哮喘难以平复。若确需用之极为审慎，即用量宜轻，麻不过五（钱），使用短暂，中病即止，蜜炙水炙，缓其宣散，必伍葶苈，协同拮抗。"

病例1 王某，男，6岁，1983年9月23日诊。患哮喘4年，冬春好发，而近日感寒诱发，西药治疗未控，气息急迫，喉间痰声，舌苔薄黏，"三凹征"重，满肺哮鸣。证属外感风邪，引动宿痰，阻于气道，肺失宣降。治拟泻肺降逆，疏风宣肺。药用炙麻黄3g，杏仁、射干、防风、葶苈子各6g，桑白皮、苏子、半夏、陈皮各9g，服2剂后，哮喘几无，继服2剂，诸症悉平。

2. 哮因痰成，辨苔达痰

李中梓谓："哮即痰喘。"朱震亨曰："哮喘专主于痰。"陈老认为，宿痰内伏为哮喘反复发作主要成因，哮因痰成，发必达痰，然辨析痰征，贵在审苔，苔白浮滑薄，用苏叶、荆芥、防风、前胡以疏风宣肺化痰；苔白稍厚，用厚朴、枳壳、半夏、陈皮、苏子以温肺化痰；苔白厚腻，用莱服子、六曲消食化痰；苔白干厚，用黄芩、石膏、大贝、白毛夏枯草、黛蛤散以清肺化痰；苔黄，用鱼腥草、金荞麦清热解毒排痰；苔黄厚，用枳实、蒌仁、大黄以通腑导痰。

病例2 张某，男，10岁。1983年9月23日诊，自5岁患哮喘，四季皆发，夏秋更颇。此发2周，中西药罔效，喉中哮鸣，痰稠难咯，大便干结，二日一行，舌红苔厚中黄，两肺满布哮鸣音。证系痰热壅阻，肺失清肃，治宜清金导痰。药用黄芩、杏仁、炙桑白皮、蒌仁泥、黛蛤散（包）各9g，葶苈子、炒枳实各6g，服药2剂，哮喘锐减，咯痰亦爽，苔薄黄黏，原方去枳实，续进5剂，诸症悉平。

3. 哮有夙根，治本培元

《景岳全书》曰："喘有夙根，遇寒即发，或遇劳即发者，亦名哮喘。”陈老解“夙根”一说，与现代医学的过敏体质学说相关，认为本病内因肺、脾、肾三脏不足，藩篱不固，痰湿内盛，尤以小儿脾常不足，易生痰湿为首要。哮之夙根，乃机体之素质内虚，治当培元固本，以复健康之体质，使哮喘不发或少发，陈老根据肺脾肾虚之不同，而治法、用药有异。肺虚患儿，常在气温突变之时，或感受风寒饮冷之后，咳嗽感冒而诱发哮喘，即《内经》“形寒饮冷则伤肺”之谓，平素怯寒自汗，发前鼻痒呛咳，或鼻塞打嚏，治用补肺固卫法，药用党参、黄芪、茯苓等或玉屏风散，有颧红盗汗、舌红苔干津少等阴虚者，可用北沙参、紫菀、款冬花以滋阴润肺平喘；脾虚患儿则常见食欲不佳、脘腹胀满、形体消瘦、腹泻或痰涎偏多诸症，治以健脾化痰，药用六君子丸为主；肾虚患儿常是自幼发病，素体虚弱或先天不足，治用益肾培元固本，药选紫河车、或金匮肾气丸为宜。陈老考虑到肺脾肾三脏并非割裂，常同时并见肺脾两虚、脾肾两虚、或三脏俱虚，而研制了小儿培元片，药用紫河车、龟板胶、熟地大补元阴、元阳；配党参、黄芪、茯苓补益肺脾之气；天冬、麦冬润肺止咳，佐以法夏化痰降逆。本方以补肾培元为主，兼顾肺脾气虚及肺肾阴虚，用于哮喘缓解期，即张景岳“未发时以扶正气为主”的原则，经二十余年，近500例的临床实践证明，半数以上患儿服3至6个月，明显强壮了体质，消除了夙根，抵御了外邪，控制或明显减少了哮喘的复发。

十九、李学耕治疗小儿哮喘经验①

李学耕教授从事教学、临床近五十载，学识渊博，经验丰富，尤以善治疑难杂症而名闻遐迩。对小儿哮喘病的治疗，匠心独运，疗效显著。将李教授治疗特色，整理如下。

---

① 赵伟强．李学耕教授治疗小儿哮喘的经验．北京中医杂志，1994，(2)：6～7

1. 推本溯源，钩深致远

小儿哮喘乃儿科常见病，也是一种反复发作，缠绵难愈的疾病。其病变部位主要在于肺，然与脾肾亦密切相关。小儿哮喘的病因，李教授认为关键在于痰，谓：无痰不作哮，何也？盖痰为百病之源。唯小儿为稚阴稚阳之体，脏腑娇嫩，卫外不固，屡感风寒，寒邪深伏肺腑；或嗜食生冷，伤及肺气，水津停滞，凝为寒痰，伏于膈上；“小儿脾常不足”，若饮食不节，恣食酸咸，伤及脾肺，痰积气道，郁久化热，痰热互结，阻碍升降，而成哮喘，一遇风寒，诱而发之。李教授认为，宿痰胶固，凝成窠囊，深伏肺腧；或感六淫，内外相应，肺失宣肃，升降不利是小儿哮喘的主要病理机制，而窠痰深伏则为发病之关键。哮喘的发生、演变、转归莫不与痰密切相关，盖无痰不作哮，哮专主于痰故也。李教授强调：临证必须注意小儿体质的强弱，病程的新久，区别邪正的缓急，寒热的相兼、转化，了解寒痰化热，寒包热证，热证寒化等情况。在治疗上，李教授指出：应始终紧紧地扣住治痰这一环节，方谓得其要法，师云治哮不治痰非其治，而治痰不治窠囊之痰与不治同也。并谓痰积胶固，气道因之气不得顺，宜先消其积痰，其气则自顺；若顽痰而实阻于肺，以逐痰、豁痰为要，俾窠痰自清其气顺，则哮喘悉平。

2. 六淫骤袭，宣肃齐驱

肺主气司呼吸，喜清虚嫌滞浊，五脏之华盖也。缘小儿肺脏柔弱，藩篱疏薄，倘感受风寒或风热，不及表散，则郁于肺脏，肺金不宣，气不布津，聚液生痰，化生痰饮，阻于气道，升降失司。临床主要表现有，呼吸急促，喉中哮鸣，胸膈满闷，痰白而黏，或清稀多沫，或兼见发热，微恶风寒，头身疼痛等表证，舌苔白滑或厚腻，脉浮紧或浮数，指纹浮现。因此对外邪所致哮喘的治疗，李教授认为，宣肺祛邪乃为第一要务。治宜宣肺解表，临床切忌过早投用收敛药，以免闭门留寇，邪无出路，使肺气愈加壅塞，加重哮喘。谓：六淫袭肺，多以风寒袭肺，风热犯肺为常见。既为外邪恋肺，宣肃失司，故当宣发逐邪于外，宣肃降使肺气以平。则肺得宣肃，哮喘乃平。

病例　林某男，6岁，1983年11月14日诊。哮喘反复发作四年，历经治疗无效。近三日来哮喘复举。诊见：咳嗽流涕，气促痰鸣，声如拉锯，汗多痰黏，食纳欠佳，舌苔厚腻，脉浮滑而数。证属痰气胶结，郁于肺俞，留而不宣，复感新邪，旋即诱发。治宜宣肺祛邪，豁痰定喘。药用：蜜麻黄5g，麻黄根18g，白芍10g，北细辛2g，五味子5g，射干10g，旋覆花6g（布包），杏仁5g，北山楂15g，枳实5g，半夏6g，石胡荽6g，4剂药后，哮喘已平。再依前方出入，迭进3剂，以图巩固。

3. 痰蟠湿踞，运脾捣窠

《症因脉治》曰："哮喘之因，痰饮内伏，结成窠臼。"朱丹溪亦曰："哮必用薄滋味，专主于痰。"盖脾居中宫，职司运化，化生万物，为后天之本，乃生痰之源也。唯小儿脏腑娇嫩，脾常不足。若饮食不节，或脾阳不足，运化失职，聚湿生痰，而成哮喘。其临床表现为：哮喘反复发作，痰涎素盛，常因呕出或吐出大量黏痰而症状缓解，胸脘满闷，伴面色少华，食欲不振，畏风倦怠，舌苔白滑或厚腻，脉沉细带滑。良以窠痰深伏是哮喘发病的主要机制，故李教授认为运脾法亦为治哮之大要。盖凡病哮喘者，莫不为痰、为壅、为结，当责其本以疗之，故谓运脾实乃治哮断源之要义。师云：所言运脾者，其义有三：一曰运脾化痰，杜绝病根；二曰斡转中宫，燮理气机，以利升降；三曰脾土健运，体质强壮，不易受邪。则脾运痰化，气机畅达，升降有度，何哮之有？总之，无论是哮喘发作，或缓解期的治疗，李教授必用此法。首选药：枳实、茯苓、山楂等。

病例　李某，女，4岁，1987年10月18日诊。

哮喘二载，缠绵不已，屡治难应，时起时止。近十余天复感咳嗽哮喘，呼吸困难，呕吐涎沫，不思饮食，舌苔厚腻，脉滑稍数。证系痰热气胶结，郁结于肺而不化，留而为患。治当运脾化痰，降逆定喘。处方：蜜麻黄 3g，杏仁 5g，北细辛 2g，旋覆花 3g（布包），煮半夏 10g，射干 10g，五味子 5g，茯苓 24g，苏子 10g（布包），莱菔子 10g，枳实 5g，粉甘草 3g，水煎，1 剂分 4 次服，3 剂药后，喘息显减，诸恙亦瘥；迭服 6 剂，哮喘告平。

4. 定喘降齁，擅施猫沙

在临床用药上，李教授治哮，常用猫沙，且甚妙施巧使，尊它为疗哮之要品，无论是寒哮、热哮均常用之，疗效显著。用量：内服 3～12g，外用适量。夫猫沙者乃鹅不食草也，亦称大救驾，为菊科植物石胡荽之带花全草。《食疗本草》云其："通鼻气，利九窍，吐风痰。"《本草汇言》亦谓："石胡荽利九窍，通鼻气之药也。其味辛烈，其气辛熏，其性升散……故主齁船痰喘。"若寒喘者配麻黄、旋覆花、北细辛；热哮者，配葶苈子、海浮石、莱菔子；尤其对现代医学中的过敏性哮喘，常与地龙、五味子等配伍，效果颇显。哮喘发作时，可用鲜石胡荽揉碎塞鼻；哮喘甚者则用鲜品适量、加冰片少许捣烂敷大椎穴或哮喘穴（第五胸椎棘突旁开左右各寸半），均能收到一定的疗效。师云："猫沙虽俗，入药神妙，定喘降齁、豁痰开窍，功卓效彰，哮家要药，故曰救驾。"

病例　王某，女，6 岁，1985 年 12 月 3 日诊。

罹患哮喘，近日复作。诊见：咳嗽阵作，呼吸急促，喉间痰鸣，鼻塞流涕，痰多而稀，胸闷不舒，舌苔薄白带腻，脉浮紧。证属风邪束肺，痰阻气道，升降不利，治宜宣肺达邪，豁痰定喘。处方：蜜麻黄 3g，杏仁 6g，细辛 2g，石胡荽 9g，旋覆花 6g（布包），紫菀 6g，款冬花 6g，五味子 6g，苏子 10g（布包），半夏 6g，炙甘草 3g，另取鲜石胡荽揉碎塞鼻，每天 2 次。并用鲜品加冰片少许外敷哮喘穴。3 剂药后，咳减喘平，喉间痰鸣已除，余症亦减。继守前方，再进 3 剂，哮喘已愈。

5. 飞针济急，桴鼓相应

对于小儿哮喘的治疗，李教授辨证施药的同时，极为崇用飞针术。盖小儿飞针术是李教授从民间疗法、家传秘技及自己数十年经验总结的结晶。每见急危重症或疑难病症，李教授善用此术，收效甚速，对小儿哮喘尚发作的患者，李教授多先予飞针术，效确神应，甚者随针而解，救急疾于俄顷，俟哮喘稍缓或喘平后，复施汤药。嗟乎？飞针济急，立竿见影，内外兼治，桴鼓相应，其哮焉得不平？

病例　张某，女，7岁，1987年11月5日诊。

哮喘四年，经年频发，冬春为甚，屡治罔效。前十余日因洗澡不慎受凉，哮喘复作，遂延师求诊。刻下：气促胸满，鼻煽抬肩，连日不止，喉间痰鸣，声如拽锯，夜不能寐，伴不思饮食，痰黏不易咯出，大便干结，二三日一行，舌苔厚腻，脉弦数。李教授先予飞针宣其肺气，定其喘逆。取穴：胸区刺激线，背区刺激线，膝外线，手三阴线；手法：轻、快、点。

针后十余分钟，喘急减半，痰鸣亦轻，遂投中药三剂服用。处方：蜜麻黄20g，苏子10g（布包），杏仁6g，半夏6g，海浮石10g，葶苈子10g，枳实6g，石胡荽6g，茯苓24g，五味子6g，炙甘草3g。

3剂药后，喘息已平，大便畅通，每日一行，夜寐安宁，余恙均除，哮喘霍然而愈。

二十、王烈治疗小儿哮喘经验[①]

王烈教授是我国著名的中医儿科专家，是国家名老中医之一、终身教授。他研究小儿哮喘历时五十载，对其证治均有独特的见解，现将其经验介绍如下：

① 王烈．哮喘苗期辨治经验举隅．山西中医，2002，18（6）：9～10

王教授认为，有史以来，哮喘其治皆在病期，苗期之治极少见。王教授自1992年始对小儿哮喘苗期进行证治研究，现举例介绍如下。

1. 病例

（1）张某，男，28天，1992年4月1日初诊。患儿为第1胎，足月顺产。父母均有过敏史，祖母患有哮喘，双亲幼年有咳嗽史。感冒2日而诊，初为鼻塞、微热、轻咳，以外感治疗4日，痰仍较多。现症：咽喉不利，有痰壅现象，偶闻声响，病后乳未减，睡眠安，大便中夹杂未消化物，1日3次，小便清。皮试对青霉素过敏。查：一般状况尚可，患儿虚胖，有干性湿疹，面色不华，唇淡，舌质淡红、苔白微厚。听诊心肺未见异常，腹软，肝、脾未触及。指纹淡，脉缓。诊断：哮喘苗期，证属肾脾气虚。治以补肾健脾，佐以化痰。方药：黄芪3g，补骨脂3g，茯苓3g，芡实3g，半夏2g，橘红3g，款冬花3g，云母石2g。每日1剂，水煎服。治疗7d，痰少，方减半夏、茯苓、款冬花、云母石，加玉竹3g，女贞子2g，牡蛎3g。14剂尽，症稳，去芡实、橘红，加山药3g，太子参1g。服14剂。时至秋季，患儿外感但未见吼哮。

（2）童某，男，4岁，1999年11月8日初诊。出生后患湿疹，有药物过敏、牛奶致泻等病史；其母有慢性咳嗽史，患儿易感冒，1年约7次之多。此次外感后20d，主症咳嗽不重，痰少，治疗多次效果不佳。查：神情及面色如常，舌质淡红、苔薄白，脉缓，心音正常，肺部于活动后偶闻哮鸣音，腹软，肝、脾未触及。诊断：哮喘苗期，证属肾肺气虚。治予补肾益肺，佐以止咳。方药：女贞子10g，侧柏叶10g，百合10g，百部10g，川贝母5g，沙参10g，木蝴蝶10g，款冬花10g。每日1剂，水煎服。治疗8d，诸症渐平。方改黄芪10g，女贞子10g，补骨脂10g，五味子3g，太子参3g，大枣5枚，牡蛎10g，玉竹10g。水煎服。历时1个月而止。休药3个月，未见反复，继服1个月。

（3）李某，女，8个月，1998年5月8日初诊。患儿毛发枯黄，面色㿠白，虚胖，头面湿疹，汗多，不安，消炎药用后湿疹加重，久泻不止。患儿生后母乳喂养，每多哭闹不安，大便稀而不化、色淡无味、1日3～7次。病后乳未减，治疗多次未愈。查：神爽，面色㿠白，唇淡，舌质淡、苔薄白，脉缓，指纹淡。心肺、腹部未见异常。诊断泄泻，哮喘苗期，证属肾脾肺气虚。治疗：健脾补肾益肺，佐以止泻。方药：茯苓5g，白术5g，诃子5g，神曲5g，薏苡仁5g，黄芪3g，罂粟壳1g。每日1剂，水煎服。服药4d而愈。未继续治疗。8个月后患儿泻未犯，哮病至。症见咳嗽，伴有吼声、痰多，听诊肺部有湿啰音、哮鸣音，以婴儿哮喘之病期论治，历时3个月而获暂愈。

2. 体会

婴幼儿哮喘常于未发病前，已有早期特定临床表现，王教授称之为哮喘“苗期”，诸如以上病案，为医者常见。但除其治疗不易，病家不受外，医者亦难启齿。然对患儿而言，失治则失去早期根治良机。列举3例可概览一般，值得深思。

（1）哮喘的苗期证治，重在于早，切勿等典型症状出现后施治。例1从年龄方面要早于一般年龄，无哮之候如何定哮，医者应凭其发病规律，尤其病史及哮喘之苗候，不失其治之良机。

（2）关注哮喘苗期的微细改变，如例2之哮鸣表现，虽属偶然，但亦不可放过，必以哮喘之苗期早治之。诸如咳嗽、肺炎等疾病中，甚至于感冒过程偶见之哮鸣候，少之1次也要以苗期论治。

（3）例3的教训，是临床多见的病例，病家以治泻为由，不明白医家何以述哮之苗期。后来见哮候方幡然大悟。哮候已见证属病期，其治与苗期又有不同，至少增加难度，临床当以为戒。

（4）提倡苗期证治是防治哮喘的一个重要方面。世界哮喘防治中心号召“四早”（早发现、早诊断、早治疗、早预防），特别指出：防治人类哮喘要从儿童抓起。因此，必须重视小儿哮喘苗候的防治。不宜等哮喘典型症状、体征等齐备才治。能在苗期防治则功在前利在后，既省时又不耗药。

(5) 苗期的表现、证型和治法等，尚无定律，但从列举的病例来看，大致能够反映患儿的实际。所谓苗期旨在早期发现，但见了苗候，亦可不至病期，关键是个体差异或保护措施适宜。一般而言，重视苗候，有益无弊。

3. 哮喘治疗八误区

(1) 误区一　古代分一期治疗，现代分二期治疗

哮喘在古代虽然分为哮和喘两种病名，但都是针对喘息症状发作时来说的，也只是在发作的时候进行治疗。现代中医有了发展，把哮喘分成发作期和缓解期两个时期，在治疗上发作期以祛邪为主，缓解期则扶正固本。王教授则把哮喘分为三个时期治疗，即发作期、缓解期和稳定期。稳定期是患儿喘息缓解以后，没有临床症状的时期。多出了一个稳定期意义重大，小儿发作缓解以后继续治疗，培元固本，争取“去根”，力争不再发作，最起码减少发作次数。稳定期的治疗一般 2～3 个月，有些顽固性病例要持续 6 个月左右。这种分三期治疗的方法，大大提高了小儿哮喘的治愈率。

(2) 误区二　重药轻防

在些家长片面地追求使用药物来控制哮喘的发作，而对哮喘发作的预防方面重视不够。患儿发病时匆忙治疗，不喘之后不再巩固治疗，平常吃饭穿衣也不加以注意。王教授提出防治并重的原则，并且在哮喘的预防方面有独到的方法，他主张采用趣味游戏的办法比如做呼吸操、游泳、在水中游戏等戏来增强小儿体质，提高小儿的免疫力，预防哮喘的发作。

(3) 误区三　过分强调冬病夏治

“冬病夏治”是中医治疗哮喘的特色疗法。哮喘多在气候寒

冷的秋冬季节发作，在炎热的夏季则较为少见。中医认为夏季少发是因为“正气盛”，在此时“借正祛邪”，采用在“三伏天”穴位贴敷或中药内服的方法以求减少冬季哮喘的发作。王教授认为这种治疗方法并不是不好，但他更主张一鼓作气，在发作时治疗，治了好，好了还要治，“宜将胜勇追穷寇”，力求最好的效果，这也就是他所强调的分期中的稳定期治疗。

(4) 误区四 有病有根无苗

一般中医认为哮喘发作即为病，其病因为根，苗为何物呢?这其中涉及到哮喘的诊断，西医诊断哮喘要有比较严格的年龄和发作次数的限制，许多有喘息症状的小儿达不到哮喘的诊断标准，被诊断为喘息性支气管炎或是毛细支气管炎。特别是毛细支气管炎，是小婴儿特有的疾病，独立于哮喘之外，但是有相当一部分病例会发展为小儿哮喘。王教授把小婴儿的毛细支气管炎定为哮喘的苗，列为重点观察对象，并且按照中医的“喘”来辨证论治。

(5) 误区五 重症状轻体质

西医治疗哮喘有一套十分规范的治疗方法，按照哮喘的发病程度分级分阶段治疗，这是对的，但这种治疗方法却忽视了每一个患儿具有不同体质的问题。王教授更注重个体化治疗，根据不同患儿的体质强弱、体形胖瘦用药。辨病和辨证相结合，既注重共性，也不忽视个性。

(6) 误区六 不分年龄，统一治疗

西医一旦诊断为哮喘，治疗原则统一，中医也只是根据患儿的体质辨证为热、寒、痰等证用药。王教授则把具有“喘息”表现的患儿分为三个年龄段进行治疗。婴儿哮喘，类同西医上的毛细支气管炎，辨证为毒，认为解毒是根本，止哮是关键，使用中药七叶一枝花、苦参等药物解毒，配以宣肺平喘；幼儿哮喘，类同西医的喘息性支气管炎，多是痰作祟，中药方中注意使用化痰药物。而儿童哮喘则以风为主，方药中加入除风止哮的地龙，全蝎，僵蚕等。

(7) 误区七 哮喘不用治，长大就好

现代医学的理论认为，有一部分哮喘的患儿随着年龄的增大，免疫力的增强，哮喘发作次数减少，症状减轻，甚至痊愈，国外一些医疗机构做的较大规模的调查结果的确是这样。但是哮喘反复发作，势必会对呼吸系统造成损害，也对小儿的生长发育起到一定的影响。即使是症状轻的患儿未经治疗而自愈，等到这部分患儿年老以后如何还未可知。因此，王教授认为哮喘必须治疗，应分为以上三期规范治疗，尽量在患儿 18 岁以前治愈，因为成人哮喘治愈的可能性几乎为零。

(8) 误区八 没有完整的治疗计划

哮喘发作期的治疗是一个短期的过程，但哮喘的治疗却是一个长期的过程，不论是西医治疗还是中医治疗都是如此。这里还是要谈到稳定期的治疗，对于哮喘的治愈十分关键。但有些家长没有耐心，哮喘发作缓解以后就不正规服药了，也有些是因为经济原因不能长期治疗，这都会对患儿的预后大有害处，长此以往，这部分患儿发生肺源性心脏病、慢性阻塞性肺病的危险性很大，对患儿以后的生活、工作造成很大的影响。这里呼吁哮喘患儿的家长不要把眼光聚焦在发作期的治疗上，而要着眼于哮喘的整体、长期治疗上，争取患儿早日康复。

二十一、马新云治疗小儿哮喘经验①

河北当代名老中医、儿科专家马新云教授，幼承家学，业医五十余载，对中医理论造诣颇深，教学、临床经验较为丰富，尤擅小儿病，在天津及河北等地享有“医家儿科”之盛名。今就马

---

① 蔡允盛，焦平. 马新云教授治疗小儿哮喘经验琐谈. 河北中医学院学报，1995，10 (1)：37～38

老治疗小儿哮喘之部分经验整理一二，谨供参考。

1. 夙根诱因，辨明其寒热虚实

小儿哮喘，概属常见病证，世谓顽疾。因其病程迁延，反复发作，倚息喘促，缠绵不已，故当属难治之证。常发于冬春季节，尤以季节更迭，气候骤变之时多见。究其病因，诚如《诸病源候论》"内有窠臼伏饮，因外邪引动而发，内有窠臼伏饮，实为本病时作时止之根由"所述。简而言之，本病之作，多因内有夙根、外感诱因而发。马老认为景岳所示"喘有夙根，遇寒即发，或遇劳即发"之意，一是指小儿形气未充，藩篱疏薄，卫外不固，肺为娇脏（包括过敏性体质）。二是指脾虚宿食，脾失健运，积湿成痰，痰蚀内生。三是指时邪（风寒，风热）侵袭；恣食生冷酸咸，鱼虾之类；接触粉尘、煤烟、绒毛等异物、气味刺激三端，引动伏痰，内外相感，哮喘即发而言。其病变主要在肺，发病机制则为外邪闭肺，肺失宣达，痰随气开，痰阻气逆所致。故临证时首先辨清寒热虚实，遵照"急则治标，缓则治本"的原则，视其年龄大小体质差异，感邪不同，进行辨证施治，方可奏效。

2. 发时治标，宣肺豁痰以平喘

小儿哮喘既有寒热虚实之分，故治疗也当有温清补降之别，其治疗原则必以"发时治标"、"平时治本"分别施治。为此，哮喘在急性发作时，以邪实为主，当祛邪以治其标，并辨其寒热而论治。

(1) 寒性哮喘　症见咳喘气促，喉间喘鸣，痰多稀白，形寒肢冷，舌质淡红，舌苔薄白，脉象浮紧而滑。治当温肺散寒，降逆平喘。方用华盖散方酌情加减。麻黄外通玄府，上宣肺气，下降逆气，通调水道，一药三能，堪称对证良药，仲景治外感痰喘偏重此品，可谓慧眼独具，与杏仁等诸药合用，共奏温散其寒，宣开其壅，降平其喘之效，寒喘之证可愈。

（2）热性哮喘　症见发热面赤，咳喘哮鸣，痰黄而稠，胸闷逆满，口渴喜冷，舌红苔黄，脉象滑数有力。治当宣肺泄热祛痰平喘，方用麻杏石甘汤加味。药用麻黄配石膏，意在宣泄肺热而非仅解表也，故《本草正义》云："麻黄轻清上浮，专疏肺邪，宣泄气机……虽曰解表，实为开肺，虽曰散寒，实为泄邪。"加用葶苈子、桑白皮意在取其泻肺达痰，降逆下气平喘之力。在临床运用麻杏石甘汤时，一般多用炙麻黄，取其泻肺定喘的作用。马老十分重视舌质与舌苔的不同变化，强调：①若舌质鲜红少苔，伴有高热，气急鼻煽，甚或惊厥者加用银花、连翘，鲜芦根；痰多者加松萝茶或陈细茶、瓜蒌仁、浙贝，竹沥水；烦躁不安者加竹叶心、连翘心，莲子心；口渴加花粉，重用生石膏、鲜芦根；腹满加厚朴、枳实。②舌质淡红苔白厚者，化痰则加橘红；喘重加苏子；便溏完乳不化加炙内金。③舌质红燥而干，乃阴液耗伤过重，急用鲜生地汁，佐以石斛、元胡、知母养阴增液之品，但非伤阴明显者，不宜轻投，以防留邪弊。

3. 平时治本，滋补脾肾图根治

哮喘反复发作不已，久病必虚，致使肺气耗散累及脾肾，而见肺虚失宣、脾虚失运、肾虚失纳之证。因此，在缓解期以正虚为主，当扶正以固其本。

（1）肺虚者，因卫外之阳不能充实腠理，外邪易侵，每因气候骤变而诱发，平时怕冷自汗，气短，往往在哮喘发作之前出现喷嚏、鼻塞、流涕等证。治以补肺固卫，方用玉屏风散益气固表，酌加五味子以收敛肺气。

（2）脾虚者，形体消瘦，或虚胖肌肉松软，食少倦怠，精神不佳，大便不实，每易出现便溏腹泻，常因饮食失宜而诱发。治以健脾化痰，常用六君子汤既可健脾益气，又可降气化痰，再加炒莱菔子以降气化痰，消食运脾。

（3）肾虚者，下肢不温，脚软无力，动则心悸气短，或伴有鸡胸、遗尿等症。治以补肾摄纳，可用补肾地黄丸或参蛤散加紫河车之属。

小儿哮喘，根据临床所见，病有新久，证有寒热虚实。一般在急性发作时，多为正虚邪实，以实证为主，故治疗时应遵从“发时治标”的原则，当辨其喘热孰轻孰重，总以祛邪为治，投以宣肺豁痰，降逆平喘之剂，控制发作，缓解证情。在缓解时，多为邪去正气益虚，以虚证为主，旨在“平时治本”，辨清肺、脾、肾虚之不同，采取扶正固本之剂，或以补肺，或健脾或补肾而用之。同时，更要注意加强调护适寒温，节饮食，去除病因，预防感冒，则哮喘之证，不难根治。

4. 典型病例

杨某，男，10 岁，1986 年 12 月 8 日初诊。形体肥胖，既往有咳喘病史。经常反复感冒，咳嗽不已，喉间痰鸣，3 天前不慎着凉，咳嗽加剧，鼻流清涕，痰白呈泡沫状，咳吐不爽，喉间有哮鸣音，自觉胸闷憋气，纳呆食少，形寒肢冷，口唇略呈青紫，喘息不得平卧，舌淡红苔白厚，脉象弦滑有力。此乃外邪引动伏痰，内外合邪，痰阻气道，肺失宣降。治当宣肺散寒，降气化痰，止咳平喘。拟以三拗汤合二陈汤加味。药用麻黄 5g，杏仁 10g，茯苓 10g，半夏 6g，橘红 8g，炒莱菔子 6g，川朴 6g，苏子 6g，紫菀 6g，甘草 3g。3 剂药后哮喘即止，咳减痰少，食量略增，已能平卧。遵效不更方之旨，麻黄改用炙麻黄，加焦三仙 10g，再进 3 剂后诸证悉息，纳馨便调，一如常人。

二十二、倪珠英治疗小儿哮喘经验[①]

与传统的老中医不同，73 岁的倪珠英曾在医科大学学了多

① 张穗，刘小鹰，赵映前．倪珠英论治小儿哮喘的经验．湖北中医学院学报，2000，2（2）：36

年西医，大学毕业后她才以传统跟师的形式学起了中医，通过对中医经典名著的学习和钻研，她成为著名的中医儿科学专家。同时还担任中国中西医研究会湖北分会第二届常务理事，中华医学会儿科学会湖北分会第三、四届常务理事，1997 年被评为第二批全国名老中医专家。现将倪珠英教授治疗哮喘的学术思想总结如下。

1. 对病因病机的认识

（1）内因乃痰巢深结，酿生宿根

小儿肺娇易病，脾弱易伤，肾虚易损，一旦受邪，三脏功能和津液输布失常，易致痰饮留伏。古曰：痰之本水也，源于肾；痰之动湿也，主于脾；痰之末肺也，贮于肺。故脾为生痰之源，肺为贮痰之器。又因肺脾肾三脏不足，故痰难以速去，日久痰巢深结，酿生宿根。因此，肺脾肾三脏功能失调是产生痰饮的基础，酿生宿痰的主因。

（2）外因乃外感时邪，引动伏痰

小儿乃稚阴稚阳之体，寒温不能自调，饮食不能自节。气候突变，六淫之邪，客于肺卫，肺失宣降，气逆而上，引动伏痰，发为哮喘。然小儿哮喘诸多外因之中，感寒为引发哮喘之主要原因。《灵枢·邪气脏腑病形》曰：“形寒寒饮则伤肺，以其两寒相感，中外皆伤，故气逆而上行。”肺为娇脏，易被寒伤，寒郁化热，故本病以本寒标热或寒热互见为临床特征。

（3）病机以气机壅阻为首

除诱因及宿根外，内有壅塞之气是哮喘病机之关键。气机壅滞，痰阻气道，肺气郁闭，可致端坐呼吸、抬肩撷肚、喘促不安等危重之症。“气结则生痰”，新痰与顽痰并作，导致气郁气闭愈甚。日久或反复，络脉痹阻，“痰夹瘀血，遂成窠囊”，致使病情缠绵难愈。小儿乃纯阳之体，六淫之邪从阳化热，痰热壅盛，肺气郁闭，形成热盛、痰壅、气闭之恶性循环，甚者出现暴喘之危候。热邪伤津耗液，致痰邪胶固难化，形成老顽痰。

2. 治疗方法

（1）急性期　驱邪利气化痰、标本兼顾。①驱邪为先：寒证用麻黄、细辛、桂枝、苏叶；热证用石膏、鱼腥草、黄芩、金银花。伴咽喉不利者用射干、白芷、牛蒡子、桔梗；鼻窍不通者用苍耳子、辛夷花。②利气为急：气机郁闭阻滞，为哮喘发作及喘、哮、咳危候首要病机。《证治要诀》云："善治痰者，不治痰而治气，气顺则一身津液亦随气而顺矣。"气机通畅，则痰去喘平。发作时，必宣开肺气、宽中气、降逆气诸法并用，使气机升降有道，喘急得以平息。宣肺用炙麻黄、桂枝、苏叶；宽胸理气宜枳壳、青皮、陈皮、香附；宽胸通络取薤白、川芎、瓜蒌皮、丝瓜络；降气用苏子、降香、旋覆花，重用苏子。③化痰为要：痰乃哮之根，治哮不除根，哮必不愈。然化痰离不开利气，以重用前胡、枳壳为基本方，辛苦微温、微寒，苦泻肺气，使降中有升，痰随气化，气随痰消。属痰饮者，宜温化痰饮，常用法夏、陈皮、厚朴、炒萝卜子、白芥子、苍术；肺气郁闭或肺胃热甚，大便实者治宜通下，使痰从大肠外泄，常用大黄、芒硝、牵牛子、槟榔；危重顽症者佐以重坠下痰之礞石、寒水石、代赭石。④标本兼顾，注重散寒：哮喘之作，无论内因外因，大都因寒而起，寒邪不祛，难以化痰除饮。温肺化饮药中，倪教授重用细辛、干姜、五味子。细辛辛散风寒，温化水饮；干姜温脾肺之寒，使脾能散精，肺调水道，水液不致停蓄；五味子酸温收敛，止咳平喘。三药收中有散，散中有收，祛邪不伤正，温里不留邪。倪教授认为，治喘不用细辛，则喘难平。若哮喘反复发作，热象不显者，宜标本兼顾、温肺散寒，佐以益气固表，可加桂枝、黄芪、太子参。但急性发作，喘重者不宜早用。

（2）缓解期：驱痰温肺，健脾益气，缓治其本

对 90 例哮喘患儿进行肺功能检查后发现，虽已不咳不喘，

起居如常，但80%的患儿仍存小气道梗阻、肺部呼吸音低等征象。此类患儿一旦受邪，哮喘易发。倪教授认为，哮喘缓解期，新痰已祛，大气道已通，但宿痰未净，肺之末气欠畅，定要继续化痰理气。化痰以温药和之、化之、消之。常用白芥子、炒萝卜子、法半夏、陈皮，重用运化脾气、消食化积、防痰生湿之苍术、鸡内金等药。顽痰逾年即痰伏入络、气滞血瘀者，宜加活血化瘀之品，如桃仁、赤芍、丹参、当归等。此外，哮喘患儿由于体质因素，如过敏性鼻炎，或鼻渊、乳蛾等，常使隐患留伏，诱发哮喘。故去除诱发病因是防止哮喘发作的关键。倪教授常用以下几首方剂：①咽咳方：桔梗、蝉衣、玄参、黄芩、皂刺、白芷、川芎、桃仁、冬瓜仁、桑白皮、地骨皮；②鼻咳方：柴胡、枳实、黄芩、苏叶、杏仁、芙蓉花、苍耳子、赤小豆、皂刺、红藤、僵蚕、冬瓜仁；③滋咽鼻咳方：玄参、麦冬、生地、黄芩、赤白芍、丹皮、丹参、白蒺藜、苍耳子、芙蓉花、白芷、百部、冬瓜仁。对过敏体质患儿，则选银柴胡、防风、乌梅、五味子治之。喘咳甚者，常用地龙、僵蚕，重者用蜈蚣、全蝎，以驱风镇咳。

二十三、刘弼臣治疗小儿哮喘经验[①]

著名儿科专家刘弼臣教授擅医小儿哮喘，立法方药独具特色，效果显著。现将刘弼臣教授治疗哮喘的学术思想总结如下。

1. 倡外风引动内伏风痰论

小儿哮喘，一般认为是外因诱发，触动伏痰，痰阻气道所致。而刘教授提出，小儿哮喘，内因风痰内伏，外因感受风邪，外风引动内伏之风痰所致。诱发小儿哮喘的因素较多，但主要是感受风邪。这主要是由于小儿肺常不足，寒温不能自调，易感外

① 于作洋. 刘弼臣教授治疗小儿哮喘的经验. 山西中医，1998，14（2）：6～7

邪，而风为百病之长，故本病以感受风邪为主，感受风邪后引动内伏之风痰作祟。痰的生成是因肺、脾、肾三脏功能失调所致，而与脾失健运最为密切相关，所以说“脾为生痰之源”，“肺为贮痰之器”，说明痰生成后易内伏于肺。又小儿脾常不足，肝常有余，脾虚肝旺，内风易起，正如清·尤在泾所云：“土虚木必摇。”由此可见，风痰内伏是小儿哮喘发病的主要内因。哮喘的发作，每遇外感风邪，一触即发，外风从皮毛而入，或由口鼻上受，引动内伏之风痰，痰阻气道，气机升降不利，则气息喘促；肺若悬钟，痰随风动，木摇痰撞，故哮鸣有声。

2. 制治疗小儿哮喘基本方

刘教授勤求古训，博采众长，针对痰涎伏于肺，内风伏于肝，外风始受于肺的病机，积多年临床经验，匠心独运，创制治疗小儿哮喘的基本方。组成：辛夷 10g，苍耳子 10g，玄参 10g，板蓝根 10g，山豆根 5g，钩藤 10g，地龙 10g，紫石英 15g，秦皮 10g。本方具有调肺平肝，温肾降气，化痰平喘的功效。方中辛荑、苍耳子、玄参、板蓝根、山豆根五味药，最能体现刘教授从肺论治的学术思想，具有宣肺通窍畅气机，祛邪护肺安内宅的作用。发作期用之宣散外邪，调畅气机；缓解期则能切断病邪入侵的途径，防止外风引动内伏之风痰。据《本草汇言》记载，钩藤能祛风化痰；地龙具有清热熄风、止痉平喘之功，为治疗哮喘的要药。秦皮归肝、胆、大肠经，《本草纲目》言其“气寒，味苦，性涩”，苦寒可清利大肠，性涩又可防止宣散太过，有清热燥湿，平喘止咳之效。紫石英降逆平喘，温养肾阳，《药性论》言其主养肺气。刘教授认为，小儿肺常不足，肾常虚，痰虽源脾驻肺，与肾阳虚而不能暖土息息相关，故用紫石英温养肾阳，以蒸运脾土，土旺则金生，无区区于保肺，有治哮求本之意。钩藤、秦皮、紫石英三药是刘教授推崇的治哮良药。全方配伍巧妙，标本兼顾，小儿哮喘发作期和缓解期均可用此基本方加减治疗。

3. 辨发作与缓解加减用药

小儿为纯阳之体，所感外邪和内生之痰易从阳化热，故热性哮喘尤为多见。由此，发作期刘教授常用基本方加葶苈子 5g，苏子 10g，莱菔子 10g，以泻肺平喘，降气消痰。三子系存三子养亲汤降气消痰之功，而避其温热燥烈之性，选用葶苈子代替白芥子，更适合小儿的特点。哮喘发作时，急予数剂，屡屡收效。哮喘发作期经治疗缓解后，针对风痰内伏的内因，关键在于脾失健运，治疗强调脾以健运为补，并不采用黄芪、党参之类补脾药，主张长期服用基本方加二陈汤（陈皮 5g，半夏 5g，茯苓 10g，甘草 3g），以健脾化痰，缓以图功，远期疗效较好。综上所述，刘教授治疗小儿哮喘，主以外风引动内伏风痰立论，根据发作期、缓解期不同，以哮喘基本方加减治疗，既发增三子收效，未发添二陈图功。

二十四、汪受传从肺论治小儿哮喘缓解期的经验[①]

汪受传主任医师，是南京中医药大学中医儿科学教授，博士生导师，汪师从事中医儿科工作三十余载，对小儿哮喘缓解期从肺论治有独到的见解，兹简介于下。

1. 补肺固卫预防外感是减少发作的关键

汪师认为，小儿哮喘的发作是内外因相互作用的结果，伏痰是内因，外因为感受外邪、饮食、劳倦等，外因引动伏痰而诱发哮喘。从临床病因分析来看，以寒温失调、感受风邪诱发哮喘居多。这与小儿“肺常不足”的生理病理特点有关，小儿肺常不足，易感受风邪反复发生呼吸道感染，风邪引动伏痰，致哮喘反

---

① 王明明，胡英同. 汪受传从肺论治小儿哮喘缓解期的经验. 辽宁中医杂志，2001，28（8）：466～467

复发作。这一观点与西医学的认识是一致的。西医学认为，小儿呼吸道感染引发哮喘较成人更为明显，尤其与5岁以下的小儿关系最为密切。1988～1990年全国小儿哮喘流行病学调查中发现，95.2%的患儿哮喘的发作诱因为呼吸道感染，主要为病毒感染。

根据反复感受风邪易致哮喘反复发作的发病特点，汪师选用玉屏风散为主加减治疗缓解期的患儿。玉屏风散，是元代医家朱震亨创立的治疗表虚自汗证名方，感受风邪与哮喘小儿肺气虚弱、外邪易袭肌表的体质有关，而肺气虚弱之小儿卫表不固，有易于出汗的特点，汗出后更易感受风邪，故汪师选用古人治疗表虚自汗的玉屏风散为主预防哮喘，以补肺益气，充实肌表，使外有所卫，风邪难以乘隙感触。凡有面色苍白，气短懒言，喷嚏时作，易患感冒，自汗盗汗等肺气虚弱，卫表不固之临床表现的缓解期患儿，汪师皆以玉屏风散加减调治，通过控制反复风邪外感这一小儿哮喘最常见的病因来达到减少哮喘发作的目的。

2. 肺脾肾不足与气血阴阳辨证相结合

汪师认为，虽然肺气虚弱是缓解期的最关键病机，但因肺与脾肾在主气和主水液代谢方面的密切关系，除了肺气虚弱外，哮喘缓解期还可有脾与肾两脏的不足之情形，且不单单是气虚不足，而是气血阴阳皆可有不足，因此，在缓解期的辨证，要将肺脾肾三脏辨证与气血阴阳辨证结合起来。汪师认为，哮喘缓解期临床常见证型为肺脾气虚和肺肾两虚，这两个证型中又以肺脾气虚更为多见。

肺脾气虚证，表现为面色萎黄，声低懒言，倦怠乏力，自汗易感，喷嚏时作，易生痰涎，纳少便溏，舌淡胖，苔薄白，脉缓弱，其中易反复感冒是本证特点，宜玉屏风散合异功散加减。若痰湿重者，可配合二陈汤。肺脾气虚易致卫表不固，故本证患儿还可出现营卫不和之表现。突出症状是多汗，汗出不温，其病机演变为气虚导致卫表阳气不足，造成卫气不固，营阴外泄，营卫不和，故用桂枝加龙骨牡蛎汤加减。

肺肾两虚尚有阴虚和阳虚之分。肺肾阳虚，表现为面色㿠白，声低易汗，下肢不温，小便清长，动则气喘心悸，或见大便澄澈清冷，尿频遗尿，舌质淡，苔薄白，脉细弱，宜金匮肾气丸加减。肺肾阳虚患儿在哮喘发作期有特殊的表现，这类患儿在哮喘急性发作后往往不能迅速缓解，但程度不重，于夜半阳气虚甚之时喘作。汪师主张选用小青龙汤合金匮肾气丸温阳化饮，扶正与祛邪同用。

肺肾阳虚证，表现为形体消瘦，面赤唇红，口燥咽干，手足心热，腰膝酸软，大便干结，舌红少津，少苔或光红无苔，脉细数，宜用百合固金丸合六味地黄丸加减。汪师认为，紫河车能补肺气，益肾精，尤适用于肺肾两虚的患儿，本品虽性温，但补阳之力缓和，可配合其他养阴之品用于肺肾阴虚证，因无阳则阴无以化，故阴阳同调。

3. 用法用量制剂适应儿科特点

《丹溪心法》中之玉屏风散，黄芪、白术、防风用量比例为1∶2∶1，方中重用白术意在健脾胃以实表。而小儿哮喘缓解期常常是肺脾两虚，黄芪走肺脾两经，白术归脾胃两经，故汪师将古方剂量进行了调整，使之更适合小儿哮喘的病机特点，黄芪、白术、防风的用量比例为3∶2∶1。黄芪为君，白术为臣，以达到肺脾同治之目的，另加防风走表祛风。黄芪一般用15g，最大可用30g，若虽汗多气虚明显，但食欲好者，可用至20～30g。炙黄芪补力强，食欲好者用之，而食欲差者则选生黄芪。白术一般用10g，纳差苔腻者则苍白术同用，各10g。防风一般用3～5g，不可开泄太过。玉屏风散临床运用时随兼证不同，应配合其他药物。因肺脾两虚临床最常见，脾虚而痰浊内生，汪师配合运用最多的是健脾化痰之品，伴脾气虚见面色萎黄、纳少、倦怠乏力，加党参、茯苓、山药；伴口燥咽干、大便干结、舌偏红少津、苔花剥等阴分不足症状，加西洋参、黄精；痰盛者易生痰涎，喉中痰嘶，苔白腻加半夏、陈皮；苔黄腻加瓜蒌皮、浙贝母；食欲不振加苍术、陈皮、鸡内金、焦楂曲。其次配合较多的是调和营卫之品，营卫不和伴多汗不温加桂枝、白芍、龙骨、牡蛎、甘草。再次是与补肾之品配合运用，肾阳亏虚伴形寒怯冷、下肢不温、尿频遗尿加巴戟天、内苁蓉、仙茅、淫羊藿，重者可用附子；动则气喘在补肾阳的基础上加鹿衔草、鹅管石、肉桂补肾纳气；肾阴亏虚伴口燥咽干、手足心热、腰膝酸软加山茱萸、玄参、熟地、紫河车、五味子；另外，喷嚏、流涕常作加蝉蜕、辛夷、苍耳子祛风通窍；皮肤瘙痒配地肤子、白鲜皮祛风止痒。3个月为1疗程，一般应连用2～3疗程。多以家长自制浓缩糖浆剂的方法，因其口味佳，便于服用，既体现了辨证论治的特点，又适合儿科患者，能坚持缓解期的治疗。根据辨证按常规所需药物的数量及剂量开出处方，每次将7剂混合，再用文火煎熬成浓缩糖浆。以6岁以上为例，混合药液应浓缩至900ml，每次服20ml，每日服3次，若小于6岁则浓缩药液应为450～700ml，每次服10～15ml，每日服3次。浓缩后趁热加入蜂蜜和冰糖各100～150g，便稀者不加蜂蜜或少加，多加白糖，便干者多加蜂蜜而少加白糖，便干痰多者亦可加适量玄明粉。冷却后，置冰箱中备用。夏季可准备15天，冬季则准备1月之剂量。服完后视病情需要，可随证加减，变化继服。

二十五、俞景茂治疗小儿哮喘经验①

俞景茂教授长期从事教学、科研及临床工作，经验丰富，尤善治疑难杂症，对小儿哮喘病的治疗匠心独运，疗效显著，现将俞景茂教授治疗哮喘的学术思想总结如下。

---

① 朱建军．俞景茂治疗小儿哮喘经验．浙江中医学院学报，2000，(6)：32

1. 推本溯源

哮喘乃儿科常见病，具有反复发作，缠绵难愈的特点。小儿肺脏娇嫩，脾常不足，肾常虚。由于肺气不足，卫外之阳不能充实腠理，故常易为外邪所侵；同时又由于肺为水之上源，若肺气虚衰，治节无权，失于输布，则凝液为痰；脾胃乃水谷之海，脾气虚弱，运化失司，则湿聚为痰；肾主人身津液，肾气虚衰，失于蒸化，则水泛为痰；宿痰胶固，伏藏于肺，气机郁滞，升降失常，不仅会导致津液凝聚生痰，同时还会影响血液运行，形成痰瘀交结的局面。痰挟瘀血，结成窠臼，潜伏于肺，遂成哮喘之“夙根”。可见素体肺、脾、肾三脏不足，痰饮留伏，痰瘀交结是本病发生的主要内在因素，如遇外感、饮食不当、劳累等因素则引动伏痰而发，出现以肺气上逆为标，痰瘀交结为本的证候特点。

2. 辨证论治

在治疗上，俞教授指出，应始终紧紧地扣住治痰、治瘀这一环节，方谓得其要法。早期运用活血化痰药，使肺宣邪散，防止病之延续及转化；后期运用活血化痰药，使气血流通，脏气平调，机体康健。

（1）发作期　应当攻邪以治其标，并辨其寒热而施治。俞教授认为，痰与瘀是哮喘病变中的关键，且痰瘀两者往往相互为患，因此治当将活血化痰融为一体，根据其证情的寒热性质不同而选择相应的药物。属风寒束肺，痰瘀内阻者，以温肺散寒、祛痰平喘、理气化瘀为治则。方选小青龙汤加味，药用炙麻黄、桂枝、细辛、干姜、姜半夏、五味子、紫菀、苏子、款冬花、赤芍、丹参、辛夷、甘草。属风热犯肺，痰瘀内阻者，治宜清肺化痰、降逆平喘、活血化瘀。方选麻杏石甘汤加味，药用炙麻黄、杏仁、生石膏、浙贝母、款冬花、桑白皮、苏子、黄芩、地龙、全蝎、丹参、辛夷、甘草。

（2）缓解期　应当扶正治本，调节脏腑功能，去其生痰之因。肺气虚，不能布散津液，脾气虚，不能运输精微，肾气虚，不能蒸化水液。以致津液凝聚成痰，伏藏于肺，痰瘀交结，是本病发生的“夙根”。因此治当将益气固表、健脾补肾与活血化瘀融为一体。方选柴胡桂枝汤加味，药用柴胡、桂枝、黄芩、太子参、法半夏、玉竹、杏仁、丹参、全蝎、辛夷、炙甘草、大枣、淫羊藿。

3. 典型病例

患者，女，9岁，1993年2月16日初诊。哮喘反复发作5年，历经治疗无效。近2天来哮喘复发。诊见：咳嗽，咯痰色黄，喉间哮鸣，气促，大便干结，纳差，舌质红，苔薄黄，脉滑数。证属痰热内蕴，肺失宣降。治宜清热宣肺、化痰定喘。药用：炙麻黄4g，杏仁6g，炙苏子6g，炒葶苈子6g，炙款冬花6g，地龙6g，全蝎2g，丹参6g，黄芩6g，桑白皮6g，辛夷6g，甘草4g。服3剂后咳减喘平，大便通畅。依前方出入，再进7剂，临床诸症消失。随后予柴胡桂枝汤加减治疗8周，随访3年未见复发。

二十六、陈陶后治疗小儿哮喘经验[①]

陈陶后教授治疗小儿哮喘疗效显著，笔者有幸跟师学习，现将治疗小儿哮喘经验介绍如下。

1. 结合小儿体质辨病机

哮喘患儿婴儿期多有湿疹、腹泻病史，而婴儿腹泻、湿疹的病因多与湿邪有关，可见哮喘患儿在哮喘发作前就存在发生哮喘的潜在体质因素。宿痰是哮喘反复发作，经久不愈的根本原因，要达到根治的目的，就必须调理肺、脾、肾的功能，改变体质特

① 鲁艳芳. 陈陶后教授治疗小儿哮喘经验介绍. 新中医，2003，35（10）：10

点，以消除宿痰。哮喘患儿作为一个整体有肺、脾、肾三脏不足的体质特点，具体到每个小儿又有个体差异。偏肺虚者，表现为多汗，动则喘气，常反复呼吸道感染；脾虚为主者，哮喘常因饮食不节所诱发，易呕吐、腹泻；部分肾病患儿发病前无哮喘病史，在肾病期间可合并哮喘，肺部闻及哮鸣音，此类小儿的过敏体质特点重在肾虚。

哮喘发作之时，乃外因触动了伏痰，使气机升降失常，痰气相互搏结，发出哮鸣声。祛除诱因，恢复气机的正常升降，则喘自平。

2. 治疗时扶正祛邪并举

哮喘发作期治疗以祛邪、降气平喘为主，寒喘常选用三拗汤、小青龙汤、麻黄附子细辛汤；热喘用麻杏石甘汤；寒热夹杂选定喘汤、射干麻黄汤等。体虚多汗且易感冒者，酌加黄芪益气固表，桂枝、白芍调和营卫，黄精、麦冬以养肺阴；若突然发作者，多与风邪有关，兼用养血祛风法，以四物汤加蝉蜕、僵蚕、钩藤；若见面黄肌瘦、纳差者，加茯苓、焦白术、山药、厚朴、炒莱菔子；症见面色晦暗、下眼睑色重、肢冷者，加巴戟天、补骨脂、熟地黄、制附子、肉桂等。缓解期选用自拟扶正化痰方，以人参、五味子汤、二陈汤为主方，加刺猬皮等化痰散结，行气活血。

3. 注重平喘

哮喘发作时，患儿出现烦躁、胸闷、胸高气促、喘息有声等症状。平喘为首要之急，在辨证的基础上可加用自拟海石合剂，方中海蛤粉咸寒，有清肺化痰、软坚散结之功；石韦甘苦微寒，具镇咳祛痰、平喘利水之效，二者合用以化顽痰，利小便，开肺气之壅塞。苦杏仁涩温，降气定喘，润肠通便，腑气得通，肺气得降，痰自有出路；五味子酸温，敛肺生津，以收敛耗散之肺气。全方共奏镇咳平喘、祛痰利尿之功。因凉而不寒，温而不燥，攻不伤正，补不恋邪，故对小儿哮喘诸证型皆适用。

4. 善用麻黄

麻黄辛散苦降，入肺经，能开宣肺气，利小便，有较好的平喘之功。炙用缓其发汗之力，取其宣肺平喘之效，为治小儿哮喘必用之品，常与苦杏仁配伍使用，寒喘加细辛、紫苏子、桂枝等；热喘配石膏、黄芩、射干、葶苈子等；兼虚损者加熟地黄、巴戟天、制附子、当归、茯苓等。如表虚多汗，病程较长者，可与五味子合用，以防过于耗散肺气。

5. 兼顾合并症的治疗

哮喘患儿为过敏体质，常患有过敏性鼻炎、皮肤过敏性疾病等，为哮喘诱发因素之一，因此，要根治哮喘，必须同时治疗合并症。治疗过敏性鼻炎多用桂枝汤加通鼻窍之品，如辛夷、苍耳子、白芷、细辛、秦艽等。治疗皮肤过敏性疾病以养血祛风为主，用四物汤加地肤子、白鲜皮、乌梅等。

6. 倡导内外合治

哮喘病情复杂，治疗较为棘手。陈教授认为，采用综合治疗，可以提高疗效。常以内外合治，发作期偏寒以麻黄、白芥子等外敷双侧涌泉穴；偏热用麻黄、胆南星等外敷双侧涌泉穴。缓解期配合外用细辛、肉桂、皂角刺等敷肺俞、脾俞穴。根据中医学理论天人相应原理，三伏天之时，借助自然界的阳气以生发人体真阳，温化宿痰，用白芥子、细辛等敷肺俞、脾俞、定喘等穴，可收较好疗效。

下篇　哮喘研究的最新进展

第一章　哮喘研究中的相关新理论与新技术

第一节　基础研究

一、支气管哮喘气道炎症的发生机理及其研究进展①

支气管哮喘（简称哮喘）的特征是以嗜酸性粒细胞浸润为主的慢性气道炎症，而气道炎症又是哮喘气道高反应性的主要原因，所以能否有效地控制气道炎症则是哮喘治疗成败的关键。目前治疗所用的皮质类固醇（简称激素）可抑制有关细胞因子引起的嗜酸性粒细胞反应。气道炎症的发生与多种炎性细胞、细胞因子、黏附分子、趋化因子等有关，因此，阐明它们之间关系可为发现新的更为有效的哮喘治疗手段提供依据。

1. 气道炎症的分子基础

（1）黏附分子　气道炎性细胞的募集、浸润是经血管内皮和基底膜的多步骤迁移过程，它需要内皮细胞源性选择分子（E-选择素）、细胞间黏附分子-1（ICAM-1）和血管黏附分子-1（VCAM-1）的表达。VCAM-1 又称诱导性细胞黏附分子（INCAM），意指在 IL-1、TNF-α 等细胞因子活化的血管内皮细胞上表达，最近被命名为 CD_{106}。CD_{106} 的配体是很晚出现的抗原-4

---

① 倪殿涛，朱步海．支气管哮喘气道炎症的发生机理及其进展．细胞与分子免疫学杂志，1997，增 2：46～47

(VLA-4)，它表达于白细胞表面。ICAM-1 分子分布广泛，如血管内皮细胞、白细胞、巨噬细胞和成纤维细胞等。黏附分子可促使白细胞黏附，穿越血管内皮呈顺趋化方向迁移至气道。ICAM-1 作用于中性粒细胞、单核细胞和淋巴细胞向气道炎症部位的迁移过程。ICAM-1 的表达程度与哮喘气道炎症部位的白细胞浸润程度呈密切正相关。同样，CD_{116} 和 ICAM-1 对嗜酸性粒细胞的上调作用也与气道炎症的发生和其自身的募集、浸润密切相关。用 ICAM-1 抗体则可抑制气道内嗜酸性粒细胞的浸润和降低气道反应性。VCAM-1 参与中性粒细胞和 T 淋巴细胞与内皮细胞黏附的同时，还可激活 T 淋巴细胞使其增殖和产生细胞因子。它与 VLA-4 一道参与和介导嗜酸性粒细胞在卵蛋白致敏的气道炎症部位的募集。可见在哮喘气道以嗜酸性粒细胞浸润为主的炎性过程中，存在着多种黏附分子的参与和相互作用。

（2）细胞因子　参与气道炎症早期反应的细胞因子主要为 TNFα 和 IL-1。它们均能作用于血管内皮细胞、中性粒细胞，促进 E-选择素（E-selectin）、VCAM-1，ICAM-1 及 CD_{11b}/CD_{18} 和 CD_{11c}/CD_{18} 等黏附分子的表达。因此，抑制 IL-1 或 TNFα 的产生则可抑制嗜酸性粒细胞向气道内迁移。除 IL-1 和 TNFα 外，IL-4 和 TH2 细胞也能上调 VCAM-1 在血管内皮细胞上的表达，进而促使淋巴细胞、单核细胞和嗜酸性粒细胞向血管外迁移。用抗 IL-4 抗体处理气道过敏性鼠模型，可明显减轻气道嗜酸性粒细胞的浸润性炎症。此种作用要比阻断 IL-1 和 TNFα 的作用更直接、更有效。说明 TH_2 类细胞因子（如 IL-4，IL-5）在变态反应性气道炎症与淋巴细胞亚群的激活之间存在着密切的关系，且能调节趋化因子的产生。IL-5 是嗜酸性粒细胞的主要增殖、分化因子，对其具有较强的趋化活性，同时还可促进 IgE 和 IgG-1 的合成。采用抗 IL-5 抗体治疗哮喘，可使支气管肺泡灌洗液中嗜酸性粒细胞数量减少，气道对组胺的反应性下降。

(3) 趋化因子　白三烯 (LT) B_4、血小板活化因子 (PAF) 和 C5a 已被公认是白细胞聚集的非特异性趋化因子，即可同时介导中性粒细胞、单个核细胞和嗜酸性粒细胞趋化。近年来，人们相继发现和命名了一系列特异性趋化因子，就其分类主要为两个特异的超基因家族：C-X-C 家族和 C-C 家族。C-X-C 家族主要趋化中性粒细胞，而 C-C 家族主要通过单核细胞趋化蛋白 (MCP) -1，2，3 和巨噬细胞炎性蛋白-1α (MIP-1α) 和 RANTES，介导趋化吞噬细胞、淋巴细胞和嗜酸性粒细胞。其中 MIP-1α、MCP-3 和嗜趋素 (eotaxin) 对嗜酸性粒细胞的趋化作用更被人们所重视。针对炎性细胞趋化因子进行阻断将是哮喘治疗的又一重要手段。

单个核细胞、纤维母细胞和中性粒细胞均能表达和分泌 MIP-1α，并上调巨噬细胞产生 IL-1、TNFα 和 IL-6，起到局部炎症反应的放大作用。MIP-1α 对嗜酸性粒细胞的募集作用业已证实。采用抗 MIP-1α 抗体被动免疫哮喘鼠模型，可使气道嗜酸性粒细胞浸润减低 50%以上。

另一 C-C 家族成员为 RANTES，起初从 B 淋巴母细胞系中分离。后来发现在 IL-1、TNFα 和干扰素 (INF) -γ 活化条件下，T 淋巴细胞、成纤维细胞、肾小管上皮细胞、肾间质细胞及Ⅱ型上皮细胞均可产生。RANTES 的作用是促使嗜碱性粒细胞趋化和脱颗粒，进而释放组胺和其他一系列炎性介质。RANTES 对嗜酸性粒细胞的趋化作用也已证实，将重组人类 RANTES 给狗皮下注入，4h 后局部出现大量的嗜酸性粒细胞浸润。RANTES 在哮喘气道炎症中的生物学活性及其地位有待进一步探讨。

2. 参与气道炎症的效应细胞

(1) 肥大细胞　肥大细胞是哮喘发病中被激活的主要细胞。在 IgE 介导下，肥大细胞可迅速脱颗粒，释放一系列炎性介质，包括组胺、5-羟色胺（5-HT）、LTB-4、LTC-4、LTD-4、LTE-4和前列腺素（PG）D-2等。这些介质可直接引起过敏性哮喘速发型变态反应，如血管通透性增高、支气管痉挛、黏膜水肿、黏液分泌增加等。肥大细胞释放的介质可促进黏附分子及细胞因子的表达，启动白细胞向肺内募集。某些细胞因子（如IL-1、IL-4、TNFα等）又进一步促进肥大细胞的脱颗粒和介质的释放。近年来又证明，肥大细胞还是白细胞特异趋化因子：MIP-1α和MCP-1等的重要来源。RANTES、MCP-1、MCP-2和MCP-3又可有效地介导肥大细胞脱颗粒，增强气道的炎症反应。这些发现均说明肥大细胞除被激活和脱颗粒作用外，还可通过细胞因子和趋化因子的介导，参与气道炎症中白细胞的浸润过程。

（2）巨噬细胞　巨噬细胞虽不是损伤气道上皮的主要细胞，但它起着重要的免疫调节作用。在特异或非特异性刺激条件下，肺泡巨噬细胞（AMs）均能被活化，释放早期反应性细胞因子。AMs还能产生大量中性粒细胞和嗜酸性粒细胞趋化因子，如IL-8和MIP-1α等。正常情况下，AMs可抑制T细胞反应，减轻T细胞对特异性抗原的应答。然而，哮喘患者的AMs对T细胞的抑制作用显著减弱，导致细胞间的功能失衡，这可能与哮喘气道炎症的发生有关。

（3）中性粒细胞　关于中性粒细胞在哮喘气道高反应性、迟发相反应和气道损伤中的作用，一直存在争论。但近几年大量研究证明，中性粒细胞至少对气道起损伤作用。过敏性哮喘发作时，中性粒细胞向气道募集、浸润，释放炎性介质和破坏肺组织的某些蛋白酶。中性粒细胞释放的花生四烯酸代谢产物，不仅具有非特异性趋化作用，同时还介导迟发相反应中气道高反应性的发病过程。将中性粒细胞的培养上清与人支气管孵育，可使其对组胺的反应性增强，提示中性粒细胞源性产物具有与其他介质类似的支气管收缩作用。它和嗜酸性粒细胞一样，均参与和引起哮喘的气道高反应性。不过根据哮喘的缓急，不同细胞的浸润程度也有所不同。如突发哮喘患者气道浸润的细胞主要为中性粒细胞，而缓发者气道则以嗜酸性粒细胞浸润为主。另外，中性粒细胞还是IL-8、MIP-1α和MIP-1β的来源，这些趋化因子一方面促进中性粒细胞本身的进一步浸润；另一方面又启动单核细胞、淋巴细胞和嗜酸性粒细胞向肺内聚集、浸润。中性粒细胞虽然在气道损伤、气道高反应性及哮喘发病的气道炎症反应全过程中均有作用，但其在发病中的参与程度还主要取决于其在气道局部的募集程度。

（4）嗜酸性粒细胞　过敏性哮喘气道的主要效应细胞为嗜酸性粒细胞。它可产生多种细胞因子和炎性介质，引起气道上皮损伤和气道高反应性。其释放的氧化产物可破坏肺周围组织的完整性。嗜酸性粒细胞可释放一系列重要的炎性介质，如LT和PG等。从过敏者外周血或鼻液中的嗜酸性粒细胞可扩增出TNF的mRNA，且能介导黏附分子的表达和其他细胞因子的产生。其产生的趋化因子MIP-1α可促进单核细胞、淋巴细胞及嗜酸性粒细胞本身的募集作用，这已在动物哮喘模型用免疫组化方法得到证实，从而进一步证明嗜酸性粒细胞在哮喘气道炎症中的重要作用。

3. 小结

哮喘气道炎症的发生是在多种机理作用下，多种细胞及其介质共同参与的综合结果。肥大细胞源性花生四烯酸代谢产物的早期释放，早期反应细胞因子的产生，黏附分子的表达和趋化因子的作用，都可使多种炎性细胞向气道局部募集，从而导致哮喘气道炎症的发生。在此过程中，炎症发生的启动、维持以及气道损伤的修复，均是较为复杂的，许多细节及其相互关系还有待进一步阐明。随着对气道炎症形成机理的不断认识，人们一方面可着手控制哮喘早期炎性介质的作用；另一方面可根据哮喘气道炎症发生的主要机理，利用分子生物学及免疫学手段进行干预。如抗细胞因子抗体（如抗 ICAM-1 抗体、抗 IL-5 抗体）和细胞因子受体拮抗剂（如抗 IL-4 受体、抗 IL-5 受体拮抗剂）等的应用，可望在分子水平上阻断气道炎症的发生，为提高哮喘治疗效果开辟新的途径。

二、支气管哮喘相关细胞因子的研究进展①

支气管哮喘是由多种细胞，特别是肥大细胞、嗜酸性粒细胞和 T 淋巴细胞参与的慢性气道炎症并伴有气道对多种刺激因子的反应性增高的一种疾病。近几年随着免疫学和分子生物学的进展，对哮喘发病机制研究由原来的细胞水平进入了分子水平。细胞因子、黏附分子和一些新的炎性介质成为人们研究的热点，并证实了上述因子在哮喘发病机制的作用。

细胞因子是一组由 T 淋巴细胞、B 淋巴细胞、巨噬细胞和血管内皮细胞等免疫效应细胞产生的，具有调节和决定免疫反应性质的分泌性蛋白质，也是重要的肽类炎症介质。这些细胞因子在介导免疫反应的调节中相互促进和相互制约，并涉及到细胞因子的受体，从而构成了一个庞大的、作用错综复杂且效应广泛的细胞因子网络（CK）。

现认为调控 CK 生成和释放与辅助性 T 细胞（TH）有关。TH_1（CD_4^+，Ⅰ型细胞）通过分泌 IL-2、IFN-γ、TNF 等抑制 IgE 产生，与迟发性变态反应有关；而 TH_2（CD_4^+，Ⅱ型细胞）分泌 IL-3、IL-4、IL-5、IL-9 和 IL-3、TNF 等，这些细胞因子与 B 细胞、肥大细胞和嗜酸性粒细胞发生特异性反应，继而发生哮喘炎症变化，主要引起速发型（Ⅰ型）变态反应。

① 吴福玲，冯学斌．支气管哮喘相关细胞因子的研究进展．滨州医学院学报，2004，27（2）：122～124

1. IL-4 和 IFN-γ 与哮喘

IL-4 又称 B 细胞刺激因子-1，是 T 细胞分泌的一种促进 B 细胞分化、增殖及其活性的细胞因子，在刺激 B 细胞合成 IgE 方面具有重要调节功能，是人体内合成 IgE，并使 IgE 维持一定浓度必需的细胞因子。众所周知，IgE 是支气管哮喘发病中的重要抗体。随着采用基因工程重组各种细胞因子以来，广泛开展了用重组 IL-4 进行体内外调节 IgE 合成研究，发现 IL-4 在刺激和促进 B 细胞合成 IgE 的过程中具有关键作用，是 IgE 的合成中必不可少的因子。Coffman 等首先在小鼠实验中证实 IL-4 可以诱导小鼠 B 细胞合成 IgE，随后又证实了 IFN-γ、IFN-α 可以显著抑制 IL-4 诱导的人类 B 细胞合成 IgE 的过程，近年已证实，重组 IL-4 能使正常人外周血单核细胞（PBMCs）体外合成 IgE 增加，而这种增加可被 IFN-γ 或 IFN-α 所抑制，证实 IgE 的合成受到多种细胞因子的调控。

TH_1 和 TH_2 细胞在数目、活化程度和功能方面的比例失衡是导致哮喘患者体内 IL-4 过高的主要原因。哮喘患者体内 T 细胞的比例失衡（主要是 TH_1 减少和 TH_2 增加）可引起 IL-4 产生过多，这可能是哮喘患者体内 IgE 过多的主要原因。

2. IL-6 与哮喘

IL-6 是近几年发现的一种多功能细胞因子，具有广泛的生物学活性。IL-6 主要是促进 B 细胞的后期成熟，是诱导 B 细胞分泌 IgM、IgG、IgE 和 IgA 的必需细胞因子之一。Yokoyama 等报道哮喘患者血清中 IL-6 含量显著高于正常人，急性期显著高于缓解期，且经吸入过敏原激发后，血浆及支气管肺泡灌洗液（BALF）中 IL-6 含量明显增加。体外实验也证实，哮喘患者的单核细胞和肺泡巨噬细胞经过敏原或抗 IgE 抗体刺激后，IL-6 生成量显著增加。国内学者证实哮喘豚鼠支气管组织中 IL-6 mRNA 含量明显增加，并与血清中 IL-6 含量呈正相关，表明

IL-6 在哮喘的发病中起着一定作用。近年研究表明 IL-6 在 IgE 合成中亦起着重要作用。

3. IL-8 与哮喘

IL-8 系一种多源细胞因子，哮喘患者 IL-8 产生有其独特的特点。诸多研究报道，用酶联免疫法（ELISA）测定正常人、过敏体质但无哮喘者及哮喘患儿痰液、鼻腔灌洗液、支气管肺泡灌洗液（BALF）中的 IL-8，发现哮喘患者标本中的 IL-8 水平明显高于正常人及过敏体质而无哮喘者，且近期常发作者高于近期少发作者，正在发作者高于稳定状态者，过敏体质组与正常组则无明显区别。另有研究发现，当哮喘患者接触臭氧或鼻病毒感染后，出现第一秒用力肺活量（$FEV_{1.0}$）降低，气道阻力增加及哮喘症状加重的同时，BALF 中 IL-8 浓度明显升高，说明 IL-8 与哮喘关系密切。Kurashuma 研究发现，只具有迟发相哮喘反应的患者的痰中 IL-8 水平才升高，而无迟发相反应的患者痰中 IL-8 水平不升高，Teran 的实验结果为抗原激发后 4h，哮喘患者 BALF 中 IL-8 才升高，以上结果说明 IL-8 主要是参与哮喘发病过程中的迟发相反应。

4. TNF-α 与哮喘

TNF-α 是由单核巨噬细胞产生的具有广泛生物学活性的多肽调节因子。与其他 CK 一样，适量 TNF-α 对机体的保护反应是必需的，但过量的 TNF-α 则会对机体产生损害反应。哮喘患者外周血单核细胞及肺泡巨噬细胞经过敏原或 LPS（脂多糖）刺激后，TNF-α 生成量显著高于正常人。哮喘患者经吸入过敏原刺激后，其单核细胞再培养 48h，TNF-α 生成量也明显增加，说明 TNF-α 水平与哮喘炎症的反应密切相关，其增高诱因是过敏原。TNF 参与炎症反应主要通过作用于血管内皮细胞，通过增加某些黏附分子（如 ICAM-1 等）的表达，诱发血小板活化因子（PAF）及 IL-1 的释放，而促进炎症细胞黏附、游走、浸润及中性粒细胞脱颗粒，呼吸爆发；同时也通过自分泌方式作用于单核巨噬细胞本身而释放炎症介质（白三烯、前列腺素等），加剧炎症反应，导致组织损伤。此外，TNF-α可促进 IL-8 的分泌，二者协同从而加剧炎症反应。

5. IL-1、IL-2 与哮喘

IL-1 主要由单核细胞/巨噬细胞产生，释放 IL-1 是炎症急性期最基本和最主要的免疫反应现象。IL-1 作用广泛且无特异性，在气道变应性炎症中的作用主要表现为：①启动体内的免疫过程；②促进气道炎症区域的炎性细胞黏附和趋化；③可增加炎症区域毛细血管的通透性，其作用机制不详。

有报道认为，哮喘患者经吸入过敏原刺激后，BALF 及支气管活检组织中 IL-1 含量明显增加。体外实验表明，来自哮喘患者的单核细胞自发生成 IL-1 的量与正常人相比无显著差异，但经脂多糖（LPS）刺激后，哮喘患儿 IL-1 的生成量是正常人的 4 倍，提示哮喘患儿 IL-1 水平的增高主要由过敏原诱导单核细胞或巨噬细胞合成和释放所致。

IL-2 由 T 淋巴细胞产生，IL-2 又可刺激 T 细胞内 IL-2 受体表达和进一步的 IL-2 分泌。IL-2 在哮喘中的作用研究较少。有报道，有症状哮喘患者 BALF 及支气管活检组织中 IL-2 和可溶性 IL-2 受体（SIL-2R）含量显著高于无症状患者，且 IL-2 活性与 FEV_1 呈负相关，而与气道反应性呈正相关。另有报道哮喘患儿支气管活检组织中 IL-2 $mRNA^+$ 细胞率也明显增加，表明哮喘患儿支气管组织 IL-2 生成增加。IL-2 与哮喘的发病有一定关系，其机制可能是通过与 T 细胞上的 IL-2R 结合活化 T 细胞发挥作用。

6. IL-3、IL-5 与哮喘

IL-3 是由活化 T 细胞产生的多集落刺激因子，可促进多种细胞的分化增殖和活化。IL-3 能促进嗜碱/肥大细胞增殖和活化；IL-3 是一种强有力的肥大细胞增殖因子，动物实验表明用重组 IL-3 刺激小鼠脾脏后，可使支气管哮喘患者气道内的肥大细胞数目增加 100 倍，已发现用重组 IL-3 可以增强嗜碱性粒细胞的组胺释放能力，并证实这种作用是 IL-3 与嗜碱性粒细胞表面的 IL-3 受体结合的结果。从上述研究结果，可以推测肥大细胞的 IL-3 受体的过度表达可能是导致支气管哮喘患者体内肥大细胞增殖过度或分泌功能亢进的主要原因之一。近年进一步证实 IL-3不仅可以增加人外周血嗜酸性粒细胞数目，还可促进嗜酸性粒细胞的抗体依赖性细胞介导细胞毒作用和释放能力。

IL-5 主要来源于活化 CD_4^+ T 细胞（TH_2），哮喘患者的肥大细胞和嗜酸性粒细胞也可产生 IL-5。有报道过敏性哮喘患儿经吸入过敏原激发后 BALF 中 IL-5 含量显著增加，即使处于缓解期的重度慢性哮喘患儿血浆中 IL-5 含量仍较高。用原位分子杂交技术证实哮喘患儿支气管活检组织中 IL-5 $mRNA^+$ 细胞数明显高于正常人，且 IL-5 免疫活性与气道反应性呈正相关。哮喘患儿的外周血单核细胞体外培养的上清液中 IL-5 含量也显著高于正常人，经 PHA 或 IL-2 刺激后，IL-5 生成量也较正常人高，提示哮喘患儿外周血细胞及肺组织中细胞的 IL-5 的合成均增加，过敏原、PHA、IL-2 可促进 IL-5 的合成。现有研究资料证实，IL-5 是最重要的 EC 生成素，IL-5 刺激骨髓原始造血细胞可诱导 EC 生成。

临床实验证实 CD_4^+ T 淋巴细胞趋化到哮喘患者支气管黏膜后产生的 IL-5 能选择性作用于嗜酸性粒细胞。因此通过抑制 IL-5 产生进而抑制嗜酸性粒细胞在肺内聚集，对治疗哮喘有重要意义。

7. IL-9、IL-13 与哮喘

IL-9 的细胞来源主要为 TH_2，其生物活性涉及促进多种细胞系（TH、肥大细胞、巨噬细胞、红细胞）的分化与增生，并在过敏与免疫反应中发挥一定的调节作用。Temann 在 IL-9 cD-

NA 转基因小鼠模型中发现气道有明显 EOS 及淋巴细胞浸润为主的炎症，小鼠对乙酰甲胆碱表现气道高反应性。Mclane 也建立 IL-9 转基因小鼠模型（FVB/TGS），此模型亦表现出 EOS 气道浸润、血清总 IgE 升高，气道呈高反应性。连锁分析证实，IL-9 基因与气道高反应性有关，在人类 IL-9 基因位于 TH_2 型 CK 基因附近，故将 IL-9 基因视为哮喘的一种候选基因。

IL-13 是一种由 T 细胞分泌的细胞因子。IL-13 和 IL-4 是人体内发现的仅有的两种可以直接促进 IgE 合成的细胞因子。IL-13 在免疫反应中早期即可由 TH_0、TH_1 和 TH_2 细胞合成。

IL-13 和 IL-4 有非常相似的生物学特性，由于 IL-13 在促进 IgE 合成时与 IL-4 无相加或协同作用，提示两者共用某些受体的信号传递途径。

8. IL-10、IL-12 与哮喘

IL-10 是一种多功能、作用强的免疫抑制因子，主要由单核/巨噬细胞、T 细胞、B 细胞产生。IL-10 可以抑制多种细胞合成其他细胞因子，因此也称细胞因子合成抑制因子（CSIF）。有学者发现，哮喘患者肺泡灌洗液中 IL-10 浓度明显低于正常人。用 RT-PCR 技术研究表明，迟发相哮喘患者反应中 IL-10 减少是由于 IL-10 mRNA 的转录受到抑制所致；同时又发现哮喘患者 PBMC 无论刺激与否，其合成及释放 IL-10 的量均低于正常。目前研究认为，IL-10 在哮喘发病机制的调节器中具有减缓气道炎症发生的作用。IL-10 的这些作用可能对哮喘的治疗具有潜在的应用价值。

哮喘的发病机制涉及体内 TH_1/TH_2 功能失衡，TH_2 上调表达 IL-4、IL-5、IL-6、IL-8、GM-CSF 等促炎症因子增加；TH_1 下调表达，其产物 INF-γ 生成不足，凡此均可诱发气道炎症。IL-12 是诱导 TH_1 反应的关键因子，Kraan 等发现抗原刺激后，哮喘患者血中 IL-12 浓度低于对照者 2.6 倍，同时 IL-12 依赖的

INF2γ合成降低3倍。体外培养时PBMC产生INF-γ的活性可被抗IL-12中和抗体所阻断。据此，Pauwels提出增强或模拟IL-12的活性可能成为未来哮喘治疗的一个方向。

三、支气管哮喘中Th_1/Th_2模型漂移的研究进展①

支气管哮喘（哮喘）的发病机制尚未完全阐明。目前认为是一种由嗜酸性粒细胞（EOS）、肥大细胞、T细胞等多种炎性细胞参与的慢性气道炎症。免疫反应在其发病机制中起重要作用。Th_1/Th_2模型漂移是机体免疫反应调节的基本方式，并已成为近年来研究热点之一。本文就近年Th_1/Th_2模型在哮喘研究中的新进展作一综述。

1. 概述

哮喘气道炎症反应包含复杂的细胞级联反应。患者接触变应原后，T淋巴细胞激活，增殖分化为Th_2细胞，产生白介素（IL）-4、IL-5、IL-6、IL-10、IL-13、粒细胞-巨噬细胞集落刺激因子（GM-CSF）、肿瘤坏死因子-α（TNF-α）等细胞因子，促进B细胞增殖及Ig类型转换，产生Ig（其中IL-4、13促使产生IgE，而IL-5促使EOS分化、激活），与肥大细胞及嗜碱性粒细胞膜上IgEFc受体结合，使细胞脱颗粒，释放出组胺、血小板活化因子（PAF）、蛋白水解酶、激肽原酶、嗜酸性粒细胞趋化因子（ECF）、中性粒细胞趋化因子（NCF）及花生四烯酸代谢产物（LTB_4、LTC_4、LTD_4、PDG_2等），立即引起气管收缩，发生速发型哮喘反应（IAR）；同时，在ECF、NCF、LTB_4等趋化因子作用下，中性粒细胞、EOS及单核-巨噬细胞向气道壁浸润，并被激活，释放出更多的炎症介质（氧自由基、PAF、ECP、MBP

① 黄慧．支气管哮喘中Th_1/Th_2模型漂移的研究进展．国外医学内科学分册，2002，29（6）：247～250

及花生四烯酸代谢产物等），引起微血管渗漏、黏膜水肿、腺体分泌增加、上皮损伤、通气障碍和气道高反应性，这常发生在接触变应原后数小时至数十小时，因此称为迟发性哮喘反应（LAR）。研究表明，气道炎症是一种特殊的免疫反应，肥大细胞和 EOS 是重要的效应细胞，T 淋巴细胞起重要调节作用。炎症细胞在气道的局部聚集，炎症介质和细胞因子的释放等是形成和维持气道炎症并进而引起组织损伤和气道功能障碍的主要原因。

人类 T 辅助细胞（$CD4^+$ T 淋巴细胞）可根据受抗原或有丝分裂原刺激后所释放的淋巴因子类型分为 Th_1、Th_2 两大类。Th_1 又称炎性 T 细胞，主要介导细胞免疫和炎症反应，通过释放干扰素-γ（IFN-γ）、IL-2、TNF-β 等细胞因子产生免疫效应。Th_2 主要参与 B 细胞增殖、抗体产生与速发型超敏反应，分泌的细胞因子有 IL-4、IL-5、IL-6、GM-CSF 等。Th_1 占优势时感染局限，预后良好；Th_2 占优势时感染扩散，预后不良。CD_8^+ T 淋巴细胞识别的抗原受主要组织相容性复合体-I（MHC-I）类分子限制，按功能不同分为 Tc_1 和 Tc_2 两个亚群。Tc_1 又称细胞毒性 T 细胞，能直接杀伤具有致敏抗原的靶细胞；Tc_2 细胞分泌的细胞因子又称抑制性 T 细胞因子，可对相应抗原引起的体液免疫和细胞免疫应答产生抑制作用。有学者发现，哮喘外周血中是由 CD_4^+ 而非 CD_8^+ T 细胞产生表达 Th_2 类因子的 mRNA，引起 EOS 凋亡延迟。同时，研究人员还发现在接触或吸入化学变应原刺激时均由 CD_4^+ 细胞产生 Th_2 因子。IFN-γ 在接触变应原情况下由 CD_4^+ 细胞产生，在吸入气道变应原刺激时主要由 CD_8^+ 细胞产生。

2. Th1/Th2 与支气管哮喘

免疫学上将哮喘的发病过程分为 3 个阶段：初期致敏阶段，包括过敏原刺激、T 细胞活化、IL-4 产生、IgE 合成和效应细胞释放介质；第二阶段为慢性过敏性炎症阶段，以 Th_1/Th_2 细胞比例降低、IL-5 产生增多以及 EOS 活化、增生和聚集为特征；

第三阶段为慢性炎症引起的气道结构重塑。由于多种因素作用所致的 Th_1/Th_2 比例失衡贯穿于发病的各个阶段。

(1) 有利于 Th_2 占优势的因素

1) 树突状细胞 在过敏反应的始动阶段主要的现象是肥大细胞或嗜碱性粒细胞活化介质 IgE 产生，使肥大细胞颗粒介质释放并且分泌的细胞因子为 Th_2 型。树突状细胞是一种抗原递呈细胞（APC），往返于抗原和回流淋巴结之间，并在淋巴结处使 T 细胞活化。Sung 等将卵清蛋白和 MHC-Ⅱ类卵清蛋白即卵清蛋白（323－339）分别于小鼠气管下注射，发现卵清蛋白组气道反应性增高、EOS 增多，出现炎症及杯状细胞增多，而卵清蛋白（323－339）组表现气道反应性增高、杯状细胞增多，仅有轻微的嗜酸性粒细胞增高及炎症。两组小鼠纵隔淋巴结肿大，Th_2 分泌细胞因子增加，而肺组织产生的 Th_1 远远少于纵隔淋巴结细胞，表明抗原注射至气管后树突状细胞能通过调整回流至肺的淋巴结的淋巴细胞和激活 Th_2 反应而产生哮喘样反应，且肺部环境明显有助于 Th_0 向 Th_2 转化。

2) B_7/CD_{28} 协同刺激信号 CD_4^+ T 细胞激活需要两个信号：一个是识别信号，另一个是激活信号。识别信号是通过 T 细胞受体（TCR）识别由 APC 呈递的能与 MHC 分子相结合的抗原肽，而后通过 TCR/CD_{28} 分子及 APC 表面的 B_7 分子结合完成激活信号。识别信号具抗原特异性，激活信号为协同刺激信号，无抗原特异性限制。Padrid 等用曼氏血吸虫致敏 CD_{57} BL/6 小鼠诱发哮喘模型，发现致敏鼠气道反应性、血清 IgE 水平、IFN-γ、IL-5 含量及 EOS 均高于对照组，而且在治疗 1 周后发现致敏鼠气道反应性下降，支气管肺泡灌洗液（BALF）中回收的 EOS 减少，气道黏膜杯状细胞增生和 EOS 浸润减轻，BALF 中 IL-4 水平下降 75%，IL-5 水平下降 50%，IL-4/IFN-γ、IL-5/IFN-γ 比例下降；而 BALF 及肺淋巴细胞上清液中 IFN-γ 水平上升，

故 $CTLA_4$-Ig 抑制了哮喘鼠的炎症和气道高反应性，这可能是由于增加了 Th_1 类细胞因子的产生，减少了 Th_2 类细胞因子的产生。他们认为在最初致敏和激发时用 $CTLA_4$-Ig 可减弱 CD_{28} 协同刺激信号，说明 $CTLA_4$-Ig 所阻断的 B_7/CD_{28} 协同刺激信号是导致 Th_2 占优势的因素之一。

3）转录因子 GATA-3　Zhang 等研究指出，IL-5 由 Th_2 而非 Th_1 产生，对于哮喘时 EOS 增多有重要影响，且转录因子 GATA-3 在 Th_2 中对 IL-5 基因表达有关键作用。在 Th_2 中 GATA-3 位点突变破坏了抗原或 cAMP 活化的 IL-5 启动子的激活，Th_2 或非淋巴细胞、非产生 IL-5 的 GATA-3 的异位表达激活了 IL-5 启动子。在 TCR 转基因小鼠 CD_4^+ T 细胞的分化过程中，GATA-3 在向 Th_2 表达时是上调的，而 Th_1 则下调，抗原或 cAMP 激活的 Th_2 而非 Th_1 表达 GA-TA-3 蛋白。所以，GATA-3 在免疫反应中对 Th_1/Th_2 平衡有重要作用。还有实验证明，GATA-3 只在 Th_2 表达，Th_1 不表达，而且 GATA-3 的异位表达对于驱动 IL-5 基因表达有效而对 IL-4 无效，抗致敏 GATA-3RNA 抑制 IL-5 而不是 IL-4 启动子的活化。GATA-3 诱导的 IL-5 基因的表达要有高亲和力使 GATA-3 结合到 IL-5 启动子的 GATA 插入重复序列上。

cAMP 是一种有免疫调节功能的重要的第二信使。在效应细胞中，细胞内 cAMP 升高抑制 Th_1 的细胞因子并使其释放但激活 Th_2 因子并使其释放增加。Chen 等介绍了一种与蛋白激酶 A 途径无关的 Th_2 中发生的 cAMP 诱导的效应。cAMP 激活 Th_2 中的 P_{38} 有丝分裂原活化蛋白激酶，表现出 Th_2 选择性，而极少在 Th_1 中激活 P_{38} 磷酸化。cAMP 促进了 IL-5、IL-13 生成，后两者在哮喘发病机制中发挥独特而关键的作用。同时，他们还观察到 cAMP 引起转录因子 GATA-3 磷酸化，GATA-3 是 Th_2 细胞因子基因表达，因此又是小鼠气道炎症的重要调节因子。所以，

Th_2特异性的GATA-3表达及P_{38}有丝分裂原活化蛋白激酶的激活为cAMP在两种T细胞亚群中的不同效应提供了分子基础。

（2）有利于Th_1占优势的因素

1）CD_8^+ T淋巴细胞　Magnan等评估特异性变态反应和哮喘全血Th_1/Th_2时意外发现，除IL-4大量生成外，IFN-γ也大量生成，这与CD_8^+ T细胞产生IFN-γ的能力提高有关。产生IFN-γ的CD_8^+ T细胞的数量与哮喘严重程度、气道高反应性、血中嗜酸性粒细胞增多相关。此外，IFN-γ的数量与IL-12产生相关。这提示哮喘除了众所周知的Th_2炎症外，还因为血中产生IFN-γ的CD_8^+ T细胞的数量增多，并可能由IL-12参与控制。而Huang等用单克隆抗体使CD_8^+衰竭，检测Brown-Norway大鼠哮喘模型中CD_8^+细胞的作用。将抗CD_8^+抗体0.15mg经静脉注射至卵清蛋白敏感的大鼠中，1周后让其吸入浓度为0.11%的卵清蛋白，18～24h后观察，发现在全血及脾脏的淋巴细胞中CD_8^+ T淋巴细胞所占比例减少至1%以下。对敏感动物，卵清蛋白易引起气道高反应性，BALF中嗜酸性粒细胞、淋巴细胞、中性粒细胞均增多，气道组织嗜酸粒细胞聚集，CD_2^+、CD_4^+、CD_8^+增加。抗CD_8^+抗体引起变应原诱发的气道高反应性更加明显（与对照组相比$P<0.03$）。BALF中嗜酸性粒细胞显著升高（$P<0.05$）。气道CD_2^+、CD_4^+细胞不受抗CD_8^+抗体影响。在致敏后盐水处理组CD_8^+显著下降（与对照组相比$P<0.04$），致敏后卵清蛋白处理组CD_8^+显著下降（与对照组相比$P<0.002$）。使用RT-PCR技术测定致敏后卵清蛋白处理组大鼠肺中Th_2（IL-4，IL-5）mRNA增加，Th_1（IFN-γ，IL-2）mRNA增加；而在CD_8^+衰竭后，Th_1细胞因子表达显著下降（$P<0.02$），Th_2细胞因子则无变化，从而推断出CD_8^+可能因为激活Th_1细胞因子反应而在变应原诱导的气道高反应性和嗜酸性粒细胞炎症中起保护作用。

2）CpGDNA　CpG 结构的概念是于 1995 年由 Kreig 等提出的，即一些中间为未甲基化的 CpG 二核苷酸，5′端为两个嘌呤，3′端为两个嘧啶的具有免疫刺激作用的 6 核苷酸序列。CpGDNA 通过吸附内吞作用进入细胞内，并通过若干信号途径（P_{38}途径、Ros 途径）活化转录因子，启动相关细胞因子的基因转录，诱导 IFN-α、IFN-β、IL-12 和 IL-18 的高水平转录，上述细胞因子又导致 IFN-γ 的产生。所有这些因子促使 Th_1 细胞向 Th_1 分化。含有 CpG 结构的寡聚脱氧核苷酸近来作为 Th_1 控制表型基础的免疫调节因子而受到重视。Shirota 等实验结果表明，抗原和 CpG 协同作用抑制 Th_2，同时抑制气道嗜酸性粒细胞聚集及气道高反应性而不影响系统性免疫反应。故提出吸入极少剂量的抗原加 CpG 治疗哮喘前景乐观。

3）IL-12　IL-12 是树突状细胞和巨噬细胞受变应原刺激后分泌的细胞因子，主要功能是诱导早期 T 辅助细胞分化为 Th_1 细胞，并促进 Th_1 细胞增殖。Varga 等对哮喘患者气道局部给予变应原刺激，收集 BALF、外周血单核细胞（PBMC）用重组 IL-12 及 IFN-γ 培养，发现 IL-5 的产生受到 IL-12 及 IFN-γ 的抑制，同时 IL-12 还诱导 IFN-γ 的生成，并且这一作用不受抗-IFN-γ 或抗-IL-12 单克隆抗体的阻断。IL-12 通常被称为 Th_1 类细胞因子。需要注意的是，IL-12 促进 Th_1 类反应，但并不总是抑制 Th_2 类免疫应答。Noma 等用 RT-PCR 量化分析就发现，在对螨敏感的哮喘患者中，大剂量（1～10ng/mL）IL-12 促进 IL-4 蛋白的 mRNA 表达，而小剂量（0.05～0.1ng/mL）IL-12 抑制 IL-4mRNA 表达；IFN-γ 蛋白的 mRNA 信号在 IL-12 刺激下以剂量依赖形式增加；体外变应原诱导的 IgE 合成及从严重的联合免疫缺陷小鼠血清 PBMC 测定的变应原-特异性 IgE 在大剂量 IL-12 时增加，小剂量 IL-12 时减少。说明在小剂量 IL-12 时，IL-4、IFN-γ 的产生可相互协调；而在大剂量 IL-12 时，细胞同时产生 IL-4 和 IFN-γ，并失去控制。从而推断出，小剂量 IL-12 诱导 Th_1反应，大剂量 IL-12 诱导 Th_1及 Th_2反应，而此时哮喘患者 Th_2活化会超过 Th_1、IL-4 产生占优势，生成大量 IgE，引起哮喘反应。Hofstra 等用哮喘小鼠模型也证明体内 IL-12 必须有 IL-18 的协同作用才能抑制向 Th_2细胞分化。所以 IL-12 是否抑制 Th_2类反应，具体情况视免疫应答的成熟状况和所处的细胞因子微环境而定。

4）其他 Sprietsman 等研究了 Zn^{2+}、一氧化氮（NO）、还原型谷胱甘肽（GSH）、氧化型谷胱甘肽（GSSG）对于抗原的免疫调节作用。发现 Zn^{2+}缺乏会引起不成熟的转变，即由有效的 Th_1依赖的抗病毒等细胞免疫转向 Th_2依赖的体液免疫。Zn^{2+}、NO、GSH、GSSG 的缺乏使 Th_1/Th_2的平衡倾向于以 Th_2为主；而一些基础营养素（ENs）如蛋氨酸、半胱氨酸、酪氨酸、维生素 A、B、C、E 等因为是合成和维持 GSH、NO 的必需成分，体内含量不足也会导致以 Th_2为主的免疫效应。Zn^{2+}、NO、GSH 等通过影响 Th_1/Th_2模型漂移而决定疾病的发生。Th_1/Th_2失平衡引起自身免疫性疾病。Th_2状态下 IL-4、IL-6、IL-10、LTB^4、PGE^2增加，IL-2、Zn^{2+}、NO 减少，引起恶性循环。此外，Zn^{2+}能通过浓度依赖的方式抑制 LTB_4受体（BLTRs）生成，并帮助细胞的 LTB_4受体闸门关闭抑制 LTB_4的活化，减少炎症介质的释放，减轻气道炎症及哮喘症状。

四、嗜酸性粒细胞在支气管哮喘发病中作用机制的研究进展[①]

在支气管哮喘（哮喘）等气道变态反应性疾病时，嗜酸性粒细胞（EOS）可侵润到受累组织并出现在气道分泌物中。因此，

① 杨庆利．嗜酸粒细胞在支气管哮喘发病中作用机制研究进展．国外医学呼吸系统分册，2002，(5)：247～248

推测 EOS 在哮喘发病中起一定作用。对于 EOS 究竟在哪个环节起作用，相关人员进行了大量研究。本文主要从 EOS 的抗原递呈作用、EOS 与 T 细胞分化及相互作用、EOS 脱颗粒等几方面说明它在哮喘发病中的作用环节，并评价其作用的大小。

1. EOS 的抗原递呈作用

越来越多的研究表明，EOS 是一种专业性的抗原递呈细胞(APC)。它具备递呈抗原所需的一切条件，如成熟的 EOS 表达 MHGDR（而血液中的 EOS 和慢性 EOS 增多性肺炎时的 EOS 不表达 MHC-DR，EOS 离开血流聚集于组织后可使 MHC-DR 表达增加)；并且，EOS 可内化蛋白质抗原并移行到引流淋巴结等等。然而，它有别于传统的递呈抗原。这首先表现在它在生理条件下主要定居在黏膜下组织（包括呼吸道黏膜下）和在病理情况下的组织移行性；其次，EOS 胞浆内含有预先合成的细胞因子和趋化因子，并在特定条件下迅速和选择性的释放到胞外并调节特异性淋巴细胞反应。而其他 APC 不能储存细胞因子，只能通过活化转录重新合成。这两点决定了 EOS 的功能的多样性，因此我们推测，由它递呈抗原诱导免疫应答的复杂性。然而在肺部，树状突细胞是一种已知的定居性专职 APC（不包括 B 细胞和肺泡巨噬细胞)，它能够使原始 T 细胞活化。那么，在肺部变态反应性疾病中这两种 APC 何者作用为先，作用顺序如何呢？研究发现，将摄取了抗原的骨髓巨噬细胞注入气道后，用吸入抗原刺激可诱发特异性 T 细胞反应，并同时发生气道 EOS 性炎症反应。因此推测，在肺部变态反应疾病时聚集到气道的 EOS 可以进而处理和递呈特异性抗原，从而增强和调节变态反应性炎症。

2. EOS 与 T 细胞分化及相互作用

在体外实验中，从小鼠肺脏变态反应发生时的支气管肺泡灌洗液（BALF）中分离的 EOS 与同一只变态反应小鼠脾脏 CD_4^+ TH 细胞在特异性抗原存在条件下共同培养，随着 EOS 数量增加，IL-5 分泌明显增加。从正常小鼠肺相关淋巴结（LALN）分离的淋巴细胞与结合了特异性抗原的 EOS（Ag^+ EOS）共同培养，在抗原存在情况下可大量分泌 IL-5 和 IL-13，与各对照组比较，$P<0.05$。这些结果说明，EOS 在体外能促进细胞反应。我们已知变态反应性哮喘患者吸入 rhIL-4 或 rhIL-5 后可致气道高反应性（AHR），痰液中 EOS 数量 24 小时后明显增多。现在我们的疑点是，EOS 在哮喘发病中的作用是直接的还是间接的？从上述分析看来，它的作用是间接的，即通过诱导细胞分化产生 IL-4 和 IL-5 等细胞因子起作用。

然而，一些 T 细胞源性（主要是 T 细胞）细胞因子如 GM-CSF、IL-3、IL-5 等又与 EOS 活化并向肺组织聚集密切相关。尤其 IL-5 对 EOS 的发育、活化、分化、募集和生存至关重要。事实上，在慢性哮喘或肺部受到急性抗原刺激时，EOS 的聚集总是与肺局部 T 细胞活化相联系的。在变应原吸入所致的哮喘中，支气管组织中可发现大量活化的 T 细胞、EOS 和 IL-5、GM-CSFmRNA。看来，细胞的出现反向促进了 EOS 的聚集和活化。

但上述 EOS 通过 IL-5 间接致哮喘的说法最近受到了强烈的挑战。Leckie 等用人源化抗-IL-5 一次性静脉注射治疗轻度变态反应性哮喘患者，结果可使患者外周血 EOS 数降低达 16 周之久，但在用药后 6 周之内都不能降低变应原诱发的 AHR。同时，Becky 推测，IL-5 在 EOS 的骨髓分化和增殖过程中起重要作用，但当 EOS 进入气道后它们的活性则不依赖于 IL-5，并且它们的募集可能是由强烈的 IL-5 下调效应而引起。因此，IL-5 的消除很可能不足以清除哮喘患者气道内不依赖于 IL-5 活化的 EOS。这些发现暗示着进行人体抗-IL-5 治疗的必要性。看来，AHR 是不依赖于 EOS 的作用了，至少与它递呈抗原活化特异性 T 细胞的功能无关。但近来的动物实验证明，将抗-IL-5 单抗注入致敏小鼠能阻止抗原诱导的 EOS 气道聚集和 AHR。Paul 也指出，

IL-5 和 eotaxin 在 EOS 增殖和向炎症部位定居作用中都起关键作用。在小鼠，单纯消除 IL-5 不能完全清除 EOS，双重消除 IL-5 和 eotaxin 能彻底清除血液和组织中的 EOS。与 $IL\text{-}5^{-/-}$ 动物相比，$IL\text{-}5^{-/-}$/$eotaxin^{-/-}$ 动物能显著降低变应原诱导的 AHR。

那么，造成动物实验和人体实验互相矛盾的原因是什么呢？加拿大的 OByme 认为，Leckie 等的实验只证明了抗-IL-5 的安全性，没得到预期结论是由于实验设计本身的问题（如病例选择不当、样本数太少等）。Robert 的进一步研究表明，对于人来说，要改善气道的生理机能需要比 Leckie 等报道大的抗-IL-5 剂量，也许比诱导嗜酸性粒细胞数降低的剂量还要大。从这些资料看，第一，无论人和小鼠的 EOS 都能递呈抗原、诱导特异性 TH2 细胞反应。第二，TH2 类细胞因子在人和小鼠变态反应性哮喘中的致病性可能不同，还需要进一步确证。

3. EOIs 脱颗粒与气道炎症

（1）EOS 源性颗粒蛋白的致病性　根据 EOS 递呈抗原活化特异性 T 的事实，通过给予或阻断类细胞因子初步证实了 EOS 在人和小鼠变态反应性哮喘中的作用。但 EOS 的此种间接作用又受到置疑。因为目前没有证据显示 IL-5 等细胞因子直接作用于气道导致其反应性增高，因为将剥离的豚鼠气管环与 IL-5 长时间孵化并不能增高气管环对组胺的反应性。

从目前的研究情况看来，EOS 致哮喘的作用又归结到其本身，即其胞内颗粒的效应（直接作用）。因为从致命性哮喘患者气道发现嗜酸性粒细胞主要碱性蛋白（MBP）的沉积，并呈强烈染色，这说明了 EOS 本身的消极作用。Gleich 也从人体研究得出结论，MBP 释放是导致变态反应性气道反应的关键环节。将抗-Mac-1（CD_{11b}/CD_{18}）注入灵长动物，发现它不能改变支气管肺 EOS 数量，但却能降低嗜酸性粒细胞过氧化物酶（EPO）水平和明显降低 AHR。因此，抗-Mac-1 不影响细胞数量就能降低嗜酸性粒细胞活性和脱颗粒，这导致 AHR 降低。然而，在已建立的小鼠哮喘模型，EOS 在体内不能脱颗粒。在消除 MBP 或 EPO 作用的情况下，并不影响小鼠对于变应原诱导的 AHR。这个结果使得对嗜酸性粒细胞颗粒蛋白的作用更加困惑，很难确定这些蛋白对小鼠的因果效应。因此，美国 Jamie 对小鼠是否适合做气道高反应性模型有疑问。他指出，接下来要用双重消除或三重消除的方法确定嗜酸性粒细胞源性阳离子蛋白（ECP）对气道高反应性的作用。Helene 证实了在抗病毒免疫反应中起重要作用的 EOS 源性 Dnases（包括灵长类动物 EOS 源性神经毒素 EDN 和 ECP）基因的高突变率（与 Ig、TCR、MHC 基因的情况类似）。Per 也证明了 ECP 分子结构和功能的异质性，表明只有某些 ECP 有细胞毒性，ECP 的异质性是由于转录后修饰的结果。自发性变态反应（关节炎或哮喘）人群，他们都是 ECP 突变（97 位氨基酸）的纯合体，这个突变与这些个体的变态反应发生有强烈的相关性。

总结上述结论，第一，EOS 胞内蛋白颗粒的释放是哮喘的致病因素（至少在人）；第二，不排除其他因素在小鼠变态反应性哮喘中的作用（推测这种因素也可能对人致病）。

（2）EOS 脱颗粒的机制和过程　除了 MBP、EPO 和 ECP 外，我们现在已知人类 EOS 来源的细胞因子还有很多，包括 TGF-β_1、TNF-α、MIP-lα、IL-lα、IL-2～6、IL-8、IL-10～13、IL-16、IFN-γ、RAN1ES 和 GM-CSF 等等。其中许多细胞因子都是预先合成并储存在 EOS 特异性颗粒中的，包括 TNF-α、GMJCSF、RANTES、IL3～6、IL-8 和 IL-16 等。这些细胞因子可调节淋巴细胞反应。如已证明 IL-16 和 RANTES 有精细的淋巴细胞化学趋化活性，能特异性影响 CD_4^+ 细胞功能。

关于 EOS 脱颗粒的机制，Paul Coffer 和 RafeulAlam 博士描述了由 IL-5 受体刺激触发的酪氨酸磷酸化途径。EOS 的基因转录发生在IL-5和GICSF受体活化以后。通过基因展示技术，Mary在IL-5刺激的EOS中确定了许多新发现的基因产物，包括细胞因子(MIP-lα，MIP-1β)、受体（CD_{24}和IL-3、IL-5、GM-CSF、CD_{69}受体共同的β亚单位）等，这些分子在EOS中的生物学作用还不明确。Steven表明IL-5可通过下调“GATA 之友（GATA 转录抑制子)”来活化EOS中的转录调控因子GATA -1-l。

EOS脱颗粒包括混合物外排、坏死性释放（细胞溶解）和零星脱颗粒等形式。Ann第一次在体外实验中描述了零星脱颗粒过程，EOS脱颗粒是通过选择性的小囊泡融合，并转移到细胞表面的零星释放过程。电镜下发现活化的EOS内存在“排空”的晶状颗粒内核。这些晶状颗粒组分可出现在变态反应患者黏膜组织中，是活化的EOS通过小分泌泡穿梭分泌的颗粒蛋白。Lacy等发现了一组可溶性蛋白复合物（名为SNARE分子）在EOS脱颗粒，特别是零星脱颗粒中起关键作用。瑞典Carl描述了在变态反应性炎症组织中EOS还可通过细胞溶解（完整颗粒的坏死性释放）方式脱颗粒。此时，EOS胞膜破裂，与膜结合的颗粒释放到周围组织中。

4. 结语

关于EOS在哮喘等呼吸道变态反应性疾病中的作用机制总结如下：①EOS具有专职递呈抗原，诱导TH细胞活化和分化的功能。但目前它诱导TH_2细胞分化的证据还不充分，还缺乏体内实验的支持。②TH_2细胞源性细胞因子是哮喘的致病因素，但并不排除TH_1细胞因子的作用。③TH_2细胞因子不是致病的最终环节，它们通过活化EOS脱颗粒起作用。这也不排除活化其他细胞后的效应。④在小鼠与人哮喘中致病因素作用结果的差异提示我们哮喘发病的复杂性，并可能为寻找新的致病因素提供线索。⑤EOS是一种“全能”细胞，在变态反应的起始和效应阶段都起重要作用。

五、支气管哮喘相关基因研究进展①

支气管哮喘简称哮喘，是一种以气道高反应性为特征的气道炎症性疾病，具有明显的遗传倾向。哮喘像多发性硬化、糖尿病一样，是一种复杂的多基因遗传病，不同的基因可导致相同表型（基因异质性）或相同基因导致不同表型（基因多效性）；有些个体携带突变基因而无相应表型（不完全外显），而其他一些个体没有哮喘但有不同基因突变（多基因遗传）。因此，不同基因和环境相互作用导致哮喘发生。

1. 哮喘遗传学研究所用表型的定义

哮喘是一种以气道的阻塞、气道的炎症和气道高反应性为特征的呼吸性疾病。基因研究前必须将真正的哮喘与其他肺部疾病如慢性阻塞性疾病（COPD）或健康人区分开来，因为对个体的误诊将在某种程度上降低遗传研究的效率。

多基因病病因复杂，研究时往往需要对与发病相关的成分单独进行遗传学分析，也叫亚临床标记分析。如哮喘，我们可分析气道高反应或血清总 IgE。基因研究可采用哮喘的症状、体征和客观指标相结合的方法，如通过吸入 β_2 受体激动剂测定气道高反应性，特应症指标采用血清总 IgE、变应原特异性 IgE、外周血嗜酸性粒细胞数目和常用变应原的皮试。

2. 寻找哮喘相关基因的方法

（1）定位克隆　通过表型与遗传标记的联系，将疾病基因定位于某一染色体区域，进一步缩短遗传标记与疾病基因的距离，比较患者和正常人这些基因，确定突变基因。对于像哮喘这样的多基因病，应用定位克隆发现 1、5、6、11、12、14、16 和 20

① 崔天盆．支气管哮喘相关基因研究进展．国外医学．临床生物化学与检验学分册，2003，24（5）：270～271

号染色体不同区域都存在哮喘相关基因。

（2）候选克隆　候选基因可以在定位克隆过程中采用，也可以自己选择特定基因，这个基因可能与哮喘发病或病程进展有关。对哮喘候选基因选择有赖于对哮喘发病机制的深入认识，常结合发病机制，选择起重要作用的基因作为候选基因。若结合定位克隆策略，称为定位候选克隆策略，可起到事半功倍的效果。

3. 哮喘的候选基因

采用定位克隆和全基因扫描确定染色体区域后，下一个目标就是找出候选基因。到目前为止，对哮喘与特应症的几个候选基因进行了重点研究，它们是 5q31～q33 的细胞因子丛和 β_2 肾上腺素受体，11q12 的 IgE 高亲和力受体 β 链（FcεRIβ），11p 的 IL-4 受体 α 链（IL-4Rα），6 号染色体的 HLA 和 TNF-α，还有一些基因。

（1）β_2 肾上腺素受体（β_2 AR）　β_2 肾上腺素受体表达于人体不同组织和细胞包括肺组织（如气道平滑肌和内皮）和炎性细胞（肥大细胞、巨噬细胞、嗜酸性粒细胞、T 细胞）。编码 β_2 肾上腺素受体基因位于 5q31，该受体是含 413 个氨基酸残基的蛋白质，在这个基因中已发现有 9 个多态性位点，只有 16 位和 27 位可能在影响哮喘的严重程度中起重要作用，Gly16 与夜间哮喘和严重哮喘高度相关，Gly16 对 β 受体激动剂刺激的低反应性可能是需要增加吸入糖皮质激素的原因。1995 年 Green 等报道，气道平滑肌长时间暴露于 β 受体激动剂的培养液中培养可下调受体表达，且含 Gly16 的 β_2 肾上腺素受体降低幅度大于 Arg16。与 Glu27 相比，Gln27 与血清总 IgE 相连，也有更严重的气道高反应性。

2000 年高光凯对我国北方汉族人群研究发现，哮喘患者 16Gly/Gly 基因型显著高于对照组。2001 年廖伟在重庆汉族人群研究发现 Gly16 等位基因和 Gly16/Gln27 单倍型与哮喘的严重程度相关联。2002 年邱玉英、殷凯生发现 Gln27 与高 IgE 相连，同年伏瑾、陈育智则未发现 16、27 位多态性与中国汉族人患哮喘的相关性。

（2）IgE 高亲和力受体 β 链（FcεRIβ）　FcεRI 有三个亚单位：α、β 和二个 γ。αβγ2 复合体在肥大细胞、嗜碱性粒细胞、嗜酸性粒细胞和朗格罕巨细胞表达。变应原特异 IgE-FcεRI 结合导致细胞活化和表达 IL-4，后者进一步上调 B 细胞表达 IgE。α、γ 未发现有与哮喘和特应症相关的基因变异。

1993 年 Sandford 发现 β 亚单位是哮喘的候选基因，β 亚单位位于 11q，此区也是以前连锁分析发现的区域。1994 年 Shirakawa 报道一个随机英国群体 FcεRIβ 的 Ile181Leu 变异，且如果 Leu181 是母系遗传就与特应性显著相关，在 60 个变应性哮喘家族，有 10 个检出 Leu181。此外，他们还发现 Val181Leu 变异，在澳大利亚西部 230 个两代家族的 1004 个成员中发现 Leu181/Leu183 与特应症相连。然而 Leu181/Leu183 在日本、英国另一人群、意大利、新西兰等未检出与哮喘的相关性。最近报道 FcεRIβ 的 E237G 变异，在澳大利亚还与气道高反应性相关。2000 年陈虹、陈育智在北京未发现 E237G 和第 2 内含子 RsaI 多态性与哮喘的相关性；同年邱忠民在江西也未发现第 2 内含子 RsaI 多态性与哮喘的相关性。但 2001 年汤彦在中国南方汉族人群发现 E237G 多态性与哮喘的相关性，徐青在上海发现第 2 内含子 RsaI 多态性与哮喘的相关。

总之，FcεRIβ 的 181 和 183 位变异在几组家族性研究中与母系遗传哮喘相关，而在普通人群中未发现这种相关，此外，该变异是否影响功能仍未知。因此像 E237G 和 11q 的其他基因与特应性和哮喘的关系有待进一步深入研究。

（3）IL-4 受体 α 链（IL-4Rα）　IL-4、IL-13 和它们的受体都是哮喘和特应性的候选基因，IL-4 和 IL-13 在 B 细胞产生 IgE 的类别转换中起很重要作用，IL-4 在刺激 Th_0 向 Th_2 细胞方向分化成熟中起重要作用，IL-4 受体和 IL-13 受体共用 IL-4α 连锁，

IL-4Rα 位于 16p，在我国的一个研究中发现该区与特应性相连锁。1998 年 Deichman 发现仅从母亲遗传的等位基因增加儿童特应性的风险，IL-4Rα 有 13 种已知多态性，其中胞外区 Ile50Val 和两个胞内区 Pro478Ser、Arg551Gln 多态性研究得较多，1997 年 Hershey 在高 IgE 综合征和湿疹中发现 Arg551 与高血清总 IgE 相关连。2002 年潘世秀、崔天盆在湖北人群发现 Arg551Gln 多态性与哮喘发病高度相关。基因研究表明 IL-4R 是一个哮喘的重要候选基因。

（4）人类白细胞抗原（HLA） HLA Ⅱ类分子的多态性与几种小变应原如豚草花粉特异性 IgE 相关，豚草花粉过敏性哮喘与 HLA-DQB1*0101、阿斯匹林及相关药物引发的哮喘与 HLA-DQ2、吸入酸酐与 HLA-DR3、异氰酸酯诱导职业哮喘与 HLA-DQB1*0503 和 HLA-DQA1*0104 相关。2001 年郭雪君在上海发现 HLA DQA1*0101、HLA DQA1*0601 和 HLA DQB1*0303、*0601 是哮喘易感基因；2002 年高金明发现 HLA DQA1*0104 和 HLA DQB1*0201 与北方汉族哮喘患者易感性相关。1997 年美国哮喘遗传联合研究所（CSGA）在美国发现高加索人哮喘与 6p 相关，然而是否位于 HLA 区还有疑问，其他几个研究则未发现相关性。

（5）肿瘤坏死因子 α（TNFα） 肿瘤坏死因子 α（TNFα）是一种免疫炎性介质，在哮喘患者哮喘发作时的痰和支气管肺泡灌洗液中升高。1998 年 Albuquerque 研究发现 TNFα 的一个多态性可上调 TNFα 产生，TNFα 启动子区位于 6p，G308A 称为 TNF_1 等位基因，该多态性可提高 TNFα 转录效率 6～7 倍。在医生诊断的 124 例澳大利亚 6～12 岁学龄哮喘儿童中研究发现该等位基因可增加哮喘发病风险 6 倍。

相反，1997 年 Moffat 发现问卷调查定义哮喘与 $TNF\alpha_2$ 和 $LT\alpha_1$ 等位基因相关。2002 年高金明在汉族人群发现 TNFα*2/2 基因型与哮喘相关。这表明，在做出正相关结论之前既需要连锁分析支持，同时也需要功能性研究这些多态性在哮喘致病中的作用。

（6）药物相关基因　不同个体对药物的反应不同，目前只能通过反复试验（trialanderror）来评价某一药物的疗效和副作用。药物基因组研究的目的是用个体的基因多态性来预测对待定药物的反应。在哮喘的药物基因研究中发现 4-脂氧合酶基因启动子的一个变异能用来预测对抗白三烯药 ABT-761 的疗效。白三烯 C_4 合成酶（LTC_4 合成酶）启动子的一个基因多态性增加阿斯匹林诱发的哮喘的风险，同时也可预测对治疗的反应。前面已经提到 β_2 肾上腺素受体基因多态性对吸入 β_2 激动剂用药的疗效不同。

（7）5q31-33 细胞因子族细胞因子和其他候选基因　5q31—33 细胞因子族含几种炎性细胞因子包括 IL-3、IL-4、IL-9、IL-13 和糖皮质类固醇受体、白三烯 C_4 合成酶（LTC_4 合成酶）、CD_{14}、Tim-3 及几种其他候选基因。Th_2 细胞产生的细胞因子被给予更多关注，因为它们刺激 IgE 产生和气道炎症发生。一般，哮喘患者 IL-4、5、9 和 13 升高，IFN-γ 下降。这种升高可能是由于多态性上调细胞因子产生，也可能其他细胞因子或转录因子的改变上调这几种细胞因子。到目前为止，1996 年 Walley、1997 年 Rosenwasser 发现 IL-4 启动子区-589 位；1996 年 Doull、1997 年 Nicvlaide 发现 IL-9 基因；1999 年 Vander 发现 IL-13 可能有作用而 IL-5 则无相关性。2002 年张嘉琳发现 IL-4 启动子区 -589CIT 多态性与哮喘无相关性。2002 年周玉峰、吴健民在 IL-4 基因的 5′侧翼区 PRE-1 元件、NRE-Ⅱ元件和 TATA 框前发现三种新突变与哮喘发病相关，这三种新突变均是世界首报。McIntive 等在 5q31-33 区还发现一个新基因家族 Tim，其中 Tim-1、Tim-3 基因变异与小鼠发生气道高反应性相关。

（8）哮喘和特应症的其他候选基因　哮喘和特应症的其他候选基因有 12 号染色体的 IFN-γ，7 和 14 号染色体的 T 细胞受体

(TCR)。1997 年 Hayder 研究 IFN-γ 未发现有与哮喘相关的变异。

2002 年 Eerdewegh 等对美国、英国 460 个高加索家族进行全基因扫描，识别 20p13 与哮喘连锁（LOD，2.94）和气道高反应性（LOD，3.93）并且对 23 个基因的 135 种基因多态性进行调查，最后识别 ADAM33 与哮喘相关。ADAM 蛋白是膜锚定金属蛋白酶，有作为细胞因子和细胞因子受体着床蛋白等功能。

哮喘是一种多个基因座位和一些环境因子相互作用导致的复杂疾病。本文重点讨论几个候选基因多态性如 FcεIβ、β_2 肾上腺素受体、IL-4 受体 α 链、HLA 等基因。鉴于不同研究小组的数据有限，统计的局限性大，如果能够共享资源，同时将哮喘和特应症的相关基因研究和功能研究结合起来，哮喘的遗传学研究一定会发展更快。

六、支气管哮喘的心身相关研究进展①

支气管哮喘是一种以嗜酸性粒细胞、肥大细胞反应为主的气道变应性炎症和气道高反应性为特征的疾病。全世界至少有 1 亿以上的哮喘病患者。而且，近年来哮喘发病率在世界范围内仍呈上升趋势，死亡率也未下降。1950 年，Alexander 已提出哮喘是呼吸系统经典的心身疾病。随着科学研究思维的多元化和系统化，生物心理社会医学模式的建立，更促使我们对心理社会因素在哮喘发生、发展、治疗、预防中的重要作用进行全面且系统的探讨。要控制越来越高的哮喘发病率，除关注生物、遗传因素外，也必须重视对心理社会问题的处理。

1. 心理社会因素与哮喘

（1）生活事件

经证实，负性生活事件诱发、加重哮喘，在哮喘患者中测生

① 牛轶，程自立，王高毕，等. 中国心理卫生杂志. 2001，15（6）：429～430

活事件量表（LES）的负性事件分值>30。国外有报道，角色关系紧张能通过神经内分泌系统影响免疫系统导致哮喘发病。高危家庭，如单亲家庭、家庭成员患病或家庭长期处于矛盾状态，哮喘发病率显著提高。新近研究表明，丧偶、失业也是引起哮喘患者死亡的重要原因。Lang 等（1994）也观察到在黑人、妇女、低收入阶层中哮喘死亡率较高。Mohan 等（1996）还发现，34 例哮喘死亡病例中有 25 例经历了较多生活压力。其中的家庭压力包括照顾年老困难亲属或孤独内向儿童、与酗酒者同住、家庭严重不和谐，就业压力包括过剩威胁等。

临床医生还注意到心理应激同哮喘基因易感个体的疾病表达有关。Grant 曾设计危险研究识别哪种心理的和躯体的危险因素同疾病最终表达关系最密切，以期能干预这些危险因素，推迟哮喘症状的最初发作，甚至完全预防该疾病。

虽然研究结果一致表明，主要存在于家庭、工作、生活三方的负性生活事件增加哮喘发病危险，但目前对于心理应激如何影响机体免疫功能导致哮喘发病，以及应激同疾病最终表达的程度关系等均有待进一步研究。此外，心理应激最终结果还受到应付能力和社会支持的影响，已有研究表明，哮喘患者有较少社会支持。但目前有关哮喘患者应付问题技能的研究较少，有待我们探讨。

（2）情绪影响

临床中观察到不良情绪的改善有利于病情的发展。王琳等（1998）以情绪作为哮喘发作诱因，频度高低依次为：焦虑、愤怒、抑郁、恐惧、兴奋。Smoller 等（1998）进一步发现，成功的识别和治疗焦虑能减少哮喘发病和提高患者生活质量。Forero 等（1996）研究表明，哮喘青少年代表学生中主要的易受伤害群体，有更多消极情绪，常感到孤独、敌对和无助。Badoux 等（1994）通过简要症状调查表（BSI）检测发现，与健康人相比较，成年哮喘患者躯体化、强迫症状、人际关系敏感、恐惧、焦虑、抑郁、敌对、偏执和精神病性因子分均明显增高。哮喘引起的患者不良心理学变化，转而又成为哮喘发作诱因，两者互为因果，形成恶性循环。

我们的知识认知过程是决定情绪体验的必要前提。Carr 等（1995）发现对哮喘症状不利后果的认知可导致惊恐发作和哮喘加重。国内也有研究发现，认知变化可预报恐惧规模和哮喘变化，且控制认知时，哮喘变化与泛化恐惧无关。这提示我们应有效利用认知技术改善，调整哮喘治疗结果。

（3）心理干预

Mcquaid 等（1999）也提出以心理治疗作为症状治疗的调整策略对减少哮喘患者躯体症状可能有效，并希望通过确定可能对心理治疗起作用的患者特征和阐述各种干预的影响机制加强进一步研究。日本的小野容明等研究发现，哮喘改善组对环境改变具有适应能力，亲和与支配亲密度高（控制疾病倾向，欲使亲和双方和谐）。非改善组对环境缺乏适应能力，亲和与显示亲密度高（亲和疾病倾向，独立判断能力下降），且对预后悲观、信心不足。故建议请心理医生对非改善组进行干预。

可见，照顾哮喘患者包括心理和医疗全面的干预，而且在制订哮喘的治疗计划时，还应个体化考虑患者的社会、心理诸因素。

2. 哮喘患者人格特征

从 20 世纪 20 年代起，心理学工作者对哮喘患者人格特征做了大量的研究工作，以探讨哮喘患者独特的人格特征。国内曾有人用明尼苏达多相个性调查表（MMPI）、艾森克人格问卷（EPQ）、卡特尔 16 项个性因素测定（卡特尔 16PF）探测哮喘患者人格特征，发现男、女两性均表现顺从、随和、工作负责，其相应心理防御机制不成熟的一面形成被动、敏感、懦弱的人格特征。也有人曾对哮喘患者做 Machorar 画人测验，显示有寻求援助和保护痕迹，很少怀有敌意或攻击他人倾向。早期王大川等用徐振雷修订的行为特征向卷调查，发现自我克制、情绪压抑、内蕴性强性格者，即所谓“C”型行为特征者易患哮喘；还发现因其不善于发泄情绪，故愤怒内泄可使机体免疫功能发生变化。可见，愤怒的表达方式在疾病的发生中起一定作用。有人建议哮喘患者可演化或寻找另外的防御机制替代原有心理防御机制，进行人格特征重建。

综合研究结果显示，哮喘患者与常模相比，主要表现为内向、依赖顺从、缺乏自信、易受暗示，但与其他身心疾病相比特性尚不明确。于是有人断言，哮喘患者没有单纯和统一的人格特征，此结果有待于进一步证实。此外，愤怒表达方式对哮喘发作的具体影响也有待探讨。

3. 哮喘患儿亲子关系

在哮喘患儿亲子关系的研究中，我们看到许多父母对哮喘患儿持过分爱护态度，满意百分率低。Scbobinger 等（1992）发现，与健康儿童对照组比较，哮喘患儿的父亲在五分钟谈话示范（five miniate speech sample. FMSS）中表现更多的批评态度和更大的消极言语交流量；母亲具有“神经质性”，过分娇宠患儿或不耐烦，这都会影响患儿心理发育。国内也有研究发现，父母不良态度加重哮喘患儿病情。同时疾病对家庭的反馈影响亦甚明显。但也有与其相异的结论。Wambold 等（1995）通过小规模实验性研究得到：父母 FMSS 批评分高的哮喘青少年较批评分低组哮喘改善更多，类固醇使用剂量降低更多，住院时间更短。

以上研究结果显示，亲子关系对哮喘的临床意义和可能因果机制。父母态度对哮喘子女影响是否有年龄特征，是否存在单一型亲子关系均有待进一步探讨。

4. 心理社会因素与哮喘发病机制

（1）神经内分泌、免疫系统作用机制

1）心理应激作用机制

近代研究证明，心理应激能影响中枢神经系统和免疫系统间相互作用，通过激素、神经肽在受体水平和基因水平调节单核细胞亚群间的相互作用，影响细胞因子（CK）和其他信使分子的产生。已有研究显示，在急性和慢性应激期间个体免疫力有下降倾向。急性心理应激实验发现T淋巴细胞（TLC）有丝分裂，血循环中的自然杀伤细胞（NKC）和CD_8^+数量均有变化。应考期间，学生体内TLC对T细胞分裂素增殖反应减弱，TIC表面的IL-2的表达及其受体的mRNA水平也降低。用体外分裂素刺激时，外周血中淋巴细胞合成丙种干扰素能力也降低。Cee等还观察到急性应激状态下，脑脊液中的IL-1增高。我们已知道脑中的IL-1增高可引起神经递质，特别是单胺神经元活性改变。一些研究指出，慢性心理应激可增加机体感染危险。Baum等提出慢性心理应激状态，体内儿茶酚胺会长期增加和反应增强这些心理应激状态对免疫系统的影响，从而在哮喘发病中起着不容忽视的作用。

尽管应激和哮喘间关系涉及许多可能的神经递质和激素介质，但由于儿茶酚胺和皮质类固醇激素的抗炎性质还被用于哮喘的药理治疗，进一步解析他们的作用机制至关重要，而且可作为一种拓宽评价方法。儿茶酚胺和皮质醇作用的研究可能使其他可溶性因子（如CK）的潜在影响具体化。应激对影响哮喘的激素的作用，应激期及随后相关受体是否出现下调，受影响细胞的类型及介质是如何变化的，以及应激怎样影响药物的作用和代谢均有待探讨。

2）情绪障碍作用机制

田玮等对明显焦虑情绪哮喘患者的检测发现，CD_3^+（全T细胞）、CIM、CD_4^+/CD_8^+明显低下，CD_8^+增高。于是推测焦虑、抑郁等情绪状态可引起促皮质激素释放因子（CRF）和垂体促肾上腺皮质激素（ACTH）分泌增多，进而导致肾上腺释放皮质醇样激素增多，而糖皮质激素（GC）对免疫功能具有广泛的抑制作用。而且新近研究表明，GC可加速月豆蛋白A（ConA）诱导的淋巴细胞凋亡，而致免疫细胞功能低下。有人报告情绪改变还能使应激激素（如促皮质激素、去甲肾上腺素、生长激素、内啡肽等）分泌变化，引起生物活性物质释放，抑制免疫功能使哮喘易于发作。

5. 社会支持作用机制

Kang 等（1998）还通过对哮喘青少年社会支持和免疫功能的测查发现，尽管社会支持对免疫反应无直接影响，但高度的社会支持会减轻应激诱发的免疫活性减弱，表明在应激期间社会支持的作用是保护性对抗免疫功能下降，但其作用的生物机制仍有待进一步明确。

6. 其他相关机制

哮喘患者本身胆碱能神经敏感性增高，加上情绪变化通过边缘系统作用于下丘脑后引起的胆碱能神经活性增高，导致胆碱能神经功能失调，哮喘发作或加剧。学者们在研究中还观察到，患者在心理应激状态下出现的过度通气，可诱发或加剧哮喘，并有记忆条件反射参与这一过程。近来，Lekander 等（1999）在研究中发现，象征性刺激和条件反射能引起组织胺释放，从而推测心理因素影响变态反应的过程。这些现象在哮喘中的致病作用机制均有待进一步探讨。

七、阿司匹林性哮喘发病机制研究的新进展①

部分支气管哮喘患者在服用阿司匹林或其他解热镇痛药及非甾体类抗炎药数分钟到数小时内可诱发剧烈的哮喘发作，这种对以阿司匹林为代表的解热镇痛药的不耐受现象称为阿司匹林性哮喘（AIA）。约有半数患者伴有鼻息肉和鼻窦炎，当 AIA 伴有上述鼻部症状和体征时，称为阿司匹林性哮喘综合征。AIA 是哮

---

① 蒋萍. 阿司匹林性哮喘发病机制研究的新进展. 国外医学：内科学分册，2000；27（4）：146～149

喘中的一种重要类型，北京协和医院曾于1984年对3 000例初诊的哮喘患者进行调查，结果表明，AIA在哮喘人群中的发病率为2.2%。该类型的哮喘患者病情多较严重，急性发作时常有生命危险，故日益引起人们的重视。

AIA的发病机制还不十分清楚。既往认为是阿司匹林等解热镇痛药物抑制了环氧化酶（COX），阻断了花生四烯酸生成前列腺素这一代谢途径，于是花生四烯酸的另一代谢途径（经5-脂氧合酶催化生成白三烯）便异常活跃。这一“转轨理论”虽然能对AIA的部分病理现象做出解释，但还是不能从根本上说明为什么只有部分患者会出现对解热镇痛药的不耐受。近来对AIA发病机制的研究又有所进展，相继提出了两个新的假说。

1. COX2假说

（1）COX_1与COX_2

如图所示，COX是花生四烯酸（AA）代谢途径中的关键酶，也是阿司匹林等解热镇痛药作用的靶酶，可以推测它在AIA的发病机制中起重要作用。

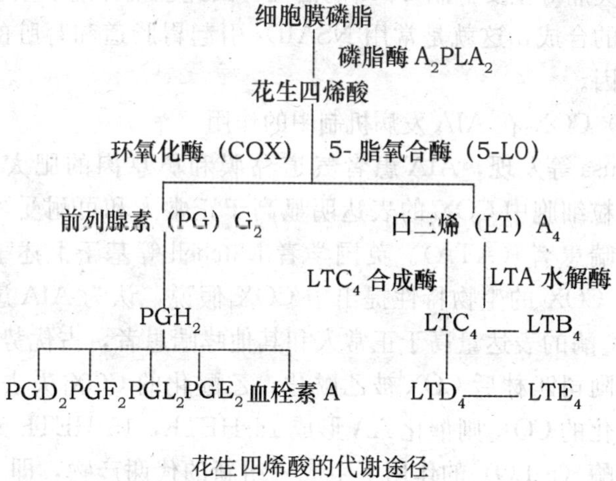

花生四烯酸的代谢途径

COX有两种异构体即COX_1和COX_2，两者的分子量均为71kD，均为由600个氨基酸组成的肽链，其中63%的氨基酸具有同源性，它们的结构和催化活性非常相似。但表达COX_1的基因位于染色体9，而表达COX_2的基因位于染色体1；COX_1第434位和第523位的氨基酸为异亮氨酸（1ie），而COX_2的则为缬氨酸（Val），而此处恰为该酶的底物结合通道和催化位点，因此它们的生物活性也有所不同。COX_1存在于大多数组织细胞和血小板中，与胃、肾等脏器的生理性前列腺素合成有关，是维持细胞正常功能不可缺少的，即所谓“看家酶”。COX_2主要存在于气道上皮细胞和平滑肌细胞，生理状态下它几乎不被表达，只有在炎性细胞因子（IL-1、TNF-α等）或炎性介质（如缓激肽）将细胞激活的情况下才被表达，与炎症性前列腺素的合成有关。糖皮质激素、IL-10、IL-13等可减少COX_2的表达。阿司匹林可使COX_2第530位的丝氨酸（Ser）乙酰化，乙酰化的COX_2催化AA合成15羟花生四烯酸（15-HETE），而COX_1被乙酰化后，则不能再催化AA进行代谢。临床常用的解热镇痛药物如阿司匹林、消炎痛等主要抑制COX_1的活性，因此也就抑制了生理性前列腺素的合成，这就是常用NSAIDs引起胃肠道和肾脏的副作用的原因。

（2）COX_2在AIA发病机制中的作用

Sousa等发现，AIA患者气道黏膜和鼻息肉的肥大细胞、嗜酸性粒细胞中COX_2的表达明显高于正常人和可耐受阿司匹林的哮喘患者（ATA）。英国学者Mitchell等基于上述事实和COX_1、COX_2的生物特性提出了COX_2假说，认为AIA患者体内COX_2酶的表达量高于正常人和其他哮喘患者，占优势地位。但服用阿司匹林后COX被乙酰化，乙酰化的COX_1失去作用，而乙酰化的COX_2则催化AA形成15-HETE，15-HETE又在5-脂氧合酶（5-LO）的作用下生成一组新的代谢产物，即15-epilipoxins，它也是一种脂类介质，与白三烯有交叉反应，进而引起了 AIA 的各种症状，也就是说 AA 的 COX 代谢途径并没有完全阻断，只是代谢产物发生了变化。在正常人和 ATA 患者，由于 COX_2 表达较少，因而不会出现相应的症状。有文献报道，AIA 患者可以耐受选择性 COX_2 抑制剂如尼美舒利（Nimesulide）是上述假说合理性的有力证据。还有试验表明，AIA 患者使用白三烯受体拮抗剂只能减轻阿司匹林诱发的气道阻塞，而 5-LO 抑制剂却可完全阻断口服阿司匹林引起的气道反应，也从侧面支持上述假说。此外，用这一假说还可以解释为什么 AIA 多是在患者原有的支气管哮喘或过敏性鼻炎的基础上发生的，主要是这些基础疾病使患者体内产生许多细胞因子和炎性介质，进而刺激 COX_2 表达增加，通过各种复杂的机制导致白三烯或类似白三烯的物质增多，从而诱发了哮喘发作。但近来有学者对这一假说提出异议，他们认为尽管 AIA 患者和 ATA 患者气道黏膜上肥大细胞和嗜酸性粒细胞 COX_2 的表达有明显差异，但总体表达水平没有区别，因此 COX_2 假说是否成立还有待进一步探讨。

2. LTC_4 合成酶假说

（1）白三烯

白三烯是 20 世纪 70 年代末发现的一类 AA 氧化产物，主要产生于白细胞，其中 LTC_4、LTD_4、LTE_4 为半胱氨酰白三烯（Cys-LT），过去称过敏性慢反应物质（SRS-A）。Cys-LT 有很强的支气管收缩作用，一般来说其收缩强度通常比支气管激发试验中所用的标准试剂如组胺或乙酰甲胆碱强 100～1000 倍。此外，它还参与了炎性细胞浸润，特别是嗜酸性粒细胞浸润，并且形成一种放大机制的基础，促使白细胞持续向气道浸润；Cys-LT 还是已知最强的增加黏液分泌的物质之一；它更可以改变血管张力，从而导致血流的变化，并产生血浆外渗。LTB_4 有致炎作用及促分泌和趋化作用，可诱导白细胞黏附并穿过内皮细胞，使微小血管对血浆蛋白的通透性增加。白三烯尤其是 Cys-LT 参与了产生气道阻塞三个机制的每一个环节，即平滑肌痉挛引起支气管收缩；蛋白质和水分的外渗引起黏膜水肿和黏液分泌增加，是哮喘发病机制中一类非常重要的炎性介质。

（2）白三烯和 AIA

白三烯在 AIA 中的作用尤为突出。有试验表明，AIA 患者在 NSAIDs 激发后，其肺泡灌洗液、鼻分泌物和尿液中 Cys-LT 水平明显提高，而相同的激发试验在 ATA 患者却没有引起 Cys-LT 水平的大幅度变化；还有学者观察到，即使在没有服用 NSAIDs 药物的情况下，AIA 患者体内的白三烯水平仍是 ATA 患者的 3～7 倍，这与肺功能的慢性损伤密切相关。此外，在 AIA 患者，白三烯合成抑制剂或白三烯受体拮抗剂可有效地防止 NSAIDs 诱发的气道收缩，其效果和持续性均优于变应原或运动诱发的气道收缩。以上这些均提示 AIA 是唯一一种白三烯依赖的哮喘类型，而且其白三烯合成异常是原本就存在的，只不过在接触到 NSAIDs 后这种异常更加明显而已。

（3）LTC_4合成酶及其基因多态性

肺组织受外界刺激后产生炎性介质的能力取决于合成该炎性介质的酶的多少，Cys-LT 的产生与 LTC4 合成酶密切相关。

LTC_4合成酶是膜蛋白的组成成分，可特异性地催化 LTA_4 形成 LTC_4。它的基因由 5 个外显子和相对较短的内含子组成，约 3 000 个 bp，开放阅读框的基因约为 450 个 bp，编码 150 个氨基酸。LTC_4合成酶的表达受基因调控的影响，该酶基因的启动子区结构复杂，而且在诱导基因上未发现典型的转录起始序列，预示着可能与转录增强子有交叉，LTC_4合成酶仅局限地分布于也同时表达 5-LO、FLAP（可合成 Cys-LT 前体）的细胞类型，尤其是肥大细胞、嗜酸性粒细胞、嗜碱性粒细胞和巨噬细胞。在嗜酸粒细胞中，IL-5 的存在可使 LTC_4 合成酶表达增多。

有学者用兔抗人的多克隆抗体进行免疫组化试验发现，AIA、ATA 患者和正常人气道中的 5-LO、FLAP、LTA_4 水解酶、COX_1 及 COX_2 的总体水平无明显差别，而 AIA 患者气道黏膜的 LTC_4 合成酶却为 ATA 患者的 5 倍，为正常人的 9～18 倍。ATA 患者和正常人 LTC_4 合成酶相对较少而 5-LO、FLAP 表达较多，提示 LTC_4 合成酶是 ATA 和正常人合成 Cys-LT 的限速酶。AIA 患者气道黏膜的 LTC_4 合成酶表达增多是对 AIA 患者平时及激发试验后均有大量 Cys-LT 产生的很好解释。此外，人们还发现阿司匹林激发试验中的气道反应性与气道黏膜的 LTC_4 合成酶阳性细胞数密切相关，而与其他酶的表达无关。因此，高表达的 LTC_4 合成酶可能是 AIA 发病机制中最重要的因素。

至于为什么 AIA 患者的 LTC_4 已合成酶表达增高，近来人们从基因多态性的角度对此做出了解释。研究发现 LTC_4 合成酶 5′非翻译区的基因呈多态性，即在翻译起始区上游的第 444 位核苷酸由 A 变异为 C，这种单碱基替换在 C_{444} 等位基因处形成了一个基序（motif），它与 AP-2 转录因子结合位点相似，因此，LTC_4 合成酶的基因表达会由于增加了一个额外的增强子基序而增多，使携带这种等位基因的人群增加了患病危险。用 RFLP 分析，AIA 患者中 C_{444} 等位基因的频率为 0.437，两倍于 ATA 患者（0.227）和正常人（0.226）。当进行阿司匹林激发试验时，C_{444} 的 AIA 患者尿中 LTE_4 的水平显著高于 A_{444} 的 AIA 患者。等位基因 C_{444} 的变异增加了细胞因子或其他因素对该酶表达的诱导作用，在接触到 NSAIDs 时使酶的活性增高，而且形成一种循环机制，即高表达的 LTC_4 合成酶产生过量的 Cys-LT，进一步增强了对嗜酸性粒细胞的趋化作用，而嗜酸粒细胞又可产生IL-5，后者可增强 LTC_4 合成酶的表达。

(4) LTC_4合成酶在阿司匹林哮喘发病机制中的地位

试验表明吸入PGE_2可以阻断NSAIDs诱发的AIA患者的白三烯水平增加，但这种气道的保护作用却与其直接的气道舒张作用无关，有学者推测PGE_2是白三烯合成的闸门，正常情况下抑制白三烯的合成，当服用NSAIDs等COX抑制剂时，PGE_2合成相应减少，闸门打开，白三烯的合成便急剧增加。但为什么这种现象不出现在ATA患者和正常人呢？“LTC_4合成酶假说”对此进行了解释。假说认为AIA患者的LTC_4合成酶表达高于ATA患者和正常人，在未接触NSAIDs时白三烯的合成就异常增多，当服用NSAIDs后，PGE_2闸门打开，高表达的LTC_4合成酶导致Cys-LT大量的合成，诱发剧烈的哮喘发作。而在AIA患者和正常人，即便是最大限度地抑制PGE_2，由于LTC_4合成酶表达较少，Cys-LT的合成也不会有很大变化。这一假说使我们对阿司匹林哮喘发病机制有了新的了解。但LTC_4合成酶基因多态性并不能完全解释AIA患者LTC_4合成酶表达增多这一现象，因为大约有30%的AIA患者无LTC_4合成酶基因变异，而25%的对照人群却存在这种改变。AIA不是单基因遗传，其家族史仅为5%，有许多因素影响到该病的发生。这种等位基因的变异不是AIA发病的必需因素，也不是必然结果，可能只是影响到LTC_4合成酶表达异常的诸多因素之一，其他的影响因素还有待进一步研究。

八、职业性哮喘的研究进展①

1. 职业性哮喘的定义及发病情况

20世纪70年代以前，所有支气管哮喘的定义都是围绕着支

① 张晓东，梁友信，金泰廙，等. 职业性哮喘的研究进展. 工业卫生与职业病，2002，28 (1)：59～64

气管平滑肌痉挛这一哮喘的功能性改变而定义的。近年来，随着对支气管哮喘的分子病理学、免疫学研究的深入，逐渐认识到气道炎症是支气管哮喘的本质，重新提出了支气管哮喘的最新定义，即支气管哮喘是一种以肥大细胞反应、嗜酸性粒细胞浸润为主的气道慢性炎症性疾病。对于易感者（尤其是特应性患者），这种炎症可导致气道反应性增高，并可引起不同程度的广泛性、可逆性气道通气障碍的临床症状，表现为突然和反复发作的喘息，呼吸困难、胸闷和咳嗽，这些症状可自行缓解或经治疗迅速缓解。

工作相关性哮喘包括职业性哮喘和职业加剧性哮喘。职业性哮喘（OA）是由作业环境中职业性致喘物（不包括工作环境以外的刺激）所引起的。职业加剧性哮喘是由于工作以外的因素引起的，在作业环境中加重。职业性哮喘根据哮喘发作是否有潜伏期分为两种：有潜伏期的即过敏性哮喘，是由作业场所中的抗原或半抗原引起机体过敏反应而引起的；无潜伏期的即刺激性哮喘，是由作业场所中刺激性物质刺激呼吸道而引起的。反应性气道功能不全综合征（RADS）是在短期内吸入高浓度的刺激性气体引发的刺激性哮喘，近年来常有报道。

目前，大约有200多种职业性致喘物。随着社会的发展，将会有更多新材料应用到生产过程中来，职业性致喘物也将会不断增加。近年流行病学调查研究普遍认为，在世界范围内，职业性哮喘的发病率有逐年增高的趋势，职业性哮喘也越来越成为危害职业人群健康的主要疾病。根据Reijulal 1994年报道，从1981～1991年，芬兰OA人数从156例增加到352例，增加了125％。

在美国普通人群中，大约有5％，即1 100～1 200万人患有哮喘，其中至少有3％是OA，工作相关性哮喘占所有哮喘的15％。在英国1989～1990年进行的工作相关性呼吸系统疾病调查（SWORD）中有1 118名职业性哮喘患者，占同期调查的所有工作相关性呼吸系统疾病的 26%，最高的年发病率多见于喷漆工（658/10^6）、化学操作工（367/10^6）、塑料工（337/10^6）、面包工（334/10^6）、金属处理工（267/10^6）、实验室工人（188/10^6）和焊接工（175/10^6），其平均发病率约为普通人群的 3 倍，是英国职业性肺病报告中最常见的疾病。芬兰在 1990～1995 年间，每年 OA 发病率为 175×10^6（男 171/10^6，女，179/10^6），瑞典为 80/10^6（男 91/10^6，女 70/10^6）。

2. 职业性致喘物及其发病机制

目前，大约有 200 种职业性致喘物，而且随着合成技术和工农业生产的快速发展，其种类日渐增多。这些物质主要包括：高分子质量抗原物，包括动植物、微生物蛋白、多糖、糖蛋白及多肽，分子质量（20～50）ku，有明显的抗原性，可引起 IgE 介导的变态反应，从而引发过敏性哮喘；低分子质量化学物，包括有机或无机化学物，多为半抗原或单纯的刺激物，半抗原进入体内后与宿主体内蛋白质分子结合，形成完全抗原，使机体致敏；单纯的刺激物引起刺激性哮喘（图 1）。

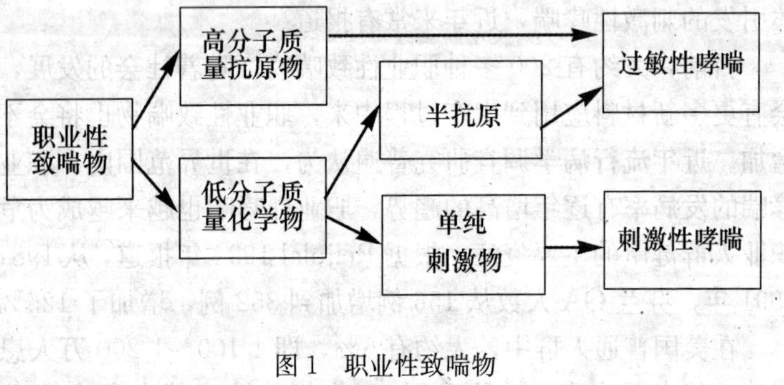

图 1　职业性致喘物

职业性致喘物引起 OA 的机制主要有变应性机制、药理性机制和神经原性炎症机制，OA 的发病有时是一种机制起作用，但大多数情况下是多种机制共同作用的结果。

(1) 变应性机制

高分子质量的职业性致喘物或小分子的半抗原，后者进人体内与血清蛋白质结合具有完全抗原的特点，刺激机体产生特异性 IgE 抗体，引发 IgE 抗体介导的Ⅰ型超敏反应，引起气道炎症性改变导致过敏性 OA。在对含酶洗涤剂生产工人的研究中，用放射免疫吸附试验（RAST）或酶联免疫吸附试验（ELISA）可在工人体内检测出特异性的抗酶 IgE 抗体。对 8 份邻苯二甲酸酐（PA）致敏豚鼠血清进行被动皮肤过敏试验（PCA）及 PCA 抑制试验的研究证实血清中存在 PA 特异性 IgE 及 IgG 抗体。PA 也可引起大鼠气道高反应性和特异性 IgE 及 IgG 抗体水平升高。Tiikkainen 等对面包加工厂工人的研究发现，工人体内面粉特异性 IgG、IgG_1、IgG_2 和 IgG_4 比对照组有明显升高。特异性 IgG 抗体的升高与 IgE 抗体的水平、症状持续时间、皮肤点刺试验、支气管激发试验、外周血嗜酸性粒细胞水平等相关。

细胞免疫在哮喘发作过程中起着重要的作用。在对红刺柏引起 OA 患者的研究中，33 名患者中有 8 人外周血 T 淋巴细胞对大侧柏酸-人血清白蛋白（PA-HAS）的刺激呈明显的增殖反应，而非职业病哮喘患者无此现象。另有研究发现 T 细胞的活化与 B 细胞表面 IgE 受体（CD_{23}）的数量密切相关，表明 T 细胞可能影响 IgE 抗体的释放。

细胞因子起着传递各种炎症细胞之间重要信息的作用，并决定炎症反应类型和持续时间。它们在合成过程、受体调节和生物活性等方面相互制约和相互促进，形成了一个细胞网络，在此网络中的大多数细胞因子都参与了哮喘的发作，其中最重要的有白细胞介素（IL）、干扰素（IFN）和集落刺激因子（GM-CSF）。IL-5 可以影响嗜酸性粒细胞的趋化、转移，诱导过氧化物的产生、脱颗粒等，抗原刺激试验4h后，IL-5释放明显增加，24h后达到最高浓度。在哮喘患者支气管灌洗液鼻腔分泌物中IL-8增加。

炎症细胞由血管内浸润至炎症组织需经过以下过程：白细胞由轴流至边流，再沿血管内皮细胞滚动，然后与血管内皮细胞黏附，跨内皮移动。白细胞的滚动、黏附、渗出等过程与白细胞和血管内皮细胞表面的黏附分子有关。黏附分子常见的有内皮细胞-白细胞黏附分子（ELAM-1）、细胞间黏附分子（ICAM-1）和血管细胞黏附分子（VCAM-1）。用IL-4和TNFα联合刺激人脐血管内皮细胞，可以诱导人脐血管内皮细胞分泌黏附分子VCAM-1的表达，黏附分子VLA_4/VCAM-1的相互作用能够使嗜酸性粒细胞黏附于内皮细胞表面。

对接触甲苯二异氰酸酯的有症状的工人进行特异性支气管激发试验（A-BPT），10min后，血液中性粒细胞的趋化性明显增高，60min后开始下降，到240min时维持不变。痰中也有大量IL-8，表明中性粒细胞对支气管哮喘形成中的作用与IL-8有关。Park等在研究谷尘职业性哮喘的研究中，将15个在谷尘环境中作业的工人根据是否有症状分为阳性组（Ⅲ组，6人）和阴性组（Ⅱ组，9人），另设不接触的对照组（Ⅰ组）。在Ⅲ组支气管激发实验后30min，血液中性粒细胞趋化性明显增高，240min后开始下降。嗜碱性粒细胞释放组胺在Ⅲ组中也明显高于其他组。

(2) 药理性机制

某些职业性致喘物具有药理激动剂作用，可刺激呼吸道组织直接释放组胺，引起支气管哮喘。这些物质有棉麻尘、谷尘、红刺柏、铂盐等。此外，尚可阻断肾上腺素能受体的兴奋，使cAMP/cGMP下降，导致炎症介质释放，支气管平滑肌收缩，如TDI即有此种作用。某些毒物可以抑制胆碱酯酶使乙酰胆碱聚集，兴奋胆碱受体，造成支气管平滑肌收缩，腺体分泌增多，导致神经末梢敏感化和气道高反应性。

(3) 神经原性炎症机制

刺激性气体所引起的支气管哮喘与其对支气管黏膜的刺激和腐蚀作用有关。在长期的刺激或短期高浓度的刺激下，气道黏膜柱状纤毛上皮细胞活动减弱、坏死、脱落，黏膜下腺体肥大，分泌亢进，并伴有炎症细胞浸润并释放各种炎症介质，导致化学刺激性炎症，引起支气管哮喘。另外，上皮细胞的破坏还使上皮细胞间隙增宽，神经末梢暴露，对刺激的反应敏感化。气道的神经支配除胆碱能和肾上腺素能神经支配外，还有非肾上腺素非胆碱能（NANC）神经支配，这种神经纤维在刺激作用下可释放神经肽 A、神经肽 B、P 物质等，引起咳嗽、黏液分泌、平滑肌收缩、血浆渗出、炎性细胞浸润等神经原性炎症，引起气道高反应性和 OA。这些物质有 Cl_2、H_2S、SO_2、农药等。

3. 危险因素

(1) 职业暴露特征

许多职业暴露特征都可以影响 OA 的发病。化学物的性质可以影响哮喘的发作形式或严重程度。根据所用物质安全数据表（MSDS），对化学物质的理化性质进行更全面的了解。比如，大分子物质酶引起过敏性 OA；而刺激性气体如 Cl_2、、SO_2、H_2S 等引起刺激性 OA；高浓度短时间的刺激性气体暴露导致 RADS。OA 发病率和严重程度与职业性致喘物的浓度有关。在含酶洗涤剂生产厂家，采用包裹酶和一系列卫生措施后，洗涤剂厂含酶粉尘含量大大降低，酶性 OA 的发病率也明显降低。另外，工作环境中其他物质的存在也对 OA 的发生有明显的影响。目前已经认识到在含酶洗涤剂生产厂家比酶制剂生产厂家的工人患 OA 和过敏性现象更为严重，可能是由于含酶洗涤剂粉尘中的表面活化剂等对酶的致敏有促进作用。

(2) 特应性

特应性（atopy）或称特应性素质是支气管哮喘发病的内在因素，即对变应原的敏感性。特应性与遗传因素有关，现已证实这些遗传因素与第 11 号染色体上的哮喘基因有关。Young 等发现在人体的第 11 对染色体的 q13 区有与特应性素质发生相关的哮喘基因，具有该基因的人群中，20%可发生哮喘，85%以上可出现不同表现的过敏症状。在一些大分子物质，已经证明致敏与特应性素质有关，如酶、实验室动物抗原等。在一些小分子物质，如异氰酸酯类（TDI、MDI）等半抗原，引起的支气管哮喘也与特应性有关。而刺激性物质引起的刺激性 OA 与特应性无关。

(3) 吸烟

吸烟使工人更容易被职业性致喘物致敏。洗涤剂厂的含酶洗涤剂粉尘引起的肺功能损害和 OA，在吸烟工人中比非吸烟工人中严重。IgE 抗体的水平在吸烟者血清中比非吸烟者明显增高。Flood 等发现 FEV_1 的下降在吸烟组比非吸烟组明显增高；吸烟组的工人也更容易被致敏。调查 78 名曾有呼吸系统超敏反应的工人，发现有 47 人吸烟，23 人不吸烟，6 人在调查期间戒烟了，2 人吸烟习惯不清楚；在肺功能显著下降的 27 个工人中，20 人吸烟，6 人不吸烟，1 人吸烟习惯不清楚；16 人仍有呼吸系统症状（咳嗽、喘鸣、胸闷）。吸烟引起肺功能下降和使工人易患职业性哮喘的机制可能是吸烟可损害呼吸道上皮，使呼吸道上皮细胞之间的紧密连接变松，导致抗原更容易通过呼吸道上皮组织；气道上皮的损伤暴露了气道上皮神经末梢使之受损或处于易感状态，引起气道高反应性；也可能与一些细胞因子的释放有关。

4. 效应评定及健康监护

（1）肺功能测定和最大呼气流速（PEF）测定

对乳胶手套生产厂家的 17 名女工进行肺功能检测，绘出流速-容量曲线，计算出暴露人群中的用力肺活量（FVC）、第一秒用力呼气量（$FEV_{1.0}$）、呼出用力肺活量 50%、75%时的呼气流速（FEF_{50}，FEF_{75}），表明肺通气功能的指标都明显低于对照组，尤其是 FEF_{75}［（75.1±10.5）%］。在对芬兰 6 年中从事牙医的人员进行调查，发现有 12 名接触丙烯酸盐引起职业性哮喘，在对他们的检测中，PEF 明显降低。

（2）免疫学试验

用放射免疫吸附试验（RAST）或 ELISA 方法，可在职业性支气管哮喘患者体内检测到特异性 lgE、IgG 抗体，也可用皮肤点刺试验（SPT）间接测定。Raymond 等用 ELISA 法测定酶接触工人体内特异性 IgE 及 IgG 抗体，发现在接触者体内，其水平显著升高。还可以通过检测炎症介质的释放情况进行评价。文保元等对 30 例接触二苯甲烷二异氰酸酯（MDI）作业工人和 12 例哮喘患者进行了嗜碱性粒细胞脱颗粒试验（HBDT），发现他们的脱颗粒指数（DI）和 HBDT 阳性率显著高于 35 例不接触 MDI 的对照人群；哮喘组 DI 与抗体 IgE 高度相关。对 OA 患者外周血白细胞在抗原刺激下释放白三烯 C_4（LTC_4）的观察，发现 9 例患者中有 6 例外周血白细胞在加抗原作用下释放 LTC_4 明显增加。释放指数（RI，RI＝加抗原白细胞释放 LTC_4 量/不加抗原白细胞释放 LTC_4 量）最高者达到 620%。与患者临床表现和其他指标基本吻合。

（3）支气管激发试验

支气管激发试验被认为是评价气道口径的金标准，一般有非特异性激发试验和特异性激发试验。非特异性激发试验（NS-BPT）是吸入组胺或乙酰甲胆碱，以刺激浓度（PC_{20}）即

$FEV_{1.0}$下降20%时所需最低组胺或乙酰甲胆碱的浓度作为指标，呈阳性表明有气道高反应性，但不能确认是由何种物质所致。而特异性刺激试验（A-BPT）是吸入特异性抗原，观察其所引发的效应，可以直接确认职业性致喘物。Pepys 和 Hutch Crift 在总结支气管激发试验时，将反应类型分为典型反应和非典型反应。典型反应有速发反应、迟发反应和双相反应（图2）。非典型反应分为渐进型、波浪型和延长即刻反应。在抗原支气管激发试验前、后用[99m]锝二正三胺五乙酸（[99m] TcDT-PA）气溶胶吸入动态显像。激发试验前，显像呈放射性均匀一致，其支气管/肺放射性比值（R）平均为1.14±0.17。而激发后，R值则增加2.11～18.5不等，显像呈现不同程度的放射性中心沉积或外周稀疏，其程度与临床症状、体征、肺功能下降相平行。该方法可直接观测患者对特异性抗原物的气道反应性及气道阻塞范围、分布、程度等，能客观地对职业性哮喘进行病因评价。

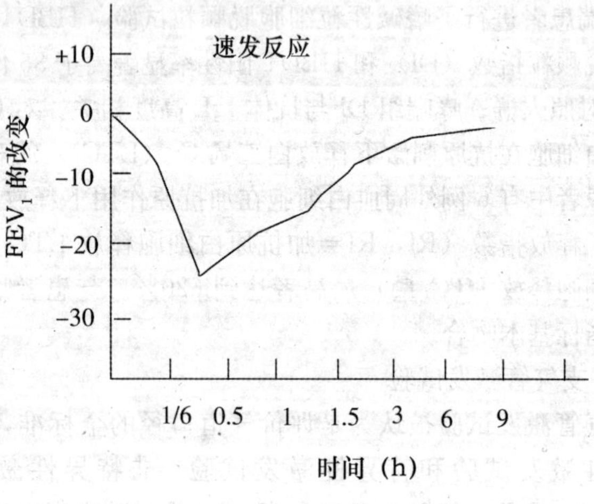

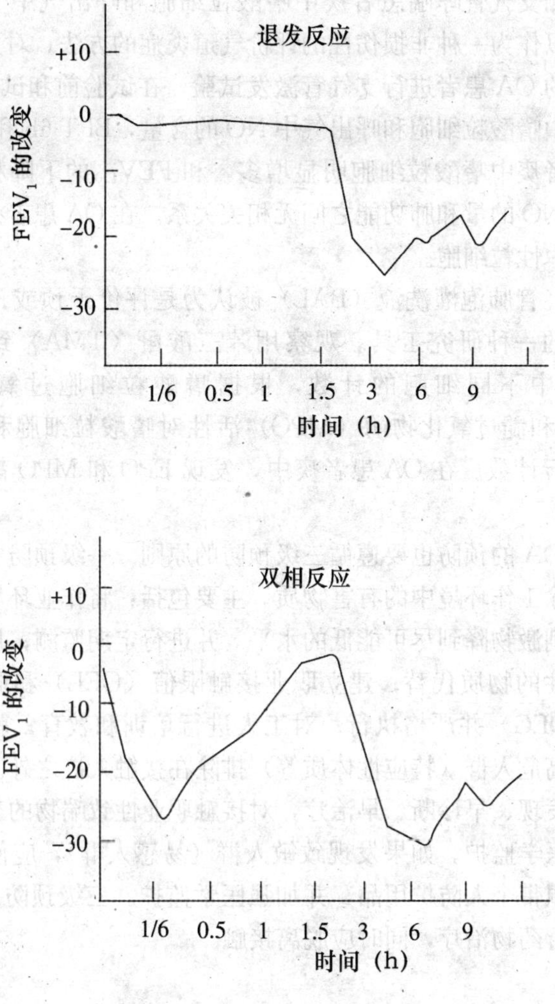
退发反应
+10
0
-10
-20
-30
FEV$_1$ 的改变
1/6
0.5
1
1.5
3
6
9
时间（h）
双相反应
+10
0
-10
-20
-30
FEV$_1$ 的改变
1/6
0.5
1
1.5
3
6
9
时间（h）

图 2　肺功能反应类型

(4) 生物标志物的应用

检测支气管哮喘患者痰中嗜酸粒细胞和呼出气中 NO 的含量，可以作为一种非损伤性的评价气道炎症的方法。对可疑红刺柏诱发的 OA 患者进行支气管激发试验，在试验前和试验中间．测定痰中嗜酸粒细胞和呼出气中 NO 的含量，BPT 6h 和 24h 后，哮喘患者痰中嗜酸粒细胞明显增多，和 $FEV_{1.0}$ 的下降相关，但呼气中 NO 的量和肺功能之间无相关关系。在 OA 患者痰中也可检测到中性粒细胞。

支气管肺泡灌洗液（BAL）被认为是评价干预或预防策略有效性的一种研究工具。观察用苯三酸酐（TMA）致敏的豚鼠 BAL 中不同细胞的计数，根据嗜酸粒细胞过氧化物酶（EPO）和髓过氧化物酶（MPO）活性对嗜酸粒细胞和中性粒细胞进行计数。在 OA 患者痰中，发现 EPO 和 MPO 都有明显增加。

对 OA 的预防也要遵循三级预防的原则。一级预防主要是降低或消除工作环境中的有害物质。主要包括：将作业环境中的过敏原或刺激物降到尽可能低的水平．并进行定期监测；用无害的或低毒性的物质代替；建立职业接触限值（OEL）和职业接触指南（OEG）并严格执行；对工人进行培训和教育；就业前体检，将高危人群（特应性体质等）排除在接触人群之外。二级预防是早发现、早诊断、早治疗，对接触职业性致喘物的工人进行定期的医学监护。如果发现致敏人群（易感人群），应使其脱离接触或佩带个人防护用品，并加强医学监护。三级预防是对 OA 患者进行药物治疗，同时应脱离接触。

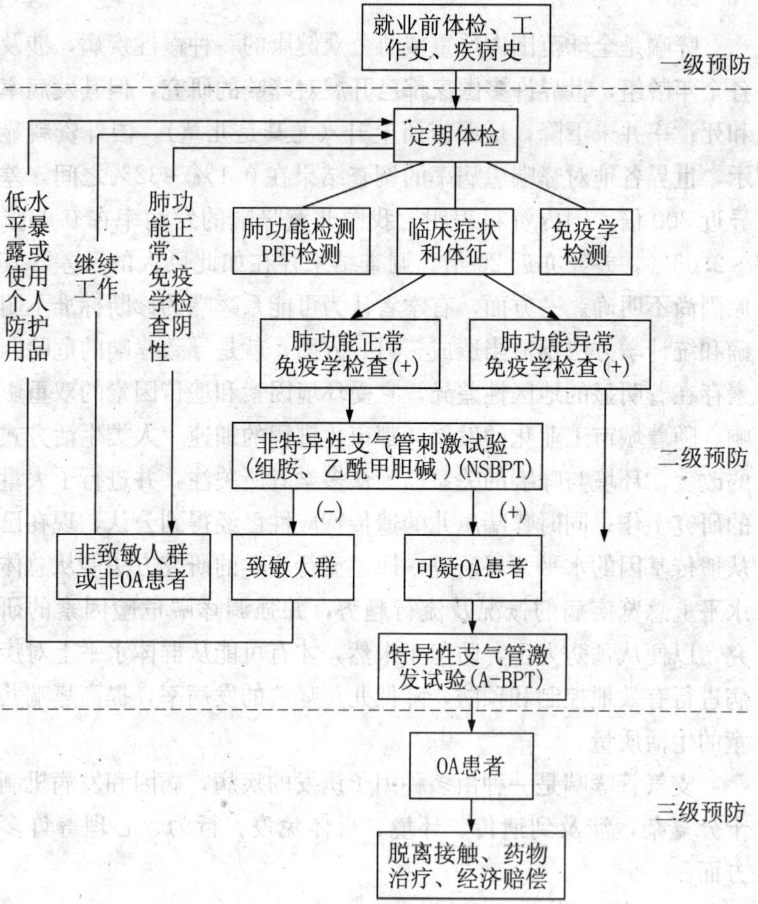

图 3 职业性哮喘的医学监护和预防

九、儿童哮喘危险因素流行病学研究进展①

哮喘是全球范围内严重威胁公众健康的一种慢性疾病，涉及各个年龄组，世界许多国家都已开展对哮喘的研究，但其发病率和死亡率并未下降，反而有所上升（尤其是儿童）。国外资料显示，世界各地对哮喘患病率的调查结果在 0.1%～32%之间，差异近 300 倍。国内资料表明，我国儿童哮喘的发病率在 0.11%～2.03%，差异亦近 20 倍。调查结果存在如此巨大的反差，其原因尚不明确。一方面，有学者认为可能系哮喘的诊断标准不明确和统计学方法不恰当造成；另一方面，就是导致哮喘的危险因素存在着明显的地区性差异，它受环境因素和遗传因素的双重影响。随着城市工业化的发展、都市化进程的加速、人类生活方式的改变，环境与哮喘的关系已为众多学者所关注，并进行了大量的研究工作；同时哮喘患儿的遗传特应性已经得到公认，现在已从遗传基因的水平开展研究，通过流行病学的研究方法能从总体水平上总览疾病的概况及流行趋势，并强调哮喘危险因素的研究，以便从预防人手，防患于未然，才有可能从群体水平上对疾病进行有效地控制和预防，降低儿童哮喘的发病率，提高哮喘儿童的生活质量。

支气管哮喘是一种由多种因子诱发的疾病，病因和发病机制十分复杂，涉及到遗传、环境、机体免疫、行为、心理等许多方面。

1. 遗传因素

哮喘是一种有明显家庭聚集倾向的多基因遗传性疾病，在与哮喘患者有血缘关系的各级亲属中，患有包括支气管哮喘在内的

① 镇永新，杜玉开．儿童哮喘危险因素流行病学研究进展．国外医学：社会医学分册，2003（2）：82～86

特应性疾病的患病机率增高。国内金永堂等在进行哮喘遗传流行病学研究时，对641个核心家系完整资料分析的结果表明，父母患哮喘是其子女患哮喘的重要因素，患哮喘的危险性比父母均不患哮喘家系的子女增加4～8倍，父母对子女患哮喘危险性的影响呈现显著的线性趋势（$P<0.01$）。近年来进一步的研究数据显示，在父母双方均无特应性疾病时，其子女罹患特应性疾病的几率为0%～20%；父母任何一方有特应性疾病时，其子女的患病几率可升至30%～50%；父母双方均有特应性疾病时，患病的几率可高达60%～100%。目前通过连锁分析、关联研究方法进行了哮喘基因研究，发现11q与特应性有关，控制总IgE和气道高反应的基因位点在染色体5q31成簇的细胞因子基因簇中，而β_2-R的突变和哮喘严重性有关，位于14q的T细胞抗原受体（TCR）和特异性的IgE反应连锁。但由于环境因素对哮喘发病的影响及哮喘表型的多样性，使当前的基因研究未取得一致性结论，研究的结果也未能用于哮喘的诊断、治疗及可能发生哮喘者的筛选。

2. 免疫功能

目前，普遍认为哮喘是一种气道慢性变应性炎症，有多种炎症细胞、炎性介质和细胞因子参与其炎性过程。如EC、TL、MON-Mq、肥大细胞和嗜碱性粒细胞，随着免疫学及分子生物学的进展，越来越多的证据表明，免疫功能紊乱在哮喘发病机制中起着重要作用。尤其是近几年来对Th亚群功能与疾病的研究，发现以Th为中心的免疫应答和哮喘炎症的形成密切相关。Th克隆存在两个亚群，Th_1和Th_2，它们在形态上很难区分，主要以所分泌的细胞因子不同而分类，Th_1产生IL-2、IFN-γ和β，不产生IL-4和IL-5；Th_2产生IL-4、IL-5、IL-6和IL-10，但不产生IL-2或IFN-γ。研究表明，Th_1和Th_2中，是由同一Th前体细胞群Th_0分化而来，正常情况下，Th_0按一定比例向Th_1

和 Th_2 分化，两者以相互拮抗和自身促进的方式，形成复杂有序的细胞因子网络，分别行使各自不同的生理功能，调节正常的免疫应答，Th_2 克隆在免疫应答中通过产生 IL-4、IL-5、IL-6、IL-10 等，主导 B 细胞介导的体液免疫应答及Ⅰ型变态反应，Th_1 则介导细胞免疫应答，主要表现在胞内病原体感染的保护和介导迟发型超敏反应（DTH），当机体处于某种疾病如过敏性疾病时，上述免疫应答的平衡被打破，导致 TH_0 向某一亚群（Th_1）优势分化，使该亚群功能亢进而另一亚群功能低下，引起异常免疫应答。鲁继荣等在研究哮喘患儿 T 细胞亚群及细胞因子的变化时发现，哮喘患儿 IL-4 明显增高，INF-γ 下降，IL-4 与 IgE 呈正相关，而 INF-γ 与 IgE，IL-4 与 IFN-γ 呈负相关，说明在哮喘患儿 IgE 合成中 IL-4 与 INF-γ 所起的作用是相互拮抗的。IL-4 与 IFN-γ 的水平变化是 Th_0 优势分化的结果，这也是对上述理论的有力验证。

3. 环境因素

(1) 室内环境

随着现代化居室的相对封闭和空调的使用，导致室内通气不良；室内装修把居室变成了尘螨孳生地和其他变应原的聚集地。同时，儿童户外活动的减少，使得小儿暴露于高浓度变应原的室内环境中的时间增多。Derkker 等研究显示，屋尘螨（HDM）及其代谢产物是造成气道高反应性（AHR）和引发哮喘的最重要的危险因子。儿童接触 HDM 密度越高越容易发生哮喘，且 HDM 致敏的严重性与接触水平相关。Squillace 等在研究弗吉尼亚市中心儿童哮喘家庭危险因素时发现，只有屋尘螨过敏可作为独立的因素与哮喘相关（OR=6.6，$P<0.001$），81%的屋尘含有高水平的尘螨变应原（>2mg/g）。Yang 等在探讨亚热带地区儿童哮喘与室内环境因素的关系时证实，室内潮湿与哮喘相关（OR=1.77，95%CI 为 1.24～2.53），潮湿的环境有利于室尘螨的生长、繁殖，同时也增加了呼吸道疾病传播的危险性。被动吸烟被视为儿童哮喘的严重危险因素，Schwartz 等在对 7～12 岁年龄组哮喘患儿和有咳嗽症状小小儿暴露于烟草烟雾环境中(ETS) 呼吸功能改变进行研究时发现，ETS 暴露导致 PEF 的下降和呼吸道症状的加重；Knight 则从环境烟草中尼古丁的药动学方面与儿童哮喘的关系作了分析，哮喘患儿头发中尼古丁的含量是对照组儿童的 2 倍（暴露于同样浓度的尼古丁环境中），而且头发和尿中尼古丁的浓度比，哮喘组高于对照组，由此可以说明哮喘儿童对尼古丁具有更高的系统性暴露，这与其低水平的清除率有关。这一研究对同样暴露于相同浓度烟雾环境中的小儿有的发生哮喘而有的不发病作了很好的解释。而众所周知；烟雾可以增加气道的敏感性，引起气道的炎症，使之容易发生病毒感染和喘息性疾病；近年来家庭豢养猫、狗、鸟等宠物增多，这些宠物的分泌物、皮屑和脱毛均可成为诱发哮喘的因素。

(2) 室外环境因素

主要与气候的变化、大气的污染及室外变应原的吸入有关。周燕等在对上海市 219 名儿童支气管哮喘的发病规律及影响因素进行调查后发现，儿童哮喘发病诱因主要是天气变化（63.80%）和感冒受凉（56.63%）；好发季节：秋季（63.10%）、春季（32.14%）、无规律（23.21%）、冬季（20.83%），常年发作及夏季好发者各占 1.79%。哮喘好发于秋季和冬春季节，这时气候多变，温差大，空气较寒冷，吸入冷空气刺激气道，因季节交替时，儿童穿衣服不适宜，加上这时又为感冒流行季节，因此容易引起呼吸道感染，从而诱发哮喘。而林恩尧在对 1 137 例哮喘息儿出生月份调查后发现，哮喘患儿在 10 月份出生较多，成一个高峰，而秋季环境中尘螨等抗原数量较高，对于某些过敏体质的婴儿如果出生在此季节，则易被螨类抗原致敏而易患哮喘病。

随着工业化进程的加速，大气污染也日趋严重，SO_2、

NO_2、可吸入颗粒、臭氧、杀虫剂、油漆，以及工业废气等工业污染都可以对呼吸道造成刺激，诱发哮喘，而室外各种各样的季节性花粉、霉菌孢子等变应原也与哮喘的发病关系密切。

4. 儿童自身因素

（1）出生史

早产、低出生体重儿哮喘的发病机率增高，尤其见于曾有过机械通气的早产儿。早产儿由于肺发育不足及肺功能低下，更易患呼吸道疾病，且使用机械通气的机会增多，机械通气会损伤气道，进而导致 BHR 和哮喘，Wist 等的研究证实了这一点。

（2）喂养史

婴儿可以从母乳中获得 IgA 等保护性蛋白，来改善机体暴露于变应原的状况，从而减少 4 个月内的喘息性下呼吸道疾病的发生。如果过早地食用牛乳，则增加了其发生过敏反应的机会。最近 Kulig 等对 1990 年出生的 7 609 例儿童进行了为期 6 年的血清特异性 IgE 的随访调查，结果证实，在婴幼儿中对牛奶、鸡蛋等食物过敏的发生率为 5%～8%；Price 报告，对牛奶过敏的儿童，哮喘的发病率可高达 26%。

（3）呼吸道的感染

3 岁以内反复呼吸道感染是哮喘常见的诱发因素，主要是病毒感染（RSV）所致的毛细支气管炎、支原体和衣原体感染与哮喘发作的相关性研究也日益为人们所重视。Sigurs 等研究发现，在婴儿期有毛细支气管炎史的 3 岁儿童喘息的发病率为 23%，而在没有这类病史的对照组中出现喘息的只有 1%，对普通过敏原的皮肤试验结果显示，既往有毛细支气管炎的儿童中 32%呈阳性，而对照组阳性者为 9%，提示 RSV 感染诱发长期的过敏反应增强。Martinez 认为，RSV 感染患儿体内可能出现 Th_1/Th_2 的失衡，病毒感染促进气道中淋巴细胞浸润，可能产生持久的 Th_2 反应，易于过度产生 IL-4 和 IL-5，根据这一理论，当有Th_1/Th_2失衡的宿主暴露于环境过敏原时，更可能出现致敏；另一研究发现，发展为哮喘的毛细支气管炎患儿血中IFN-γ水平显著下降，并持续至少4～9个月。因此，认为低水平的IFN-γ与日后发展成的哮喘有关。

杨亚静等报道，哮喘患儿肺炎支原体（MP）抗体阳性占17.74%，提示MP在哮喘中的病原学作用已占重要地位，MP进入呼吸道黏附于宿主呼吸道上皮表面，释放特异性危害物质，如过氧化氢而造成黏膜上皮的损害，MP感染导致T淋巴细胞亚群紊乱，最终致IgE增高和气道高反应，而诱发哮喘发作。在Miyashita等的研究中，急性发作期的哮喘患者有8.9%经血清学检测证实存在急性肺炎衣原体（CP）感染，明显高于对照组（$P=0.048$），CP感染主要与Ⅰ型变态反应有关，CP作为特异性抗原，刺激机体产生特异性IgE抗体，引起炎性介质的释放，导致支气管痉挛、气道炎症和气道高反应。

（4）特应性体质

研究表明，多数哮喘患儿具有特应性体质。Sherrill等认为，儿童早期的过敏状态是以后发展为喘息症状的主要危险因素，OR=4.1；Marin等在研究特应性皮肤炎与哮喘的关系时发现，有特应性皮肤炎的患者中62.5%以后发展为支气管哮喘，而且已经证明，湿疹可作为气道激发试验时气道高反应加剧的一种信号，而过敏性鼻炎亦与哮喘有非常密切的关系，OR=4.06。

5. 行为社会适应能力与心理因素

哮喘患者比其他人表现出更多的消极情绪，黄柳一等在研究哮喘患儿行为、社会适应能力及心理时认为，在行为方面，哮喘患儿多有自我限制，不愿参加体育活动，过分依赖成年人；在社会适应能力上，哮喘儿与正常儿童相比，较难结交新朋友，较易感觉孤单及生活不愉快，学习成绩相对较差；在精神心理状态上，哮喘患儿更多表现出沮丧、自卑、易激惹、紧张，由于强烈的情绪反应而影响正常的社会适应性，使其处于心境恶劣状态，从而增加了疾病的易感性。另外，母子关系也是引发患儿心理变化的一个重要因素，母亲采取过分保护、迁就的态度，尤其是发病时，易使病态模式强化并巩固，当患儿某些需要不能满足时或受到某些情绪刺激时，哮喘就成为躯体语言作为情绪的一种形式发泄出来。

6. 胃食管反流（GER）

据报道，健康人约10%有GER，儿童哮喘中有45%～65%伴有GER，目前普遍达成的共识是：GER是哮喘的一种病因或促发因素，各种原因的哮喘又可加重GER，两者形成恶性循环。GER诱发哮喘的可能机制：①反射理论：GER诱导从食管到肺的迷走反射弧，从而产生支气管的收缩；②反流理论：胃内容物的慢性微量吸入到肺，导致炎症反应和支气管收缩。王岩等对伴有GER症状的哮喘加用抗反流治疗后，临床疗效优于对照组（$P<0.05$），治疗组治疗前后PEF值比较，差异有显著性（$P<0.01$），这也进一步说明，GER是诱发或加剧哮喘的一个重要因素。

7. 社会经济状况

某些社会经济因素对哮喘的危险性存在着影响。在我国，城市中人口密度较高地区哮喘患病率高于人口密度低的地区。Crain对纽约市的小儿研究发现，哮喘累积患病率和现时患病率均随家庭经济收入的下降而增加，在西班牙裔小儿中这种差别更显著，低收入家庭的哮喘患病率是高收入家庭的2倍多。造成这种现象可能的原因是：经济条件差者住房相对拥挤，居住环境差，哮喘诱发因素增加及医疗保健得不到保证。

8. 缓解期治疗的依从性

现代医学观点认为，缓解期治疗应是支气管哮喘治疗的核心部分，其主要措施就是实施抗炎治疗，旨在消除气道炎症而达到预防哮喘发作甚至完全缓解的目的。但是据国外资料报道，目前哮喘患者用药依从性水平多为40%～50%。陈铭华等的调查结果显示：哮喘患儿急性发作期用药依从性为71%，缓解期为19.2%～50.3%。造成哮喘患儿用药依从性差有5方面原因：①症状缓解后自行停药；②疑虑副作用；③认为无效；④药物副作用；⑤其他（不在乎、忘记）。但主要还是疑虑长期吸入激素可能产生副作用和对吸入治疗缺乏信心，长期连续用药难以坚持；还有一部分患儿虽然能坚持持续吸入用药，但由于喷吸技巧存在问题，近似于无效吸入。以上现象在儿童哮喘的治疗中相当普遍，并因此而导致儿童哮喘的反复发作，“久治”难愈。

十、空气污染与儿童哮喘关系的研究进展①

大量的流行病学研究表明，世界范围内儿童哮喘的发病率呈逐年上升的趋势。在新西兰，从1969年的7.1%上升到1982年的13.5%；在澳大利亚墨尔本，5岁儿童哮喘的发病率从1960年在19%增加到1990年的46%。随着经济的发展，类似情况也可能在我国出现。尽管现代医学对支气管哮喘的发病诱因、发病机制和病理生理的认识有了很大进展，但对几十年来哮喘发病率持续上升的根本原因还知之甚少。目前认为，哮喘的发病与空气污染、遗传、年龄、地理条件、气候、种族、精神因素、生活水平及饮食习惯等有关。儿童哮喘是一种现代病，空气污染在儿童哮喘的引发及加重过程中起什么作用，目前说法不一。

据国际性儿童哮喘及过敏性疾病研究小组（ISAAC）调查，各国13～14岁在校儿童调查最近12个月喘息发作的报告率在1.6%～36.8%，差异近20倍。哮喘发病率最高的是英国、新西

---

① 王慧. 空气污染与儿童哮喘关系的研究进展. 中国儿童保健杂志. 2001，9(2)：116～117

兰、澳大利亚，其次是北美、中美、南美的一些国家，最低是东欧、印度尼西亚及我国。我国 1988 年～1990 年对儿童哮喘的流行病学进行调查，患病率最低的地区为平均海拔 3658 米，气候干燥、空气稀薄的西藏高原（0.11%），而最高的则为海拔低于 50 米，亚热带气候的沿海地区福建省（2.03%）。调查结果存在如此巨大的差异，提示哮喘的发病非单因素所致，而是各种因素综合作用的结果。

在美国加利弗尼亚南部的研究发现，PM_{10}（可吸入颗粒物，直径<10μm）的浓度升高，可加重哮喘儿童的症状，二氧化氮（NO_2）的浓度也与儿童哮喘的发作显著相关。在我国天津的调查发现，大气污染严重地区儿童抗体水平明显升高，肺活量等肺功能显著降低，提示工业区大气污染是影响儿童呼吸系统健康的危险因素。荷兰的一项研究表明，患有哮喘的儿童比未患哮喘的儿童对空气污染的反应更为敏感，且治疗哮喘的药物不能阻止空气污染所致的不良反应。在我国台湾的研究发现，室外空气中总悬浮颗粒物（TSP）、NO_2、臭氧（O_3）、一氧化碳（CO）等的浓度升高与哮喘的发病率增加明确相关，但 PM_{10}、二氧化硫（SO_2）与哮喘的关系并不明确。许多研究表明，哮喘患者对 NO_2 尤其敏感，0.3ppm 的 NO_2 即可引起其肺功能降低，而暴露于中可致呼吸频率增加，气道黏液清除能力下降。总之，室外空气中的 NO_2 和浓度升高可引起各种肺功能损伤，气道敏感性增加及哮喘患者的就诊率增加。

另外，许多实验及流行病学研究都确认了空气污染与哮喘症状的恶化有关。实验研究发现，哮喘患者正常活动时，吸入 1.0ppm 和 SO_2 10min，FEV_1（第 1 秒最大通气量）下降 23%，总肺阻力增加 23%。研究还发现，吸入 SO_2 2.5min 就足以引起哮喘患者的支气管堵塞症状。同样，也可导致哮喘患者的气管反应症状。暴露于 0.4ppm 的 O_3 2h 后，哮喘患者的肺功能显著降低。PM_{10}也可引起哮喘患者的肺功能明显降低。但是，没有发现NO_2暴露对肺功能的不良影响。流行病学调查也发现，空气中SO_2的水平升高可导致儿童的肺功能降低，同样，PM_{10}的浓度升高也可导致肺功能改变。Kinney 等总结了以往的各项研究发现，SO_2的浓度每上升一个百分点，儿童的肺功能指标 FEV_1则下降 0.50ml。同样设计的研究也在哮喘儿童中得到一致结论。

一些室外空气污染物的浓度与儿童哮喘的就诊率明确相关。美国阿拉斯加等地的研究发现，大气中PM_{10}浓度上升，医院内哮喘的就诊率也随之升高，PM_{10}的浓度上升 10ppm，哮喘的就诊率增加 3%～6%。西班牙及美国加利弗尼亚的研究都发现随着空气中NO_2的浓度增高，儿童哮喘的就诊率也随之增加。伦敦的一项报告表明，SO_2的浓度与儿童哮喘的就诊率明确相关。阿姆斯特丹的一项研究表明，汽车尾气中的黑烟对哮喘儿童的症状有不良影响，并且与哮喘儿童的用药次数相关。但是，由于居住在交通繁忙地带的住户经常关闭窗户，以防止汽车尾气进入，从而导致室内的空气污染物浓度升高，因而，车辆交通污染与儿童哮喘的关系并不明确。

另一方面，许多研究也表明空气污染并非导致哮喘发病率增加的重要危险因素，而仅仅只是加重了个体的哮喘症状。在东欧、我国等空气污染较严重的地区，PM_{10}及SO_2的浓度都很高，而哮喘的发病率却很低；在美国、西欧这些国家的空气中NO_2的浓度很高，哮喘的发病率只是中等；而新西兰等空气污染很轻的国家，哮喘的发病率却极高，以往的许多研究均指出空气污染的浓度与肺功能的下降有关，但与哮喘发病的因果关系仍不清楚。东德的空气污染程度较西德严重，但哮喘的发病率却较低，而支气管炎的发病率较高。在瑞典的一项研究表明，中等程度的空气污染对一些呼吸系统症状，如支气管炎、夜间干咳等有较大影响，但与哮喘及其他过敏性疾病的关系并不明确。

由于现代建筑物的封闭特点以及室内装修材料的应用，室内通气不良，各种污染物聚集，可能引发或加重哮喘。台湾的一项研究表明，被动吸烟是儿童哮喘的高危因素。Burney 等研究发现，父母，尤其是怀孕期母亲的吸烟率越高，儿童哮喘的发病率也越高。然而，吸烟对儿童哮喘虽然有一定影响，但具体的作用机制并不明确。

综上所述，环境因素对儿童哮喘的发生及发展都有一定的影响。目前，对于环境污染物与儿童哮喘的关系说法不一。总的认为是环境中的污染物如 PM、SO_2、NO_2 及 O_3 的污染水平越高，对儿童肺功能的影响越大，但要明确污染物与哮喘的关系，仍需进一步的大量研究。

十一、儿童哮喘的遗传学研究进展①

支气管哮喘是儿童常见的呼吸系统变态反应性疾病，是由免疫、遗传、环境以及其他因素共同作用而引起的多基因遗传病，遗传度为 70%～80%。哮喘发病呈现多因性和异质性，并由不同的遗传机制控制。迄今为止，儿童哮喘的临床预后仍然是不尽如人意，因此，探讨哮喘的发病机制是防治哮喘的根本途径。在此，仅对有关哮喘的遗传学研究进展作一简要介绍，以加深儿科工作者对其进一步的了解。

1. 哮喘发病机理概述

支气管哮喘是由免疫、遗传和环境等因素共同作用所引起的呼吸道急、慢性炎症，多为过敏性炎症。呼吸道的急性炎症使气道管壁的血管通透性增加、黏液分泌增多及平滑肌痉挛；慢性炎症进一步使气道结构和功能改变，导致气道高反应性，从而引起

---

① 尹晓娟，李为民．儿童哮喘的遗传学研究进展．中华儿科杂志，1999，37(12)：770～772

喘息、咳嗽和呼吸困难等哮喘症状。IgE介导的气道过敏性炎症反应是哮喘最常见的发病机制；其次，研究表明，遗传因素在哮喘发病中起着重要的作用；同时环境因素在哮喘发病中也具有不可忽视的作用，环境因素中最重要的是过敏原的密度、患儿在过敏原中暴露的时间和方式，其他的环境因素包括吸烟、大气污染以及呼吸道感染，尤其是病毒感染。当具有遗传易感性的个体暴露在一定的环境中，气道的过敏性炎症就发生了。可见，免疫、遗传和环境在哮喘发病中的作用是相互影响的。

2. 哮喘表型及其遗传分析

研究遗传性疾病首先必须确定疾病的表型，这一点在哮喘的遗传研究中显得尤其困难。在流行病学调查研究中，一般基于既往的喘息并结合特应性表现和气道高反应性诊断哮喘。特应性表现包括血清总IgE升高和变应原皮试阳性两个方面。研究表明，特应性与非特异性的支气管高反应性之间存在明显的相关性，但同样存在以下客观事实：具有特应性的个体可以没有气道高反应性；具有气道高反应性的研究对象可以不具有特应性或者不患哮喘。气道高反应性与哮喘性状的不一致性使人们猜想：气道高反应性可能是一种独立的遗传表型性状。有人在患有特应性哮喘儿童的一级亲属中测定了支气管易变性的患病率，结果表明，具有特应性表型的亲属的气道高反应性患病率为39%，而健康亲属患病率为32%。同时发现群体中过敏原皮肤试验阳性与气道高反应性之间没有直接的联系，提示这些现象为分离性状。也有研究提示，哮喘儿童呈现明显的气道高反应性，其父母的气道高反应性支持是单基因突变引起，且二者还有不同比例的不典型气道高反应性。此研究还表明气道高反应与变应原皮试阳性或血清总IgE高低无明显联系。比较患症状性哮喘与非症状性哮喘的儿童，前者父母的气道高反应性更明显，这一点支持支气管反应性可能以不完全外显的常染色体显性遗传方式遗传下来的观点，所以可能有两种因素引起气道的高反应性：（1）先天性决定的常染色体位点引起温和性的气道高反应性；（2）继发于气道过敏性炎症的获得性因素进一步增加气道的高反应性。

3. 哮喘基因研究

（1）染色体 11q13 与高亲和性的 IgE 受体（FcεRIβ）

有人把哮喘基因定位于染色体 11q12，13，并提出特应性传递主要是通过母系遗传。在基因组随机研究中发现，11q13 与特应性有关，在英国和日本群体研究中确立了此种连锁关系。以后用 11q13 区域图谱证实了此候选基因的存在。IgE 受体有一种变异体（亮氨酸 181），这种变异体可能增加受体的信号传递能力，增加肥大细胞释放白细胞介素（IL）-4，并刺激高水平的 IgE 合成。新近的研究发现染色体 11q13 上的 FcεRIβ 基因可以作为特应性哮喘的候选基因。IgE 特异性受体也可以使哮喘易感者产生气道高反应性而不是特应性。

（2）染色体 5q 与细胞因子基因族

染色体 5q31 上的细胞因子基因族使得基因组的这个区域成为包含特应性基因的候选区域。在 11 个 Amish 大家系中的研究发现，血清总 IgE 水平与此区域相关联，即 IL-4 基因两个等位基因相同的同胞，其总血清 IgE 水平较一致，而等位基因不同的同胞，其 IgE 水平有较大的差异。经采用同胞配对和 Lod 评分法对荷兰人群进行分析，发现染色体 5q 上有许多候选基因影响血清 IgE 的水平，其候选基因可能位于 D5S436 至 D5S658 附近，该区域跨过几百万个碱基对的范围，有许多候选基因，包括 IL-4、IL-3、IL-5、干扰素、调节因子-1、单核-巨噬细胞克隆刺激因子的基因。也可能是多种因素参与了特应质的发病机理。另有学者提出，IL-4 基因调节区的多态性可能与特应性有关系。应用连锁分析及同胞配对方法对日本 68 个家系的 306 位成员进行研究，结果表明，哮喘基因在染色体 5q31～33 上与遗传标记 IL-4 基因、IL-9 基因及 D5S393 存在连锁（$P=0.003$，$P=0.018$，$P=0.0077$），且这些特异性位点与儿童哮喘的发病相关联。

（3）14q 连锁与 T 细胞抗原受体（TCR）

研究显示 14q 上存在 TCR 位点与特异性 IgE 反应的连锁区域，这种连锁是在两个独立人群中发现的，并符合常染色体隐性遗传。这个区域也包括 TCRδ 链基因，位于 α 位点内，因此 δ 链基因可能是连锁的候选基因。虽然这种结果没有独立重复出来，但它提示 TCR 基因的多态性限制了机体对特异性抗原的反应能力。临床研究表明，染色体 14q32 上的免疫球蛋白重链基因与特应性及非特应性儿童哮喘存在一定的联系。

（4）哮喘与人类白细胞抗原（HLA）

长期以来学者们认为，HLA Ⅱ 类抗原（包括 DP、DQ 和 DR）在抗原呈递过程中起关键作用，影响免疫反应的特异性，因此人们对 HLA Ⅱ 类抗原等位基因与某些特殊抗原的 IgE 高反应性之间的关系尤其关注，目前仅发现 HLA 与高纯度吸入的变应原有关，而与复杂的常见变应原无关。室尘螨 Der P 的特异性抗原呈递需要特异性 HLA-DR 和 DQ 基因产物，Amb aV 抗原呈递需要 HLA-DRB1 等位基因中 DRB1/2.2 和 DRB1/2.12 参与。HLADQw 抗原参与了屋尘螨所致的中国儿童哮喘的发病，Mullarkcy 等研究显示，DQW2 表型是阿司匹林过敏性哮喘的标记物，但 Perichon 等研究发现阿司匹林哮喘与 DQ 抗原无关，而与 DQB1＊0101 等位基因相关，进一步研究发现 DQB1 抗原上的一个氨基酸序列的改变可直接导致哮喘发生。现在利用可靠的过敏模型进一步研究人类免疫反应的分子基础，HLA 位点已经确定为特应性和哮喘发病机理的候选基因，主要是由于 HLA Ⅱ 类抗原在抗原表达和 T 细胞抑制中的作用。

(5) 哮喘的严重性与β_2肾上腺素能受体(β_2-AR)基因

β_2肾上腺素能受体参与了支气管哮喘的发病。β_2肾上腺素能受体基因存在9个不同的点突变，但只有4个引起氨基酸序列的改变；需持续口服激素才能控制症状的哮喘患者75%是第16位氨基酸(核苷酸46)为甘氨酸而非精氨酸的纯合子个体。此种突变体与哮喘的严重性可能存在一定的联系，尤其与夜间哮喘联系更紧密。另一个突变体是27位的谷酰胺被谷氨酸代替，它与哮喘群体的气道不显著性高反应性相关，可使β_2受体对其激动剂诱导的下调有抵抗力。Ohe等用BamI内切酶对4个日本家系58个成员β_2肾上腺素能受体基因的限制性片段长度多态性(RFLP)分析发现，在该人群中，存在两个等位基因多态性(2.3kb和2.1kb)，无等位基因2.3 kb(即为2.1 kb的纯合子)的成员表现为对吸入沙丁胺醇的反应性不佳，在哮喘病例中无2.3 kb等位基因的比例高。这些研究似乎表明，β_2肾上腺素能受体基因的多态性在哮喘的发病中并不起主要作用，但它可能与患病个体病情的严重性有一定关系。

(6) 哮喘与α_1-抗胰蛋白酶突变体(α_1-AT)

α_1-AT遗传缺陷在慢性阻塞性肺疾患中起着重要的作用。它也参与支气管哮喘中蛋白水解酶抑制剂的平衡与抗平衡过程。两个主要的等位基因(Z和S)与α_1-AT缺失有关。研究表明，Z等位基因杂合缺失与类固醇依赖性哮喘紧密相关，S等位基因杂合缺失与哮喘的气道高反应性存在联系。

(7) 哮喘与α_1-抗糜蛋白酶(α_1-ACT)遗传缺陷

Lindmark等采用病例对照研究，在瑞典人群中对172例哮喘儿童和193例儿童进行了α_1-ACT遗传缺失筛查，并比较了一些临床资料。结果表明，哮喘组α_1-ACT杂合缺失频率为2.9%，明显高于对照组；且α_1-ACT杂合缺失与非缺失患者相比，前者哮喘初发年龄早，住院次数多，放射性过敏原吸附试验阳性率高，此结论支持 α_1-ACT 杂合缺失增加了患儿童哮喘的危险性，并在一定程度上影响儿童哮喘的严重性的观点。我们应用同样方法在重庆市 90 例哮喘儿童和 180 例健康儿童中初步筛查 α_1-ACT 杂合缺失，发现哮喘组 α_1-ACT 杂合缺失频率为 4.4%，明显高于对照组；与儿童哮喘发病及某些临床指标相关联，与 Lindmark 研究结果相一致，但引起 α_1-ACT 杂合缺失的基因结构如何目前仍未定论。

（8）其他位点及哮喘相关基因

国外学者利用常染色体上 253 个微卫星标记物及 X 染色体上的 16 个微卫星标记物，对澳大利亚西部 80 个哮喘家系进行了全基因组扫描，结果提示第 4、7、13、16 号染色体上也有可能存在哮喘易感基因。

4. 哮喘基因研究的意义

在此，我们阐述了遗传因素在哮喘发病中的作用，基因组研究将继续检测其他的相关基因。对引起哮喘和特应性疾病的遗传变异的理解能够为儿童哮喘的临床诊断和治疗开辟广阔的途径：①改变免疫反应的特异性突变体的发现为基因治疗提供了靶子。但由于确定基因突变的研究费时、基因治疗的危险性及高成本，现在还不能合法地对非致死性疾病进行基因治疗。②用于发展特异性的药物疗法。针对引起哮喘发病的基因异常，给予相应的药物调节。例如，如果具有加强功能的 IL-4 变异体或者具有缺乏功能的 IFN-γ 变异体被确定为哮喘病因，则可以直接制造调节剂。然而，由多基因参与的免疫和炎症反应将可能造成无效或危险性。③用于疾病的筛查。可根据研究结果筛查出携带特应性基因者，然后通过改善环境，如避免接触烟雾，防止感染等预防哮喘发作。或根据结果提供早期诊断方法，以便及早对哮喘患儿进行干预。

第二节 临床研究

一、哮喘免疫治疗的新进展[①]

哮喘是世界上最常见的慢性疾病之一。随着对哮喘发病机制，尤其是气道慢性炎症机制的深入了解，哮喘治疗已取得很大进展。在目前众多的治疗中，抗炎、对症以及免疫治疗被认为是哮喘最基本的治疗方法。为此，我们对哮喘免疫治疗的最新进展作一介绍。

1. 抗原特异免疫疗法

早在1911年，英国的Noon和Freeman应用变应原特异免疫疗法（SIT）治疗枯草热和过敏性鼻炎获得成功。之后SIT广泛应用于包括哮喘在内的过敏性疾病的治疗。然而，半个多世纪来，对SIT治疗哮喘的临床疗效和安全性一直有两种完全不同的观点，在英国的免疫治疗指南中甚至把哮喘作为禁忌。但近年来大量基础和临床研究均证实了该疗法的有效性和安全性，使SIT重新受到重视。Abramson等和Malling总结了1966～1997年发表的29篇有关SIT治疗哮喘的随机双盲、安慰剂对照的临床报告，结果表明，SIT是过敏性哮喘安全、有效的治疗方法。新近WHO在抗原免疫疗法现状的报告中指出，SIT对许多花粉（包括花草、豚草等）、屋尘螨及少数动物毛屑（如猫）引起的过敏性哮喘有效：同时将变应原提取物（AE）更名为变应原疫苗（AV）。为了提高疗效和安全性，WHO的报告中还提出，必须使用标准化的AV，目前条件下由屋尘、细菌、白色念珠菌和毛

---

① 沈华浩，朱元珏．哮喘免疫治疗的新进展．中华结核和呼吸杂志，2000，23（1）：55～56

癣菌制备的AV不能用作SIT。

经皮下注射AV的疗效已经确定，但皮下注射带来的不便使患者的依从性下降，通常难坚持2～3年或更长时间的疗程。近年来有学者试图通过口服、气管内或鼻腔内滴注给予AV来进行SIT，但因疗效不确切，或因患者不能耐受均告失败。唯有经舌下给药途径显示出良好的疗效和安全性，可作为对皮下注射耐受性差或有严重不良反应患者的选择。

为了提高疗效和患者的依从性，目前正在研制开发编码特异变应原蛋白质的质粒DNA（pDNA）。动物试验发现，应用pDNA进行SIT可降低血中IgE水平，肺嗜酸性粒细胞（EOS）浸润，并且只需注射2～3次即可获持久免疫。另有报道，应用同时编码数种常见变应原蛋白质和细苗DNA片段的pDNA来进行免疫治疗也在开发之中，其作用机制包括了SIT和诱导Th_1型细胞分泌细胞因子的双重作用；此外，应用无致敏性变应原、变应原片段或肽类等进行SIT将是今后研究的方向。

SIT的作用机制主要涉及到降低气道对变应原的特异反应性，但通常并不能完全阻断对变应原的反应，而是提高其反应阈；SIT通过调节Th_1/Th_2型淋巴细胞之间的平衡而减少Th_2型细胞因子如白细胞介素4（IL-4）、IL-5的分泌，从而抑制气道EOS和肥大细胞浸润及IgE的产生；SIT可上调Th_1型细胞因子如IL-12、γ干扰素（γ-IFN）的分泌，后者具有抗过敏及抑制Th_2型细胞的活性的作用；SIT还可通过对抗原递呈细胞的作用而阻断变应原诱导的变态反应的发生。SIT治疗成功的关键在于选择合适的患者，应用标准化的AV，坚持足够疗程并与抗炎对症药物联合应用。考虑到有0.006%～0.100%患者在SIT期间发生全身不良反应（包括哮喘发作、荨麻疹、过敏性休克、甚至死亡），不少学者主张当患者的一秒钟用力呼气容积（FEV_1）或最大呼气流量（PEF）<预计值的70%时，应暂时停止SIT治

疗。因此，临床上应避免滥用 SIT。

2. 抗 IL-5 制剂

IL-5 是由 T 型细胞分泌的细胞因子，对气道慢性炎症的主要效应细胞 EOS 的分化、成熟、黏附、浸润及凋亡具有独特的作用。给哮喘患者吸入 IL-5 可加重气道炎症反应，痰中 EOS 增加；过量表达 IL-5 转基因小鼠可引起血和肺组织 EOS 浸润及气道炎症；哮喘患者吸入变应原后骨髓中 EOS 祖细胞数增加，其表面 IL-5 受体表达上调。因此抗 IL-5 制剂（包括抗 IL-5 抗体和 IL-5 受体拮抗剂）被认为是哮喘治疗的重要目标。抗 IL-5 抗体已经成功地阻断了小鼠、豚鼠及猴子变应原诱导的气道 EOS 性炎症及气道高反应性（AHR）。目前已研制成功供人体使用的抗 IL-5 抗体 SC55700，正在进行临床验证，IL-5 受体拮抗剂 retinoic Acid 可选择性抑制骨髓祖细胞表面 IL-5 受体表达，并进而抑制 EOS 的气道浸润。

3. 抗 IgE 治疗

在变应原诱导的哮喘速发反应和迟发反应机制中，IgE 介导、T 细胞依赖的炎症反应机制起了主要作用。因此，对 IgE 的阻断亦成为哮喘防治的重要手段。用抗 IgE 抗体处理豚草过敏患者的血嗜碱性粒细胞和肺肥大细胞，可有效阻断这些细胞由豚草诱导的脱颗粒和介质释放；抗 IgE 抗体能明显抑制小鼠和猴子血 IgE 水平，以及 IgE 介导的速发反应，肺 EOS 性炎症及 AHR。目前已研制成功供人体使用的重组人单克隆抗 IgE 抗体 E25。这是一个人体化的嵌合体 IgG_1 单克隆抗体，对人高亲和力 IgE 受体（FcεRI）有独特的抗原决定族。二项多中心、随机双盲、安慰剂对照的临床研究结果表明，给轻度哮喘患者首次静脉注射 2mg/IgE-25，即可降低血 IgE 水平，经多次注射后可明显抑制（但并未消除）变应原诱导的哮喘速发反应和迟发反应，并改善哮喘症状。Metxger 等观察了 317 例中～重度哮喘患者，经 12

周 E-25 治疗，患者症状、肺功能明显改善，血 IgE 下降，并且使患者口服或吸入糖皮质激素（GCS）剂量减少了 41%～65%。E-25 在使用过程中仅个别患者出现荨麻疹，无过敏性休克、血 E-25-IgE 免疫复合物沉积等不良反应。抗 IgE 治疗为包括哮喘在内的过敏性疾病患者提供了极为有效的治疗手段。

4. 其他免疫治疗

调节 Th_1/Th_2 型细胞之间的平衡是哮喘免疫治疗研究的另一个热点之一。前面提到，SIT 可下调 Th_2 型细胞因子的产生和分泌。分支杆菌是一个很强的 Th_1 型细胞诱导剂，动物试验发现，注射 1～2 次分支杆菌疫苗可使小鼠血 IgE 产生受到抑制，变应原诱导的 IL-5 产生明显减少。

DNA 免疫疗法：包括基因接种和 DNA 免疫刺激序列（ISS）免疫治疗。Broide 等给哮喘小鼠注射 DNA ISS，发现 ISS 不但可以抑制气道炎症反应和气道高反应性以及哮喘症状，还可抑制骨髓 EOS 的分化、成熟和浸润；更有意义的是，有个别报道发现，注射一次剂量 ISS 对气道炎症的效果与连续注射 7 天 GCS 的效果一样，且可诱导 Th_1 型细胞因子 γ-IFN 的产生，而 GCS 无此作用。虽然 DNA 免疫疗法尚处在动物研究阶段，由于可阻断哮喘发病的多个环节，尤其是其免疫调节作用优于 GCS，故有广阔的应用前景。

在哮喘的治疗中，GCS 作为很强的抗炎和免疫调节剂，是目前最有效的药物。SIT 对哮喘的疗敢和安全性已经明确。然而，这些治疗的目标主要集中在疾病的最终阶段——气道慢性炎症上，与高血压降压、糖尿病降糖的对症处理似无本质差异。正因为近年来对哮喘发病机制和病理生理认识的不断深入，尤其是对气道慢性炎症启动机制的认识越来越趋于明朗化，治疗的目标亦更趋于哮喘发病的起始阶段。我们介绍的抗 IL-5 制剂，抗 IgE 治疗及 ISS 免疫治疗等的开发将为哮喘治疗提供更为有效的手段。

二、抗组胺药物防治哮喘的研究进展①

组胺是哮喘发作中的重要炎症介质，可引起支气管平滑肌痉挛，促进腺体分泌，增加血管通透性，而且与气道高反应性（BHR）有关。传统抗组胺药物由于 H_1 受体选择性低，疗效差、副反应大，所以在哮喘防治中作用不大；第二代抗组胺药物对 H_1 受体有高选择性，疗效好，中枢镇静及口服毒副作用小，而且具有抗炎作用。这使得人们开始重新认识抗组胺药物在哮喘防治中的作用。

1. 抗组胺药物的药理学作用

（1）H_1 受体阻滞药

抗组胺药物作为 H_1 受体阻滞药，其拮抗组胺的作用是公认的。在低浓度下，抗组胺药物与 H_1 受体可逆性结合，是组胺的竞争性拮抗药。第二代抗组胺药物除上述作用外，在高浓度时还可以与 H_1 受体不可逆结合，发挥非竞争性阻滞作用，从而呈现更好的受体选择性和疗效。通过拮抗组胺的作用，抗组胺药物可以减轻过敏反应的症状。

（2）抗炎作用

实验证实第二代抗组胺药物具有抗趋化、抗黏附和抗化学介质释放的抗炎作用。它可抑制血小板活化因子（PAF）、白三烯（LTB_4）、白介素（如 IL-8）对嗜酸性粒细胞的趋化作用。在 PAF 参与下，它可抑制嗜酸性粒细胞对人脐静脉内皮细胞的黏附，在鼻黏膜上皮细胞和结膜上皮细胞的实验研究中可抑制细胞间黏附分子（如 ICAM-1）的表达，从而抑制嗜酸性粒细胞的黏

① 杨蓓．抗组胺药物防治哮喘的研究进展．国外医学内科学分册，2001，28（8）：342～344

附。在迟发相过敏反应中，抗组胺药物可抑制嗜碱性粒细胞释放组胺。也有实验提示它抑制嗜酸性粒细胞聚集是通过抑制肥大细胞释放介质或抑制嗜酸性粒细胞趋化因子的释放而实现的。所以抗组胺药物具有抗趋化、抗黏附和抗炎症介质释放的抗炎作用。

抗组胺药物的 H_1 受体阻滞作用以及抗炎作用在人体试验中也得到证实。在皮肤过敏原试验、支气管激发试验中，它明显减轻了过敏反应症状，减少了迟发相过敏反应中嗜酸性粒细胞的聚集。

2. 抗组胺药物防治哮喘的作用

（1）抗组胺药物防治哮喘的机制

1）支气管扩张作用　对轻度哮喘，无论在缓解期还是发作期，不管联合用药或单独用药，抗组胺药物都具有支气管扩张作用，表现为 1 秒钟用力肺活量（FEV_1）和呼气流量峰值（PEF）的增高。但在中、重度哮喘中，资料显示尽管治疗第 1 周 FEV_1 有所上升，但这种作用不能持续，4 周时 FEV_1 变化与对照组无差别，即使将剂量加倍，也未见支气管扩张作用。

2）对 BHR 的影响　BHR 是哮喘的特征之一，与迟发相过敏反应有密切关系。Wood-Baker 等发现抗组胺药物可提高吸入组胺的气道反应性测定的 PC_{20}，而对吸入乙酰胆碱的气道反应性无影响。在抗原激发试验中，抗组胺药物对抗原的 PC_{20}、PC_{15} 也无明显影响。所以有研究人员认为抗组胺药物通过 H_1 受体拮抗作用降低了气道对组胺的高反应性，但对非组胺引起的气道反应性则无明显作用。

3）对速发相（EAR）及迟发相（LAR）过敏反应的影响　研究抗组胺药物在 EAR 和 LAR 中的作用，是通过 BHR 与 FEV_1 评价的。虽然 Wasserfallen 在支气管激发试验中发现抗组胺药物可提高 LAR 中的 FEV_1，但更多的试验提示抗组胺药物对 EAR 及 LAR 缺乏作用。Redier 等将 12 例哮喘患者按随机、双盲、平行对照设计分为两组，观察用抗组胺药物治疗前后支气管激发试验中支气管灌洗液的细胞总数及分类，结果发现虽然抗组胺药物可减少 LAR 中嗜酸性粒细胞在肺部的聚集，但对 BHR 无影响。DeBruin-Weller 等将 16 例哮喘患者按随机、双盲、平行对照设计分为两组，以尘螨为抗原刺激，观察用抗组胺药物治疗前后 EAR 和 LAR 时的 FEV_1 变化、吸入乙酰胆碱的 PC_{20} 和抗原激发试验的 PC_{15}，结果显示用药前、后无明显差异。Bentiey 等为进一步验证抗组胺药物对 LAR 和 EAR 的作用，采用随机、双盲 3 组交叉对照，试验设计克服了交叉对照的偏差，得出了下述结论：抗组胺药物对 EAR 气道高反应性无影响，对 LAR 也无改善作用。

抗组胺药物对 EAR 及 LAR 的作用是有争议的，而实验结果似趋向于持否定意见，但最近有试验证实联合应用白三烯受体拮抗药与抗组胺药可改善哮喘的 LAR 及 EAR，引入治疗哮喘的另一途径。

(2) 抗组胺药物防治哮喘的临床试验

1) 哮喘高危人群的预防作用 根据有无过敏性疾病、哮喘家族史以及血清 IgE 水平升高，将 200 例 5 岁左右哮喘病危患儿接随机、双盲原则分为两组，一组服用酮替酚（ketotifen），另一组服用安慰剂，随机观察 3 年。结果表明酮替酚组哮喘发生率为 9%，安慰剂组哮喘发生率为 35%。另一项研究将患特应性皮炎、其父母或同胞至少 1 人患特应性炎症的特应性儿童按随机、双盲法分为两组，2 年后发现对花粉、尘螨过敏，血清 IgE 升高是这些特应性儿童发生哮喘的重要预测因素，抗组胺药西替利嗪（cetirizine）可显著减少这些哮喘高危儿童中哮喘的发生。

2) 季节性哮喘 季节性哮喘患者发作季节前预防性使用抗组胺药物，可以减轻哮喘发作，减少 β_2 受体激动剂的用量，对肺功能可有轻微改善或无作用。在发作期，服用抗组胺药物可以减轻症状、改善体征，减少其他药物用量如激素、茶碱和 β_2 受体激动剂等，并使肺功能改善如 FEV_1 和 PEF 增加。对轻度季节性哮喘合并过敏性鼻炎患者，抗组胺药物的疗效尤为肯定，它可同时改善鼻炎和哮喘的症状。

3）慢性哮喘　对于慢性持续发作性哮喘，常规剂量的抗组胺药物疗效不显著。Simons 将剂量增加到 2～3 倍常规剂量后的临床试验资料做综合分析，发现可有一定效果，但副反应的发生也随之增加，所以并不提倡。

表 23　高剂量 H_1 受体阻滞药治疗慢性哮喘

药物	试验剂量(mg/d)	常规剂量(mg/d)	试验设计	疗程	例数	症状	肺功能改善	支气管解痉剂用量
阿司咪唑	10 或 30	10	P/DB/X	4	12	无	BHR↓	不减
氮卓斯汀	8.8	4.4	P/DB/Ⅱ	7	24	有	PEF↑	减少
西替利嗪	20 或 30	10	DB/Ⅱ	2	80	有	PEF↑	不减
氯雷他定	20	10	P/DB/X	4	35	有	PEF↑	不减
待非那定	540	120	P/DB/X	4	18	有	PEF↑	减少

注　BHR：气道反应性测定；PEF：呼气流量峰值；P：安慰剂对照；DB：双盲试验；X：交叉对照实验；Ⅱ：平行对照实验状。

4）运动性哮喘　抗组胺药物预防性用药可减轻运动引起的 FEV_1 下降，故有一定的保护作用

3. 抗组胺药物的副作用

传统的抗组胺药物对 H_1 受体选择性差，推荐剂量下的血药浓度远不能达到抑制哮喘发作的浓度要求，而且可引起中枢神经系统功能障碍，包括中枢镇静作用及精神运动性功能障碍如注意力不集中、疲倦等。也可引起胃肠道不适、食欲亢进、肥胖，出现口干、视物模糊，尿潴留等抗胆碱症状，严重者出现 Q-T 间期延长、心动过速及心律失常等。

第二代抗组胺药物 H_1 受体选择性高，拮抗作用强，推荐剂

量几乎无中枢镇静作用，而口干等抗胆碱症状与使用安慰剂患者发生率也相同。阿司咪唑和酮替芬可刺激食欲，引起体重增加。氮䓬斯汀可能会出现口中苦味或金属味。当阿司咪唑或特非那定应用过量或用于肝功能受损、高钾血症、高镁血症患者时可能会出现 Q-T 间期延长、尖端扭转性室性心动过速等致命性心律失常。抗组胺药物并不会增强酒精及安定的作用，故可合并使用。

总之，第二代抗组胺药物 H_1 受体选择性强，疗效高，副作用少并具有抗炎作用。对轻度哮喘有支气管扩张作用。虽然可减少 LAR 反应中嗜酸性粒细胞的聚集，但对 BHR 及 EAR 和 LAR 无明显作用。对季节性哮喘和运动性哮喘有一定保护作用，尤其是轻度哮喘合并过敏性鼻炎者，其作用尤为肯定和公认。对慢性哮喘，抗组胺药物疗效不显著。对哮喘高危儿童也有一定预防哮喘发病的作用。

三、糖皮质激素抵抗性哮喘的研究进展①

糖皮质激素（简称“激素”）是控制哮喘气道炎症最有效的药物，但近年来逐渐发现有少数哮喘患者使用激素治疗效果较差，这一组患者所患哮喘被称为“激素抵抗性哮喘（SRA）”。Schwartz 等在 1968 年最早报道 6 例 SRA 对大剂量全身激素治疗无明显的临床疗效。随后在 1981 年，Carmichael 等也描述了 58 例慢性哮喘患者对激素抵抗的特征。SRA 是哮喘患者中较为特殊和反常的一组患者，研究这一亚群患者对激素治疗反应低下的机制，对深入认识激素治疗哮喘的作用及机制具有重要的生物学和临床意义。

1. SRA 的定义

目前对 SRA 尚无严格的定义，较一致的看法是：若哮喘患

① 王长征. 糖皮质激素抵抗性哮喘的研究进展. 中国呼吸与危重监护杂志，2004，3（1）：2～4

者的基础 FEV_1 在 70%～80%预计值以下，经使用泼尼松≥40mg/d 治疗 2 周后，FEV_1 较治疗前改善小于 15%，可被认为是 SRA。过去的标准认为，不管吸入 β_2 受体激动剂后 FEV_1 是否改善>15%，只要经激素治疗后 FEV_1 改善<15%，即可诊断为 SRA。但现在认为应该强调吸入 β_2 受体激动剂后 FEV_1 改善>15%的患者，经激素治疗后 FEV_1 改善<15%才能诊断 SRA。因为这样才能表明气道阻塞是可逆性的，对支气管扩张剂治疗有效，仅对激素治疗无效。

实际上，真正对激素治疗完全无反应的哮喘极为少见，多数是相对性的激素抵抗。Demoly 等对符合以上诊断标准的 SRA 患者进行了 1 年追踪观察，发现部分 SRA 经延长治疗时间，或 6 个月后再做激素治疗试验，部分患者从 SRA 变为激素敏感性哮喘（SSA）。此外，仅依靠肺功能（FEV_1）来对 SRA 进行评价和界定，也有一定的片面性。部分慢性哮喘经全身激素治疗后，哮喘症状的改善可能比肺功能的改善更明显，尤其是气道重塑而“固定”的慢性哮喘肺功能的改善更为困难。用肺功能的改善定义 SRA 主要用于临床研究。从临床实践角度定义 SRA，综合肺功能和临床症状的改善来判断似乎更为合理。

Woolcock 等从临床特征上将 SRA 分为两型：Ⅰ型为相对激素抵抗（激素依赖）哮喘，其定义是具有变应性炎症的哮喘，除外有持续接触诱发因素，无鼻炎、胃食道反流、阻塞性睡眠呼吸暂停和使用过量岛 β_2 受体激动剂等的情况，经 6 个月严格的大剂量吸入或口服激素才能控制症状的哮喘。Ⅱ型为完全的激素抵抗，其定义是具有Ⅰ型 SRA 的特征，但对激素治疗完全无反应。Woolcock 的定义非常严格，需要 6 个月的治疗来观察对激素的反应。多数 SRA 是相对性的，即激素依赖性哮喘多有严重的气道炎症，需要大剂量的激素维持治疗才能有效。Barnes 和 Woolcock 等认为这部分患者存在对激素的部分抵抗。

由于对 SRA 的定义仍有较大的争议，其临床特征也不清晰，不利于在临床实践中应用。近年来，欧洲呼吸协会（ERS）和美国胸科协会分别用“难治/治疗抵抗性哮喘”和“难控制哮喘”来描述包括 SRA、激素依赖性哮喘、重症哮喘、脆性哮喘等临床上治疗和控制较困难的哮喘亚型。欧洲呼吸协会对“难治/治疗抵抗性哮喘”定义为：存在慢性症状、反复发作性加重，有持续和易变的气道阻塞。尽管使用了适当剂量的吸入激素，仍需要经常使用短效 β_2 受体激动剂来缓解症状，甚至需要口服激素来控制哮喘。然而激素治疗对控制哮喘完全无效的情况则极少见。以上 ERS 的定义基本上与 Woolcock 描述的两型 SRA 一致，即真正完全性的激素抵抗是少见的，多数仍是难治性的或激素依赖性的哮喘。而且 ERS 的定义还强调对难治/治疗抵抗性哮喘应该由呼吸病专科医师经仔细地随访 6 个月后诊断。

表 24 假性激素抵抗性哮喘

引起治疗反应不理想的因素
依从性差
治疗剂量不足、疗程不够
不合适的给药系统
使用 β 阻滞剂
慢性食道反流
持续接触过敏原
继发性哮喘
阿司匹林过敏综合征
血管性
变态反应性支气管肺曲菌病
大气道阻塞
艾滋病
误诊
声带功能障碍
复发性血管神经水肿
鼻后滴漏
癔病
睡眠呼吸暂停

在诊断 SRA 时需要注意排除慢性阻塞性肺疾病（COPD）和“假性 SRA”，假性 SRA 有以下几类：一是因各种原因的治疗问题引起的治疗疗效不佳，如合并食道反流、持续接触变应原等；二是继发性于其他疾病的哮喘而治疗反应差，如变态反应性支气管肺曲菌病等；三是将非哮喘疾病误诊为哮喘进行治疗，如癔病、

声带功能障碍等。

2. 激素抵抗机制

激素抵抗机制尚未完全阐明，其发病机制较复杂，可能有多种机制导致激素抵抗，不同的患者也可能有不同的机制但大多数SRA患者的血浆皮质醇浓度正常，无肾上腺皮质功能不足的改变，提示这些患者内源性皮质激素的分泌和代谢功能均没有损害。

（1）抗炎机制异常　激素治疗可以显著地降低SSA患者的白细胞介素-4（IL-4）和IL-5水平，减少BAL中表达IL-2和IL-4 mRNA阳性细胞数量，抑制CD_4 T细胞的增殖反应；显著减少气道嗜酸性粒细胞、淋巴细胞等炎症细胞的浸润。但SRA却对激素的治疗无反应。SRA的嗜酸性粒细胞对激素诱导凋亡的作用有抵抗现象，其机制与SRA患者体内过高的IL-5水平有关。SRA患者还能抵抗激素治疗对T细胞增殖、活化和分泌Th_2细胞因子的作用。IL-5、IL-4、IL-1和肿瘤坏死因子-α（TNF-α）等炎性细胞因子的基因转录调节需要AP-1、NF-κB等转录因子的参与。许多研究证实哮喘患者体内有AP-1、NF-κB等转录因子的活化。激素-受体复合物可以阻止AP-1、NF-κB等转录因子与DNA结合，而SRA常存在AP-1等转录因子的水平异常升高和持续活化。

（2）激素受体异常　激素受体异常可能SRA有关。激素受体的异常包括受体数量的减少、受体与激素结合的亲和力下降，和激素-受体复合体结合至DNA的结合力降低，受体异常可能导致对激素治疗的反应降低，但不可能造成对激素的绝对抵抗。

（3）短效$β_2$受体激动剂的作用　长时间吸入大剂量的$β_2$受体激动剂可能诱导激素抵抗。曾有报道给哮喘患者分别吸入激素、$β_2$受体激动剂和激素＋$β_2$受体激动剂治疗3周，比较其气道反应性的变化。结果发现吸入激素显著降低气道反应性，而激素加较大剂量的$β_2$受体激动剂治疗则没有这种保护作用，提示大剂量短效

β_2受体激动剂可能有干扰激素的作用，诱导“激素抵抗”。

（4）月经性哮喘　部分女性哮喘患者在月经之前哮喘症状恶化，这部分患者往往对激素治疗效果不佳，但对大剂量的孕酮有很好的治疗反应。这一结果提示部分激素抵抗的类型可以被高水平的女性激素所调节，其机制尚不完全清楚，推测可能与女性激素与糖皮质激素竞争糖皮质激素反应元件（GRE）的结合位点有关。

（5）药代动力学的异常　过去有人发现糖皮质激素在体内的清除增加可以导致对激素治疗的反应降低，但一般认为药代动力学的改变可能不是激素抵抗的重要因素。

3. 治疗

迄今激素仍是治疗哮喘最有效的药物，对激素抵抗则会给治疗带来极大的困难。相对性的 SRA 给予加大吸入或口服激素的剂量，对抑制体内过强的炎症反应和减轻哮喘症状可能有一定的好处，但长期使用超大剂量的吸入或口服激素均会出现不同程度的副作用。目前对 SRA 尚无较好的治疗方法，以下的药物可以作为 SRA 的替代或联合治疗的方法，但其治疗作用有限。

（1）免疫抑制剂　氨甲蝶呤、金盐及环孢素 A 等对激素依赖性哮喘有替代激素的作用。但对 SRA 的治疗作用尚没有很好的临床研究资料，且副作用较大，长期使用受限。

（2）白三烯受体拮抗剂　激素对白三烯的代谢无抑制作用。激素联合白三烯拮抗剂治疗有相加或协同作用，故白三烯拮抗剂对激素抵抗和难治哮喘均可能有益，但不太可能完全控制哮喘。

（3）茶碱　茶碱兼有支气管扩张和一定的抗炎作用，与激素联合使用对难治哮喘有一定的益处，但对 SRA 的治疗作用有限。

（4）长效 β_2受体激动剂　激素联合长效 β_2受体激动剂是目前治疗重度哮喘较好的治疗方案。长效 β_2受体激动剂长期使用不容易产生受体减敏的现象，但长效 β_2受体激动剂联合激素用于 SRA 治疗尚缺乏研究资料。

今后需要对 SRA 进行更多的、深入的基础和临床研究。确定 SRA 与 SSA 在遗传因素、气道炎症的发生机制、气道结构的病理和功能改变以及临床特征等方面的差异，使我们能够较好地在临床工作中认识和处理 SRA。

四、哮喘管理新进展①

1. 目前哮喘管理存在的问题

在过去的许多年中，对哮喘预防治疗措施的分析暴露出许多问题，主要表现在不能依从预防策略，哮喘发作时的家庭管理不规范。Scarfone 等研究显示，2/3 持续哮喘患儿中 38%每天使用抗感染药物，仅 18%每天吸入皮质激素。许多患儿在发作时不适当的使用抗感染治疗，许多哮喘管理者可能害怕每天使用吸入激素使生长发育受抑制，对于无症状的孩子很少常规给药。一些医生也对哮喘知识了解甚少，不能正确指导哮喘管理。由此看来，在哮喘管理中医生与患者之间的合作关系对治疗的依从性起决定作用。

由于哮喘存在气道重塑问题，早期诊断、早期干预是治疗成功的关键环节之一。美国全国心脏肺血液委员会早期家庭管理的宗旨指出，与其从药物治疗中改变管理方法，不如从预防发作、抑制发作的进展着手。Chan 等在关于哮喘管理的研究中提出，哮喘患儿成功管理的三项基本要素之一即为“真正患者的验证”。假如哮喘患者没有认识到其患有哮喘，则不能得到及时成功的治疗。诸如慢性咳嗽、周期性支气管炎、反复肺炎等病，患儿的症状易被忽略，一些年龄较小的患儿肺功能测定，对支气管扩张剂和乙酰甲胆碱反应测定易出现假象，故应强调与患者交谈，仔细

① 李劲松. 哮喘管理新进展. 中国当代儿科，2003，5（6）：570～573

询问病史的重要性。

治疗儿童哮喘最好的地点是患儿的家中。患儿及其父母（或监护人）在完成有效的治疗中是关键的个体。学龄儿童每天在学校停留至少 6h，对于患儿在校期间所面临的问题，就需要学校保健医生的关心，尤其是农村学校的护士，更应具备熟练的管理能力与处置方法。因此，哮喘管理和哮喘管理训练必须存在于患儿居住的地区、家中、学校和社区。

鉴于哮喘的季节性、周期性发作，需要对患者和医生进行教育。美国全国哮喘教育和预防纲要为改善哮喘病例提出规划，这个规划的目的是通过对医生、患儿和管理者的广泛教育，限制哮喘患儿发作的频繁性、严重度和高消费。哮喘管理的四个组成部分包括：管理者的教育、有规律的评估和监控、引起加重因素的控制和药物治疗。

2. 在哮喘管理中健康教育至关重要

在随机的临床实验中，儿童和青少年在给予健康教育和疾病管理策略后，可明显改善自我管理，减少急诊次数。对于哮喘患者管理十分重要的哮喘教育包括要使患者及其管理者了解疾病的有关知识，了解治疗方案，认识到对治疗方案依从的重要性，掌握气雾剂吸入及储雾器装置的使用。患者及其家长的教育由儿科临床医师和护理管理人员提供，从业医师要有充分的时间去教育患者及其父母。对哮喘自我管理的依从包括医患合作关系，这在教育中起决定性作用。在一个中心的研究中发现，患儿父母对有关哮喘治疗以及预防触发因素的知识缺乏，则很少能依从哮喘管理，如果他们怀疑哮喘治疗是否成功，担心吸入激素影响生长发育，则不能依从治疗方案，对于其缓解期的孩子不愿意给药。Chan 等的论述表明，在 Tripler 于 1997 年 11 月开始，由儿科临床药剂师在哮喘管理和教育方面进行训练，并在组织协调和教育方面起作用。到 1999 年 1 月，专职护士管理者开始为患者进行教育服务。当综合患儿病史、肺功能确定其为哮喘患者时，由肺病专家讨论病历，制订管理计划，由其初级管理者和药剂师实施教育，收集相关数据。在美国 Clifton 诊所患者的教育方案由变态反应专家在患者就诊期间完成，随后每周一个下午由哮喘护士教育工作者接手变态反应教育方案。在香港，每个患者接受由儿科护理专家进行的 2h 哮喘管理规划课时教育。Green 等对南美农村的哮喘患者进行调查，无论成人还是儿童，其生活质量明显下降，在管理中存在的许多问题均需要护士给予较高程度的教育，这是因为护士在管理和教育方面所起的作用比医生大。

过敏性鼻炎是一种与支气管哮喘有关的炎症性疾病，Gani 等对 101 例花粉引起的过敏性鼻炎进行随机分组研究，其中常规药物治疗＋鼻腔喷雾训练＋听过敏性鼻炎及哮喘课程组者，较少出现哮喘症状（$P=0.02$），较少使用救助性药物（$P=0.02$），改善了患者对治疗的依从性。计算机相关性教育规划可提高哮喘自我管理行为。它通过电视、显示、思考、实践这一目的明确的教育规划，评定哮喘患儿的知识、自我经验及发作，提供健康教育，使使用规划患儿在自我管理措施、预防策略及治疗策略等方面评分明显增高，表明了较大的自我功效，适用于儿童哮喘的教育。

在实施哮喘管理规划中医生对方案的依从性起决定性作用，这已经在许多文章中被描述。他们由于不了解疾病的长期性和复杂性，不了解每天使用激素的理由，所以不能告知治疗所需时间，以及对不同年龄、不同严重程度患者所进行的训练。临床药剂师可以通过研讨会，高质量、高频率地提供哮喘诊断和管理课程，为初级管理医生提供有关哮喘的医学资料，增加其识别哮喘的可能性，并通过对训练患者明显改善的结果来加以强化。

3. 有规律的评估和监控是哮喘治疗成功的关键

成功的哮喘治疗需要哮喘患儿开始一个恰当的管理计划，并在实施此计划过程中有规律的评估和监控。Dinelli 等的研究数据显示，那些按其哮喘病例管理接受家庭治疗计划的患者，临床症状得到最大改善，费用得到最大节约。Hui 等对 106 例执行哮喘管理规划的患儿与未执行规划的患儿进行 6 个月和 12 个月基础症状的对比，前者在夜间咳嗽、喘息发作和严重程度的主观评价方面明显减少，随访期间急性哮喘发作、就诊、急诊、学校缺课、住院时间和次数均减少。

对于哮喘管理规划的制订要因人而异，由呼吸专家根据不同情况具体制定，儿科专家及护理管理人员具体执行。在执行规划的过程中要坚持随访，并根据其不同表现给予评估，制订进一步治疗计划。随访内容包括哮喘教育、期望值的记述和目标、计量药物吸入和储雾器知识的分析，以及有关的合并症。Chan 等在对 107 人的研究中，79 人被编入规划，并在不固定的管理情况下得到监控，这 79 名规划管理者中的 71 人（90%）在随访的两年期间未再入院。由此得出，对于儿童哮喘管理的多种训练方法可以减少许多患者的再住院。

Chiang 等通过三角测量的方法，对台湾哮喘患儿进行自我管理行为评估，他们首先通过深入交谈的方法，调查成功管理的哮喘息儿双亲的自我管理行为，然后通过 133 例出院哮喘患儿观察的定量测量，检查自我管理行为的可靠性和有效性，由此产生出 4 类、10 项、23 个自我管理行为单位，包括：①预防行为：控制环境因素、用药、避免过敏原接触、增强机体抵抗力；②管理行为：基于其严重性做出决定，即对于其发作采取的药物管理和选择性的非药物管理；③评估行为：观察和比较其自己的症状/征兆；④选择性治疗。这种方法经 10 名专家提炼，产生 21 项自我管理行为，其可靠性通过 Varimix 与 Kaiser 标准化交替方法的因素分析确定三种行为，即预防行为、管理行为和评估行为，其变化符合率为 48.2%。

在哮喘规划的实施、评估和监控中，医护人员定期随访，写哮喘活动日记及计算机评估是较好的手段。通过安全网址，使用计算机为基础的教育规划，由患儿及其他健康伙伴评估，监护其哮喘症状、生命质量，提高儿童自我管理技巧，减少不利结果，使其为医护人员或其他管理者提供信息成为可能。Guendelman等研究结果显示，与哮喘日记对比，计算机监控可明显改善与哮喘有重要关系的自我管理行为。

尽管在较大患儿中规定的自我管理效力明确，但在Stevens等的研究结果中显示，对因哮喘入院的学龄前患儿的父母规范教育体系和写规定的自我管理计划，不能减少发病率，其原因可能为：①一些接受治疗的主体不是由负责的临床医师决定出院，因此不能得到标准化治疗，尤其是对最小年龄组，缺乏可靠的治疗手段，干预设计不恰当，常规的管理规划缺乏充足的依据。②研究不是在单一地点实施。③与以往收集病例不同的是，此项研究的主体是学龄前儿童，而较小的患儿特别易遭受特殊的哮喘，很少有间歇期症状。因此对学龄前哮喘或喘憋患儿的有效管理规划尚需进一步探索。

4. 限制暴露于过敏原中可明显减少哮喘急性发作

哮喘管理规划中强调患儿生活地区的环境控制，如果有明确的对过敏原的敏感性，应控制环境，限制暴露于过敏原中。患儿对过敏原的敏感性虽然与肺功能减低无关，但与气道高反应性增加有关。Brugge等在马萨诸塞州哮喘管理组织中实施哮喘管理规划的同时，强调对哮喘环境的预防，并为推广这些规划进行了艰难的尝试。Weiss等对104例轻到中度哮喘患儿进行过敏原及暴露于过敏原中哮喘发作的调查研究，结果显示，其对环境因素是否过敏与环境暴露惊人的一致。因此家庭环境的改变可减少哮喘发作。必须告知父母，被动吸烟对哮喘儿童的影响，应在与患儿接触时停止吸烟。特别强调农村学校的护士要会劝告患儿避开过敏原，如干草、烟、粉尘、地窖里的谷物以及动物皮屑。另外对于较小的患儿减少暴露于病毒性上呼吸道感染环境，也可减少有意义的恶化频率。有关环境控制的教育应作为哮喘基本教育的重要要素，以免因暴露于过敏原中导致哮喘发作住院，最终导致管理失败。

5. 药物的正确提供仍是治疗中的重要要素

或许成功的哮喘治疗最重要的要素是在适当的时间正确提供药物。对于哮喘急性发作建议使用氢化可的松。患儿及其父母为迅速有效地缓解气道高反应性，必须多方面训练正确的定量气雾吸入器（MDI）技巧。从利用支气管镜和活检中获得的资料证明了在减低气道炎症方面吸入激素的功效。在美国，5 种吸入激素在 4 岁以上儿童可以使用，其中 budesonids 气雾剂可在 1 岁患儿中应用。1980 年以后，大多数持续哮喘的患儿每天使用短效 β_2受体激动剂比每天吸入类固醇的人数多。1990 年以后，承认短效 β_2受体激动剂的好处，当患儿中到重度急性发作时，使用短效 β_2受体激动剂，回避其他大部分推荐的措施，以及尽可能快的直接去急诊可能是合适的。同时也注意到此类药物的作用时间及不良作用，建议使用有效作用时间 12h 的长效 β_2受体激动剂。20 世纪来，在 2 岁儿童中白三烯受体拮抗剂的剂量标准的可用性及安全性得到论证，口服白三烯受体拮抗剂已被承认在人群中作为一线长期控制性治疗用药。

在儿科哮喘治疗中，权衡安全性和有效性对于达到最理想的治疗效果是关键因素。大量资料表明，正确使用吸入皮质激素对其生长发育没有明显的抑制作用，在使用药物前应该了解气道的通畅性和全身的吸收作用（剂量、疾病的严重性、吸入剂的推进性和亲脂性）、生物效力（吸入器技术、推进剂、释放方法和经过肝脏代谢）、最小有效剂量（给药时间、附加治疗）以及使其加重状况的减少（过敏原、流感、上呼吸道疾病）。

目前哮喘管理已形成系统规划，必须坚持管理者的教育、有规律的评估和监控、控制引起加重的因素及必要的药物治疗，只有医、护、患密切合作，提高对规划的依从性才能达到最终减少哮喘发病、提高患儿生活质量的目的。

五、茶碱类药物在治疗小儿哮喘中的应用①

支气管哮喘是在支气管高反应状态下由变应原或其他因素引起的可逆性气道阻塞性疾病。气道高反应性是哮喘的基本特征，气道慢性炎症是哮喘的基础病变，其治疗原则为去除病因、控制发作和预防复发。控制哮喘发作主要是减轻症状和抗炎治疗，在治疗药物中，茶碱类药物是治疗小儿哮喘最经济和有效的药物。我国幅员辽阔，经济尚不十分发达，哮喘患儿众多，氨茶碱类药物价格低廉，应用方便，更适合于农村患儿应用。

1. 茶碱类药物治疗哮喘的机理及药物动力学特点

茶碱存在于茶叶和咖啡中，传统的观点认为茶碱治疗哮喘作用机理是抑制磷酸二脂酶，减慢环磷酸腺苷（cAMP）的分解速度，从而增加 cAMP 在细胞内的含量，促使支气管平滑肌舒张，因此过去主要是将茶碱药当做支气管平滑肌解痉药来使用的。最近的观点认为，茶碱药物除了具有上述作用外，还具有抗炎作用，能增强膈肌和其他呼吸肌收缩，刺激呼吸中枢，还具有减轻心脏后负荷、改善心肌收缩力、减低全身和肺微血管的阻力等功能。茶碱还可增加黏液纤毛运转，促进分泌物清除，有助于保持气道腔内的开放。更新的观点认为茶碱可抑制过敏介质的释放，保护肥大细胞，防止其脱颗粒及致敏原所致的迟发反应和继之的黏膜下水肿。提示茶碱具有与吸入激素相同的抗炎作用。

---

① 李久军. 茶碱类药物在治疗小儿哮喘中的应用. 实用乡村医生杂志，1997，4（6）：11～12

以氨茶碱为例：氨茶碱进入体内后即分解为茶碱和乙二胺，口服后1～3h，茶碱的血药浓度可达峰值，生物利用度75%～80%。其有效血药浓度为10.2mg/L，低于10mg/L药效不明显，高于20mg/L易发生毒副反应。可见茶碱的有效血浓度范围狭窄，个体差异大。在有条件的情况下，最好采用个体化给药，并结合血药浓度监测。

2. 哮喘患儿应用茶碱药的指征

（1）重症及哮喘持续状态　患儿静脉注射氨茶碱于1h即可见症状中等度改善，24h即使血药浓度下降50%，而临床症状进一步明显好转，如配合应用β_2受体兴奋药疗效更好。

（2）过敏性咳嗽　以咳嗽为主要表现的哮喘患儿。给予口服氨茶碱后咳嗽症状多能被控制。

（3）哮喘患儿伴有上呼吸道感染　常有气道分泌过盛，诱发支气管痉挛，给予氨茶碱可使气道分泌物减少和抑制支气管痉挛。

（4）慢性哮喘　患儿长期适量应用氨茶碱可使症状缓解，并能减少β_2兴奋药和激素的应用。

（5）夜间发作型哮喘　可用缓释茶碱降低夜间支气管痉挛和气道高反应。

（6）过敏性鼻炎伴或不伴哮喘　长期应用氨茶碱可减轻鼻部症状、预防哮喘发作。

3. 茶碱的毒副反应及与其他药物的相互作用

（1）毒副反应　茶碱和咖啡因在结构上都是二甲基嘌呤，对中枢神经系统、心血管、呼吸系统、胃肠及泌尿系统等许多重要生理功能均有影响。血浓度＞20mg/L，可出现烦躁不安、恶心、呕吐、甚至吐咖啡样物等副作用；血浓度再高则出现心率加快、心律不齐、昏迷、抽搐而死亡；静脉注射速度过快、血药浓度突然升高可造成呼吸心跳停止。一旦出现大汗、心率增快或心律失常、抽搐、昏迷、角弓反张等提示茶碱中毒。

（2）与其他药物的相互作用　大环内酯类药物、甲氰咪胍、喹诺酮类及磺胺药可促使茶碱血药浓度升高，半衰期延长，清除率下降，其中以磺胺药及氟哌酸最为明显。因此上述药物与茶碱联合应用时，应注意减少茶碱浓度，以免产生毒副反应。增加茶碱排泄、破坏的药物有鲁米那、苯巴比妥、苯妥英钠，此 3 种药为药酶诱导剂。用后会使茶碱失活、清除率升高，必须用此 3 种药时，应适当增加茶碱剂量。

4. 几种常用的茶碱类药物及应用

（1）氨茶碱每次 4mg/kg，每 6h1 次口服。可使血药浓度达 10～20mg/L。对危重病例每次 5～6mg/kg，于 30min 内缓慢静脉注射。然后，用维持量每小时 1mg/kg 静脉滴注。若已用过氨茶碱或病史不清，也可直接给予维持量，应用时应注意有无心动过速、心律失常、头痛、烦躁等。伴有肝病、心力衰竭或使用红霉素、螺旋霉素等药物时，因上述因素能降低茶碱在体内的清除率，应适当减少剂量以防中毒。与 β_2 受体激动剂合用时因两药有协同作用，应注意减少剂量。轻度及中度哮喘患儿可给予口服治疗，按每次 4～6mg/kg，每日 3～4 次，且要注意给药间隔时间。

（2）双羟丙茶碱　其水溶液为中性，口服易吸收，作用较氨茶碱弱，副作用较氨茶碱轻，毒性仅是氨茶碱的 1/4～1/5，肌内注射无疼痛反应，作用可维持 3～4h，对氨茶碱有明显副反应或有心动过速的哮喘患儿可选用本药。口服剂量按每次 0.05～0.1g，每日 3 次，肌内注射或静脉注射剂量按每次 0.05～0.08g，每日 3～4 次。并可直肠给药，剂量同上。

（3）优喘平　是一种新型长效无水茶碱缓释片，每片含无水茶碱 400mg 或 600mg，口服后的吸收速度缓慢，不适用于哮喘急性发作期的患儿。由于优喘平作用时间长，只需每夜晚给药 1

次，对控制夜间哮喘症状有效。一般从400mg/d开始。有条件最好使血药浓度在10～20mg/L。如果不能测定血药浓度，可凭其临床效应和副作用适当调整剂量或用药间隔，根据疗效及对优喘平的耐受情况，可每隔3日增加200mg，最大量900mg。

（4）舒弗美　系另一种新型茶碱控释片，体内吸收良好，分布血药浓度稳定，疗效明显，副作用少，每12小时用药200～300mg可达到预期疗效，对夜间发作能起到预防和治疗作用。副作用：肝肾毒性小，消化道症状有恶心、上腹不适等，少数病例服后兴奋，心率增加。

（5）胆茶碱　作用同氨茶碱，0.1g/片，1～5岁0.05～0.1g/次，1日3次。6～12岁0.1～0.2g/次，1日3次，剂量5.5mg/kg。毒副作用：对胃肠刺激性较氨茶碱小，可有胃不适，偶有心悸。

六、皮质激素吸入疗法防治小儿哮喘的进展①

小儿哮喘在临床研究的进展是成功地将皮质激素较广泛地应用。近年来学者认为，皮质激素吸入疗法在治疗哮喘中较其他疗法更为有效，也更安全，是目前防治儿童哮喘的最有效方法。许多国家已推荐吸入皮质激素作为中度至重度小儿哮喘的第一线疗法。现将近年来皮质激素吸入疗法有关资料综述如下。

1. 临床适应症与疗效

目前已知皮质激素是降低患儿气道高反应性和消除气道炎症反应最有效的药物，同时抑制早期和晚期哮喘反应并能修复损伤的上皮和促进气道纤毛的再生，提出儿童哮喘长期吸入皮质激素的指征是常年有症状发作需频繁就医者，使用色甘酸钠（DSCG）

---

①　林华宗. 皮质激素吸入疗法防治小儿哮喘的进展. 国外医学儿科学分册 1999，26（1）：15～17

与酮替芬治疗仍不能控制症状者。近年发现轻度哮喘患儿亦存在气道炎症，亦可吸入皮质激素，疗程较短。对于依赖皮质激素的哮喘儿童，多数可通过吸入皮质激素而部分或全部替代全身用药，从而减少或避免全身用药的不良反应。Allen 等对 22 例重症婴幼儿哮喘患儿用氟尼缩松 5μg，每日三次，持续 6 周，结果显示可减少哮喘症状的严重度及沙丁胺醇和全身激素的治疗量，Sung 等观察 24 例 6 个月至 18 岁中至重度哮喘发作患者使用泼尼松口服及吸雾，另 20 例用生理盐水雾化，结果布地奈德组的住院日较对照组为短，提示雾化布地奈德可作为有效的附加于泼尼松以处理中至重度哮喘发作的治疗方法。Deblic 等对 40 例严重哮喘婴儿用空气压缩机雾化布地奈德每次 1mg，每日三次，另设对照组。治疗组在治疗期间 40%有哮喘发作，28%未发作，而对照组分别为 83%和 0（$P<0.01$）。Wennergren 等研究 102 例年幼儿哮喘（平均年龄 22 个月），用布地奈德 0.25mg 或 1mg，每日二次。用双盲观察持续 18 周，结果显示两种不同剂量疗效均佳。认为疗程长短较初始高剂量的功效更为重要。

Verbeme 等提出哮喘治疗主要目标是减少症状及预防发作。吸入皮质激素作为最有效药物，然而有些儿童在皮质激素治疗期间未见缓解而需要间断性使用支气管扩张剂。吸入皮质激素治疗停止后，甚至在使用数年之后似乎又发生哮喘。尽管使用中等剂量吸入皮质激素而特别在夜间仍留有症状者，目前可使用长效激动剂如萨美特罗及佛美特罗或缓释茶碱作为吸入皮质激素的附加治疗。长效 β_2 激动剂在儿童哮喘中单独使用是不适当的。Spahn 等认为皮质激素在慢性哮喘伴有气道炎症的治疗中，可作为高度有效的一线药物使用。气道对皮质激素反应有高度变异性，实际上从哮喘的免疫病理学角度对皮质激素治疗反应不佳已被证实，同时为皮质激素作用于慢性哮喘的机制提供新的见解。Wagener 等亦认为抗炎治疗已成为儿童慢性哮喘治疗的主要基础。某些药物将成为医生第一线选择。依照每种药物的抗炎效果、不良反应、吸入技术以及更改疾病进程的能力，指出近代尚没有可利用的药物作为新的、理想的、无毒的药物以更有效地控制哮喘炎症。Bisgaard 等认为吸入皮质激素在减少哮喘发作、改善肺功能、减少气道炎症及支气管反应性方面较其他疗法更为有效。然而当使用于中度哮喘时，吸入皮质激素不能使肺功能及支气管反应性恢复至正常，因而认为哮喘作为慢性炎症的过程引起气道重建伴有黏膜增厚及平滑肌增生，故吸入皮质激素改善炎症应用越早改善肺功能越佳。

2. 吸入剂的种类与剂量

目前供吸入的合成皮质激素包括二丙酸倍氯米松（信可松、安得新、BDP），丁地去炎松（布地奈德、普米克、BUD），曲安奈德（TA），氟尼缩松（plunisolide），氟替卡松（pluticasone，FP）。BDP 目前使用最多，抗炎作用强度是氢化考的松的 500 倍，疗效肯定，价格便宜；BUD 局部抗炎较强，对儿童生长和身高影响明显小于 BDP，对皮质激素受体亲和力强，代谢迅速，半衰期短，不良反应少，更适合于儿童。

BDP 及 BUD 吸入治疗儿童哮喘，多数剂量为每日 100～600μg 可控制症状，重症哮喘每日吸入增至 800～1000μg。一周后将全身应用皮质激素撤停，长期治疗者需制定一个能控制和稳定病情的最低吸入量。在临床中摸索合适维持量是重要的。

Agertoft 等对 217 例 5～16 岁儿童进行随机双盲比较，BUP 都保与 FP 吸蝶。治疗前后各测定一次肺功能及尿皮质激素。指出两种药物吸入治疗儿童中等哮喘具有相等疗效。Voloritz 等对 42 例 6 个月至 3 岁哮喘儿童观察初始高剂量随着阶梯式减量至持续低剂量的疗效及安全性。A 组接受 1mg BUD，每天二次，随后每 2 天减少 25%，持续一周。B 组低剂量 0.25mg，每日二次，持续一周。认为 BUD 吸入以大剂量起始程序随着一周阶梯式减量使哮喘症状早期明显改善而不引起皮质激素水平的改变。Hoekx 等对 229 例轻至中度哮喘儿童双盲对照粉末剂 FP 与 BUD 平均峰流速（PEF）二组均随治疗而增加，但 FP 治疗组的 PEF 升高更为明显。接受 FP 儿童体力活动影响较 BUD 明显少见。FP 吸蝶每天 400μg 显示肺功能有较迅速和较大的改善。两组治疗耐受均较强，安全性大致相似。

3. 吸入方法与技术

吸入技术与方法是治疗成功的关键问题。小儿对吸入疗法的优点难以理解，加上轻度异味感和刺激感使许多患儿不愿配合。手控揿压定量气雾剂在 4 岁以下儿童难以解决气雾递进与吸气同步问题。许多国家学者主张在气雾器与患儿口腔之间加上储雾罐（spacer）以减少气雾剂在口腔内沉积，增加气道吸入量。蝶式或都保粉末吸入器不需呼吸同步，更适合于年幼儿，且不含氟里昂。在定量吸入皮质激素之前先吸入 β_2 激动剂可增强皮质激素吸入疗效。

Dubus 等对哮喘儿童吸入疗法推荐使用储雾罐。将 100 例哮喘儿童随机分成 5 组，比较 200μg 喘乐宁 5 种不同吸入装置的效果。当前法国推荐雾化室、雾化器、婴儿面罩器、喷雾器及大容量储雾罐。用 PEF 的升高来评价，结果显示：雾化器 PEF 增加 9.7％±10.2％为最高。Hess 等指出临床医生必须选择合适的气雾吸入装置，各种装置吸入至肺部的剂量有明显的不同。喷雾吸入比定量吸入有更多的药物至肺部，对于急性发病者更为重要。Negro 等使用气雾治疗哮喘，认为欧洲目前使用 β_2 激动剂作为第一线药物。预防性药物如 DSCG 及吸入皮质激素以定量吸入器（MDI）最常用，但至少 50％患者未能使用这种有利的装置，而这些使用者中 10％～15％未能掌握技术。近来研究显示，多剂的干粉系统虽能在大多数患者中使用而超过 2/3 患者宁愿使用 MDI。大容量储雾罐显示如 MDI 同样效果而较易使用。喷雾器对那些不能使用其他吸入的哮喘儿童是有价值的。

4. 吸入疗法的不良反应

吸入皮质激素治疗儿童哮喘是十分安全的。每日吸入大于1000～1 200μg才轻度影响肾上腺皮质功能，轻度影响下丘脑-垂体-肾上腺（HPA）轴的功能，其影响程度无临床意义。长期吸入皮质激素不影响儿童的生长发育。局部并发症包括口腔真菌感染，声带内收缩肌麻痹引起声嘶在儿童发病低，吸入后及时漱口可预防口腔并发症。

Boot等观察了长期吸入皮质激素后的骨质密度（BMD）及青春前期的骨代谢。40例青春期前哮喘儿童接受中至高剂量吸入皮质激素（ICS）超过3至8年，148例当地青春期前健康儿童做对照，脊柱BMD在儿童是无影响的，骨代谢生化测定在正常范围。Frice等观察34例4至10岁哮喘儿童FP吸入及26例DSCG治疗一年的生长情况，FP50μg，每日二次或DSCG 20mg，每日四次，两组间身高无明显差异，平均尿24h游离皮质激素水平未见异常。认为在轻度哮喘儿童接受FP一年，对生长是无影响的。Allen等采用双盲随机对照多中心研究，325例青春前期顽固性哮喘儿童吸入FP50～100μg，每日二次，持续一年，其生长率类似于对照组，相等于该年龄所期望的生长数。Reid等观察年幼哮喘儿童高剂量（1～4mg/d，6个月）喷雾BUD的生长情况。治疗前后作高度标准偏离评分（HtSDS）。指出在小于3岁年幼儿严重哮喘长于6个月，BUD高剂量喷雾未见生长的减少。Wolthers等采用营养生长学技术来评估外源性皮质激素在哮喘儿童中生长抑制的危害性，指出在儿科吸入皮质激素常用剂量每天400μg其生长率是不影响的。进一步研究焦点需放在各种皮质激素之间差异，剂量及吸入装置不同，中期及短期生长资料应在长期观察中作出评价。Sennhausef等汇总儿童期吸入皮质激素的疗效及不良反应，强调潜在性不良反应与剂量及吸入技术有关。焦点在于有合适的指征及吸入皮质激素的治疗方式。

七、哮喘儿童健康教育新进展①

1. 哮喘儿童健康教育现状

（1）影响哮喘儿童健康教育的因素

1）生活环境对哮喘儿童健康教育的影响。谢玲等调查发现，家长的教育水平、职业、家庭收入与他们的知识水平有正相关，也就是说有较高的教育水平及家庭收入的职业人员，哮喘知识水平也较高。

2）病程及年龄对健康教育的影响。李春厚等调查结果显示，患者对预防保健知识的了解程度与病程、年龄有关，$P<0.05$ 差异有显著性。病程越短对哮喘的预防保健知识越缺乏。

（2）哮喘相关知识缺乏、药物依从性与哮喘的关系

ReaH 及同事研究发现，缺乏哮喘知识及其对它恰当的管理以及非医从性是导致哮喘死亡的重要因素，而且他们也发现70％～80％哮喘患者的死亡是可以预防的。而知识缺乏主要表现在对哮喘的认识、预防、药物几个方面，对于哮喘的3个主要症状只有16％回答完全正确，34.7％家长不能说出任何诱发因素，84.6％的家长不能回答任何方式帮助预防运动性哮喘发作，仅有23.3％家长能说出每天所用的用以预防的2种药物。特别是在药物依从性方面，许多研究已反复报告<1/3的患者按医嘱用药。龙琼芳等研究表明，60％的患儿家长对吸入治疗缺乏信心，持怀疑态度。往往表现在：①患者认为某些药物存在明显副作用。②患者自认为用药无效。③对药物有疑虑，权衡利弊不愿意用

① 吴阳静，徐嘉望. 哮喘儿童健康教育新进展. 中国实用护理杂志，2004，20(10)：72～73

药。④病情稍缓解就停用全部药物，或怕对药物耐受，忘记给孩子用药。患儿家长对新的治疗方法认识不足，传统文化、社会背景使家长更愿意接受注射、口服药物，怕麻烦，担心患儿不合作的心理常常存在。

2. 哮喘患者健康教育与自我管理

(1) 健康教育的方式

1) 语言教育。采用群体交谈和个别交谈的方法，根据家长的文化素质、心理状态、患儿病情来确定，语言通俗易懂，态度诚恳，使患儿及家长处于最佳状态。

2) 图象、文字教育。把哮喘的病因、病情观察、预防等编成小手册发给患儿及家长，指导学习，定期出黑板报，组织专题讲座，还可采用看电视录像、VCD等方式传授哮喘的健康知识。

3) 示范教育和个别指导相结合。通过哮喘知识竞猜、表演赛，掌握正确的气雾剂或儿童吸入气雾剂时应用的辅助工具（储雾罐）和峰流速仪的使用。还通过举办“哮喘之家”、“哮喘学校”、“哮喘俱乐部”、“哮喘夏令营”的活动，寓哮喘的防治教育于娱乐活动中，增加哮喘患儿及家长的防治信心。

4) 电话咨询。了解患者的要求，定期复诊，介绍最新哮喘知识，检查患者的遵医行为。

(2) 哮喘患儿健康教育内容

1) 避免哮喘的触发因素。目前，哮喘的常见诱发因素有：吸入、摄入、接触过敏性物质、呼吸道感染、气候、药物、运动、心理因素等。

研究表明，尘螨、屋尘、花粉、霉菌以及居住在潮湿环境、被动吸烟是常见的激发物。而气传花粉在婴儿不是重要致病因子，3岁以内呼吸道感染是常见诱发因素，主要是病毒感染，最常见的呼吸道合胞病毒，儿童则主要为鼻病毒及呼吸道合胞病毒，近来认为某些支原体及衣原体也可作为诱因，因此，明确过敏原者应早期识别，并避免或进行脱敏治疗，疑为感染因素诱发则应弄清病原，针对不同病原进行抗炎治疗，切不可滥用抗生素。

心理因素不决定是否哮喘的易感者，但影响哮喘的发作及其严重程度。如大哭大笑、紧张恐惧、情绪改变也可引起部分哮喘患儿发病。因此，对患儿家长的教育和心理调整，是患儿良好心理培养和避免诱发或减少哮喘发作的关键。给小儿创造一个温馨、和睦的家庭氛围，对孩子不过分宠爱和迁就，培养孩子规律的生活习惯，让孩子的心境平和、开朗，不乱发脾气，从而远离焦虑和恐惧。

运动的种类、持续时间、运动量和运动强度均与哮喘的发作有直接的关系，目前研究表明，运动锻炼在哮喘患者中是安全而有效的，经过运动锻炼，运动耐量是可以提高的，因此，应制订适宜的锻炼计划，选择适当的运动项目、运动方式，循序渐进，逐步增加运动量，持之以恒，如坚持每日用冷水洗脸，夏天游泳，清晨散步、跑步或晨操，特别注重参加集体项目，如打球等。还可以进行专门的呼吸训练，如吹口琴、吹气球。在音乐老师的指导下练唱歌，做医疗体操。

哮喘患儿禁止使用一些易诱发哮喘的药物，如阿司匹林、布洛芬、消炎痛、萘普生、APC、免疫疫苗等，患儿用药必须在医生的指导下使用，不可盲目去药店自行购药，给患儿服用。

2）掌握患儿哮喘发作的先兆症状。多数哮喘患儿在发病前都有先兆症状，最常见的有眼鼻发痒、打喷嚏、流鼻涕、流眼泪、咳嗽，有时还伴有胸闷等症状，一般在先驱症状出现时及时用药，就可避免哮喘发作。

3）指导患者使用定量吸入器，提高遵医行为。支气管哮喘是一种在缓解期仍需要长期治疗的疾病，吸入治疗是目前哮喘治疗最好的方法，在医生的指导下依靠患者自觉地、主动地使用，因此要向患者讲解缓解期治疗的重要性，解除对用药的顾虑，提高遵医行为。根据病情进行个体化治疗指导，吸入方法因年龄而异，医护人员应训练指导患儿正确掌握吸入技术，以确保药效。

正确的 MDI 使用方法是：①启盖，摇晃吸入器。②吸入器向上，患者稍向前倾，轻轻呼气。③口含吸入器吸嘴。④开始吸气的同时按动吸入器。⑤缓慢吸气到最大后屏气 10s，无不适感再缓慢呼出。若第 2 次再吸一剂时应待 1min 后。

使用储雾罐：首先将 MDI 与储雾罐连接好，然后口含储雾罐吸嘴，或面罩罩住儿童口鼻部，将药物喷入储雾罐后，然后缓慢吸气到最大，再屏气 10s。若屏气时间较短，可以呼气到储雾罐内，再次吸入，反复 15～30s。气雾剂药物可以在储雾罐内悬浮 3～5s。所以药喷进储雾罐后应及时吸入，否则影响疗效。

正确使用 MDI，每次用药仍有 80％的药物沉积在口咽部，所以应注意以下几点：①每次用药后，加强用清水漱口。②尽量向患者推荐储雾罐吸入激素，减少药物在口咽部的沉积。③指导患者正确使用定量气雾剂及储雾罐。④对吸入激素量大、时间过长和咽拭子检查有霉菌感染而无临床症状的患者，用 2％碳酸氢钠漱口可减少临床症状出现，使治疗继续进行。如果出现临床症状则需减少吸入激素剂量，甚至停药。在首次使用前或当气雾剂已超过 1 周未被使用应先向空中试喷，严格掌握用量，超过推荐剂量会有毒性，塑料储雾罐由于静电作用附壁上的药物增多，吸入量不能保证，要对患者进行正确清洁储雾罐的指导，最好使用金属储雾罐。

4）指导患者如何使用气流峰速仪（PEER）。PEER 可以帮助院内或在家的患者正确评估气流阻塞的程度及病情改善情况，从而调动患者主动参与治疗。理想的 PEF 测量应是 2 次/d，早晨起床和 10～12h 之后，患者若需用支气管扩张剂则用支气管扩张剂。在用药前后分别测量，如发现任何 PEF 日间变异率＞20％的变化即提示哮喘发作。

峰流速仪测量应注意以下几点：①将指针放到标尺的“0”点，拿好峰流速仪。②站立，尽力做一次深吸气。③将含嘴放入口中并闭合嘴唇将其合紧。④用最大的力量以最快的速度吹气，连续测量3次，取最佳值。在教育患者和亲属有关家庭监测的目的和技术时，应做到：①怎样使用峰流速仪及使用时间。②怎样在日记上记录PEF值。③怎样解释这些测定值。④如何处理PEF的变化。

3. 护士在哮喘患儿健康教育中的作用

哮喘是近些年来引起全球关注的公共健康问题，1995年世界卫生组织（WHO）制订《全球哮喘防治创议》（GINA），号召开展对哮喘进行全球性群防群治，我国也制订了《儿童哮喘防治指南》，各地也建立哮喘俱乐部、哮喘之家、哮喘学校等健康教育渠道，取得一定成效，但是我国哮喘防治工作还远远达不到WHO的要求，据统计，我国哮喘患者中得到正规治疗的人数仅有2%左右。基层医院医务人员对健康教育认识不足。医生和护士对哮喘知识认识掌握的程度不同，发患者群的哮喘知识缺乏、药物依从性差等方面问题，是影响我国哮喘防治成效的主要原因。

八、中药穴位敷贴治疗支气管哮喘的临床研究进展①

1. 经方的临床应用

（1）经方三伏贴　目前应用广泛的当推《张氏医通·诸气门》中的消喘膏。该方由白芥子、甘遂、细辛、延胡、姜汁组成。采用“冬病夏治”，于三伏天在背俞穴进行敷贴。金卫平用该法治疗50例，总有效率90%。董征治疗223例，有效86.5%，并认为贴药时间越长，次数越多，效果越好。高琪瑜每次贴药

① 赖新生，张毅敏．中药穴位敷贴治疗支气管哮喘的临床研究进展．中国药物与临床，2004，4（6）：411～413

24h，主张以皮肤发红、起泡，或出现红瘢疗效较佳，贴敷1年，显效占35.3%；贴敷2年，显效占88.7%。认为连续贴药，疗效更佳。宣丽华等治疗55例，总有效率为74.5%；另62例根据辨证气虚配合黄芪针、阴虚或湿热配合卡介苗针穴位注射，总有效率达90.3%。

(2) 经方不拘三伏贴　张静等采用三伏加三九敷贴，报道986例，其哮喘发作次数（记录1年内）成人组及儿童组均明显降低（$P<0.01$）。游一中不拘时令，于哮喘发作期用该方配合脉冲导入30min，每周1次，连续15次，用安慰剂平行双盲对照，以气道反应性为主要评价指标，经治90例总有效率83%。张超云采用每周贴药1次，连贴10次，加醋酸氢化泼尼松、维丁胶性钙穴位注射，总有效率97.4%。

2. 张氏经方加减的临床应用

(1) 加减方三伏贴　有人以洋金花代替方中延胡索进行三伏贴，其中孙伟治疗157例，有效率为94.9%：张学峰治疗结束后2年随访，痊愈的85例中有23例复发，但有17例发作时间、程度、次数较治疗前减轻。张庆祯于张璐方中加半夏治疗1500例总有效率99.07%。王夏池用麝冰消喘膏（在张氏方中加入麝香、冰片、公丁香、生半夏、肉桂、橘红）治疗43例，并和传统张氏方剂型组44例比较，经统计学处理，结论为剂型改变后疗效并不降低，但新剂型更易推广使用。杨君军于方中加麻黄伏贴32例，总有效率87.5%。凌楠加麻黄、附子三伏贴，总有效率第1年为78%，第2年为84%，第3年为91%，认为本法连续应用3年疗效更佳。樊学忠加麻黄、麝香发现肺热型近期疗效最好，其余次之。夏季贴药疗效优于冬季（$P<0.05$）。赖新生加川椒、桂枝、麝香三伏贴，总有效率83.33%，高于普通针刺组（76.91%），但低于养子法针刺组（96.67%）。

(2) 加减方不拘三伏贴　赵云雁夏季三伏加干姜，冬季三九加干姜、沉香、猪牙皂、肉桂、地龙、冰片、半夏进行伏九贴，治疗2000例总有效率达90%，并认为贴治时间越长疗效越好，儿童患者疗效更好。赵怀儒于张氏方中加干姜、麻黄、冬季喘贴于三伏，夏季喘贴于三九，喘不分季节者随喘随贴至贴愈，共治3700例，总有效率96.8%。王敏于方中加白胡椒、蜂蜜调糊，于哮喘发作时敷贴治疗小儿哮喘138例，总有效率96.4%。黄利莎于张璐方中加丁香、肉桂，于哮喘发作时敷贴，5d1次，连贴3次，同时口服麻杏三子汤，治疗220例小儿哮喘，总有效率97.2%。尉风明于张璐方中去细辛加大戟、芫花，先对患者针灸、艾久后再敷贴，2d1次，8d为1疗程，总有效率93.8%。

3. 其他方及自拟方的临床应用

郑亚夫、邱华采用陈修圆外用奇方（川乌、连翘、当归、白芷等）敷贴，后者每次贴3d，间歇贴3个月，同时配相应变原脱敏治疗，总有效率90%。刘品山用鲜毛茛3～5叶，天文草3～5叶，捣烂加姜汁于三伏贴背俞穴，治疗100例，总有效率98%。刘贵云应用治喘伏贴灵（麻黄、白芥子、细辛、矮地茶、丁香、生姜），总有效率94.3%。吴爱莉用复方斑蝥膏伏天敷贴，治疗哮喘100例，总有效率96%。谢培元将麻黄、苏子、附片、干姜、白芥子、射干、细辛、厚朴、冰片研粉制成药垫背心，51例哮喘患儿穿用1～4周后，总有效率、显效率明显优于西药对照组。黄任华以白芥子、莱菔子、地龙、生蒜外敷，紫河车粉、鲜蛇胆内服，治疗24例小儿支气管哮喘，总有效率87.5%。刘佑川将白芥子、葶苈子、洋金花、麝香研粉，以正骨水调成膏敷贴。配合脐疗和耳穴埋药，治疗50例，总有效率100%。宋振英将细辛、白僵蚕等份研末，以二甲基亚砜调膏，贴于神阙穴，2d换药1次，10d为1个疗程，治疗58例。总有效率94.9%。樊雪峰以桔梗、百部、喘定（二羟丙茶碱）、酮替芬，鲜姜汁调敷于肺俞，治疗小儿咳喘53例，全部获效。杜克宽自拟茴芥散（茴香、白芥子、吴茱萸、细辛、冰片）蒸热外敷肺俞，加内服中药，总有效率 89.2％。李智辨证论治，冷哮用自拟消喘膏（白芥子、甘遂、细辛、延胡、猪牙皂、麻黄、麝香），热哮用复方马兜铃膏（马兜铃、生甘草、粳米、构骨叶、白果、葶苈子），寒热不显用制喘膏（白芥子、甘遂、元胡、法半夏、桂心），总有效率 95％。袁华英采用成药麝香保心丸敷贴也取得了一定效果。

4. 述评与展望

综上所述，穴位敷贴作为一古老的中医外治法与西医透皮制剂给药不谋而合，不但具有透皮给药的优点，不经消化系统破坏和肝脏分解，能维持较长时间且稳定的血药浓度，从而使药物作用时间长而稳定，同时由于穴位给药，药物成分通过经络感传影响多层次的生理功能，它们之间可能产生相互激发和协调作用，导致生理上的放大效应，使药物的外治效果优于内服效果。另外，由于该疗法价廉方便，易为患者接受，所以 20 世纪 70 年代以来逐渐从民间跨入中医正规疗法之堂。穴位敷贴目前虽然已进行了较多的临床验证及少量的机制研究，但由于标准不一，可信度还存在疑问。为了使该疗法标准化，得到中西医界共同认可，造福于更多的哮喘患者，应从以下几方面加以改进：①采用国际公认的疗效评定标准及客观指标（如肺功能），进行严格的临床疗效评定，并与其他疗法进行科学合理的对照研究。②机制的研究应与现代医学对哮喘发病机制的认识紧密结合，围绕气道慢性炎症、高反应性及气道重塑等进行多水平、多层次的研究。③在科研结果的指导下，进行严格的药物、穴位筛选及适宜剂型的研究。研制出高效、方便的穴位外用剂，以利推广使用。④综合疗法的研究。目前一般认为哮喘可能不是一个单一疾病，而是由许多不同病因造成的临床表现。由于哮喘的形成和反复发作，除特殊过敏体质外，还是多种因素（如呼吸道感染、气候变化、药物、精神因素、运动疲劳等）综合作用的结果。气道炎症涉及到多种炎症细胞、介质和细胞因子的参与，因此哮喘的治疗不可能是某一发病原因、发病机制的单一治疗，而是趋向多途径、多环节、多靶位的综合治疗。西药激素起效快、作用明显，但毒副作用大，易复发；中药穴位敷贴虽起效较慢，但作用持久，以整体调节为主，对预防复发，减少激素依赖具有重要意义。二者正好形成互补。所以如何将中西医有机结合、对哮喘不同分期进行多主位综合整体治疗应成为现代支气管哮喘治疗研究的重点。

九、中医药治疗激素依赖型哮喘研究进展

近年来随着支气管哮喘发病机理中气道炎症学说的建立，具有强大抗炎作用的糖皮质激素（简称激素）已成为治疗哮喘的一线药物。但长期应用激素除可产生严重的全身性不良反应外，还可造成激素的依赖性，激素依赖型哮喘患者的治疗已成为临床医师面临的一大难题。目前，西医多以免疫抑制剂为主的非激素类药物进行替代或部分替代激素治疗，但此类药物疗效并不可靠，毒副作用亦较大，临床上患者难以接受。中医药重视整体调节，治疗本病有潜在优势，不少中医学者在此方面做了有益的尝试和探索，取得了一些成绩。现将中医药治疗该病的研究概况综述如下。

1. 分期辨治

李仁生将本病分为急性发作期、缓解期和恢复稳定期三期。其中，急性发作期以阳虚欲脱证为主要表现者，治宜回阳救逆固脱，急用参附龙牡汤加干姜（人参、熟附片各20g，干姜10g，龙骨、牡蛎各30g）浓煎频服；以气阴欲竭为主要表现者，治宜益气救阴，急用参麦散加味（人参20g，麦冬、五味子、山茱萸、白芍、龙骨、牡蛎各30g，炙甘草15g）。缓解期以寒痰饮邪内蕴外溢为主要表现者，治用桂苓五味甘草汤加细辛、杏仁、干姜、半夏以温化寒痰饮邪；虚实夹杂者，则温化与温补同施；以

痰热蕴肺为主者，治用生地、玄参、麦冬、瓜蒌、贝母、法半夏、胆南星、海浮石、竹茹、鱼腥草、芦根等以养阴清化痰热。恢复稳定期以肺脾肾亏虚证多见，偏于阳气不足者，治用《金匮》肾气丸或右归饮加党参、炙黄芪、白术、炙甘草温补肺肾阳气；偏于气阴亏虚者，治以参麦散合六味地黄汤，滋养肺肾气阴。陶凯等将本病分为急性发作期和慢性缓解期。前者辨证多属气阴两亏，治以参麦加味饮（人参、西洋参各 9g，麦冬 12g，五味子 9g，生地 30g，黄芪 12g，砂仁 9g）；后者辨证多属肺脾肾气虚，治以补肾健脾化痰，方用自拟肺肾固本方（黄芪、生熟地、党参、白术、茯苓、半夏、杏仁、川贝母、枸杞子、五味子、鹅管石、陈皮、炙甘草）。共治疗急性发作期 15 例，慢性缓解期 20 例，均获得良好疗效，经半年随访，患者感冒及发作情况较治疗前均明显改善。

2. 脏腑论治

（1）补肾法 沈自尹等运用补肾法治疗 10 例长期应用激素的顽固性哮喘患者，方以右归丸为主（采用汤剂）。若阴虚症状明显者则用阴阳并补法（以巴戟天、淫羊藿、补骨脂等温补肾阳，以熟地、山茱萸、怀山药等滋补肾阴）。结果 7 例安全撤除激素，平均随访时间 18 个月未再复发，初步肯定了补肾法撤除激素的疗效。并发现长期应用激素的患者，其垂体-肾上腺皮质系统处于抑制状态，温补肾阳法可能提高了垂体-肾上腺皮质系统的兴奋性。武维屏认为，对激素依赖性哮喘的治疗，补肾法的运用总在阴阳二者之间求之，并概括为以下五种具体治法：①滋阴降火以对抗柯兴氏征样副作用；②温阳补肾法以利于激素停减；③先补阴后补阳可使激素停减顺利；④阴阳双补，气血并调可减少激素依赖；⑤寒热并用，调和阴阳可减少激素用量。

（2）调肝法 武维屏认为调肝法实为畅气机，调气血。由于气郁气逆是哮喘发病的重要病机，因此治疗激素依赖性哮喘，当重视调肝以利肺。临床上，凡本病患者见有气血不调表现，或气滞、或血瘀，均当从肝论治：如肝气郁结明显者用四逆散加味；偏气滞血瘀者，方用血府逐瘀汤加减；偏血瘀者，方选当归芍药散化裁。邵长荣认为，激素依赖型哮喘患者，由于长期使用激素，内分泌功能失调，常伴有精神抑郁或情绪烦躁，易激动，满月脸，倦怠懒言，气喘、气急，动则汗出，腰酸背痛等临床表现，中医辨证为肝气郁结，气郁化火，肝木克金，肺气不降，肾虚失纳。并以平肝纳肾法治疗激素依赖型哮喘 25 例，结果 6 例患者完全戒除了激素，19 例均大幅度减少了激素用量，而哮喘未见发作或反跳。

（3）健脾法　李仁生认为长期使用激素的患者，均不同程度的存在着厌食、脘痞腹胀、进食量少等脾胃虚弱症状，须先调补脾胃，使精气血生化有源。同时，他还观察到，凡胃纳脾运强健，进食量增多者，则神疲肢软、乏力气短等虚弱证候可明显改善，激素亦可在 1 月内减停完毕，并无反跳现象发生。若胃纳脾运差，肺肾精气未充，虚弱证改善不明显者，在调补肺脾胃的同时，还应适当延长激素减停时间，过快过陡则易发生反跳。武维屏认为，健脾法主要包括健脾益气和健脾化痰。由于气虚、痰阻、血瘀是支气管哮喘反复发作和难以治愈的病机关键，因此，对激素依赖型哮喘的脾虚型患者，当视其气虚、痰阻以及血瘀的孰轻孰重而选方用药。凡见患者舌胖，苔厚腻，舌质淡暗，脉滑，必当先于化痰浊。舌苔黄腻应清化，方选小陷胸汤合温胆汤加减；舌苔白腻应温化，多选二陈汤合三子养亲汤化裁；舌暗者则配用活血之药。若见自汗乏力，易反复外感，舌体胖淡、苔薄白，脉浮无力者，治以健脾益气固本法，方选玉屏风散合参苓白术散加减。

（4）理肺法　武维屏认为，理肺指运用宣、降、温、清、补、润、敛之药，调理气机，祛除痰浊、补益肺气、滋润肺阴，以使肺之宣发肃降功能维持正常。因为哮喘病位在肺，无论正虚与邪实，均可使肺受累而发病。所以在激素依赖型哮喘治疗中，无论治标治本，理肺药常须配用。具体分为清宣（药如金银花、连翘、桔梗）、温宣（药如麻黄、杏仁、荆芥）、清降（药如黄芩、枇杷叶、桑白皮）、温降（药如旋覆花、苏子、白前）、益肺气（药如黄芪、党参）、滋肺阴（药如沙参、麦冬）、敛肺（药如五味子、乌梅）等。苏宗泽等以中药为主治疗激素依赖型哮喘1例，辨证为肺肾俱虚，痰阻气闭，治以补肺固卫，温肾摄纳，化痰利气。方选黄芪桂枝汤加减（黄芪45g，制附片、淫羊藿各30g，生地60g，桂枝、牡丹皮、地龙、黄芩、秦皮、杏仁、紫菀各15g，法半夏、甘草各12g，山豆根6g，蛤蚧10g），取得满意疗效，激素逐渐减量至停用，随访近1年，哮喘未再发作。

3. 专方专药治疗

柴朴汤是小柴胡汤和半夏厚朴汤的合方，在日本和捷克常用于治疗激素依赖型支气管哮喘，疗效显著，且未见有副作用的报道。研究表明，柴朴汤与糖皮质激素合用，可以减少激素用量，并可减轻其副作用。进一步探讨其作用机理，体外实验证实，柴朴汤主药厚朴的主要成分厚朴酚通过抑制肝匀浆中11β-羟基类固醇脱氢酶，从而升高了强的松龙的血药浓度。故在捷克和日本广泛应用于治疗激素依赖性的严重哮喘患者。我们在临床工作中发现，《伤寒论》中的乌梅丸用于治疗激素依赖性支气管哮喘，疗效独特，但其作用机理以及大宗病例的观察、验证尚有待今后进一步的研究和积累。

4. 综合疗法

黄桦等以中药、西药、气功等综合疗法初步观察了14例长期服用激素仍哮喘患者的激素撤除情况，其中撤除成功者10例，减量者3例，未撤除者1例；治疗方法包括以气功为主的综合疗法和以补肾中药为主结合气功个别辅导法，配合西药氨茶碱、麻黄素口服、肾上腺素皮下注射、氨茶碱静脉注射或保留灌肠等。

以气功为主的综合疗法包括气功、理疗、一般中药与西药，其中主要为指导患者做坐式放松功、结合保健功。关于气功的疗效机理，推测可能与调整肾上腺皮质功能有关。以中药补肾为主疗法具体分为：肾阳虚者以右归丸、金匮肾气丸（改汤剂）为主，兼见脾阳虚者，则在右归丸基础上加入补脾益气之品如补中益气汤等。肾阴虚者用六味地黄丸、左归丸（改汤剂）为主，兼见肺阴虚者加沙参麦冬饮等。肾阴阳两虚者用阴阳并补法，用药介于左归丸、右归丸之间。董竞成等以大剂量糖皮质激素二丙酸倍氯美松气雾剂（BDP）吸入加口服补肾中药对30例激素依赖型哮喘患者进行激素撤减治疗，结果表明，完全撤减成功者占70%，部分撤减成功者占6.7%；临床症状改善者16.7%，完全无效者占6.7%；治疗后肺功能显著改善（$P<0.05$）。补肾中药包括寿而康（附片、生地、黄芪、首乌、黄精、淫羊藿、菟丝子、枸杞子等）或服用右归丸为基础的中药汤剂（熟地20g，当归12g，枸杞子12g，山药20g，淫羊藿15g，菟丝子12g，杜仲9g，肉桂9g，附子6g，生地30g等）。如辨证偏热，则加用六味地黄丸。研究证实，右归丸、寿而康等补肾中药不但能起到部分激素样作用，而且能对抗外源性皮质激素所引起的内抑制，改善肾上腺皮质细胞的储备功能，提高肾上腺皮质细胞的稳定性，改善下丘脑-垂体-肾上腺皮质（HPA）轴功能紊乱，进而改善患者的一般状况。本法取中西医结合之所长，把BDP吸入和补肾中药相结合，用于替代口服皮质类固醇，兼用了BDP的局部抗炎作用和补肾中药的保护HPA轴和全身调节作用。这种综合疗法在取得口服皮质类固醇所具有的疗效的同时，也克服了此种全身激素疗法所带来的副作用，从而为激素依赖型哮喘患者提供了一种疗效可靠、成功率高、副作用少的替代方法。

5. 结语

综上所述，运用中医理论辨证治疗激素依赖型哮喘已见可喜成效，尤其是治疗方法及手段的多样化，较之西医单一疗法，已显示出中医中药在该领域中的优势。但是，由于激素依赖型哮喘的概念至今仍不明确，发病机理尚未完全阐明，疗效评定标准仍不统一，动物实验模型尚未建立，故许多方面的研究尚不深入、系统和完善。中医药治疗激素依赖型哮喘的研究更属起步阶段，如大部分文献资料仅限于验案总结或个案报道，缺乏大宗病例的系统观察相对照研究，辨证分型亦不统一，对中药的作用机理尚未见有深入系统阐述，这些都有待于今后进一步研究。

十、哮喘从肝论治①

支气管哮喘是一种变态反应性疾病，同时又是呼吸系统中典型的心身疾病之一。武维屏教授基于长期临床实践，重视肝在哮喘发病中的重要作用，倡用调肝理肺法治疗支气管哮喘。这既是对祖国医学藏象学说中肝肺相关理论的发挥，又表明肝在心身医学中占有重要地位，在神经-内分泌-免疫网络中起着关键作用。本文试从心身医学角度就支气管哮喘从肝论治探讨如下。

1. 心身医学与心身疾病

心身医学是 20 世纪 40 年代新兴学科之一，是现代医学科学体系中的重要组成部分。它适应了旧的生物医学模式向新的生物-心理-社会医学模式的转化形势，从生物、心理、社会三个维度全面地研究健康与疾病相互转化的规律问题。心身疾病就是根据心身医学的理论观点而提出的一系列疾病。心身疾病是指以躯体疾患为基础，在其发生、发展、转归和防治过程中，心理社会因素以及性格缺陷皆起着相互作用；在其治疗过程中，采用心理行为疗法及心身综合疗法易于奏效的一类疾病。心理因素、性格缺

① 崔红生，武维屏，张文君．从心身医学角度谈支气管哮喘从肝论治 北京中医药大学学报，1998，21（1）：50～52

陷和情感障碍是心身疾病的三大基本病理待征。心理、社会因素和生物因素是心身疾病的外部病因条件（外因），而性格缺陷等易患素质则是发生心身疾病的内部基础（内因）。患者的心理因素和躯体因素相互联系，互为因果，形成恶性循环，常使原发躯体疾病恶化和复杂化，经久难愈。

2. 支气管哮喘与心身疾病

近年来通过大量的研究证实，在哮喘发作中，精神因素有其重要作用，并已公认：哮喘是呼吸系统中典型的心身疾病之一。许多精神因素，如焦虑、失望、困扰、愤怒、恐惧、沮丧等皆可诱发哮喘或形成哮喘持续状态：无论是外源性或内源性哮喘莫不如此。从中枢神经系统、植物神经系统、内分泌及免疫系统等方面的现代研究证明，神经-内分泌-免疫三大系统各司其职，又相互调节，相互制约，是保持机体内环境稳定的基本条件，成为机体自稳的整合和调控系统，构成了一个复杂的网络。故该网络中任何环节的紊乱均不可避免地影响其他系统的功能，导致相关疾病的产生。显然，此网络学说的提出，为传统的生物医学模式向生物-心理-社会医学模式的转化提供了理论依据。在支气管哮喘发病过程中，精神紧张或心理障碍既可使情绪中枢所处的大脑边缘系统抑制下丘脑的神经分泌细胞，使脑垂体的促肾上腺皮质激素（ACTH）分泌减少，因而肾上腺皮质激素分泌亦减少；又可通过影响情绪中枢和下丘脑前部从而促使迷走神经兴奋，释放乙酰胆碱增加。上述双重作用均可导致哮喘发作。哮喘患者常见的情绪障碍和精神症状，主要表现为焦虑、抑郁和癔症三种状态。其人格特征多表现为依赖性强、焦虑、激动、情绪不稳、幼稚、性格内向等。情绪障碍和性格缺陷使机体免疫功能下降，对外界敏感性增强，易诱发和加重哮喘；而哮喘发作时则又可引起患者情绪紧张以及焦虑等症状。如此心身交织，恶性循环，使哮喘反复发作，缠绵不愈。

3. 情志与发病

祖国医学虽无心身疾病之名称，但一直将情志列为重要致病因素之一。《素问·调经论》云："夫邪之生也，或生于阴，或生于阳。其生于阳者，得之风雨寒暑；其生于阴者，得之饮食居处，阴阳喜怒。"很明显，在这阴阳两类致病因素中，情志因素即居其一。东汉张仲景在《金匮要略》里指出："千般灾难，不越三条。"宋代陈无择即据此定六淫外感为外因；七情内伤为内因；饮食、房室、跌扑金刃为不内外因。从此，这三因学说遂成为中医病因学的分类方法，其中情志病因是整个病因学的重要组成部分。这与西医学提出的生物-心理-社会医学模式有着十分接近的地方，因此我们可以称之为情志医学。情志医学是研究人的情志活动即心理活动对人体健康的影响。神、魂、魄、意、志等人体潜在的心理活动和喜、怒、忧、思、悲、恐、惊等7种外在情感表现，它们在各自内部和相互之间，以及情志与形体之间都客观地存在着一定的本质特征。整体恒动观和形神情统一观是情志医学的理论基础和核心。从情志发病的关键来看，主要导致气的生理异常，因为气是人体生命活动的物质基础和动力。并且喜怒思惊恐等五脏之神是以气的运动形式存在于体内，又主导着气的运动。故精神情志失常即表现为气机的紊乱。情志的异常变化内伤脏腑，主要是通过引起机体气机的阻滞，升降失常而实现的，所以说，气机失调是情志疾病病机的中介。故《素问·举痛论》曰：百病生于气也。

4. 肝与支气管哮喘

(1) 肝与神经-内分泌-免疫网络的关系

目前国内对肝与神经-内分泌-免疫网络关系的研究主要是从肝郁气滞、肝郁脾虚、肝阳上亢、肝阳化风等相关证候方面入手，研究所得出的主要一致性的结论是：无论是肝郁气滞、肝郁脾虚、肝阳上亢、肝阳化风，它们均表现为神经内分泌功能紊乱，免疫功能异常。这是因为肝主疏泄与情志关系密切，情志变化引起大脑皮层功能改变所致。

(2) 肝失疏泄在支气管哮喘发病中的重要意义

祖国医学认为，肝在五行属木，主升，主动，人体脏腑的功能活动需要赖肝气的升发鼓动。肝主疏泄，具有调理气机，调畅情志，通利气血的作用。《素问·灵兰秘典论》曰：肝者，将军之官，谋虑出焉。可见，人的精神、意识、思维活动，虽为心脑元神所主，但亦与肝的疏泄功能密切相关。肝的疏泄功能正常，则气机调畅，气血调顺。正常的情志活动，主要依赖于气血的正常运行，情志异常对机体生理活动的重要影响，也在于其干扰了正常的气血运行。故朱丹溪云：气血冲和，万病不生，一有拂郁，诸病生焉。忧思郁虑、愤懑恼怒等不良精神刺激，均可使肝失条达，肝气郁结，气机不畅，肝肺升降失序，肺气上逆而发为哮喘。肝气郁结，疏泄失职，津液失布，凝而成痰；肝郁化火，郁火灼津，炼液成痰；肝气郁滞，横克脾土，脾失健运，酿液为痰。此皆因肝郁而生之痰，可谓之郁痰。肺为贮痰之器，郁痰上贮于肺，阻滞肺气，不得宣降，遂发为哮喘。气有余便是火，肝气郁久化火，木火刑金，肺失肃降，以致气逆而咳喘阵作。肝郁气滞，气血失调，血行不畅，瘀而内停更致枢机不利，肺气出纳受阻，上逆亦发哮喘。风有外风、内风之别，外风始受于肺，内风肇始于肝。若暴怒伤肝，肝阳亢逆，阳动化风，上冲于肺，木叩则金鸣；或七情。

十一、哮喘缓解期从脾论治机理的研究①

哮喘是由多种细胞特别是肥大细胞、嗜酸性粒细胞和T淋巴细胞参与的气道慢性炎症性疾病，为一种常见病、多发病，属中医学“哮病”范畴。中医学认为，哮喘为脏腑亏虚，痰瘀蕴结

① 夏永良，王彩霞. 哮喘缓解期从脾论治机理的研究. 中医药学刊，2003，21(7)：1194、1196、1199

于内，外邪诱发所致的本虚标实之证，正如清代李用粹在《证治汇补·卷五》中所言："……内有壅塞之气，外有非时之感，隔有胶固之痰，三者相合，闭拒气道，搏击有声，发为哮病。"对于哮喘的治疗，中医学认为"发以攻邪为主，未发以扶正为主"(《丹溪心法·喘》)。哮喘古称难治，迄今为止尚无特效的根治疗法。因此，控制复发，达到彻底的根治，成为难度较大的研究课题。而脾为后天之本，气血生化之源，为脏腑之本，气机升降之枢纽，脾虚可引起脏腑亏虚，痰瘀内生，易感外邪，故认为脾虚是哮喘发病的关键。因此，在哮喘的缓解期，从脾论治是防止哮喘复发的重要方法之一。

1. 脾胃虚弱、痰浊内生成为哮喘宿根

中医学认为，哮喘有宿根，这个宿根就是痰。哮喘之病因以痰为主，为宿痰内伏于肺遇感诱发。朱丹溪认为哮喘专主于痰。明代秦景明在《病因脉治·哮喘论》中首揭哮证之因机"哮病之因，痰饮留伏，结成窠臼，潜伏于内……"痰之发生，虽与诸多原因、诸脏腑有关，但根源在于脾胃……《锦囊秘录》曰："(内经)论痰皆因湿土为害。"脾胃虚弱或气机升降失常，运化无力，水谷精微不能正常输布，则水湿停聚，水谷亦不化精微，从而酿饮生痰，故曰："脾土虚弱，清者难升，浊者难降，留中滞隔，凝聚为痰。"(《医宗必读》)"痰之生由于脾气不足，不能致精于肺，而痰以成者也。"(《医方集解》)哮虽为肺病，然肺金以脾土为母，故肺中之痰浊亦以脾中之湿为母。故有"脾为生痰之源，肺为贮痰之器"之说。明代张景岳虽认为脾肾俱为生痰之源，但更注重脾在痰浊发生过程中的病理作用。其曰："盖痰涎之化，本因水谷，果使脾强胃健如少壮者流，则随食随化，皆成血气，焉得留而为痰。……此其故，正以元气，不能运化，愈虚则痰盛也。"(《景岳全书》)

脾主运化，胃主受纳；脾主升清，胃主降浊。脾虚不运或脾虚不能升清，则胃气不降，宿食停滞，积久则痰浊内生，气逆于上，则可致痰气阻于肺络，肺之肃降失职，肺气上逆引发哮喘。故《素问·逆调论》曰“胃不和则卧不安”。痰饮之息，未有不从胃起矣。胃不和易出现胃脘胀满、恶心、嗳气、嘈杂等症状，与现代医学食管反流、消化性溃疡和慢性胃炎相似。近年来研究表明，胃食管反流是诱发哮喘的一个重要原因，至少是一种促进因素。国外学者 Mays 发现胃食管反流与哮喘有关，于 1976 年首先提出“胃性哮喘”的概念，并已得到证实。陈宁等人的研究显示：胃不和患者的痰液量明显高于正常人。痰液细胞数亦多且嗜酸性粒细胞偏高，加之痰液细菌培养阴性，说明宿根痰与胃密切相关。

2. 脾胃虚弱、气机升降失常而致气滞血瘀

脾主升清，胃主降浊。脾胃同居中州，通上连下。脾升则肝肾之气并之而上行，故乙木不郁；胃降则心肺之气随之而下降，故金火不滞。可见脾胃为脏腑气机升降的轴心。肝藏血，主疏泄，调畅气机，为全身气机之总司。然肝血有赖脾气的滋生，脾气健运，饮食精微充足，血化有源则肝有所藏，才能发挥其正常的作用。故张锡纯认为，欲治肝者，原当升脾降胃，培养中宫，中宫气化敦厚，以听肝木之自理，即有时少用理肝之药，亦不过为调理脾胃剂中辅佐之品。脾胃亏虚，脏腑气机升降失常，而致气滞，然血和津液的运行，全赖气的推动，如气滞，则津液停滞而为痰水，血液不行而为瘀血。气行则血行，气滞则血瘀，气畅则痰消，气结则痰生，故气滞、血瘀与痰浊常并见，互相影响。

洪广祥认为，痰饮内伏并不是孤立存在的，它与气滞、血瘀往往互为因果，关系非常密切。因宿痰伏肺，气机郁滞，升降失常，不仅会导致津液凝聚生痰，同时又因气郁痰滞，影响血液运行，出现痰瘀胶结不解的局面。从痰与瘀的关系来说，痰可酿瘀，痰为瘀的基础。而瘀亦能变生痰水，形成因果循环。

3. 脾胃亏虚、生气无源、卫外失司易感外邪诱发哮喘

脾胃为后天之本，气血生化之源，脾胃亏虚，生气无源，则

气虚，气虚肌表失固而易致外邪侵袭，又肺主气，脾益气，肺之津气，要靠脾运化水谷精微来供养，故脾能助肺益气，正所谓："肺为气化之源泉，又寄养子脾土。"（《马元仪印机草》）脾胃虚弱，母病及子，土不生金，肺无所养，则肺虚。肺主皮毛，外邪侵袭首先侵犯皮毛，肺虚卫外不固，机体抵抗外邪的能力下降，则亦感外邪，外邪与痰气相和，诱发哮喘。

现已证实，脾虚患者和脾虚造模动物的细胞免疫功能均显著降低；外周血淋巴细胞、PHA 皮试单核吞噬细胞吞噬活性、淋巴细胞转化率、T 淋巴细胞亚群、NK 细胞结合性和杀伤性等的细胞免疫功能都有不同程度的改变。又有报道，脾虚动物模型活性氧反应增强，抗氧化能力降低。而现代医学已经证实，活性氧是参与哮喘慢性气道炎症的重要介质之一。因此，认为脾虚患者的机体免疫力下降，易感外邪而诱发哮喘。

4. 脾胃为脏腑之本，治病当以脾胃为先

中医学认为哮喘缓解期病位在肺、脾、肾，与五脏六腑皆有关联。哮喘缓解后，更应注意固本，以培补元气，防止复发。然脾统四脏，脾为后天之本，气血生化之源，五脏六腑皆受其气，其他脏腑以此为滋，则功能正常。《金匮要略》曰："四季脾旺不受邪"，只有脾气充足，才能心肝肺肾之气俱盛；反之脾胃虚则五脏六腑俱虚，脾胃受伤，百病丛生。故治病当以脾胃为先。"善补肾者，当于脾胃求之。"（《南方医话》）"脾肺亏损，当补脾土，滋化源，使金水自能相生。"（《内科摘要》）清代叶天士也指出哮喘"久发中虚，必补中气"，强调健脾的重要性。故扶正应以扶脾为先，脾气健则五脏六腑得养，功能正常。肺气充，卫气固则抗御外邪能力增强；脾主运化，脾虚则湿从内生，聚为痰浊，上渍于肺，故实脾又是杜绝生痰之源的关键，故王肯堂认为："治痰固宜补脾，以复健运之常，使痰自化"；气行则血行，气滞则血瘀，脾健则气充，又可防止气滞、血瘀的形成。

现代研究表明，健脾益气药，可抑制大鼠肺泡灌洗液中TNF-α及ET-1的升高。改善细胞因子含量的变化，对哮喘具有一定的防治作用。药理研究表明，健脾益气药，能全面影响哮喘发病的变态反应和非变态反应的多个主要环节，使哮喘患者免疫系统和神经内分泌系统功能得以改善。

总之，哮喘缓解期以脏腑亏虚为主，病位在肺、脾、肾。根据“缓则治其本”、“上下交病治其中”的原则，治疗应以健脾益气、培补中气为大法。这样能使中焦脾胃得以四运，从阴到阳，从阳到阴，上下交通，调节有权。脾健可使内伏痰瘀这一宿根渐化，增强机体的抗病能力，逐步摆脱哮喘发作的恶性循环，终止哮喘的发作。

十二、哮喘从痰饮论治①

哮喘的病机，“专主于痰”，痰是哮喘发生及反复发作的徵结所在。而痰饮者乃人身中流通的津液聚而为变也。作为以症状命名的“哮喘”，从广义上讲属“痰饮病”的范畴。因此，运用有关痰饮的理论对哮喘的病因病机与治法加以探讨，有助于从整体上把握其特点，进一步提高临床疗效。

1. 哮喘与痰饮的病症联系

《杂病源流犀烛》概括“痰饮”的临床特点为：“如云雾之在天壤，无根底，无归宿，来去无端，聚散靡定。”哮喘亦属“病颠倒难明”，反复发作，难以根治。这说明两者在病症上有一定的内在联系。痰饮从病机、病邪（病理产物）而立，其概念的外延在横向上无限扩展；哮喘以其特异性的病理变化和临床表现为内容，具有向纵深方面发展的趋势。在此过程中，必然于一些病症上形成交汇，两者的病机与病理相同或相似，具有了“异病同治”的

① 司东波，杨磊．浅谈哮喘从痰饮论治．现代中医药，2003，(1)：20～21

前提条件。因此，确定这些节点是从痰饮论治“哮喘”的基础。《金匮要略》首先在“痰饮咳嗽病”篇中将“痰饮”与咳喘联系起来加以系统论述，形成了痰饮哮喘的理论基础。研习该篇，结合“哮喘”的临床实际，体会到哮喘应分属于痰饮之“支饮”、“留饮”、“伏饮”等病症中，从“哮喘”的病位分析，病属“支饮”，系痰饮停聚于胸膈，阻碍气道，影响肺气的宣降。“支饮”病程较久，虚实错杂，病情尤重，符合“哮喘”的发病特点。留饮，意指水饮久留而不去，导致宿痰内伏于肺，相应于哮病的“夙根”，病情缠绵难愈。伏饮是指饮邪“伏藏深久，发作有时之证”。时逢季节变换或气候突变，偶感外邪，便可引动肺上伏痰，形成内外合邪之势，临床上出现“满喘咳吐”等哮喘发作期症状，同时。伏饮尚寓“伏而不出”之意，提示哮喘因伏邪难于攻除而常呈慢性过程。已公认，痰饮作为以一种病理产物或致病因素命名的疾病，在明确病理机制及确立治疗法则方面有其独特的优势，这就是系统性。因此，将哮喘与痰饮有机地结合起来，有利于扩宽哮喘的病因病机理论，完善哮喘的辨证论治方法。

2. 哮喘与痰饮的病因病机联系

近世沈仲圭研究员认为哮喘主要由于“伏痰内阻，肺气不利”，颜得馨教授亦强调“哮喘剧作，多像寒痰胶滞，气失升降”。说明哮喘病位在肺管，其病因病机核心却为“痰”。因此，运用痰饮理论能较为全面地阐释哮喘的病理特点。此时，作为哮喘“夙根”的“痰”就不仅仅是一个病理产物。更重要的是它代表着机体脏腑阴阳失调，肺、脾、肾三脏对津液运化失常的病理状态。这主要体现在两个方面：①“内外相因，痰饮由生”反映了哮喘的病因特点。痰饮，乃津液之异常变化，因于风、寒、湿、热等外邪相感，或七情、饮食与劳倦所内伤，导致脏腑不和平，阴阳多乖错。具体于哮喘则表现为哮喘患者所具有的与先天秉赋不足密切相关的特异体质——肺肾失调和由此产生的哮喘易感的固有特性；而肺卫不固，外邪于侵犯，促进了哮喘发作，终致肾气不足，纳气少权。说明哮喘产生的原因包括先天秉赋不足和后天外邪损伤两个方面。②“脏腑失调，气道不通，痰乃生焉”。揭示了哮喘的病机特点。痰饮是脏腑功能失调所产生的内生之邪。盖肺主气，肺金受伤，则宣降失常而为痰；脾主湿，脾土不运，则湿动而为痰；肾主水，肾阳不足，则水泛而为痰。故痰之来也，无不在于肺；而痰之化，又无不在于脾；若论痰之本，又无不在于肾。痰饮的生成与肺、脾、肾三脏密切相关。其中脾由于在津液的转输过程中处于关键环节而尤为突出。痰饮究其实质当属津液为病。津液在气道中流通清顺，则痰无由生，一旦隧道不通，则凝滞而为痰，为饮。而哮喘的发生亦是诸多因素影响津液的运行，肺不能布散津液，脾不能输入水精，肾不能蒸化水液，津液凝聚为痰，伏藏于肺，成为哮喘反复发作的根由。因此，肺、脾、肾三脏俱损是哮病的基础，痰饮是哮病的病根，两者相互影响，正虚夹邪，成为哮喘的病理基础。

3. 痰饮理论指导哮喘治法的确立

哮喘与痰饮在病症及病因病机等方面的有机联系为痰饮论治哮喘提供了可行性；更为重要的是，痰饮理论揭示了哮喘这一疾病自身特有的病理变化规律，使哮喘病表面看似缺乏联系的各证型之间在病理病机及病邪层面上达到了统一，从而为哮喘设立治疗大法提供了理论依据。这主要反映在三个方面：①作为“温药和之”的痰饮根治大法亦是指导哮喘治疗的总则。针对痰饮，采取温化的方法，一方面是为了振奋脏腑的阳气功能，纠正脏腑功能失调，从根本上杜绝痰饮化生之源；一方面是因为饮为阴邪，易致病势缠绵。据此，防治哮喘应注重温补，坚持温散、温化、温补、温通等治本原则，在临床上注意：哮喘反复发作，多由风寒或风热所诱发，表现为痰热郁阻气道，痰热标证甚急，此时清肺化痰确很必要，但亦不应忘记痰饮伏肺之病根，而要辅以辛温发散，使邪有出路；素体脏腑亏损，常生痰饮之邪，最易饮郁化热，使哮喘发作，在治疗时不要因有所谓“炎症”而肆用寒凉，使痰饮胶固难化，应立足于正虚为本，浮热为标，运用温补之法，扶正驱邪；哮喘确是因虚而成，但内生痰饮却为实物。故言“温药和之”，并非专事温补，实际上是于温药之中寓行消之品以通达阳气，气机调畅，喘咳自平。②三焦分消，通络搜剔，攻逐蠲饮等治法丰富了哮喘祛邪与除根的治疗途径。对于哮喘始发，邪尚轻浅，当运用三焦分消法。上焦用杏仁、白蔻仁、桔梗等开宣肺气；在中焦则用半夏、橘皮、厚朴、枳实等以理气化痰；下焦用车前子、薏苡仁等通利膀胱，因势利导，为邪寻其出路，不仅能使痰消喘止，迅速缓解喘发作，而且在提高其远期疗效方面，亦同样重要。另哮喘日久，“久病入络”，痰饮“夙根”停蓄部位幽深，治之难达难化，祛除较难。运用通络搜剔之法，祛除伏于胸膈之病邪，哮喘可平，方药宜选用香附旋覆花汤通络化饮，可酌加用虫类祛风药，如僵蚕、蝉衣、地龙等，既祛风解痉，又能入络搜邪。饮邪停于胸膈而渍于肺，哮喘剧作，体力不支，病势急迫，“无粮之师，宜在速战”。此时运用攻逐之法，选葶苈大枣汤急泻肺中痰饮，拔除哮病顽根，则喘鸣得息。③治痰饮当审因查源，脾肾为本。因此，哮喘“夙根”——“痰”的生成亦本于脾肾两虚。脾肾之虚，其来也渐，其去也缓，此乃哮喘屡治屡发，经久难愈之根本原因所在。健脾补肾，可以固本，增强患者的体质，才能真正断绝哮喘之宿根。常用方法有二：培土生金，子母相生。脾气弱，不能运化水谷精微，无以上输养肺；脾不健，湿聚痰生，结成窠臼，病难根除，故选用参苓白术散健脾祛痰，标本兼顾；脾为肺母，肾为肺子，子母相生相依。肺气不降，肾气不纳。中气不衡，则津液运行之气道不通，痰饮由生，哮喘乃作。治宜调中养胃，取子母相生之意，以求根本；脾肾双补，守法常服。哮喘屡发，阴阳两伤，脾肾双亏，以致痰伏肺经。不扶其土，无以生金，水固其下，无以清上。治宜固肾扶土，清上实下，则痰去哮止。

十三、哮喘从瘀论治①

1. 中医理论对哮喘中瘀血的认识

哮喘发作之因在于顽痰内伏，复为六淫所侵，或生冷酸咸肥甘所伤，或情志抑郁，或环境骤变，吸入粉尘、煤烟等诱因触动伏痰而发病。其时痰气交阻气道，使肺气宣发、肃降功能失常、肺气郁闭，血液瘀滞，所以在发作期可有明显的瘀血症状，如舌黯、口唇紫绀、指趾发绀；在缓解期，因反复发作，可导致肺、脾、肾三脏不足，致津液不化，停而为痰，从而出现瘀血；同时，此三脏不足又可致气虚，使血行乏力，从而出现气虚血瘀。可以说瘀血和伏痰既是哮喘中肺、脾、肾三脏不足的病理产物，又是支气管哮喘反复发作的病因，这也符合“久病入络为血瘀”的观点。所以，瘀血是哮喘的一个重要病机。

2. 现代医学研究对哮喘中瘀血的认识

现代医学认为，气道的变应性炎症和气道高反应性是哮喘的形成和发作的两个重要因素，气道的变应性炎症是因吸入变应原或其他刺激物以及病毒感染后引发，嗜酸性粒细胞、肥大细胞、淋巴细胞、中性粒细胞、巨噬细胞等在 IL-5、IL-4 和 IL-3 等细胞因子的调控下参与了该炎症过程。这些细胞通过释放白三烯、血小板活化因子、前列腺素、血栓素 A、嗜酸性细胞碱性蛋白等产生病理作用，引起支气管平滑肌痉挛、收缩、微血管渗漏和黏液增加以及损伤气道上皮组织炎症可致网状细胞膜的肥厚增生，形成黏液栓，气道平滑肌肥厚和腺体增生及黏膜下胶原的沉积。

① 冀晓华. 浅谈活血化瘀法在小儿哮喘治疗中的作用. 中国中医药信息杂志，2002，9（12）：70、85

气道平滑肌肥厚增生使气道发生了重塑，成为哮喘气道高反应性的唯一决定因素。

现代药理研究证明：活血化瘀药如丹参、当归、红花可降低毛细血管通透性，减少微血管渗漏，减轻炎性反应；川芎、当归对前列腺素和血栓素A样物质的生物活性和生物合成过程均有抑制作用；活血化瘀药也可减轻平滑肌痉，减少腺体分泌，减轻炎性增生。

3. 哮喘的辨证论治

瘀血证在哮喘发作期和缓解期的病理表现主要为：气促喘憋，肢端青紫，口唇发绀，面部血管怒张，白睛血丝，衄血，咯血，肌肤甲错，肝脾肿大，舌质红绛或紫黯。外周血小板减少，血小板凝集和释放功能增强，气道内慢性炎症，气道平滑肌肥厚增生及重塑。因此，在治疗上如能灵活使用活血化瘀药物，将有助于提高临床疗效。

表25 哮喘各症型的方药

分期	分型	治法	方剂加减	
哮喘发作	寒哮	温肺化瘀 理气活血	小青龙汤	桂枝、细辛、炙麻黄、五味子、苏梗、半夏、白芍、干姜、杏仁、桃仁、丹参、甘草等
	热哮	清热化痰 肃肺活血	麻杏石甘汤	炙麻黄、杏仁、生石膏、赤芍、苏子、葶苈子、地龙、制大黄、仙鹤草、白果、丹参、甘草等
	肺气不足 气虚血瘀	益气补肺 活血化瘀	玉屏风散	生黄芪、炒白术、防风、当归、辛夷、白芷、赤艾、川芎、丹参、蝉衣、薏苡仁、甘草等
哮喘缓解	脾不化湿 痰阻血瘀	健脾化痰 活血化瘀	八珍汤	太子参、炒白术、茯苓、半夏、当归、赤芍、川芎、生地黄、丹参、蝉衣、干地龙、甘草等
	肾阴不足 气滞血瘀	滋肾补血 活血化瘀	麦味地黄丸	麦门冬、五味子、熟地黄、牡丹皮、山萸肉、淮山药、茯苓、丹参、半夏、蝉衣、地龙、甘草等

4. 哮喘发作从瘀论治

（1）寒哮

此型为寒痰凝聚，气郁血瘀。治宜温肺化瘀，理气活血。方用小青龙汤加减：桂枝、细辛、炙麻黄、五味子、苏梗、半夏、白芍、干姜、杏仁、桃仁、丹参、甘草等。

（2）热哮

此型为痰热郁肺，气壅血瘀。治宜清热化痰，肃肺活血。方用麻杏石甘汤加减：炙麻黄、杏仁、生石膏、赤芍、苏子、葶苈子、地龙、制大黄、仙鹤草、白果、丹参、甘草等。

5. 哮喘缓解从瘀论治

（1）肺气不足，气虚血瘀，治宜益气补肺，活血化瘀。方用玉屏风散加减：生黄芪、炒白术、防风、当归、辛夷、白芷、赤艾、川芎、丹参、蝉衣、薏苡仁、甘草等。

（2）脾不化湿、痰阻血瘀，治宜健脾化痰，活血化瘀。方用八珍汤加减：太子参、炒白术、茯苓、半夏、当归、赤芍、川芎、生地黄、丹参、蝉衣、干地龙、甘草等。

（3）肾阴不足，气滞血瘀，治宜滋肾补血，活血化瘀。方用麦味地黄丸加减：麦门冬、五味子、熟地黄、牡丹皮、山萸肉、淮山药、茯苓、丹参、半夏、蝉衣、地龙、甘草等。如为肾阳不足，寒凝血瘀、则治宜温阳散寒，活血化瘀，用上方加仙茅、淫羊霍、补骨脂、冬虫夏草等。

十四、燥与哮喘证治[①]

支气管哮喘是临床常见病、多发病，其发病迅速，证见多端，反复发作，缠绵难愈，临床治疗颇为棘手。现代医家多遵朱

---

① 崔红生，张文君. 燥与哮喘证治浅述. 北京中医药大学学报，1998，21（5）：54～55

丹溪“哮喘专主于痰”之说，分寒哮、热哮进行辨治。近年来，我们根据内、外燥邪的致病特点以及哮喘发作的时间节律，对临床上由燥致哮者或哮喘发病过程中燥象明显者，皆从燥论治，或轻宣润燥，或滋阴润燥，或条达气机以布津蠲燥，每获良效。现就燥与哮喘证治关系探讨如下。

1. 燥邪犯肺，肺失清肃

此型多见于病程较短的年轻患者，每年多于秋季发作哮喘。盖肺为娇脏，喜润而恶燥，喜清肃而不耐寒热。秋季燥气主令，燥邪侵犯肺系，影响肺的宣发、肃降功能并灼伤肺津，则发为是证。清代喻嘉言《医门法律》曰：“秋伤于燥，上逆而咳，发为痿厥。”张石顽《张氏医通）亦云：“燥在上必乘肺经，故上逆而咳……”临床根据患者感邪性质之不同而有凉燥、温燥之分。前者发病多于秋深或秋冬之交时，症见喘息，胸闷，咳嗽稀痰，咽干唇燥，或伴有发热，恶寒，头痛，苔薄白欠润，脉浮。治宜辛温甘润之法，辛以散之，润以降之，外散秋凉，内润肺气，则哮喘自平，方选杏苏散加减。药如：杏仁、苏子叶、前胡、桔梗、枳壳、橘红、茯苓、半夏、炙甘草。后者发病多在夏秋之交或初秋之时，症见咳嗽，气短，痰少质黏或无痰，心下烦满，咽干口渴，或身热，微恶风寒，舌红，苔白少津，脉浮数。宗《素问·至真要大论》“燥化于天，热反胜之，治以辛寒，佐以苦甘”之旨，法宜辛凉甘润以清宣温燥、润肺止咳，方选桑杏汤化裁。药用桑叶皮、杏仁、南沙参、知母、贝母、山栀子、淡豆豉、瓜蒌皮等。若患者素体气阴两虚，气虚则卫外不固，阴虚则燥邪更易乘袭，伤肺耗津，肺之气阴两伤，清肃失司，亦发此病。故《金匮翼·燥咳》曰：“肺燥者，肺虚液少而燥气乘之也。”临床可在上述辨证基础上加用玉屏风散和生脉饮化裁。若症见气逆而咳，胸胁满痛，干咳无痰或咳吐浊唾涎沫，心烦口渴，咽干而痛，为燥热与阴伤并重，可选清燥救肺汤以清燥润肺，养阴生津。

2. 肝气郁结，津液失布

此型临床上多见于阴虚体质的患者，平素性格内向，发作多与情志波动有关，女子有时亦与月经关系密切。肝为风木之脏，又为将军之官，喜条达而恶抑郁；体阴而用阳，具刚柔曲直之性，能斡旋敷布一身之阴阳气血。若素体阴虚，忧思郁怒，情志不遂，则肝气郁结、阳气怫郁不达，津液失布，肺失濡养，清肃之令不行，肺气上逆而作哮喘。气不布津则外无阴水之濡润而燥象遂生。症见干哮无痰，喘咳哮鸣，胸胁胀满，口燥咽干，心情抑郁或烦躁不安，舌红少苔或苔薄乏津，脉弦。治以柔肝解郁，润肺降逆，方选过敏煎加味。药用乌梅、五味子、赤白芍、柴胡、防风、南沙参、桑叶皮、郁金、炙甘草等。若两胁胀痛者，酌加佛手、香橼皮等理气而不伤阴之品。若咳痰黏稠，涩而难出者，可合贝母瓜蒌散以润燥化痰。

3. 肺胃阴虚，津亏肠燥

肺属金，胃属土，土能生金，胃土所化生的津液和水谷精微可以滋肺金；肺朝百脉，肺脏将津液和水谷精微布散于全身。两者在生理上互相关联，在病理上相互影响。胃阴不足，肺津失荣则肺阴亦亏；肺阴亏虚，失于布敷，胃阴亦受影响。一般感受温热燥邪，最易损伤肺胃阴津，正如俞根初《通俗伤寒论》所云："秋燥一证，先伤肺津，次伤胃液……"若嗜食辛辣炙煿之品，或气郁化火，或久病耗气伤阴，亦可形成本证。肺胃阴虚，肃降无权；燥则涸其肠胃（明·龚信《古今医鉴》），津亏肠燥，失于濡润，腑气不通气机升降愈发乖戾，肺气上逆故而喘息内作。临床症见干咳喘鸣，午后或傍晚加重，口舌干燥而渴，不欲食或干呕欲吐，大便干结不爽，舌质红，少苔，脉细数。治宜滋阴清热，润燥通腑。方选沙参麦冬汤增液汤加减。药如：沙参、玄参、麦冬、天花粉、桃仁、杏仁、鲜芦根、鲜茅根、枇杷叶、桑叶皮、炒枳壳等。

4. 肺肾阴虚，痰凝血瘀

肺属金，肾属水，金能生水，水能润金，肺肾阴液互相滋养，肺津敷布以滋肾，肾精上滋以养肺，故曰金水相生。二者在病理变化上也互为影响。病程日久，肺阴不足，虚热内生，清肃失职；肾阴亏虚，摄纳失常，纳气无权，二者皆可导致气机升降失常，上逆而喘。肺肾阴虚，虚火内炽，灼津为痰，痰凝血瘀；肺肾阴虚，津亏血少，濡润失职，燥热内生。症见喘息气短反复发作，咳嗽痰少，质黏味咸难咯，口燥咽干唇暗，或声音嘶哑，形体消瘦，骨蒸潮热，舌红或暗红，苔少或苔腻，脉细滑数。治宜养阴清热，和血化痰。药如：熟地（砂仁拌打）、当归、茯苓、半夏、橘红、金沸草、五味子、贝母、海浮石、竹茹等。

5. 肝肾阴虚，血燥气郁

肝肾乙癸同源，精血互生。在病理情况下，两者亦互相影响。本证之形成，可因情志所伤，五志过极化火，肝火灼伤肝阴，下汲肾水；或秉赋薄弱，或劳欲久病，或长期哮喘延迁不愈，滥用激素、利尿剂等均可耗损肝肾之阴。真阴亏虚，则虚火内生，上炎灼肺；水不涵木则肝阳上亢，风阳内动，冲逆犯肺而发哮喘。正如清代名医王九峰所云：肝脏阴虚阳僭，是以呛咳咽痛，动劳则喘。津枯血燥，气血失和，气机郁滞，又易化火伤阴，导致肝肾之阴愈虚。如此互为因果，恶性循环，使得哮喘反复发作，缠绵不愈。临床症见病程日久，胸闷气短，喘咳，入夜尤甚，痰少且黏，难以咯出，伴腰膝酸软，胁痛不适，五心烦热，咽干口燥，头晕目眩，盗汗目涩，舌暗红体瘦小，少苔，脉弦细数。治宜滋阴养血，润燥解郁。方选一贯煎加减。药用生熟地、沙参、白芍、当归、枸杞子、麦冬、山萸肉、知母、贝母、桑叶皮、川楝子、郁金、钩藤等。

综上所述，燥与哮喘关系密切，哮喘从燥论治是治疗支气管哮喘不容忽视的一种思路与方法，临证绝不可囿于哮喘专主于痰之说。尽管目前人们对哮喘的病因病机认识不一，治法各异，但只要谨守病机，各司其属，机圆法活，即可获得良效。

十五、针灸治疗支气管哮喘机制的研究进展①

支气管哮喘是以嗜酸性粒细胞、肥大细胞和T淋巴细胞等多种炎性细胞参与的慢性气道炎症，属于中医学哮病范畴。近年来，针灸治疗本病取得了可喜的进展，现对其机制研究综述如下。

1. 对肺功能的影响

全球哮喘病防治委员会（GINA）已将FEV_1和PEF列入哮喘病的诊断标准之中。FEV_1是评价气道阻塞严重程度的最佳单一指标。PEF是反映气道阻力的重要指标。何扬子采用激光灸与艾灸治疗虚寒证哮喘的随机对照临床研究，显示激光灸与艾灸对虚寒证哮喘均有效，但激光灸的作用优于艾灸。马文珠等采用针刺、穴贴对47例哮喘进行了临床比较观察，发现针刺、穴贴对FEV_1、FEV_1/FVC、PEFR的改善均具有良好的作用。邵经明采用“三穴五针一罐”法及张亚西等也发现针灸对哮喘患者肺功能的改善具有良好的作用。

2. 对炎性细胞的影响

支气管哮喘的本质为慢性气道炎症，主要涉及嗜酸性粒细胞(EOS)、肥大细胞和T淋巴细胞等多种炎性细胞，其中嗜酸性粒细胞（EOS）为主要效应细胞。杨永清等采用针刺肺俞、风门、大椎穴结合拔火罐治疗哮喘发现，治疗后过敏性哮喘患者的外周血嗜酸性粒细胞与分类计数均较治疗前显著降低（$P<$

① 房紧恭，于雯，王惠玲，等．针灸治疗支气管哮喘的机制研究进展．山东中医杂志，2003，22（7）：444～446

0.001)。崔龙苹等对肾上腺切除（ADX）大鼠哮喘模型针刺后的血液嗜酸性粒细胞计数进行观察表明，针刺能明显降低大鼠哮喘模型的血液嗜酸性粒细胞计数，同时针刺对血液嗜酸性粒细胞的减少不依赖肾上腺皮质激素。另外穴位注射、化脓灸、挑刺等也具有降低外周血嗜酸性粒细胞的作用。赖新生等还发现，针灸具有降低嗜碱性粒细胞的作用。

3. 对炎症介质的影响

目前已知参与哮喘发病机制的炎症介质已达 50 多种，可直接或间接的引起气道平滑肌痉挛、气道黏膜水肿和气道黏膜的炎性损伤，有些炎症介质还可导致气道高反应性。这些炎症介质包括组胺、白细胞三烯、前列腺素等。王钜等对 20 例外源性支气管哮喘患者进行针刺治疗，观察白三烯 D_4（LTD_4）对白细胞黏附抑制试验（LAI）的影响，结果表明：针刺疗法引起 LTD_4 对 LAI 的影响显著，阳转阴率达 74%。马建吟等以呼吸道过敏豚鼠为实验模型，观察了激光针疗对支气管哮喘的影响，结果表明：激光针疗可降低过敏性豚鼠血液组胺量，并改善支气管平滑肌的收缩功能。

4. 对细胞因子的影响

气道慢性炎症中炎性细胞间的相互作用以及炎症介质的释放，受到各种细胞因子的调控。较为重要并已广泛研究的包括白介素（IL）、干扰素（IFN）、集落刺激因子和肿瘤坏死因子等四大类 20 余种，它们相互制约和相互促进，从而形成一个错综复杂的细胞因子网络。其中以 IL 和 IFN 最为重要，在 IgE 的合成、气道炎症的调节中发挥重要作用。胡志光等对 61 例哮喘患者针刺大椎、定喘、风门、肺俞、足三里、三阴交、孔最等穴治疗发现：针刺能使哮喘患者过高的 IL-4 和 IgE 降低（$P<0.01$，$P<0.001$）。阎怀士等对 95 例哮喘患者采用微量细胞病变抑制法，进行体内干扰素（IFN）水平动态变化的观察，结果表明：

穴位贴敷能有效地提高患者体内干扰素水平。黄铁军等通过动物实验观察电针对哮喘豚鼠血及支气管肺泡灌洗液（BALF）中肿瘤坏死因子-α（TNF-α）、内皮素（ET）水平的影响，发现电针能抑制 TNF-α、ET 的合成和分泌，从而阻断炎症介质的释放，减轻气道炎症反应，缓解气管平滑肌痉挛。李邦雷通过耳穴贴压治疗支气管哮喘的临床观察发现，耳穴贴压具有改善粒细胞巨噬细胞集落刺激因子的作用。赖新生等采用天灸对 121 例哮喘患者可溶性白细胞介素 2 受体（SIL-2R）和 T 淋巴细胞亚群进行观察，发现哮喘患者的血中 SIL-2R 显著高于正常对照组（$P<0.01$），经天灸治疗后，其 SIL-2R 显著下降（$P<0.05$），并且 SIL-2R 的变化同 CD_4^+ T 淋巴细胞有显著相关性（$r=0.614$，$P<0.05$）。

5. 对机体免疫功能的影响

针灸对哮喘多种机体免疫指标均有提高作用，尤其对 T 细胞及其亚群做了较多研究。杨永清等对针灸治疗前后哮喘患者外周血活化 T 淋巴细胞的变化进行研究，发现过敏性哮喘患者的外周血活化 T 细胞数目均较治疗前明显降低（$P<0.001$），而 CD_3^+、CD_4^+ +、CD_8^+ T 细胞数目较治疗前明显升高。吴炳煌采用隔姜灸神阙治疗支气管哮喘亦取得了相同的结果。赖新生等对哮喘患者采用天灸治疗，同时检测患者治疗前后的 T 淋巴细胞亚群，发现天灸能使哮喘患者过低的 CD_8^+ 升高（$P<0.01$）；增大的 CD_4^+/CD_8^+ 比值减小（$P<0.01$）。胡志光、韩艾等采用针刺治疗哮喘亦取得了相同的结果。

气道变应性炎症的发生与血清 IgE 密切相关，因此观察针灸对血清 IgE 的影响具有重要意义。陈铭等分别于夏、秋 2 个季节采用灸贴法治疗 107 例哮喘患者，发现夏秋 2 组经治疗后 IgE 均有不同程度的改善。而且夏季组作用优于秋季组。吕英用穴贴法观察对哮喘患者的影响，发现 IgG、IgM 均有显著性变化。邵经明报道针灸治疗后 IgG 有显著提高，IgM、补体 C 显著下降，

IgA 无明显变化。

6. 对 cAMP、cGMP 含量的影响

现代医学认为，cAMP 作为第二信使具有稳定支气管平滑肌膜电位、扩张支气管的作用，细胞中 cGMP 具有加速生物活性物质释放，刺激支气管黏膜下迷走神经感受器，促使支气管收缩的作用。李俊雄等观察自血混合丙种球蛋白穴注对哮喘豚鼠环核苷酸的影响，表明致敏豚鼠吸入过敏原后，cAMP、cAMP/cGMP 下降明显，自血混合丙种球蛋白穴注能提高其 cAMP、cAMP/cGMP 比值。金元玖及赖新生通过动物实验发现，针灸具有改善血浆及支气管组织 cAMP/cGMP 比值的作用。

7. 对神经内分泌免疫网络的影响

现代医学证明，免疫细胞上有接受神经递质和激素刺激的受体，这些内分泌激素和神经递质都具有免疫调节作用，如肾上腺皮质激素等，并受下丘脑-垂体-肾上腺轴的调节。李俊雄等通过动物实验发现致敏豚鼠吸入过敏原后，皮质醇含量下降明显。经自血混合丙种球蛋白穴注治疗能提高其皮质醇含量。何扬子在对激光灸和艾灸治疗哮喘进行随机对照研究时发现，激光组和艾灸组患者皮质醇含量均有提高。冯建国发现哮喘急性发作期患者针刺后具有即刻升高血浆皮质醇含量的作用。

综上可以发现，针灸治疗支气管哮喘的作用机制是通过多途径、多环节、多水平及双向调节等途径来完成的。针灸治疗支气管哮喘的临床和实验研究虽然已经取得了可喜的成绩，但也存在不少问题，如部分临床和实验研究性论文诊断、纳入和排除标准不明确，缺乏公认的疗效判定标准，对于其作用机制的研究仍有待于进一步提高。应充分利用现代医学技术和检测手段如支气管肺泡灌洗、纤支镜活检、分子生物学技术及基因技术，引入循证医学的方法，重视随机对照试验和非随机对照研究的系统评价，进一步提高临床疗效，阐明其作用机制。

第三节 实验研究

一、哮喘动物模型的研究现状①

哮喘是一种严重威胁着人类健康的常见呼吸道疾病。经过多年的研究，目前普遍认为它是一种气道慢性变态反应性炎症，并伴随多种炎症细胞、炎症介质及细胞因子的参与。临床上按病因分为过敏性哮喘、职业性哮喘、运动性哮喘、感染性哮喘等。因为其发生、发展过程非常复杂，要想通过临床实践积累相关经验，在时间与空间上都存在着局限性。同时，许多临床实验在道义上及方法上受到种种限制，在人体深入探讨该病的发病机理、预防、治疗机理有一定困难。因而，制备哮喘动物模型并进行研究就可以克服这些困难。

1. 制备哮喘模型的常用动物

(1) 豚鼠 易被致敏，接受致敏物质后反应程度与其他动物相比较强，能产生Ⅰ型变态反应，雾化激发后能产生速发相与迟发相哮喘反应，因而一直是国内外应用最多的过敏性哮喘实验动物。除此以外，它还可用于制作职业性与运动性哮喘模型，但较前一种模型应用相对较少。应注意，选择豚鼠制作哮喘模型，可能出现种群依赖性的夸大反应，一部分豚鼠可因此产生过敏性休克而死亡，造成实验资源的浪费。为防止其发生，通常在激发前给予注射抗组织胺药物，如：苯海拉明、美吡拉敏等，但少数豚鼠却有可能不出现哮喘反应；其次，豚鼠的变态反应更多的是由IgG而非IgE介导，这与人类哮喘有所不同。上述原因限制了豚

① 戴继宏，谭毅，符州．哮喘动物模型的研究现状．中国实验动物学杂志，2001，11（3）：167～171

鼠在哮喘动物实验中的应用。

（2）大鼠 来源及相关试剂比较多，标本采集量较充足，能出现与人类哮喘类似的迟发相反应，因而大鼠模型应用有逐渐增多的趋势。可应用于制作过敏性与职业性哮喘模型。国内多应用Wistar，国外则多应用Brown-Norway。如：Elwood等对Brown-Norway用两种方法致敏与激发哮喘反应，第一种为OVA（卵白蛋白）单次激发，第二种为OVA每3d1次，共7次的连续激发，并分别观察实验组与对照组雾化后18～24h或5d后BALF（支气管肺泡灌洗液）中炎症细胞数目、分类和对吸入ACH（乙酰胆碱）后的气道反应性情况。结果显示多次吸入激发的气道阻力基础值及吸入ACH后的气道反应显著上升，单次激发者同样出现AHR（气道高反应），但18～24h后BALF的中性粒细胞、淋巴细胞、嗜酸性粒细胞数目显著增加。证实了Brown-Norway用该方法可制备出与人类哮喘相似的AHR。

（3）小鼠 随着近年来大量的相关免疫学及分子生物学试剂的出现，以及免疫、遗传背景较为清楚，用小鼠制作哮喘模型逐年增加。常用的品系有：BALB/c、C_{57}BL/6等。可用于制作过敏性、感染性及转基因哮喘动物模型。BALB/c较易产生AHR，用OVA易致敏，并可产生高滴度IgE；C_{57}BL/6则不易出现AHR，但用HDM（屋尘螨）易致敏，可用于制作由HDM诱发的过敏性哮喘模型。Lee等比较应用Der pl（HDMI类抗原）分别对BALB/c及C_{57}BL/6诱发哮喘模型，结果显示C_{57}BL/6比BALB/c有更高的血清IgE滴度。

然而，现存的小鼠哮喘模型有许多局限性。首先，并不出现人类哮喘特征性的黏膜炎症及上皮层嗜酸性性细胞浸润；其次，大多数模型制作时仅短时间吸入抗原进行激发（一般不超过2周），因而不会出现人类哮喘典型的慢性气道炎症和上皮变化；最后，大多数模型出现过敏性肺泡炎和超敏性肺炎，进而掩盖了气道的炎症损害。

（4）其他动物 猫、兔、羊、犬及灵长类等也可用于制作哮喘模型。但它们同样不是满意的哮喘实验动物，因为它们并不能自发哮喘，而需人工诱发。灵长类及绵羊被认为是制备哮喘模型的可靠动物，可预测人类对哮喘治疗药物的反应。但是，这些动物价格昂贵，并且无法保证不会出现微生物的亚临床感染。

2. 制备模型的要素

应该注意的是，尽量选用与人类哮喘反应有关联的抗原来激发动物反应，并且在输入抗原的方法上也应尽量与人类哮喘的病理生理机制相符合。

（1）常用过敏原 OVA、PAF（血小板活化因子）、蛔虫、HDM、天花粉、平菇孢子、内毒腺苷、红软珊瑚以及一些引起职业性哮喘的抗原物质如：甲苯二异氰酸甲酯、邻苯二甲酸苷和乙二胺等。

（2）佐剂 大多数动物在制作哮喘模型致敏时均需加用不同类型的佐剂，否则易产生脱敏。佐剂本身可以有免疫原性，也可不具备免疫原性，常用的具有免疫原性的佐剂有：百日咳杆菌，革兰阴性杆菌的内毒素、抗酸杆菌（包括结核分枝杆菌和枯草杆菌）等；非免疫原性佐剂有：$Al(OH)_3$（氢氧化铝）、明矾、磷酸钙、石蜡油、羊毛脂和表面活性剂等等。

3. 制备模型的方法

（1）主动免疫致敏 该模型是利用几种哺乳类大动物（如：犬、羊和灵长类等）在其生长过程中的自然状态下感染了寄生虫（主要是蛔虫），血清中存在高滴度的特异性 IgE 抗体，一旦再受到同一寄生虫抗原的攻击，即迅速产生特定的抗原抗体反应，并能使呼吸道产生哮喘反应。如：大多数犬（70%～80%）有犬蛔虫感染，体内存在着高滴度的 IgE，而该抗体与猪蛔虫抗原发生交叉反应，则能产生速发型变态反应。因而模型制作时应首先挑选有犬蛔虫感染的犬，即皮肤过敏实验阳性的犬才能保证模型复制成功。

（2）被动免疫致敏　指在实验前，预先用一种特殊的抗原及免疫辅助佐剂注入动物体内，使动物致敏后，再用同一种抗原进行攻击所建立的一类实验动物模型。

1）常用方法　具体的步骤方法应根据研究目的、动物的品种、品系、年龄、体重等而有所不同，但大都需经过致敏（单次或多次）与激发（单次或多次）两个阶段。抗原进入动物的途径也多种多样，可经过雾化吸入、i. n.（鼻腔滴入）、i. p.（腹腔注射）、s. c.（皮下注射）等等。即使是同一品系的动物致敏与激发方法也可不同。如：Herz 等用 BALB/c 小鼠制备哮喘模型，所用：OVA 10μg，佐剂为 Al（$OH)_3$ 1.5mg，i. p. 3 次，7d 1 次，末次注射后 6d 用 1%OVA 连续雾化吸入 2d；Bakir 等同样应用 BALB/c，OVA 1μg 加 AI（$OH)_3$ 4mg i. p. 2 次，每 2 周 1 次；Tukenmez 等对 BALB/c 用 20mg/ml 0.5ml OVA，i. p. 7 次，每 2 周 1 次，末次注射后 30d 用 2mg/ml OVA 雾化吸入进行激发；Erb 等则用 C_{57} BL/6J，OVA 2μg 加 100μl 明矾 i. p.，14d 后，小鼠麻醉后 i. n. 100μg OVA 进行激发；Manzoli 等用 Wistar 大鼠，将 0.15ml 100μg OVA 与 8mg A1（$OH)_3$混合后 s. c.，14d 后，用 OVA 激发，方法为：将动物置于 28cm×25cm ×51cm 大小密闭的盒子中，每次雾化 30min，连续 2d，第 1 次 OVA 剂量为 100mg，第 2 次为 500mg。

Zhang 等将 i. n.、i. p. 以及不同处理时间进行组合共设计出 6 种制备小鼠模型方法，并进行了分析比较，结果发现，经 i. p. +i. n. 两种途径注入多次的 OVA 能在 BALB/c 诱发出与人类哮喘类似的迟发相哮喘反应，如 AHR、气道内及气道周围嗜酸性粒细胞浸润、局部淋巴组织表达 Th_2 细胞因子增加。sakai 等比较小鼠哮喘模型制作时所应用的 OVA 剂量：0.10μg、100μg、

1000μg，结果显示用10μg OVA进行致敏时表现出AHR，并有特异性IgE产生，随着OVA剂量增加，上述特征减轻。但应注意：免疫原性较OVA强的抗原不一定非要系统致敏，OVA的剂量应根据OVA的含量、等级具体而定。

2）改进方法

Russo与Carvalho分别用小鼠、大鼠制作哮喘模型，先皮下移植加热凝固的OVA，以后再吸入或i.t.（气管内滴入）OVA，该方法简便，勿需佐剂及加强免疫，能够诱发持续的肺部嗜酸性粒细胞浸润，并有类似人类哮喘的Th_2独特型的组织病理发现，在不同品系中均可复制，是一种理想的方法。Temelkovski等设计了一种改进的以气道慢性炎症为表现的哮喘动物模型，包括反复的系统致敏及较长时间的抗原吸入，具体方法如下：选用雌性8～10周龄SPF（无特殊病原体）BALB/c，i.p.以明矾为佐剂的OVA 10μg雾化吸入致敏7d，加强注射1次，接着对小鼠进行激发复制哮喘模型，每日吸入OVA 30min，每周3次，共8周；过滤空气通过0.5 m^2的吸入室，流速250L/min，温度20～25℃，湿度40%～60%；OVA稀释成2.5%浓度，通过侧流喷射式雾化器与压缩空气后混和进入吸入室；该雾化器产生的雾粒直径80%≥4μm（40%直径≤1μm），因而有90%的雾粒沉积于气管和支气管；用光分散仪来监测小鼠呼吸带的粒子浓度及粒子的大小分布。复制出的模型比以前报道的更接近于人类哮喘呼吸系统显微解剖及生理改变。虽然实验中应用的抗原为OVA，但是该方法仍适用于其他抗原，对哮喘研究有极大的帮助。

应当指出的是：无论用何种方法制作的哮喘动物模型，至少应具备两大特征，即气道变应性炎症及AHR，这是在模型制作时应特别注意的。

4. 哮喘动物模型的研究应用

哮喘是变态反应性疾病，免疫功能改变在其发病中起重要作用。而细胞因子是免疫细胞的效应因子，其调节免疫功能的作用在哮喘的发病中处于中心地位。随着实验检测方法及试剂的不断改进，目前可对哮喘动物模型进行多种细胞因子的检测，尤其是大、小鼠为主的多种细胞因子试剂盒的广泛应用。如：IL-4（白介素-4）、IL-5（白介素-5）、IL-6（白介素-6）、IL-10（白介素-10）、IL-12（白介素-12）、IL-13（白介素-13）、IL-18（白介素-18）等等，下述仅是众多细胞因子中的几个。

（1）IL-4　是由 Th_2 淋巴细胞、某类别的胸腺细胞、嗜酸性粒细胞、嗜碱性粒细胞及肥大细胞产生。IL-4 在 B 细胞活化中起重要作用，通过增加 MHCⅡ类分子、CD_{23}、低亲和力 FcεRⅡ受体、CD_{40} 与 IL-2 受体 α 链表达而活化 B 细胞，从而使 B 细胞的免疫球蛋白发生类属转换而合成 IgE、IgG_4。IL-4 对 Th_2 分化是个关键的细胞因子。IL-4 基因敲除小鼠气道 T 细胞复苏后不能合成 Th_2 类的细胞因子，与气道中无炎症反应有相关性；而野生小鼠用抗 IL-4 抗体在 OVA 激发时进行干预（而非致敏阶段），气道嗜酸性粒细胞浸润被抑制；阻断小鼠模型的 IL-4 受体就能阻止抗原诱发的 AHR、杯状细胞肥大及肺部嗜酸性粒细胞浸润等表现。

（2）IL-5　最初是由活化的小鼠脾脏细胞上清中分离得到的，它显示出能诱导嗜酸性粒细胞克隆形成的能力，能选择性的刺激小鼠骨髓嗜酸性粒细胞产生，因而被称为嗜酸性粒细胞分化因子。IL-5 主要由 T 淋巴细胞及嗜酸性粒细胞等产生，对嗜酸性粒细胞的产生、成熟及活化有重要影响，但主要是对嗜酸性粒细胞发育晚期阶段起作用。IL-5 转基因小鼠 IL-5 转录是与构建 CD_2 标记的基因编码主要控制区连接在一起，该小鼠表现为器官内的嗜酸性粒细胞持续终生，骨髓、脾和腹膜 T 细胞数目较多，而气道黏膜中细胞数则较少。IL-5 转基因小鼠起初表现正常，提示嗜酸性粒细胞需要其他因素来协助其脱颗粒并引起进一步的组织损伤。IL-5 的表达部位也与 AHR 及嗜酸性粒细胞聚集有关。转基因小鼠肺部上皮细胞过度表达 IL-5，引起 BALB/c 与血清中 IL-5 水平升高、AHR 及哮喘的病理改变；但有人却提出是循环中而非肺局部 IL-5 对抗原诱导气道嗜酸性粒细胞聚集影响。这些问题都需要进一步研究证实。

(3) IL-12　由抗原呈递细胞如：B 淋巴细胞、单核-巨噬细胞及树突状细胞等分泌产生。IL-12 能刺激 NK 细胞及 T 细胞产生 IFN-γ，并能促进试管内人与小鼠的 T 细胞分泌 IFN-γ 与 TNF-α（肿瘤坏死因子），抑制 T 细胞向分泌 IL-4 细胞分化。在小鼠致敏阶段注入 IL-12 能降低 BALB/c 中抗原诱发的嗜酸性粒细胞浸润，抑制嗜酸性粒细胞合成，使抗原不能诱发 AHR。但 IL-12 须在小鼠致敏阶段注入才能产生上述作用，若在致敏后应用，则反应减弱。因而 IL-12 注入小鼠时机应充分掌握。

(4) IL-13　有活化的 CD_4^+ 与 CD_8^+ T 细胞等产生，对气道炎症、浸润及 AHR 都有影响。GrFing 等在实验中用 BALB/c 小鼠成功地建立了 IL-4 及 IL-4Rα 链缺陷小鼠，并将可溶性 IL-13 受体 α_2 链与人免疫球蛋白 Fc 段融合形成 IL-13R-Fc，注入正常 BALB/c 小鼠体内，用 OVA 激发哮喘时，能使哮喘反应明显减弱，从而提示 IL-4 与 IL-13 均是实验性哮喘的急性效应因子。

(5) IL-18　由活化的巨噬细胞等分泌的细胞因子，与 IL-12 有部分相同功能，均能促进干扰素（IFN-γ）产生，因此又叫 IFN-γ 诱导因子（IGIF）。Hofstra 等将低剂量 IL-18 与 IL-12 联合应用于雄性 6wSPF BALB/c，用 OVA 致敏与激发，发现 AHR、肺部嗜酸性粒细胞、血清 IgE 均被抑制。Kodama 等则应用 IL-18 基因敲除小鼠研究 IL-18 对气道黏膜免疫的诱导与维持作用，同时探讨 IL-18 对缺乏 IL-18 小鼠黏膜下 T 细胞免疫的作用，结果发现缺乏 IL-18 小鼠肺部嗜酸性粒细胞浸润较对照组野生小鼠有明显提高，而注入 rIL-18（重组 IL-18）之后，肺部损害明显减轻，提示 IL-18 能抑制抗原特异性 Th_2 细胞的发展，重要的是 IL-18 可增加 FasL（Fas 配体）的细胞数，而这与 T 细胞凋亡有关系，显示 IL-18 与 Fas-FasL 相互作用引起的细胞凋亡有关，从而对局部炎症有重要作用。

但有关 IL-18 的作用尚存争论。Kumano 等与 Wild 等均对 IL-18 在气道炎症中的作用持相反观点。Kumano 等选用 8 周雌性 BALB/c，在激发前 4h 或 24h 分别注入 10μg～20μg rIL-18、2μg rIL-12、50μg 抗小鼠 TNF-α 抗体，结果显示 IL-18 能增强小鼠气道抗原诱导的嗜酸性粒细胞聚集、气道内 IFN-γ 增加，而对气道内 IL-5 无作用；IL-18 能增加肺组织内抗原诱导的 TNF-α 产生及内生性 TNF-α 介导的嗜酸性粒细胞气道聚集，对 AHR 则无作用。Wild 等选用 8 周雌性野生 BALB/c 及 5 周雌性 IFN-γ、BALB/c，以 RW（豚草）为抗原进行致敏与激发制备哮喘模型，通过不同的实验程序步骤注入 1μg rIL-18，结果发现：将 rIL-18 在 RW 致敏与激发时应用于野生小鼠，能抑制 BALB/c 中嗜酸性粒细胞聚集，并增加血清 RW 特异性 $IgG_{2α}$、IFN-γ 产生，当 rIL-18 同样的处理后 3 周，对嗜酸性粒细胞的影响由抑制变为促进；在另一组实验中，rIL-18 在致敏时应用能增加 BALB/c 中嗜酸性粒细胞数量及肺部 IL-5、IFN-γ 表达，而在激发时应用则使 BALF 中嗜酸性粒细胞数量下降、IFN-γ 表达增加，IL-5 无变化；Wild 等的研究第一次证实 IL-18 能促进 Th_2 分化，具有强有力的诱导变应原致敏能力。上述作者有关 IL-18 作用的报道各不相同，原因考虑为各家所应用的动物模型有所差异。Wild 所应用的是 2 周模型，其中有两次致敏（RW＋明矾）及一次 i. t. 或 i. n. RW 激发，而 Hofstra 则应用 7 次 OVA i. p 进行致敏，以及 8 次雾化 OVA 进行激发。

综上所述，因为多种因素如遗传背景、过敏原进入机体的途径与剂量、环境因素等等均不同，哮喘动物模型并不能完全模拟人类哮喘，因而动物实验的结果并不能完全应用于人类，广大的科研工作者尚需继续努力，寻找更接近于人类的哮喘实验动物。

二、正确认识和合理应用支气管哮喘的动物模型[①]

动物模型是医学科学研究的主要手段，不论是过去、现在、还是将来，除非是在临床诊断或者治疗需要的情况下在患者身上直接进行试验是不符合位理要求的，一般而言，任何对患者有可能造成不适的试验在伦理上都是不允许的，不应当提倡。这一方面发达国家有十分严格的管理制度，即使是运用动物进行实验，国外也有相当规范的要求，如对动物实验的人员的要求等。在支气管哮喘（简称哮喘）研究领域，利用动物模型进行研究已极大地促进了人们对这种疾病的发病机制以及病理生理学的认识。通过加深对哮喘发病过程的认识并不断研制和开发许多新的、有效的药物和治疗方法，使全世界众多哮喘患者的生命质量得到了极大的改善。

目前，国内外应用最多的是小鼠和大鼠哮喘模型，少数情况下也使用豚鼠模型，其他种类的模型使用不多。致敏小鼠或者大鼠暴露于吸入性变应原（通常是鸡卵清白蛋白）之后即可以激发出一系列反应：①包括白细胞介素 4（IL-4）、IL-5 和 IL-13 等细胞因子产生的增加以及 IL-10 等的减少。②气道出现短暂的中性粒细胞浸润之后是长时间的嗜酸粒细胞性炎症，同时出现淋巴细胞尤其是 CD_4^+ T 淋巴细胞浸润、杯状细胞化生和黏液高分泌等现象。③气道功能改变。④出现早发相和（或）迟发相哮喘样反应。动物经第 2、3 次或更多次刺激之后上述各种变化更为迅速和明显，如果刺激次数足够多而且时间较长，则可以观察到气道

① 施焕中．正确认识和合理应用支气管哮喘的动物模型．中华结核和呼吸杂志，2005，28（11）：749～750

上皮基底膜下出现纤维化和平滑肌增生。上述种种变化以及这些变化的抗原特异性，使得这些模型接近人类哮喘的病理生理状态。

1. 应用哮喘动物模型的局限性

（1）人类气道是十分独特的，其支气管树的分支比其他任何物种包括小鼠和大鼠都发达，而且具有更复杂的神经源性控制通路。实际上在动物世界里不存在自然发生的哮喘，在实验室里用来研究哮喘的动物模型都是应用变应原致敏和刺激人为地制造出来的。致敏动物在短时间内吸入高浓度变应原所激发的“哮喘”反应，是难以真正模拟人类在生活生产环境中长年累月接触变应原所自发形成哮喘的。

（2）气道血浆渗出是哮喘的一个基本特征。人类哮喘的气道组织富含大量的分子质量大小不等的血浆来源蛋白、炎症蛋白、修复蛋白、白细胞来源蛋白以及生长因子活化蛋白等。相反哮喘模型的气道极少有血浆渗出，在迟发相反应中更难以发现血浆渗出现象。动物模型在高浓度的变应原刺激之下，肺实质尤其是小血管旁和小气道旁可以出现明显的急性炎症反应，而人类哮喘即使是在急性发作期也难见到上述变化，见到的是气道壁慢性非特异性炎症。人类哮喘和动物模型中的炎症细胞成分差异也相当大。小鼠模型肺部可见到大量的嗜酸性粒细胞（EOS）浸润，但这些 EOS 并不发生脱颗粒现象。相比之下，大约只有一半的哮喘患者气道可以见到明确的 EOS 浸润，而且数量波动较大，总的说来相当有限，其特点是通过细胞裂解方式逐步脱颗粒。实际上这种差异已经导致了对 EOS 在哮喘发病中发挥作用的质疑。

（3）人类哮喘的另一个特征是气道上皮损伤和脱落，但这不会严重到气道大范围裸露和黏膜通透性显著增高的地步，造成这种原因可能部分与上皮的快速重塑有关。相反，在动物模型则基本上见不到气道上皮损伤修复现象。

（4）应用变应原致敏和短期刺激所制备的哮喘模型还存在无法克服的问题：同样的实验步骤，选用不同遗传背景、不同品系的大鼠或者小鼠，所得到的结果相差甚大；同样品系的动物，变应原致敏和刺激方法差异、评价炎症和免疫学反应的指标不同，以及制备模型后处理动物的时间点不同等等都会显著地影响对结果的判断。

2. 目前在建立和应用动物模型中存在的问题

（1）未选用合适的动物品系　国际医学杂志发表的应用大鼠模型的哮喘论文绝大多数都是应用 BN 大鼠作为研究对象。BN 大鼠哮喘模型的主要优势在于其体内能够产生针对吸入性变应原的特异性 IgE 抗体，而且也更容易诱发出哮喘症状以及明显气道炎症和气道高反应性。目前，我国作者常用的 SD 大鼠或者 Wistar 大鼠等均不适宜用于哮喘研究，应用这些品系的哮喘模型所撰写的论文是很难被国际水平较高的医学杂志接收的。至于小鼠 BALB/c 和 C_{57}BL/6J 品系等均是不错的候选动物。

（2）缺乏对模型规范化的标准要求　对于人类哮喘的科学研究和临床工作，可以制订出一个统一规范的诊断和治疗指南。但是对于一种动物模型，推荐统一的操作步骤和实验规范看来是不现实的。在目前缺乏对模型规范化的标准要求的情形之下，各个实验室要在目前国内、外文献报道的基础上，从自己具体的条件和研究需要出发，反复试验比较，不拘泥于文献中提到的具体细节，从动物的症状表现、气道反应性及病理学改变等 3 个方面来验证并确立哮喘动物模型。

有些作者没有注意选择合适性别的动物用于实验。在审稿的过程中有时会碰到稿件中出现大鼠或小鼠“雌雄不拘”的描述。大鼠和小鼠之所以被广泛应用于科学研究，一个重要的原因就是容易饲养而且繁殖能力惊人。大鼠和小鼠发育迅速，性成熟早，孕期均仅 20d 左右。“雌雄不拘”的结果就是雌雄同笼饲养，小鼠哮喘模型的制备以及随后的实验研究通常需要大约 1 个月的时间，期间会发生交配、怀孕、分娩、哺乳等事件，更严重的是雄鼠常常会因为争夺雌鼠而发生打斗，有时候剧烈的打斗是致死性的。所有这些现象都会严重影响结果的可靠性，如果是雌雄分开饲养分属不同实验组，雌雄结果本有差别，不具备可比性。一般说来，用来研究哮喘的大鼠或者小鼠都选用同一性别的动物。因为性成熟非同窝的雄鼠在一起更容易打斗并咬伤，所以一般选用雌鼠，尤其是小鼠。

应该是实事求是地描述、分析和解释动物实验的结果。在审稿过程中有时也注意到有些作者习惯于这样的描述："48 只小鼠随机分为 6 组，每组 8 只……"这 8 只小鼠数量自始至终没有任何变化，这在实际的科研工作中几乎是不可能的。人类哮喘患者尚有明显的异质性，小鼠的结果更不稳定，不可能每 1 只小鼠都有实验结果，有时成批的实验结果都是不可取的。在实验过程中，每一个步骤都有可能出现操作失误从而导致小鼠死亡或者该留取的标本不合格等。一般普通的哮喘研究有时耗掉几百只小鼠是十分正常的。所以，论文中可以在"结果"部分描述结果时标明某一项数据的实际数量。

(3) 我国转基因动物模型研究平台相对滞后：如果要研究某一因子在哮喘发病机制中的作用，最为理想的选择是应用该因子转基因或者敲除基因小鼠制备哮喘模型，并与其同窝野生型小鼠作对照研究。遗憾的是我们国家现有的科研条件尚不足以使研究者能够制备这些转基因或敲除基因的小鼠用于哮喘研究，这或许是我国哮喘基础研究仍停留在低水平的重要原因。今后我们在这方面还有相当长的路要走。

3. 如何合理使用动物模型进行哮喘研究

说到底，动物模型只是一种研究工具。首先，任何科研工作都必须强调创新性，坚决不再重复他人的研究工作，因为那是毫无意义的事情。其次，应当努力提高科研质量。一项好的基础研究工作既要观察现象，更要探讨机制，如果要探讨某一因子在哮喘发病机制中的作用，除了要阐明哮喘发病过程中该因子的表达增高或者减低之外，还应该研究影响因子表达的相关因素，并探讨增强或者阻断该因子对气道炎症和气道高反应性的影响，以及这些影响因素或过程的作用机制，尤其是细胞和分子生物学机制。此外，我们还应该注意加强以下几个方面的工作：①注意选择合理的动物品系。②明确作为一个成功的哮喘模型要达到哪几项基本指标。③推进我国转基因或者敲除基因动物研究平台的建设与发展。④与国际接轨，加强对动物实验的人员的培训工作。

三、支气管哮喘动物的造模方法及传统方剂对其影响的研究①

1. 哮喘常用动物及卵蛋白诱发的支气管哮喘模型造模方法

支气管哮喘是变态反应性气道炎症，变应原在哮喘的发生发作中占主要地位，而现实生活中变应原多为吸入性的，所以支气管动物模型的制作多用变应原致敏，再经气道吸入或注入变应原诱发哮喘发生。制作哮喘模型的变应原很多，主要用卵蛋白（OVA）。卵蛋白诱发哮喘的动物主要为豚鼠、大鼠、小鼠。

（1）豚鼠　现在国内使用最多的模型。雌雄不拘，8～10周龄，体重200～500g。容易致敏，能产生Ⅰ型变态反应，致敏后以OVA雾化吸入，可以诱发急性气道过敏反应，包括速发相哮喘反应和迟发相哮喘反应。但是豚鼠个体差异比较大，同样处理下，少数豚鼠可能不出现反应，而有的可以发生急性过敏性休克。常用的方法是采用在豚鼠腹腔内注射10％OVA1ml致敏，2周后，在密闭喷雾箱内用1％卵蛋白生理盐水进行激发，至致敏

① 吴玉晶．支气管哮喘动物的造模方法及传统方剂对其影响的研究．中华实用中西医杂志，2004，4（17）：12

豚鼠出现烦躁不安、呼吸加深加快、点头运动及腹肌收缩（用力呼吸的标志）、二便失禁等喘息症状为止，每天一次，共7d。这类模型主要用于探讨哮喘的发病机制，哮喘气道高反应性的相关性，哮喘气道重塑等研究。

（2）大鼠 多用Wistar大鼠，SD大鼠，BrownNorway大鼠，品系纯，多为250～400g。来源多，价格便宜，有关分子生物学试剂较多，对抗原反应较为一致，容易产生迟发相哮喘反应。崔龙萍等采用腹腔注射OVA致敏，2周后，静脉内注射OVA的方法激发哮喘，制作出SD大鼠哮喘模型，并应用“呼吸流量测定软件”测定气道阻力和肺顺应性，结果卵蛋白激发后大鼠气道阻力明显增加，肺顺应性明显降低，两者呈显著负相关关系。

（3）小鼠 近几年随着生物测定技术的提高，有大量相关分子生物学试剂及抗体可供选择，用小鼠制作哮喘模型迅速增多，在国外已成为主要的鼠类哮喘模型。多用BALB/C小鼠、C_{57}BL/6小鼠，6～8周龄，18～22g。Sakai等比较小鼠哮喘模型制作时所用的OVA剂量：0，10μg，100μg，1000μg，结果显示用10μgOVA时表现为AHR，并有特异性IgE产生，随着OVA剂量增加，上述特征减轻。国内则较晚，唐艳等在国内首次建立一个较完善的小鼠哮喘模型肺功能检测系统，对BALB/C小鼠进行肺功能测定，为小鼠哮喘模型准确建立开辟了一条新路。小鼠哮喘模型的制作往往需要多次致敏并多次激发，第0、7、14d给小鼠腹腔注射0.2ml的致敏原/生理盐水悬液［含100μgOVA和2mgAl$(OH)_3$］致敏，第15～21d用超声雾化器给小鼠雾化吸入2%OVA生理盐水悬液，每天30min，进行激发。

2. 传统方剂对支气管哮喘动物模型的影响

肺肾两脏功能异常，则气机出纳有碍。因此，治疗哮喘的药物应以补肺益肾、止咳平喘为主。研究者在实验动物模型上观察复方中药的疗效，并在此基础上探讨哮喘的发病机制。

（1）抑制细胞因子产生，增强机体免疫力　细胞因子的产生引起气道炎症，上皮细胞损伤，机体免疫力的提高可以充分调动机体免疫系统参与防御，从而达到防治哮喘的作用。研究表明益气护卫汤（由玉屏风散、二仙汤和桂枝汤三个方加减组合而成。药物组成：生黄芪、防风、白术、仙茅、仙灵脾、桂技、白芍、生姜、大枣、炙甘草。诸药共奏温阳益气，调和营卫，振奋真元之效，达到增强御邪和抗敏能力的作用，以提高机体免疫调节能力）能有效降低哮喘小鼠 BALF 中 IL-4 水平及 IL-4/IFN-γ 的比例，提示本方药具有抑制 Th_2 细胞亚群优势反应和调节免疫平衡的作用，并认为其可能的作用机制为：抑制 Th_2 细胞的分泌功能，降低 IL-4、IL-5 等炎性细胞因子水平、减少嗜酸性粒细胞的活化和浸润；降低 IL-4（Th_2 型细胞因子）/IFN-γ（Th_1 型细胞因子）的比例，减少体内 IgE 的合成，从而减轻气道炎症，降低气道高反应性，减轻哮喘的症状或减缓哮喘的发作，达到防治哮喘的目的。

（2）控制哮喘的气道炎症和气道高反应性　在哮喘的发病机制中，炎症是最主要的病理改变（黏膜充血、水肿、黏液分泌增加），并可以导致炎症气道狭窄，而炎症产生的介质可导致支气管痉挛，从而加剧哮喘。“扶正平喘中药（药物主要组成：黄芪、甘草、防风等）对豚鼠哮喘发作的预防和治疗作用并探讨其作用机理”一文中将 48 只豚鼠随机分成 4 组：正常对照组、哮喘模型组、地塞米松组、扶正平喘中药组。用鸡卵清蛋白（OVA）制成哮喘模型。地塞米松组和扶正平喘中药组分别于激发前 3d 灌药至激发后 3d 停药。计数外周血嗜酸性粒细胞（EOS），观察肺切片中 EOS 的浸润情况。结果哮喘组豚鼠外周血 EOS 明显增多，肺内支气管有大量的 EOS 浸润；地塞米松组、扶正平喘中药组豚鼠外周血 EOS 有不同程度增多，肺内支气管有不同量的

EOS浸润，均少于哮喘组。故扶正平喘汤可降低外周血EOS，抑制肺内EOS浸润，具有类似肾上腺糖皮质激素样抗炎作用。

（3）抑制肺系局部内皮素（ET-1）的产生 内皮素是一种内源性活性多肽，是迄今发现的最强的支气管平滑肌收缩剂，其分布于肺血管上皮细胞、黏膜腺体细胞和拟交感神经节，哮喘急性发作时，血清ET-1含量增高，可直接引起气道平滑肌痉挛，加重气道炎症，刺激气道平滑肌增生和肥厚。用卵蛋白致敏豚鼠复制急性支气管哮喘动物模型，用海石合剂（方药组成：海蛤壳、石韦、炙麻黄、杏仁、五味子等）治疗，观察动物血浆和支气管肺泡灌洗液（BALF）中内皮素（ET-1）水平的变化。结果实验性哮喘豚鼠发作时血浆和BALF中ET-1水平分别显著高于发作前和对照组，海石合剂对实验性哮喘豚鼠BALF中ET-1水平有明显降低作用。造模组BALF中ET-1与血栓素B_2（TXB_2）呈正相关关系。海石合剂有效治疗哮喘的作用与抑制肺系局部ET-1的产生密切相关。

（4）提高β受体浓度水平，产生平喘效应 β肾上腺素能受体（β-AR）兴奋后，主要通过激活平滑肌细胞膜上腺苷酸环化酶（AC），增加平滑肌细胞内cAMP含量，使cAMP/cGMP比值升高，支气管平滑肌舒张，从而使肺泡通气功能改善，产生平喘效应。童氏用放射性配基竞争结合法制定连续激发哮喘和小青龙汤治疗后，测定各时点大鼠肺组织植皮质激素受体（GCR）和β受体（β-AR）含量。结果表明：激发第1d肺组织胞浆GCR结合位点数显著升高，3d后迅速下降至正常水平。肺组织脂膜β-AR结合位点数于激发后逐日下降，第3、7d明显低于正常对照组，而第7d又明显低于第3d。小青龙汤治疗后，肺组织GCR、β-AR与哮喘第7d组相比均显著增高。提示小青龙汤具有上调哮喘大鼠肺组织GCR和β-AR水平。

四、小鼠哮喘模型的气道高反应性检测①

支气管哮喘（简称哮喘）是一种慢性反复发作的气道炎症性疾病，发病率高，其发生机制及免疫和病理生理机制尚不明确。因人体试验的限制，许多研究在动物模型上进行，因而小鼠被广泛运用于哮喘的研究。气道高反应性（AHR）是哮喘的重要病理生理特征，气道反应性的高低能客观地反映哮喘的严重程度，因此，AHR 测定在哮喘的诊断、治疗及疗效评估等方面非常重要。小鼠在抗原致敏及激发后会导致 AHR，对小鼠进行 AHR 测定有助于进一步研究哮喘的发生机制及免疫和病理生理机制，因此具有重要意义。

1. 小鼠气道反应性测定概况

气道反应性是气管和支气管对各种刺激物如物理、化学、药物、变应原、运动等刺激而引起的气道阻力（Raw）变化的反应。气道反应性测定也称支气管激发试验（BPT），系用某种刺激使支气管平滑肌收缩，通过测定肺功能的变化判断支气管狭窄的程度，从而测定其反应性。AHR 指气道对各种刺激物的高度敏感状态，通常指气道对非特异性 BPT 的反应性。1873 年英国人 Blackleey 首先进行了 BPT，自 20 世纪 50 年代以来此检测技术有了较快的发展，近 20 年来得到广泛的重视并走向规范化。国外对小鼠的 BPT 快速发展并日趋成熟，国内亦已开始进行一些研究。对小鼠的 BPT 主要是药物试验，常用的药物是 5-羟色胺和乙酰甲胆碱（mACH），给药途径最常用吸入给药，其次是静脉给药。

2. 小鼠 AHR 模型的形成

制做 AHR 模型常用的方法是，先用变应原致敏，然后再经

① 肖建军. 小鼠哮喘模型的气道高反应性检测. 国外医学儿科学分册，2005，32 (6)：323～326

气道给予相同变应原诱导激发哮喘。最常用的变应原为卵蛋白，其来源容易，有很强的免疫源性；还有豚草、曲霉菌、可溶性血吸虫卵抗原、桦树花粉以及屋尘螨抗原提取物（derp）等。支气管激发药物如 mACH 从低到高浓度倍增给予激发，然后检测小鼠肺功能指标的改变来反映 AHR。

3. 小鼠 AHR 检测的方法及指标

小鼠经抗原致敏及激发后出现 AHR，形成哮喘模型，然后进行 AHR 检测。小鼠 AHR 检测主要有以下一些方法和指标。

(1) 体外法　将小鼠气管环温浴在 37℃ Krebs 液中，用 KCl 反复刺激气管环，并测定最大收缩张力；以梯度浓度 mACH 激发气管环的张力，计算其与 KCl 最大收缩张力的比值，以此反映收缩张力的变化程度；由浓度、效应曲线求得 50%最大张力时 mACH 的浓度，以此反映气管环对 mACH 的敏感性。体外法虽可以测定气道平滑肌收缩张力的改变，但是不能反映致敏后引起的气道黏液分泌、黏膜水肿以及其他一些下呼吸道的变化，因此不能很好地体现气道反应性和反映 Raw。

(2) 体内侵入性检测法　体内侵入性指小鼠麻醉后需气管插管，一般行机械通气，控制潮气量（V_T）和呼吸频率，多使用体积描记仪。体内侵入性 AHR 检测指标的选取与呼吸阻力和顺应性指标关联密切。

1) 呼吸阻力和顺应性的相关指标

① 呼吸总阻抗　呼吸总阻抗（Zrs）从物理性质来看即弹性、黏性和惯性阻力之和；呼吸阻力（Rrs）一般单指呼吸系统的黏性阻力。Zrs 和 Rrs 与气道阻力良好相关可间接反映 Raw 的变化，Rrs 已经逐渐代替了 Zrs。

② 经肺压　经肺压（Ptp）指气道开放压（Pao）与胸膜内压（Ppl）之差。Ptp 主要消耗于肺组织和气流的黏性阻力上。

③ 肺阻力　肺阻力（RL）是指克服气流通过气管所产生的

摩擦阻力和肺组织的黏滞阻力，是 Raw 与肺组织黏滞阻力之和。因肺组织本身的黏性阻力很小，RL 与 Raw 比较接近，所以 RL 能较好地反映出气道的阻塞情况。经典的计算方法采用：RL＝Ptp/V。肺电导率（GL）是指 RL 的倒数。

④ Raw　Raw 是在呼吸过程中空气流经呼吸道和气道壁之间发生摩擦造成的，通常以每秒通过 1L 空气量（即流量 V）在肺泡和气道开口处造成的压力差△PA 来表示，Raw＝△PA/V。Raw 的倒数为比气道传导率（Gaw）。

⑤ 顺应性　顺应性是单位压力改变时所引起的肺容积改变。肺顺应性（CL）指肺容积随胸内压改变而扩张的难易程度，是表示肺弹性好坏的一个指标，CL＝肺容积的改变（△V）/Ptp。CL 又分为静态 CL 和动态 CL（Cdyn），Cdyn＝V_T/Ptp。

2）常用 AHR 检测指标的选取及意义

① 测定 RL 和 CL　自 1988 年 Martin 等第一次报道了通过对小鼠气管插管机械通气测定 GL 和 Cdyn 后，RL（或 GL）和 CL（或 Cdyn）被认为是哮喘小鼠肺功能测定的传统动力学指标。一般需要测定 V_T、V、Ptp，机械通气下 V_T及 V 可以设定，未行机械通气的经气管插管接 V_T换能器或气流流量测定仪测定。测 Ptp 常以食管压（Pes）代替 Ppl，测定 Pao 与 Pes 之差，或者行胸腔插管，测定 Pao 与 Ppl 之差。根据经典公式 RL＝Ptp/V；Cdyn＝V_T/Ptp。也有在机械通气下，小鼠置于体积描记仪，胸膜腔置一开口，则 Ppl 与体描仓内压力相等，Ptp 即体描仓内压力与 Paw 差，通过微压差传感器测定。Albertine 等分别取吸气和呼气期 50％最大 V_T时的 Ptp 与流量值，根据下列公式计算 RL：RL＝［Paw－Ppl（insp）］－［Paw－Ppl（exp）］/［V（insp）＋V（exp）］；取流量为零时的 Ptp 值，根据公式 CL＝V_T/（Paw－Ppl）计算得出 CL。

哮喘小鼠在支气管收缩药（mACH 或 5-羟色胺）的激发后

AHR 可以通过 RL（或 GL）和 CL（或 Cydn）对药物的剂量-反应曲线的斜率来反映。Glaab 等分别以 Cdyn 下降到基线的 55%及 GL 下降 200%时的吸入药物剂量（PD_{55} Cydn 及 PD_{200} GL）为指标来反映气道反应的敏感性，Takeda 等则选用引起 Cydn 下降 50%和 RL 增高 150%的吸入药物浓度（PC_{50} Cydn 及 PC_{150} RL）为指标。具体指标的选用与动物的品系及激发药物的不同均有一定关系。

总之，RL 和 CL 的变化常用来反映是否有气道狭窄，RL 主要反映大气道的阻力，而 CL 主要反映小气道阻力，是测定哮喘小鼠 AHR 的常用指标。

② 气道峰压测定 气管插管开口端同时接压力换能器，可测定气道开口处的峰压。常选用的指标有压力-时间指数，对哮喘小鼠注射梯度浓度 mACH，APTI 系气道压的峰值与从给 mACH 到出现峰值的时间之比值，APTI 被认为是反映 Raw 和弹性回缩力的简便、高重复性指标。

③ 呼吸系统的其他阻力参数 Zrs、Rrs、Raw 以及组织阻力、惯性阻力、弹性阻力等，可以通过强迫振荡技术测定。Petak 等采用强迫低频振荡技术直接测定上述参数，能够区分 RL 中气道和实质组织的阻力，组织阻力占 Rrs 的大部分（71%±1.8%），故和 Rrs 意义接近，亦可近似代替 Zrs。

上述侵入性检测方法的优点是可以直接测定阻力和顺应性或其他反映 Rrs 的指标。但是小鼠需要麻醉和气管插管，非自然状态下，对药物的反应显然受到一定的影响，技术和时间上要求高，并且不能够重复检测，不能动态研究哮喘的肺功能变化或者给药干预治疗的疗效动态变化。Brown 等利用喉镜行气管插管，减少了损伤面，且其颈外静脉插管方法创面亦很小，小鼠恢复快，使肺功能得以重复和动态检测，但仍是在麻醉和非自然状态下进行。

（3）体内非侵入性检测法

1）全身性体积描记法 全身性体积描记法（WBP）首先由Hamelnumn等于1997年提出，全身性体积描记仪由活塞分隔为主体室和参考室，小鼠置于主体室内自由活动，吸入的药物及气流均由主体室内进入，两个室的压差通过压力传感器得出，压力的改变由主体室内小鼠的呼吸引起的容量改变所引起。WBP有下列特点：a. 小鼠非限制性；b. 完全非侵入；c. 清醒下自主呼吸；d. 无感觉缺失；e. 可长时间和重复检查。应用WBP检测哮喘小鼠AHR时选用的指标及意义：

① Penh Penh（enhanced pause）＝［呼气峰压（PEP）/吸气峰压（PIP）］×［呼气时间（Te）－松弛时间（Tr）］/Tr，即Penh＝（PEP/PIP）×Pause，Pause＝（Te－Tr）/Tr，Tr是指呼气压力降为36%时所经历的Te。按浓度梯度给予mACH，以Penh较基线增高的倍数来反映支气管反应性的高低。Hamelmann等的实验得出以下结论：a. Penh能够很好地反映支气管收缩剂对下呼吸道的刺激作用；b. Penh与侵入性指标RL有很好的相关性；c. Penh与胸膜内压有较好的相关性；d. Penh与呼吸频率和模式没有相关性。认为Penh是一个能较好地反映小鼠气道反应性的指标，此后以Penh为指标的WBP被较广泛应用。但是也有人提出Penh可能受吸气时间（Ti）和Te的影响，和传统的动力学指标（RL和CL）没有明确的相关性，而很大程度上由呼吸形式决定，在不同品种和不同的实验条件下差别很大，甚至有实验得出Penh明显增高时Raw下降及组织阻力不变的结果。

② 其他指标 Ti、Te、Tr、吸气峰流量、呼气峰流量、PIP、PEP、V_T、每分通气量、呼吸频率等与动力学指标的相关性不是很确定，尚不是常用的指标。

2）head-outBP Glaab等改进了体积描记仪，使小鼠的头伸在另外一个室（head chamber）内，在颈部与身体隔开，测定容纳身体的室（body chamber）内气体容积与压力的变化。Glaab 等对哮喘小鼠使用 mACH 激发后，取呼气中段流量（EF_{50}）下降 55%时的 mACH 量（$PD_{55}EF_{50}$）为指标来表示支气管反应的敏感，EF_{50}和 RL 及 CL 有很好的相关性，可较好地反映呼吸系统的机械动力学改变。Head-outBP 具备了 WBP 的大多优点，且避免了小鼠吸呼气时温度和湿度变化对身体室内测定结果的影响，但是小鼠并非完全非限制性，且颈部在两个室之间的活动难免存在漏气，也可能会影响结果。

3）Open-flow 体积描记法　虽 WBP 广泛用于检测清醒的非限制性的小鼠，然而，体积描记仪指标的采集分析依赖于一个密闭系统限制了实验设计。Szewezak 等采用的 Open-flow 体积描记法利用 open chamber 以及随时间而衰减的压力指标，理论上，这个虚拟密闭的体积描记仪在测量及分析上显得比较完美。但目前这种方法尚不多见。

综上所述，哮喘小鼠 AHR 检测采用最多的指标为 Penh、RL 和 CL。Penh 为非侵入性指标，较方便，可重复，目前已广泛被应用，但可能受 Ti 和 Te 的影响，有人认为不是可靠的动力学指标；PL 和 CL 为侵入性指标，是小鼠肺功能检测的传统动力学指标，能够较好地反映 Raw 的变化，但小鼠需要麻醉和气管插管，非自然状态对结果有影响，且在时间和技术上要求高。

总之，小鼠的品系多样，且因呼吸快，体积小，难以截然区分大小气道的阻力；其 AHR 有着自己的特点和差异性，各种方法的结果在不同品系小鼠的相关性也不相同，大小气道各指标的相关性也各不相同，目前还没有一种方法既能非侵入又能非常精确地反映各大小气道的呼吸动力。所以，还有待于进一步改善检测方法和指标，以寻求一种更加客观可靠地反映哮喘小鼠 AHR 的检测方法。

第二章　现存问题与对策

一、从哮喘的流行病学调查看我国哮喘诊断的不足①

支气管哮喘（简称哮喘）是一种常见的慢性呼吸系统疾病，严重危害人类的健康。全球约有1.6亿哮喘患者，各国哮喘患病率为1.00%～13.00%，我国儿童哮喘患病率为0.12%～3.34%，近年来哮喘患病率有逐渐增高趋势。1993年由中华医学会呼吸病学分会哮喘组对支气管哮喘的定义、诊断、严重度分级及疗效判定制订了统一的标准，1997年和2002年又进行了修改，使我国的哮喘诊治工作日趋规范。但是，由于哮喘是一种发作性疾病，发作间期患者可无症状，某些特殊类型的哮喘如咳嗽变异性哮喘临床表现不典型，而支气管舒张/激发试验等客观检测方法由于需要一定的设备或操作比较复杂、费用较高，国内尚未普遍应用，更重要的是由于一些临床医生对本病认识不足，因此仍有相当一部分哮喘患者被误诊或漏诊。为了解我国哮喘诊断的水平，我们对1990年～2000年哮喘流行病学调查提供的有关资料进行回顾性分析。

1. 对象与方法

在中国期刊全文数据库（1994～2003）及中国医学科学院医学信息研究所出版的《中国生物医学文献数据库CBMdisc94》（1980～1994）中检索出关键词含有“支气管哮喘”且全文中含

---

① 马艳良，何权瀛. 从哮喘的流行病学调查看我国哮喘诊断不足问题. 中国呼吸与危重监护杂志，2004，3（1）：10～14

有“流行病学”或“患病率”的文章，对符合下述纳入标准者进行分析。

（1）诊断标准：符合中华医学会呼吸病学分会 1993 年和 1997 年制订的支气管哮喘诊断标准，或 1990 年和 2000 年全国儿科哮喘协作组两次大规模流行病学调查方案统一制订的诊断标准，由呼吸科或儿科专业医生参与调查。

（2）调查方法：采用整群抽样法或普查方法在某一地区人群中进行的流行病学调查，失访率＜10.00％。

（3）提供了现诊断及既往诊断资料。

2. 结果

在“中国期刊全文数据库（1994～2003）”按上述方法检索到 314 篇文献，在《中国生物医学文献数据库 CBMdisc94》中共检索到 34 篇相关文献，剔除重复文献，符合纳入标准的有关哮喘流行病学研究的文章共 68 篇，其中 32 篇对既往诊断情况进行了分析（部分调查人群有交叉），调查进行时间在 1990 年～2000 年，25 篇为 1997 年以后的流行病学调查。研究涉及我国 17 个省、直辖市和自治区：32 篇中，22 篇（68.75％）为 14 岁以下儿童哮喘发病情况的流行病学调查，8 篇（25.00％）为总人口患病率调查，2 篇（6.25％）为成人患病率调查，调查显示各地区哮喘患病率在 0.40％～3.99％。3 篇文章仅提供了部分被调查者诊断不足的资料，未纳入分析，29 篇文章提供了详细的诊断不足资料（见表 26）。

表 26　29 项流行病学调查误诊资料

时间(年)	地点	样本量	诊断人数	漏诊人数	漏诊率(%)
2000	山东青岛	1008	279	106	38.00
2000	河南开封	11000	128	57	44.53
2000	江苏苏州	6174	276	81	29.35

续表

时间(年)	地点	样本量	诊断人数	漏诊人数	漏诊率(%)
2000	四川成都	10221	443	58	13.09
2000	安徽安庆	10279	344	147	42.73
2000	河北石家庄/邯郸	10000	105	38	36.19
2000	河南郑州	5469	47	34	72.34
2000	湖南长沙	9594	158	95	60.13
2000	河南	17328	297	255	85.86
2000	福建厦门	11845	509	181	35.56
2000	河北邯郸	4981	53	16	30.19
2000	上海	14463	654	54	8.26
2000	福建福州	5229	209	134	64.11
2000	山西太原	12589	190	93	48.95
2000	贵州贵阳	12583	277	147	53.07
2000	江苏	16282	566	208	36.75
2000	山东莘县	966000	8114	2986	36.80
1999	辽宁	116276	1455	836	57.46
1999	河南焦作	3986	118	95	80.51
1998	广东广州	12160	109	74	67.89
1998	辽宁沈阳	24176	299	108	36.12
1998	广东湛江	10346	49	19	38.78
1998	广东	71867	676	362	53.55
1995	北京	43946	387	267	68.99
1990	广西南宁	10000	54	21	38.89
1990	浙江宁波	10567	180	103	57.22
1990	江办	60829	1006	787	78.23
1990	广西	41113	183	91	49.73
不详	北京	12694	143	71	49.65
合计					

注：部分流行病学调查人群有交叉重叠。

漏诊率＝（未诊断患者数/流行病学调查时诊断患者总数）× 100%

漏诊率范围为8.26%～85.86%（中位数为48.94%，四分位数间距为25.65%），累积漏诊率为43.47%。14岁以下儿童流行病学调查20篇，漏诊率为8.26%～85.86%，累积漏诊率为46.67%；总人口患病率调查7篇，漏诊率为36.12%～72.34%，累积漏诊率为41.11%；成人流行病学调查2篇，漏诊率分别为49.65%和80.51%。有3篇文章报道了咳嗽变异性哮喘的漏诊率，分别为90.48%、95.00%和99.64%。

32篇文章中10篇报道，在流行病学调查前从未考虑过喘息性疾病患者数占1.90%～43.40%（中位数为15.69，四分位数间距为25.00%）。

2篇文章统计了发病至确诊时间，发病后即确诊者分别为19.19%和22.08%；3年内确诊者分别为46.95%和49.10%；确诊时间超过3年者分别为20.77%和23.83%，误诊时间最长者达8年。

儿童哮喘患者最常被误诊为喘息性支气管炎，其次为支气管炎、肺炎和上呼吸道感染；成人哮喘患者最常被误诊为支气管炎、咽炎和肺炎。

本组32篇文章均未具体分析诊断不足的原因。

3. 讨论

近年来支气管哮喘患病率逐渐上升，国内外对此日益重视，支气管哮喘防治创议也在全世界范围内迅速推广，但仍有相当一部分支气管哮喘患者未得到及时诊断。即使在发达国家。哮喘诊断不足的现象也普遍存在，法国（1990年）哮喘诊断不足发生率约为32.86%；瑞士（1990年）17.50%的儿童在12个月内有哮喘样症状，而诊断率仅为4.80%；瑞典（2002年）南部流行病学调查显示哮喘患病率为5.50%，而医疗记录中登记为哮喘者仅为2.10%；美国亚利桑那州（1993年）65岁以上老年人中近一半有哮喘样症状发作的患者未被诊断为哮喘；丹麦（1991年）对1155

名未诊断慢性阻塞性肺疾病（COPD）、哮喘，以及其他严重心、肺疾患的“健康人”进行了筛查及2年随访，发现大约7.70%的成人有持续的肺功能下降或气道高反应性，12.50%肺功能下降速度高于正常或有轻度气道高反应性，尽管此研究未区分COPD与哮喘，但从中仍可反映哮喘诊断不足现象。

从本组哮喘流行病学调查结果回顾性分析可以看出，我国哮喘诊断状况并不乐观。本文分析了32篇涉及哮喘诊断不足问题的流行病学调查研究方面的文章，其漏诊率累积为43.47%，最高达85.86%。从未诊断过喘息性疾病的患者占1.90%～43.40%，咳嗽变异性哮喘的漏诊率高达90.00%以上。

值得一提的是，这32项研究中的25项（78.13%）是在1997年后进行的，此时距我国首次支气管哮喘诊断标准和治疗常规的制订已有5年之久。由于这些研究来自不同的地区，本文未对不同年代的研究结果进行比较。全国儿科哮喘协作组分别于1990年和2000年在全国范围内进行了两次儿童哮喘流行病学调查，本文部分流行病学调查即为这两次全国性调查的组成部分，因此未将这两次全国流行病学调查的结果纳入分析：1990年全国流行病学调查共发现哮喘及婴幼儿哮喘9444例，其中3821例（40.50%）既往只诊断过喘息性支气管炎，1869例（19.80%）从未诊断过喘息性疾病，漏诊率为63.30%。2000年全国流行病学调查共筛查出哮喘及婴幼儿哮喘8510例，诊断符合率为63.32%，漏诊率为36.68%，有16.00%在既往诊治中从未考虑喘息问题。由此可见，10年来我国儿科哮喘漏诊率有所下降，但仍在较高水平。

此外，这些研究涉及我国17个省、直辖市和自治区，说明哮喘诊断不足问题具有一定的普遍性，并且这些流行病学调查多以城市人口为主，东部发达地区较多。由于例数及资料有限，本文未对东西部地区及城乡之间漏诊率进行比较。众所周知，我国农村医疗水平远远落后于城市，调查表明不同社区来源的哮喘患儿误诊时间存在显著性差异，来自县级市及乡镇的患儿误诊时间长于来自地级市的患儿；对 51 例咳嗽变异性哮喘的分析表明市级医院漏诊率为 56.00%，乡级医院则高达 100.00%。东西部地区也存在明显差异，在医疗水平较高的东部城市地区尚有为数众多的哮喘患者不能得到及时诊断，在广大农村及欠发达地区哮喘诊断情况更是可想而知。

在误诊患儿中，误诊为喘息性支气管炎者最为多见，其次为支气管炎、肺炎和上呼吸道感染，刘玉琴等对 78 例门诊与住院哮喘患儿的调查也显示 38 例次被误诊为喘息性支气管炎，21 例次误诊为反复呼吸道感染。成人患者中最常被误诊的疾病是支气管炎，母双等对 57 例门诊哮喘患者的问卷调查表明误诊为气管、支气管炎者 26 例次，肺结核 1 例次，喉炎 1 例次这些患者往往长期不恰当地应用抗生素治疗，不仅不能缓解病情，还可造成医疗资源的浪费。

国内上述流行病学调研究并未详细分析导致哮喘诊断不足的原因。国外研究表明诊断不足与患者未及时就诊有关。母双等对 57 例门诊哮喘患者的问卷调查表明 96.00%的患者在出现症状 1 年内到医院就诊，而 1 年内确诊者仅占 58.00%。对儿童哮喘患者的调查也表明 92.30%的患儿在发病 3 个月内即到医院就诊。提示在我国患者因素并非延误诊断的主要原因，大部分患者就诊后并未得到及时诊断可能与医生对哮喘的认识不足有很大关系。国外全科医生诊断哮喘的特异性很高（0.99），但敏感性仅为 0.59。国内尚无此方面的研究，但 1998 年我们对北京市西城区部分内科医师进行了有关哮喘知识的简单考核，测验及格率仅为 62.00%，许多医生在一些基本问题上还存在模糊甚至错误认识，表明北京市基层医院内科医师对于哮喘的认识水平与 GINA 方案要求尚存在很大差距。

河南流行病学调查发现，大部分患者就诊后主要靠问诊、体检做出初步诊断，行肺功能检查者仅占 0.70%。母双等也发现在门诊哮喘患者依靠肺功能确诊者仅占 20.00%。刘玉琴等调查的哮喘患儿中也仅有 38.00%采用肺功能检查作为诊断支气管哮喘的依据。某些特殊类型的哮喘如咳嗽变异性哮喘及哮喘缓解期，其临床表现常不典型，肺功能的测定则具有重要参考价值。因此，忽略肺功能检查也是导致哮喘特别是咳嗽变异性哮喘延误诊断的重要原因之一。

广东 300 例哮喘患儿调查表明不同的社会、家庭因素影响患儿院前诊治水平；不同社会来源的患者，其误诊时间不同；家长职业对误诊时间及费用有一定的影响，医务人员、干部及教师子女误诊时间较短。国外研究还表明性别（女性）、家庭问题等均是哮喘诊断不足的危险因素。

我们检索到的 68 篇有关流行病学调查的文献中，仅有 32 篇涉及了诊断不足问题，对于诊断不足患者的年龄、性别构成、地区分布，以及病情严重程度等资料也罕有分析，从一个侧面反映了对哮喘诊断不足缺乏重视。临床研究证实，早期诊断及治疗哮喘患者可以防止气道重构，减缓肺功能的恶化，改善患者预后。尤其是幼儿哮喘，若未及时诊断、治疗，成年后 70.00%仍会发作；而早期诊断并规范治疗者，成年后 95.00%不发作。长期误诊，不仅延误病情，而且还加重患者的经济负担。2000 年河南流行病学调查显示，误诊时间在 1～4 年的儿童，年人均医疗费用为 1406 元；而误诊时间在 4～8 年的儿童，年人均医疗费用则高达 3116.60 元。因此，采取针对性措施提高哮喘的诊断率甚为重要。为此，我们建议：（1）加强医疗卫生人员特别是基层医生包括乡村医生和社区医生的继续教育，提高医生对哮喘的认识和诊治水平；（2）大力提倡肺功能鉴定、支气管激发/舒张试验等客观指标在哮喘诊断中的应用，提高哮喘的早期诊断率；（3）重视哮喘诊治知识的普及教育，提高人们对哮喘的认识水平；(4) 合理安排医疗资源，改善农村及边远地区的诊疗状况。

综上所述，从目前的流行病学调查来看，我国存在着严重而普遍的哮喘诊断不足问题，需要进行较大规模的研究，深入分析造成哮喘诊断不足的原因，并采取针对性措施，提高哮喘的诊断水平，使患者能早从规范治疗中受益。

二、支气管哮喘诊治中应注意的几个问题①

支气管哮喘是由多种细胞，如肥大细胞、嗜酸性粒细胞和T淋巴细胞、嗜中性粒细胞、气道上皮细胞及其组分参与的慢性气道炎症。这种炎症可导致气道对多种刺激因子反应性增高。在易感者中，此类炎症可引起反复发作的喘息、气促、胸闷或咳嗽等症状，多在夜间和（或）清晨发作，常伴有广泛多变的通气受限，部分患者的症状可自行缓解或经治疗后缓解。大多数哮喘患者起病于婴幼儿时期。

1. 诱发哮喘的原因

家养猫、犬、鸟等宠物，真菌、花粉、食物添加剂（酒石黄、亚硫酸盐）、病毒性上呼吸道感染、异体蛋白（鱼、虾、蟹、鸡蛋、牛肉）、芝麻、腰果、香烟烟雾、剧烈运动、吸入冷空气、气候剧变（寒冷、低气压）、药物（心得安、阿司匹林类）、月经期前、胃食管反流、杀虫剂（DDV、蚊香）、来苏儿、油漆、汽油、涂料、化妆品、厨房内油烟等。职业性哮喘发作和加剧与其职业有关。现阶段我国职业性哮喘诊断标准规定的范围包括：①异氰酸酯类；②苯酐类；③胺类；④铂复合盐类；⑤剑麻。

① 何权瀛．支气管哮喘诊治中应注意的几个问题．北京医学，2004，26（4）：277～279

2. 临床表现

部分哮喘患者起病时可出现发作先兆，如流清鼻涕、频繁喷嚏、鼻咽部发痒、眼部发痒、胸闷。哮喘严重度不同的患者临床表现可有很大差异，典型哮喘发作为呼气性呼吸困难，表现为气憋、喘息或咳嗽，体检时双肺可闻及弥漫性的以呼气相为主的哮鸣音。轻者表现为胸闷或顽固性咳嗽，体检无异常。大多数哮喘患者发作具有明显昼夜节律，即哮喘在夜间或清晨发作或加剧。某些患者哮喘发作具有季节规律，如过敏性哮喘常在夏秋季发作。早期患者脱离过敏原后症状可以迅速缓解或给予正规治疗后症状迅速缓解。

3. 诊断标准

(1) 反复发作喘息、呼吸困难、胸闷或咳嗽，多与接触变应源、病毒感染、剧烈运动或接触某些刺激物有关。

(2) 发作时双肺可闻及散在或弥漫性的以呼气相为主的哮鸣音。

(3) 上述症状可经治疗缓解或自行缓解。

(4) 排除其他疾病所引起的喘息或呼吸困难。

(5) 症状不典型者（如无明显喘息或体征）应至少具备以下一项试验结果阳性：①支气管舒张试验阳性；②最大呼气流率（PEFR）日变率≥20%；③支气管激发试验或运动激发试验阳性。

4. 哮喘病情严重程度的判断

对于哮喘患者来说，确定哮喘诊断后还必须对其病情严重程度做出客观准确的判断（见表 27），以便制订治疗方案。

某些哮喘患者在非急性发作期，特别是过敏性哮喘、职业性哮喘、运动性哮喘以及咳嗽变异性哮喘可以无哮喘症状，听诊时双肺也可无阳性发现，肺功能也可正常，不能据此否定支气管哮喘的诊断。

表 27　　哮喘急性发作期分度的诊断标准

临床特点	轻度	中度	重度	危重
气短	步行、上楼时	稍事活动，进食困难	休息时	—
体位	可平卧	喜坐位	端坐呼吸	—
讲话方式	连续成句	常有中断	单个字	不能讲话
精神状态	可有焦虑/安静	时有焦虑或烦躁	常有焦虑、烦躁	嗜睡或意识模糊
出汗	无	有	大汗淋漓	—
呼吸频率	轻度增加	增加	常>30 次/min	—
辅助呼吸肌活动及三凹征	常无	可有	常有	胸腹矛盾运动
哮鸣音	散在，呼气末	响亮、弥漫	响亮、弥漫	减弱，乃至无
脉率	<100 次/min	100～120 次/min	120 次/min	120 次/min 或脉率变慢或不规则
奇脉(收缩压下降)	无	可有	常有	
使用 β_2 受体激动剂后 PEF 占正常预计值%或本人平素最高值%	>70%	50%～70%	<50%或<100L/min	
PaO_2(吸空气)	正常	60～80mmHg	45mmHg	—
$PaCO_2$	<40mmHg	>45mmHg	<45mmHg	—
SO_2(吸空气)	>95%	91%～95	<90%	—
pH	—	—	降低	—

通常哮鸣音的强弱可以反映哮喘的病情严重程度，但是临床上应注意重症哮喘患者当病情进一步加重，特别是在呼吸肌疲劳、气道内广泛黏液栓子形成时，哮鸣音可明显减弱甚至消失，即所谓“沉默肺”。这并不意味着病情减轻或好转，相反，提示哮喘已相当严重，需要紧急处理，包括机械辅助通气。经治疗后气道阻塞改善，呼吸肌疲劳消除，哮喘音反而可增强。

哮喘患者咯痰呈黄色或黄绿色并不一定提示肺内细菌感染，当痰中有大量嗜酸粒性细胞时痰也可呈黄色或黄绿色。

许多哮喘患者夜间或卧位时哮喘可加重，但坐起后呼吸困难并不能明显缓解，这与急性左心衰竭不同。

紫绀对于判断哮喘患者是否缺氧并不可靠，许多哮喘患者 $PaO_2=55mmHg$ 时，口唇呈桃红色。哮喘急性发作时呈过度通气，因而 $PaCO_2$ 降低，表现为呼吸性碱中毒。因此应注意，如果哮喘患者在病程中 $PaCO_2$ 由低于正常演变为正常，并不提示病情减轻，相反提示病情加重，尤其是 $PaCO_2$ 已高于正常范围，说明问题更严重。

5. 辅助检查

（1）支气管舒张试验和激发试验：对于哮喘的诊断具有重要参考价值，在选择上述检查时一定要注意指征，不可马虎从事。目前通常认为进行支气管激发试验时患者应符合下述条件：①疑为哮喘或哮喘患者受试时症状已缓解，无呼吸困难，听不到哮鸣音；②试验前 $FEV_1 \geqslant 70\%$ 正常预计值；③停用茶碱、β_2 受体激动剂、抗胆碱药物，吸入糖皮质激素至少 12h，停用口服皮质激素至少 48h，停用抗组织胺药物至少 48h。伴心、肺功能不全，高血压，甲状腺功能亢进。妊娠者不应进行本项试验。进行支气管舒张试验指征：受试者基础 $FEV_1 < 70\%$ 预测值，无 β_2 受体激动剂禁忌症者。

应该注意的是，千万不可让应做支气管舒张试验的患者做激发试验，那是十分危险的。

（2）运动试验的禁忌症如下：①心脏病、高血压、严重心律失常、心力衰竭；②肺功能不佳，$FEV_1 < 70\%$ 预计值；③哮喘发作期；④老年体弱，运动不便。

在进行运动试验前应准备急救用品，包括吸入型 β_2 受体激动剂、氧气等。

(3) 心电图　某些哮喘患者在急性发作期时心电图检查可出现一过性肺型 P 波，仅提示右心房增大，不能据此诊断肺心病。实践表明，当病情缓解后，这种肺型 P 波可消失。

(4) 胸部 X 线检查　许多哮喘患者在急性发作期，特别重症哮喘患者行 X 线检查时胸片可出现过度充气，肺功能检查也可出现功能残气量、残气容积、肺总量增高，注意不要轻易据此诊断哮喘合并肺气肿，因为经过有效治疗后这种貌似“肺气肿”的肺过度充气完全可以消失。

6. 哮喘诊断现状

据报道，目前国内外普遍存在哮喘诊断不足问题。我们曾对哮喘诊断状况进行调查，不加选择地对 57 例门诊哮喘患者进行问卷调查。内容包括首次出现症状时间、首次就诊时间、首次确诊时间、确诊依据和被误诊病种等。计算起病至首诊年限，首诊至确诊年限，延误诊断率，并按 1980 年前后发病分组进行对比研究。结果显示：起病 1 年内就诊率为 96%；首诊至确诊年限为 (9±1) 年，1980 年前后分别为 (11.1±2.3) 年、(1.5±0.3) 年，有显著性差异 ($P<0.01$)。依据肺功能检测确诊者仅占 20%，可见医生对哮喘的认识和诊断水平低是导致哮喘诊断不足的根本原因。

马艳良等对 10 余年来我国已发表的有关哮喘流行病学调查的 32 篇相关文献进行回顾性分析，发现漏诊率范围在 8.26%～85.86%，累计漏诊率为 43.47%；14 岁以下儿童漏诊率在 8.26%～85.86%，累计漏诊率为 46.67%；总人口漏诊率在 36.12%～72.34%，累计漏诊率为 41.11%。咳嗽变异性哮喘漏诊率为 90.00%以上。流调前医生从未考虑喘息性疾病者占 1.90% 43.10%，说明我国哮喘诊断状况不容乐观。医生对哮喘认识不足、忽略肺功能检查、医疗资源分布不合理是导致诊断不足的主要原因。

7. 诊断不足的原因

(1) 临床医生对支气管哮喘患病率高认识不足，询问病史不细或简单地听患者的主诉，以致将支气管哮喘误诊为支气管炎或肺气肿。

(2) 对支气管哮喘本质及其发病规律的认识不足。其实只要仔细询问病史就会发现：①多数患者发病有诱因；②多数患者的症状具有可逆性；③部分患者哮喘发作有季节节律及昼夜节律。

(3) 在哮喘诊断过程中，肺功能测定使用不普遍，对于不典型哮喘（包括 CVA），如果不做支气管激发试验很容易误诊。

鉴于此，应努力做好支气管哮喘的早期诊断，提高诊断率。临床工作中应注意：对于支气管哮喘易感者应提高诊断的警觉性。根据以往研究结果，以下几点可作为哮喘易感者的特征：①具有支气管哮喘或其他过敏性疾病（过敏性鼻炎、荨麻疹、湿疹）家族史；②出生时低体重；③出生后非母乳喂养；④母亲吸烟，尤其是妊娠期吸烟，以及出生后早期被动吸烟；⑤3 岁以前反复发生病毒性上呼吸道感染或喘憋性肺炎、毛细支气管炎；⑥儿童时期对多种物质（包括食物）过敏；⑦对屋尘螨抗原呈高水平过敏；⑧气道反应性增高；⑨饮食中缺乏氧化剂（如维生素 A、C、E)，缺乏含有脂肪的食物（如鱼油和一价不饱和脂肪酸）；⑩长期患有过敏性鼻炎、荨麻疹、湿疹。重视早期不典型症状如发作性胸闷、顽固性干咳（CVA）的诊断，减少漏诊，在这个过程中应特别重视肺功能测定在哮喘诊断中的作用。注意研究某些特殊类型支气管哮喘的发病特点、规律，包括职业性哮喘、阿司匹林哮喘、运动性哮喘、老年性哮喘、月经性哮喘、妊娠性哮喘。

8. 治疗中的注意事项

(1) 应用 β_2 受体激动剂应注意的问题

哮喘患者由于哮喘急性发作时缺氧或者应用茶碱类药物及

β_2受体激动剂，出现心跳加快，另外哮喘患者急性发作时可出现血压升高，或者由于患者同时合并高血压，上述情况千万不要给予 β_2受体阻断剂，即使是小剂量也是十分危险的，这样做会进一步加重哮喘。

许多哮喘患者常常合并过敏性鼻炎，而过敏性鼻炎和上呼吸道感染临床表现上又有许多类似之处，如均可出现流清涕、打喷嚏等。这时如果不加以认真的鉴别，误将哮喘时合并过敏性鼻炎当做呼吸道感染处理，效果当然不会理想。尤其值得注意的是，这种情况下如果给患者应用阿司匹林类药物，不但收不到应有的效果，相反，很可能会引发或加重哮喘，对于那些阿司匹林哮喘患者来说尤为危险。此外，即使是哮喘患者发生了急性上呼吸道感染，也应谨慎使用阿司匹林类药物，包括含有阿司匹林的复方制剂。

β_2受体激动剂是一种可以快速缓解症状的药物，因而很受患者欢迎，但临床应用过程中应注意：第一，应严格控制用量，包括吸入型 β_2受体激动剂，通常每天控制在 10 喷以内，提倡按需应用，而不应该规律应用；第二，控制哮喘一定要以控制气道炎症为基础，即规律应用糖皮质激素，同时辅以 β_2受体激动剂，而绝不能单独应用 β_2受体激动剂，否则很容易掩盖气道炎症，同时长期大量应用 β_2受体激动剂容易出现 β_2受体下调。

心绞痛、心肌梗死、严重心律失常、心功能不全、高血压、糖尿病、甲亢、低血钾者禁用或慎用短效 β_2受体激动剂。孕妇应慎用长效 β_2受体激动剂。

值得注意的是目前国内许多中等城市、广大农村基层单位仍旧使用异丙肾上腺气雾剂（气喘气雾剂），这是一种 β 受体激动剂，对于 β_1、β_2受体缺乏选择性，因而应用过程中很容易出现一些心血管病方面的不良反应，如大剂量应用还会出现闭锁肺。

（2）应用氨茶碱应注意的问题

氨茶碱仍旧是目前治疗哮喘的一种常用药物，在用药时应注意以下几点：

1）如果需要静脉用药，最好静脉滴注，而不用静脉注射，因为后一种途径用药效果并不优于静脉滴注。相反，如果静脉推注速度过快，很容易发生严重心律失常，甚至死亡。如果万一没有条件只能静脉推注氨茶碱（氨茶碱0.25g＋50％葡萄糖20～40ml），一定注意速度不能过快，时间不能短于15min。

2）氨茶碱的有效剂量和中毒剂量十分接近，而且其个体差异很大，因而用药时应从小剂量开始。有条件的地方可以检测用药后血药浓度，使之为5～10μg/ml为宜。

3）老年人，心力衰竭、肝肾功能不全、病毒感染或同时合并应用大环内酯类、H_2受体拮抗剂、喹诺酮类药物者等，由于茶碱清除速度减低，故应适当减少茶碱用药量。

（3）应用肾上腺糖皮质激素应注意的问题

肾上腺糖皮质激素仍是目前控制哮喘患者气道炎症最有效的药物。在应用过程中应注意以下几点。

1）尽量避免长期大剂量应用糖皮质激素，包括口服或肌肉注射、静脉滴注糖皮质激素，尤其是对于老年人、绝经期、高血压、糖尿病、肺结核、消化性溃疡病、胰腺炎、胃肠道出血、胃肠吻合手术后、全身疾病、青光眼及有精神病、癫痫病史者。

2）糖皮质激素类药物进入体内到发挥最大抗炎作用，需要一定时间。即使是静脉用药也需要经过4～6h方起效。因此，对于急性发作期患者在静脉应用糖皮质激素的同时还必须给予其他药物舒张支气管，包括$β_2$受体激动剂、茶碱类药物。

3）临床上静脉滴注糖皮质激素时应注意最好选用半衰期较短的剂型，如氢化可的松、甲泼尼龙，而不用地塞米松，以减少激素对下丘脑-垂体-肾上腺皮质轴的抑制作用。另外，在使用氢化可的松时最后选用琥珀酸氢化可的松，不要用含酒精剂型的氢化可的松，因为部分哮喘患者对酒精过敏。

4）全身应用糖皮质激素时，当哮喘病情缓解后应尽快减量，并由静脉用药转为口服给药，最后转为吸入给药。在减药过程中开始时幅度可以大些，速度可快些，而到后来间隔时间应适当长些，减药量应适当少些，以避免出现反跳。此外，在由口服激素转为吸入激素过程中，两种剂型的药物应重叠至少2周。

5）在由口服药转为吸入型糖皮质激素时，除了要教会哮喘患者正确掌握定量吸入技术（MDI）外，还应嘱患者每次吸药后立即认真漱口，并将漱口水吐掉，以免发生咽部真菌感染、嘶哑。如果患者掌握MDI技术有困难，可让患者通过储雾器吸入糖皮质激素。这样既可提高疗效，又可减少咽部不良反应。

（4）使用阿托品类药物应注意的问题　对于阿托品类过敏者应禁用溴化异丙托品。妊娠早期及青光眼患者应慎用此类药物。

三、支气管哮喘合理用药的几个问题①

支气管哮喘治疗药物种类繁多，作用机制不同，如何合理应用是大家共同关注的一个问题，现对怎样合理应用支气管哮喘治疗药物作一综述，供临床医师和药师参考。

1. 应区分和合理应用抗炎药物和针对支气管平滑肌功能障碍的药物

从目前对哮喘发病机制和病理生理的认识来看，哮喘治疗药物主要分为抗炎药物和针对支气管平滑肌功能障碍的症状缓解药物两大类。目前认为哮喘是一种慢性气道炎症性疾病，因此抗炎治疗是非常重要的。而以吸入剂型的糖皮质激素为代表的抗炎药物应作为哮喘治疗的一线药物。在全球哮喘病防治委员会（GINA）和我国的《支气管哮喘防治指南》（简称指南）中均明确

---

① 林江涛. 支气管哮喘治疗药物合理应用的几个问题. 中国医院用药评价与分析，2004，4（5）：297～298

指出持续期哮喘应每日规律吸入糖皮质激素作为长期控制药物。并根据病情严重程度采用分级治疗，其每日剂量高低和互换关系见表28。而针对支气管平滑肌功能障碍的症状缓解药物主要包括短效 β_2 激动剂、茶碱类药物、抗胆碱药物等，这类药物通常根据病情需要按需使用或短时期规律使用，见表28。

表28　常用吸入型糖皮质激素的每日剂量高低与互换关系

药物	低剂量（μg）	中剂量（μg）	高剂量（μg）
二丙酸倍氯米松	200～500	500～1000	＞1000
布地奈德	200～400	400～800	＞800
丙酸氟替卡松	100～250	250～500	＞500

2. 急性发作期治疗药物的选择

哮喘急性发作程度轻重不一，病情加重可在数小时或数天内出现，偶尔可在数分钟内即危及生命，故应对病情作出正确评估，以便给予及时有效的紧急治疗。在急性发作的处理中，GINA和指南均提倡建立标准化的病情评估和治疗模式，即初始病情评估后，采用初始治疗。在初始治疗的第1个小时，每20分钟吸入一个标准剂量的短效 β_2 激动剂如沙丁胺醇或特布他林，并再次病情评估，根据病情程度采取相应治疗。如为中度以上发作，应联合吸入短效 β_2 激动剂和抗胆碱药物如溴化异丙托品，1h～3h后再判断病情。根据治疗反应决定患者是离院、住院或入住重症监护病房。从目前实际情况看，国内绝大多数医院并没有采用这种标准化的病情评估和治疗模式，并且这种标准化病情评估和治疗模式是否适合我国国情也有待进一步研究证实。另外，关于雾化吸入糖皮质激素溶液对哮喘急性发作的治疗价值和地位，GINA和我国指南中均没有明确指出，也有待进一步讨论。已有研究资料表明，雾化吸入糖皮质激素可部分替代全身应用糖皮质激素，用于急性发作期的治疗。

3. 持续期的长期治疗方案的确定

哮喘治疗方案的选择是基于其在治疗人群中的疗效和安全性来进行的。药物治疗可以酌情采取不同的给药途径。吸入给药的主要优点是可以将药物直接送入气道以提高疗效，并且避免或减少全身不良反应。哮喘治疗应以患者的病情严重程度为基础，并根据病情控制变化增减（升级或降级）的阶梯治疗原则选择治疗药物，见表 29。

表 29　哮喘患者长期治疗方案的选择#

严重程度	每日控制治疗药物	其他治疗选择##
第 1 级(间歇状态###)	不必	
第 2 级（轻度持续）	吸入糖皮质激素（≤500μg BDP 或相当剂量其他吸入激素）	缓释茶碱，或色甘酸钠，或白三烯调节剂
第 3 级（中度持续）	吸入糖皮质激素（200μg～1000μg BDP 或相当剂量其他吸入激素），联合吸入长效 β_2 激动剂	吸入糖皮质激素（500μg～1000μg BDP 或相当剂量其他吸入激素），合用缓释茶碱；或吸入糖皮质激素(500μg～1000μg BDP 或相当剂量其他吸入激素），合用口服长效 β_2 激动剂；或吸入大剂量糖皮质激素(＞1000μg BDP 或相当剂量其他吸入激素）；或吸入糖皮质激素(500μg～1000μg BDP 或相当剂量其他吸入激素），合用白三烯调节剂
第 4 级（重度持续）	吸入糖皮质激素（＞1000μg BDP 或相当剂量其他吸入激素），联合吸入长效 β_2 激动剂，需要时可再增加 1 种或 1 种以上下列药物：缓释茶碱、白三烯调节剂、口服长效 β_2 激动剂、口服糖皮质激素	

注，# 各级治疗中除了规则的每日控制药物治疗以外，需要时可吸入短效 β_2 激动剂以缓解症状。其他可选择的缓解药包括：吸入抗胆碱能药物、口服短效 β_2 激动剂、短效茶碱；## 根据治疗费用排序；### 间歇状态哮喘，但发生严重急性发作者，应按中度持续患者处理。

通常达到哮喘控制并至少维持3个月，可试用降级治疗，最终实现应用最少药物维持症状控制。在哮喘患者的治疗中，降级治疗应在严密的监测上进行，包括对症状、体征的观察和肺功能的监测。

GINA和指南均强调了中重度持续患者应联合吸入糖皮质激素和长效β_2激动剂，这两者具有协同的抗炎和平喘作用，可获得相当于（或优于）应用加倍剂量吸入型糖皮质激素时的疗效，并可增加患者的依从性、减少较大剂量糖皮质激素引起的不良反应。

4. 联合治疗

联合治疗通常是指联合应用作用途径、作用持续时间不同的药物以达到增强支气管平滑肌舒张作用的目的。在哮喘治疗中最经典的联合用药方案为短效β_2激动剂和抗胆碱药物的联合应用。特别是在急性发作期的治疗中显示出更大的优越性，两药联合既显示了短效β_2激动剂起效快的优点，又表现出抗胆碱药物作用持续时间长的优点，两者联合应用支气管舒张作用增强，又避免了单一增加某一种药物所产生的不良反应。在现代哮喘的治疗中，联合治疗的优点更突出体现在针对哮喘病理生理改变方面，以达到长期良好的控制，如抗炎药物和针对支气管平滑肌功能障碍的药物的联合应用，如吸入糖皮质激素联合吸入长效β_2激动剂或口服缓释茶碱、口服长效β_2激动剂、抗白三烯药物等。

激素和长效β_2激动剂联合治疗时出现协同作用的机制尚不十分清楚，但可能和两种药物的药理性质不同有关。激素具有抗炎作用，而长效β_2激动剂的平滑肌松弛作用则引起支气管扩张和保护作用。而且有人认为在激素存在的情况下，长效β_2激动剂可能对炎症过程也有一定的抑制作用。从分子相互作用角度而言，激素可上调β_2受体的表达。在人类β_2受体基因上存在着3个激素反应元件（GRE），激素受体与其结合后通过成倍增加β_2受体基因转录提高β_2受体数目，故可逆转长期使用β_2受体激动剂引起的受体减少。反之亦然，β_2受体激动剂可调节激素和受体结合过程中的基因转录、转录因子和组氨酸乙酰转换酶（HAT）的作用，最后产生正相联合作用。

除了吸入糖皮质激素和长效β_2激动剂的联合治疗方案外，吸入糖皮质激素与其他药物如白三烯受体拮抗剂或茶碱的联合也取得一定的作用。反复应用β_2受体激动剂后引起药物的耐受通常认为是和β_2受体下调有关，但另一机制可能涉及磷酸二酯酶的上调（特别是PDE4D），它可引起环磷酸腺苷更易于分解，虽然临床研究尚未证实，但从理论上看，茶碱有可能防止对β_2受体激动剂药物耐受的出现。在慢性阻塞性肺病患者中，当已经给予最大剂量的β_2受体激动剂后，再给予茶碱，仍可提供额外的支气管舒张作用，提示在临床上如果β_2受体激动剂应用后尚不能得到理想的支气管扩张效果，加用茶碱是有益的。

哮喘治疗药物的合理应用除了以上谈到的几个问题外，还应包括个体因素，如病情严重程度、药物剂量、疗程、安全性等方面的问题，甚至在某些地区也存在药物经济学方面的问题，只有对以上因素均有充分的认识，才能做到合理应用哮喘治疗药物，达到更好的哮喘防治效果。

四、茶碱类在哮喘治疗中的几个问题①

茶碱类为甲基黄嘌呤类的衍生物，为常用的平喘药之一。茶碱对呼吸道平滑肌具有较强的直接松弛作用，在缓解支气管痉挛方面疗效也较满意。茶碱具有呼吸兴奋作用，在慢性阻塞性肺疾患者用药后，可增强呼吸深度，但不增加呼吸频率，还可使呼吸转为正常。茶碱口服易吸收，在慢性哮喘病例，口服茶碱来防止

---

① 李秀娟，李爱朵. 茶碱类在哮喘治疗中的几个问题. 河北医药，1994，(4)：266

其发作疗效较满意。常用有氨茶碱和控释型茶碱，控释型茶碱用后昼夜血药浓度稳定，作用时间长，可很好地避免因为白天用氨茶碱而夜间血药浓度很低，造成夜间哮喘发作的现象。此外，茶碱还具有强心、利尿、增强膈肌收缩力、扩张冠状动脉作用。但在应用茶碱时应注意以下几个问题。

1. 茶碱的有效血药浓度为10～20μg/mL，但最近几年发现，小剂量茶碱仍具有抗炎平喘、免疫调节作用，可避免大剂量用药引起的反应。

2. 茶碱的生物可用度与体内消除速度个体差别很大。如吸烟、怀孕，服用苯妥英钠、苯巴比妥、卡马西平、利福平、异丙肾上腺素药均会促进茶碱的消除，可适当增加给药剂量，而老年人，患有肝硬化、充血性心力衰竭、肺心病、流感者，正在口服红霉素、H_2受体拮抗剂者，由于影响茶碱代谢，排泄较慢，易致中毒，故应酌情减量。

3. 治疗量茶碱静脉注射后支气管扩张作用的强度只有肾上腺素或气雾吸入异丙肾上腺素作用强度的1/3，因此，对急性哮喘的疗效不及β_2-受体激动剂，但在某些急性哮喘病例，气雾吸入β_2-受体激动药疗效不显著时，往往加用茶碱静脉注射可收到较好疗效。但因合用时副反应明显增加，故应适当减少各自用量。

4. 由于茶碱的有效血药浓度与中毒血药浓度十分接近，且个体的代谢差异较大，因此发生毒性反应较多。早期易见恶心、呕吐、不安、失眠、易激动反应，严重者可有心动过速、心律失常、发热、失水、谵妄、精神失常、惊厥、昏迷等症状，甚至呼吸、心跳停止致死。一旦发现毒性症状应立即停药，并进行对症治疗。严格掌握茶碱剂量，定时监测血浆药物浓度，及时调整茶碱的用量是避免茶碱中毒反应的主要措施。

五、吸入皮质醇激素治疗支气管哮喘的相关问题①

吸入皮质醇激素（ICS）已广泛应用于治疗支气管哮喘患者，其疗效确切，能显著改善哮喘症状，减少其他药物如口服激素的剂量，还能降低肺功能远期损害的危险性。ICS 最重要的特性是在局部发挥强大的作用而全身的不良反应少见，迄今几乎没有见到对生命造成威胁的副作用的报道，一些新的制剂如丙酸氟替卡松（FP）尤为如此。随着疗效更强的制剂不断上市，给药浓度不断提高以及给药系统的不断改进，ICS 的推广前景必将更为广阔。但是，这些因素无形中增加了 ICS 的副作用的可能性，这也是临床医生、患者及其家人共同关心的问题。

1. ICS 对生长的影响

Sharek 等利用 Medline 和 Embase 等国际互联网络工具分析了 1966～1998 年间发表的关于 ICS 对生长发育影响的相关文献后得出如下结论：使用常规剂量二丙酸倍氯米松（BDP）54 周，可引起哮喘患儿身体生长速度平均下降 1.51cm/年。另一项为期 52 周涉及 670 例哮喘患儿的多中心研究也证实，和接受对症治疗（不包括 ICS 或口服激素）的患儿相比，吸入 BDP（500～1000μg/d）的哮喘患儿的生长速度有小幅度降低（已具有统计学意义）。和 BDP 比，FP 的影响要小得多。在一项双盲、随机、安慰剂对照的多中心研究中，325 名哮喘患儿和生长发育正常的儿童分别吸入安慰剂或 FP（100～200μg/d），时间为 1 年，期间每月检测生长情况，结果显示吸入 FP 的患儿任何检测时间的平均身高和生长速度与对照组相比均无统计学差异。

为了观察 ICS 对生长的长期影响，Inoue 等每年 1 次连续

① 施焕中. 吸入皮质醇激素治疗支气管哮喘相关问题. 广西医学，2004，26(3)：312～315

12～20 年测量 61 例从 10 岁开始吸入 BDP（300～800μg/d）的哮喘患儿的身高，这些出生于 1971～1975 年的儿童和同期 36 例不使用 ICS 的哮喘患儿相比，青春早期的生长发育出现一定程度的迟缓，但至青春后期即赶上对照组水平。说明常规剂量的 BDP 对儿童的生长并不产生长期影响，用药儿童仍将最终达到预期的身高。最近的一项研究观察了另一种 ICS 布地奈得（BUD）对成年后身高的影响，结果显示，3 组对象成年后的平均身高几乎同在一个高度，BUD 组儿童的最终身高取决于吸入 ICS 前的身高，与用药完全无关。尽管使用 BUD 的第 1 年生长速度相对较低，但这种低生长速度与最终身高根本没有联系。

2. ICS 对骨密度及代谢的影响

在一项多中心、双盲、交叉设计的研究中，69 例轻中度哮喘患者被随机分成 4 组：22 例每天吸入 BDP 400μg/d，13 例每天吸入 FP 750μg/d，21 例每天吸入 BDP 800μg/d，13 例每天吸入 FP 1500μg/d。和治疗前的基础值相比较，治疗 1 年之后 4 组患者无 1 例患者的桡骨和胫骨远端骨密度和骨松质有所变化，亦无骨结构和骨吸收有关生化指标的变化。Hughes 等也报道，吸入 1 年剂量为 1000μg/d 的 FP 或 1600μg/d 的 BUD 对成人哮喘患者的骨密度影响甚微。此外，ICS 治疗 1 年前后作为骨质更新的多项生化指标如血清游离钙、前胶原 I-C-端多肽、免疫反应游离脱氧吡啶碱、胶原 I 的 N-端交连多肽等均无变化。虽然使用上述剂量 ICS 1 年对哮喘患者骨质量和骨代谢几无影响，但当吸入 ICS 超过一定时间之后，情况便有所不同。Wong 等通过多因素回归分析方法探讨了成年哮喘患者吸入 BDP 长达 6 年（平均值）之后累积 ICS 剂量与腰椎及股骨近端骨密度之间的剂量反应关系，结果发现累积 ICS 剂量越大，骨密度越低。

关于 ICS 对小儿骨密度影响的研究也不少。处于青春前期的哮喘患儿吸入平均剂量为 670μg/d 的 BDP，1 年后总骨密度以及腰椎密度明显低于同年龄吸入安慰剂的哮喘患儿，而且多因素回归分析结果表明导致患儿骨密度降低的因素就是 BDP 的使用。Jones 等的研究也证实当哮喘患儿吸入 BDP 剂量>400μg/d 时其骨密度就会降低。和 BDP 相比，FP 对骨密度的影响就小得多。在一项为期 2 年的前瞻性研究中，吸入 FP（1000μg/d）2 年后腰椎和股骨颈骨密度几无变化，而吸入 BDP（2000μg/d）2 年后骨密度则显著降低。需要指出的是，当 FP 和 BDP 的剂量减少时，两者对骨密度的影响就不再有差别。Rao 等报道，哮喘患儿吸入 200μg/d 的 FP 或 400μg/d 的 BDP 将近 2 年之后，两组的骨质更新速度基本一致，都随着年龄而正常增长。

3. ICS 对下丘脑-垂体-肾上腺轴（HPAA）的抑制作用

在一项随机、双盲、双安慰剂、交叉设计的多中心协作研究中，60 例哮喘患者吸入 2 周剂量为 1600μg/d 的 BUD 或安慰剂，间隔 2 周后再分别吸入安慰剂或剂量为 1500μg/d 的 FP，治疗前后测定晨间血清皮质醇水平以及夜间 12h 尿皮质醇排泄量以评价 HPAA 的功能。结果显示，无论是吸入 BUD 还是 FP，患者晨间皮质醇水平和夜间皮质醇量均无降低，说明哮喘患者的 HPAA 并没有因为吸入 2 周的 ICS 而受到抑制。Hughes 等将研究时间延长至 1 年，结果仍然是吸入 FP（1000μg/d）或 BUD（1600μg/d）对 HPAA 没有抑制作用。但当吸入 ICS 时间延长至超过 20 个月时，BDP 对 HPAA 即表现出明显的抑制作用，而 FP 对 HPAA 的影响仍不明显。

另一项关于大剂量 ICS 的研究观察了 13 例接受 BUD 或 BDP（1500～2400μg/d）长达 2～16 年的哮喘患者的皮质醇反应的变化，结果发现这些患者皮质醇反应和胰岛素耐受试验结果大致一样（如皮质醇水平>180μg/L）；对照组由 7 例从未接受过 ICS 的患者组成。上述 20 例患者中有 9 例皮质醇水平<180μg/L，其中包括 3 例从未接触过 ICS 的患者。6 例曾使用过 ICS 而

皮质醇水平<180μg/L 的患者也未表现出剂量相关性。上述资料表明，即使是吸入大剂量的 ICS 的患者，其出现急性肾上腺机能不足的可能性仍相当低。

需要指出的是，从生理学的角度来看，ICS 也能满足机体每天所需要的皮质醇激素，而内源性的皮质醇大部分仍得以产生。例如，如果 ICS 的开始剂量引起皮质醇下降 10%～20%，这就意味着每天所需要的皮质醇有 10%～20%需要由 ICS 来补充，而 80%～90%的内源性皮质醇的产生仍得以维持。如果总体皮质醇的供给和产生仍都正常，那么就不应该会发生肾上腺危象，也不至于对其他组织如骨骼产生系统的毒性作用。一般而言，中小剂量的 ICS 对 HPAA 的抑制作用是微乎其微的。如果 ICS 剂量足够大，体内每天所需要皮质醇便由 ICS 来提供。在这些情况下，HPAA 将受到明显的抑制，长时间大剂量使用 ICS 也会导致肾上腺皮质出现萎缩。如果骤然停药，患者便有可能出现急性肾上腺机能不足。

4. ICS 与感染

因为口服激素可以导致纯化蛋白衍生物（PPD）皮试阳性的潜伏期结核分支杆菌感染的患者发作为典型的结核病，Bahceciler 等研究了 ICS 是否也具有类似的激活作用。在他们的研究中，32 例 PPD 皮试阳性但无任何结核活动证据的哮喘患儿吸入 BUD（平均累积剂量为 275mg）9 个月，结果无 1 例发作为结核病。吸入 BUD 前原有 7 例纵隔淋巴结肿大，这 7 例肿大的淋巴结于治疗结束后均无进一步增大的趋势。说明应用 ICS 对于 PPD 皮试阳性的哮喘患儿是十分安全的。在一项有关病毒感染和 ICS 关系的研究中，Kajosaari 等将 117 例感染呼吸道合胞体病毒的支气管肺炎婴儿随机分成 3 组：Ⅰ组仅给予对症治疗，Ⅱ组吸入 7d 剂量为 1500μg/d 的 BUD，Ⅲ组吸入 2 个月剂量为 1000μg/d 的 BUD。2 年 6 个月后的随访结果显示，Ⅰ组有 37%的婴儿患上了哮喘，而Ⅱ组和Ⅲ组哮喘的患病率仅分别为 18%和 12%。表明呼吸道合胞体病毒感染期间或其后使用 ICS 不但不会加重感染，反而能显著降低随后哮喘的发生率。

一般说来，哮喘患者使用 ICS 不会增加肺部细菌、病毒、霉菌感染的机会。但对于存在免疫缺陷、产生耐药或非典型结核病、肺部结构受损从而有利于霉菌感染的患者，应酌情避免或慎用 ICS。需要强调的是，在肺部受损的情况下，局部使用免疫抑制剂会促使局部病原菌的生长繁殖，尤其是 ICS 和激素全身用药联合使用时尤应值得注意。

5. ICS 和眼部并发症

关于激素引起白内障的报道一般见于 BDP 或 BUD。澳大利亚一项大规模的调查结果显示，曾经或正在使用 BDP 或 BUD 的患者，核白内障和后囊下白内障的发病率显著高于无 ICS 用药史者，而且患病的风险与当前使用剂量和累积剂量密切相关。另一方面，成人和儿童哮喘患者长期使用 ICS 引起的白内障的可能性比口服强的松低得多。白内障从口服强的松改为吸入 BDP 之后随即趋于好转。

已有个案报道因使用 ICS 而继发浆液性脉络膜视网膜病，其确切机制有待进一步阐明。此外，在有青光眼家族史的人群中青光眼或眼内压升高与 ICS 的使用之间存在着显著的正相关，ICS 剂量越大，患青光眼的风险就越高，而与激素全身用药或眼睛局部用药无关。这样看来，有青光眼家族史的哮喘患者在使用 ICS 的过程中有必要进行定期的眼科检查。

也有资料显示 ICS 即使是低剂量也可以加重原发性开放角性青光眼。吸入大剂量 BDP 或 BUD（>1500μg/d）之后青光眼的发病率即显著升高。目前尚未弄清青光眼的发病与 ICS 制剂选择、吸入方式或吸入装置、患者易感性以及这些因素间的相互作用之间的关系。雾化吸入的 β 激动剂和抗胆碱能支气管扩张剂如果沉积于眼部并经局部吸收即可增加眼内压力，这种机制也可能适用于ICS。

6. ICS的其他副作用

在临床工作中，吸入ICS引起声音嘶哑并非罕见。发音障碍和念珠菌感染与ICS的每日剂量有关，但两者的致病因子不同。因为发音障碍并非由喉部念珠菌感染所致，所以没有必要应用抗真菌药物治疗。由每天吸入ICS 4次降为2次可以显著降低鹅口疮的发生率。通常情况下，这些并发症都可以避免，也很容易处理。以干粉吸入方式吸入BUD即使大剂量也极少发生鹅口疮和发音障碍。

体外研究结果表明，皮肤成纤维细胞比来自肺组织的成纤维细胞对BUD或BDP敏感100倍。吸入BUD 6周即可显著抑制作为皮肤胶原主要成份的胶原Ⅰ和胶原Ⅲ的产生，但吸入BUD或BDP 1～2年后哮喘患者腹部皮肤的厚度几无变化。此外，皮肤组织中的前胶原多肽浓度于使用ICS 3个月后显著下降并长时间维持在低水平，血清中的前胶原多肽水平也有所降低。这些资料说明吸入ICS的确可以抑制皮肤胶原的合成，但皮肤厚度和总的胶原含量不至于受到太大的影响。使用BDP或BUD剂量为1000μg/d～2200μg/d的患者有可能出现皮肤萎缩，但剂量少于1000μg/d的患者很少发生。皮肤萎缩随着时间有可能演变为临床上显而易见的淤斑（激素紫斑），也使得皮肤创伤愈合缓慢。

六、激素吸入疗法治疗哮喘失败的原因及对策[①]

1. 吸入技术欠佳

这是不能取得良好效果的主要原因。

对策　在给患者使用任何类型的气雾剂之前，应详细指导患者如何使用吸入方法，直至正确掌握为止。如果用吸入器有困

① 陈伟庆. 激素吸入疗法治疗哮喘失败原因与对策. 中国医刊，2001，36(8)：52

难，可加用一个储雾器，并强调吸入后需屏气一段时间。

2. 认为吸入激素不如吸入 β_2 激动剂有效

许多哮喘患者在使用吸入皮质激素制剂之前曾用过 β_2 激动剂。的确，在哮喘急性发作时吸入 β_2 激动剂确腑迅速缓解症状（治标），起到“立竿见影”效果。若此时吸入激素则效果不显著，有些甚至症状加剧，故许多患者更愿意接受使用 β_2 激动剂。但 β_2 激动剂不能降低反而增加支气管高反应性和掩盖了气道炎症，而且，长期应用后可发生减敏现象，使支气管舒张作用减弱和作用持续时间缩短。皮质激素吸入后通过对炎症细胞及介质的抑制作用，逐步消除气道炎症（治本），因此起效缓慢（5～7d 以后）。

对策　在哮喘中度以上发作时可采用先吸入 β_2 激动剂，继而吸入皮质激素的综合治疗方法（标本兼治）可以起到见效迅速疗效持久的作用，而作为预防治疗，则可单独使用激素作吸入治疗。

3. 认为激素副作用严重而不敢贸然使用

长期大量使用口服或注射皮质激素确实会引起许多全身性不良反应，如高血压、骨质疏松、消化道出血等，并会引起肾上腺皮质功能的抑制，但目前用作吸入治疗的皮质激素如二丙酸倍氯松属新一代皮质激素，所用剂量较少，即使有少量进入体内，亦很快被代谢分解。

对策　教育患者，用常规剂量不会引起全身性不良反应，而局部的不良反应如口腔真菌感染、口干不适和声音嘶哑可以通过及时漱口和停药而加以避免。

4. 吸入剂量问题

临床观察已证实糖皮质激素吸入疗法的疗效是剂量依赖性的，其吸入的剂量加大其疗效也会相应提高，但某些厂家的使用说明书所提供的参考剂量明显偏小，不同厂家的产品不尽相同，即每揿（喷）含量不同，有些临床医师使用尚无经验。结果使用后起不到较好效果。

对策　注意个体差异及每一个体不同时相的差异，并根据哮喘症状的严重性，给予相应激素用量。以二丙酸倍氯松为例，中度哮喘患者，成人 0.6～0.8mg/d，儿童 0.4mg/d，若病情重，还可适当增加剂量。如果条件允许，还应教会哮喘患者学会使用峰流速仪，当最大呼气流速出现早晚明显波动或进行性下降趋势时，即使患者无任何主观不适感觉，也应该增加激素用量，以最大限度地取得哮喘防治的满意效果。

5. 忽略缓解期治疗

不仅是患者，而且有好多临床医生，只注意哮喘急性发作或加剧时的就诊和治疗，而缓解期不用任何药物。事实上，哮喘是一种需要长期营理的慢性疾患，即使支气管痉挛完全缓解后，其气道炎症仍存在。

对策　医生应向中度以上哮喘患者讲明缓解期治疗的重要性，使他们认识到通过长期吸入激素后，可使哮喘发作状数明显减少，发作的程度明显减轻。当然，当哮喘症状完全控制后要注意将激素逐渐减至最低剂量维持应用，必要时可以停用一段时间，以尽可能避免或减少激素的副作用。

6. 对气雾剂过敏而无法使用

部分患者吸入激素气雾剂后，症状加剧，即使先吸入激动剂也无效，可能与气雾剂里的某些成分（如氟里昂）过敏有关。

对策　更换吸入递送装置，如改用干粉吸入器。

七、β_2激动剂在治疗哮喘中的不良作用及对策①

1. β_2激动剂在治疗哮喘中的不良作用

近 20 年来，哮喘的发生率和病死率正逐年增加，有的学者

---

① 蔡秀德. β_2激动剂在治疗哮喘中的不良作用及对策. 四川医学，1997，18（3）：183～184

从流行报道提出证据，认为 β_2 激动剂可增加哮喘死亡和频临死亡的危险性。研究表明，由 β_2 激动剂的使用而产生的现象，如快速减敏，肺功能下降，反常性支气管痉挛，气道反应性增高等，可能在引起哮喘患者有害后果方面发挥作用，认为快速减敏是关键性问题。

（1）快速减敏

接触某种激动剂（通常是过量的）后，某些组织会减少对这种激动剂的反应。这种现象称快速减敏，简单地说，是对其迅速产生耐受，但并非特指某些治疗作用（如支气管扩张）或副作用（心动过速、肌震颤）的丧失。但敏感性丧失可伴有细胞表面受体生成减少，称为下调现象。临床上对 β_2 激动剂在哮喘患者产生快速减敏现象进行了许多研究。Repsher 使用沙丁胺醇气雾剂，发现快速减敏在第 8 周和第 13 周，要比第 4 周更为明显，快速减敏可表现在数周或数月的 β_2 激动剂使用之后，患者清晨气道功能降低。有报道酚丙喘宁、沙丁胺醇和叔丁喘宁可产生这种现象。有两项研究在为期 2 年规则使用沙丁胺醇和叔丁喘宁期间，观察到基础 FEV_1（第 1 秒末用力肺活量）下降。

（2）肺功能下降

持续使用 β_2 激动剂与按需使用比较，前者的肺功能（FEV_1）降低为 72ml/年；后者为 20ml/年，FEV_1 的降低与药物的平均每日剂量间有显著的剂量——反应相关关系。成年每日使用沙丁胺醇越多，FEV_1 年降低速度越快。单独持续使用 β_2 激动剂治疗对患者并无好处，可能导致掩盖肺功能恶化。

（3）反常性支气管痉挛

陆续有报道表明，无论通过口服、吸入或静注 β_2 激动剂后不久（即在支气管扩张作用可能达到高峰时）出现支气管痉挛，则为反常性支气管痉挛。其发生率低或大多数患者被支气管扩张作用掩盖。

(4) 气道反应性增高

大多数报道表明，使用 β_2 激动剂数周后气道反应性明显升高，这种增加较轻微。但 Mitchll 认为，这类药物引起的气道反应性增高的改变与哮喘病死率增加有关。

(5) 对淋巴细胞的影响

某些研究发现，接受 β_2 激动剂治疗后，淋巴细胞的 β_2 受体功能进一步减退，由于 T 淋巴细胞功能减退，其抵抗病原体能力可能下降。

(6) 对动脉血的氧合作用的影响

吸入 β_2 激动剂后可作用于血管平滑肌，这样不仅扩张气管，同时也扩张血管，可引起通气血流比例失调，影响动脉血的氧合作用。

(7) 长效 β_2 激动剂

因该类药物抑制清晨气道症状较为有效，患者可能会被该类药物长效解痉作用所致的表面安宁蒙蔽，从而掩盖对抗炎治疗的客观需要，掩盖了进展中的肺功能下降及病情的恶化。

(8) 副作用

据报道，过量吸入可产生心悸、手颤，低血钾症、室上性心动过速。大剂量吸入可致闭锁肺综合征。

2. 注意事项及对策

(1) β_2 激动剂只用于急性哮喘发作时缓解症状，而应避免长期规律使用。

(2) 如哮喘患者每日需吸入 1 次以上的 β_2 激动剂，建议加用抗炎剂（糖皮质激素）治疗，二者联合应用可明显改善气道高反应性，改善 β_2 激动剂的快速减敏，有效地减慢病情恶化。

(3) β_2 激动剂与氨茶碱合用，对一些患者的氨茶碱用量应适当调整，因吸入或口服舒喘灵能提高氨茶碱的清除率。

(4) β_2 激动剂与抗胆碱药物（如爱喘乐气雾剂）同时应用，

可减低减敏的效应下调，延长作用时间，且疗效增加。

（5）加强监测手段。在应用 β_2 激动剂的同时要对患者的肺功能进行监测，用最大呼气峰速仪作为哮喘患者自身监测手段。

（6）一般来讲，口服常规剂量 β_2 激动剂仍是一安全有效的治疗，但对老年人和心血管患者可导致心肌缺血和心律失常，应慎重。

综上所述，虽然 β_2 激动剂在临床上已应用数十年，实践证明，其对于缓解支气管哮喘的症状是非常有益的，但同时存在着上述令人困惑的问题，因而要避免滥用 β_2 激动剂。

八、β_2 受体激动剂用于哮喘治疗时应注意的问题①

支气管哮喘是一种气道慢性炎症。此炎症是以肥大细胞、嗜酸性粒细胞和 T 淋巴细胞的参与为主。气道高反应性、支气管壁肿胀、支气管痉挛和黏液栓形成均为炎症的表现。而哮喘急性发作时要解除支气管平滑肌痉挛所致的支气管狭窄，目前首选药物仍是 β_2 受体激动剂。

1. 了解 β_2 受体激动剂对哮喘的治疗作用

β_2 受体激动剂是治疗哮喘的一线药物。其治疗作用：①解痉。人体支气管平滑肌细胞中有 β_2 受体，当受体被激活后可增强细胞内腺苷环化酶的活性，导致 cAMP 生成增加，cAMP/cGMP 比值上升，进而激活蛋白激酶 A，调节钙通道，使钙离子摄取减少，解除平滑肌痉挛；②抗痰症，抗过敏作用。短效 β_2 受体激动剂如沙丁胺醇及特布他林对许多炎性细胞有抑制作用，包括肥大细胞、淋巴细胞及中性粒细胞等，可减少其介质的释放。全身用药时可使嗜酸性粒细胞数降低。支气管黏膜活检也证实规则使用特布他林时，气管壁淋巴细胞数降低。临床研究表

---

① 万军．β_2 激动剂治疗哮喘应注意的问题．江西医学院学报，1997，(2)：29

明，β_2受体激动剂可抑制吸入抗原引起的哮喘早期反应（而单剂吸入皮质激素对早期反应无效或用药一月后才能预防，但对照期反应效果好）。还有实验资料表明某些 β_2受体激动剂可抑制组织胺介导的过敏反应；③β_2受体激动剂可降低气道的非特异性高反应性，因而减少或减轻哮喘发作。④吸入 β_2激动剂可提高周围气道向中央气道清除黏液的作用。实验表明在吸入 β_2受体激动剂后 50min，这种清除率可达 3 倍左右。

2. 注意 β_2受体激动剂的不良作用

目前已发现 β_2激动剂的使用与哮喘死亡率增高有一定关系。使用 β_2激动剂越多者，死于哮喘的危险性越大。β_2激动剂应只用于运动前预防或作为解除哮喘症状的应急处理。

β_2受体激动剂的不良反应主要有：①心脏反应，大剂量可激动心脏的 β_2受体，使心率加快，诱发心律失常如室性早搏等；②骨骼肌的震颤多见于四肢、颈面部。口服给药的发生率较吸入用药高；③血钾降低多发生于注射用药且剂量较大时，特别与糖皮质激素合用时更易发生低血钾症，可以引起心律失常；④耐受性，反复用药时可出现药物耐受性，一则可以减弱药物的作用及缩短作用时间，而且由于药物相互之间有交叉耐受性，产生耐受性后对内源性肾上腺素的支气管平滑肌舒张作用有负影响，患者可因突然支气管痉挛而死亡；⑤矛盾性支气管痉挛现象，即部分哮喘患者在吸入 β_2受体激动剂后气道阻塞不但无明显改善，肺功能检查反而呈现恶化。其机制可能为：炎症负荷增加；β_2激动剂可减少气道阻塞，使同时或随后吸入的气溶胶更易进入外周气道；诱导气道的反应性；代谢产物（β_2激动剂的某些产物如甲氧异丙肾上腺素可能作为一种收缩剂）；反应性肌张力（已知血管平滑肌可因突然过度延伸而出现反应性痉挛，但在气道平滑肌尚未见此现象）。

九、支气管哮喘发病时间分析及预防对策①

通过圆形分布法进行分析，发现哮喘发病有明显的月份和时段集中趋势。每年10月中旬至翌年4月中旬冬春季节，天气变化大而容易发病。因天气变化，冷空气可导致气道内热损失，致使肥大细胞释放炎症介质，直接或间接诱发气道炎症，引起哮喘发作。根据哮喘发作的规律，提出以下预防对策。

1. 加强院内外健康教育一体化　积极开展对哮喘患者的健康教育，帮助他们认识到哮喘的长期缓解，防比治、管比治更重要。具体措施是采取知识灌输和行为训练，发放哮喘健康教育小册子，向患者及家属讲述哮喘的基本知识；哮喘的促（诱）发因素，避免诱发因素；哮喘本质和发病机制；哮喘发作先兆表现及相应处理办法；学会哮喘发作时进行简单的自我处理方法，掌握平喘药物的作用、用量、用法、副作用和正确的吸入技巧；与医生共同制订出防止复发、保持长期稳定方案。

2. 加强冬春季节哮喘发作的预防　因哮喘发病集中在10月中旬至翌年4月，天气变化时发病，在此期间患者要注意劳逸结合，坚持锻炼身体，饮食要合理，起居要规律，保持个人和周围环境的清洁；增强患者免疫系统功能。正确使用抗生素，避免传染性疾病；避免继发于外科手术、侵入性检查等医院内感染。告诫患者减少在寒冷环境下的活动时间，随气温的变化增减衣服，避免感冒及细菌感染。

3. 控制哮喘发作　确定过敏源和刺激物以及减少暴露于这些物质中的机会。宠物、烟草、花粉、灰尘、潮湿、空气污染以及不洁净的环境均可对患者构成刺激。建议患者进行规律清扫，

---

① 陆多凤. 支气管哮喘发病时间分析与预防对策. 右江医学，2001，29（4）：354～355

经常吸尘，使用空气调节或过滤装置，保持室内湿度在25%～50%之间，以消除或减少哮喘的刺激物。

4. 加强对哮喘患者夜间发作的控制　哮喘在22时至翌日11时好发，护理人员要加强这段时间观察及护理，多巡视病房，必要时在晚间增加口服或静滴氨茶碱次数，同时善于应用长期控制和迅速缓解药物。推荐供吸入用的有皮质类固醇、色甘酸和奈多罗米、长效β_2受体激动剂、甲基黄嘌呤、白三烯修饰因子等。以迅速缓解急性气流阻塞和减少支气管痉挛，正确使用短效β_2受体激动剂，抗胆碱药，全身用皮质类固醇。顽固性哮喘要伍用两种类型的药物。

此外，胃肠道反流可诱发哮喘发作，患者就寝前3h应禁食、禁饮料，抬高枕头，并且在入睡前采取放松训练，如听音乐、做保健操、呼吸功能训练等，有益于减少心理应激，降低迷走神经张力，稳定胆碱受体，从而减少哮喘夜间发作次效。

十、哮喘患者坚持吸入治疗的影响因素及护理对策①

1. 不能坚持吸入治疗的原因分析

（1）患者及家属对哮喘病的病因、病情严重程度认识不足，在药物的正确使用方面存在问题，需要了解治疗药物的特性和副作用以及疾病的预后等情况。

（2）患者自我保健意识薄弱，急性发作时基本上能遵照医嘱执行，但是在缓解期则往往不能完全执行或自行停用药物。

（3）担心吸入类固醇糖皮质激素会产生类似口服用药的副作用，而不敢用药，产生恐惧心理。

（4）没有掌握正确吸入技术及用药注意事项，部分患者为了

---

①　唐志敏，黄善三，韦美娥，等．哮喘患者坚持吸入治疗的影响因素及护理对策．护士进修杂志，2003，18（3）：271

快速控制哮喘而无限制地增加喷药次数，使过多停留在口咽部及下咽部至胃内的药粒吸收入后，产生一些副作用，降低吸入治疗效果，使患者对治疗失去信心。

（5）部分患者对哮喘的并发症及病情发展的严重性认识不足，尤其是轻度哮喘患者，发作时症状不太严重，且有时不用药物，症状也能自行缓解，因此认为不需要长期吸入治疗。

（6）贫困地区患者因缺乏经济支持而放弃用药。

（7）城市患者因生活节奏紧张，经常忘记用药。

2. 护理对策

现代免疫学及分子生物学技术已证明哮喘的发生是炎性细胞和炎症介质相互作用的结果，因此，治疗的根本目的在于消除这种非变应性炎症，规则地吸入类固醇糖皮质激素已作为治疗哮喘的首选和重要手段，它解决了口服或静脉使用激素致全身副作用的大问题，绝大多数轻、中度哮喘患者在门诊经合理治疗，均能使病情得到控制，吸入疗法与口服法相比，具有用药量少、作用时间快、作用部位直接、副作用少、药效持续时间相当等特点，这些药物经吸入后易在气道内形成有效浓度，直接作用于气道，达到肺泡后很快被酶破坏，进入血液又被肝灭活，故无明显的全身副作用。但若使用方法不正确，则会影响吸入药物的疗效，致使哮喘病情控制不佳。因此，正确掌握吸入技术，坚持吸入治疗是哮喘治疗成败的关键。护士在哮喘患者管理中采取以下措施。

（1）对哮喘患者护理及教育的质量可直接影响到治疗的效果。因此，对护士进行培训是做好此项工作的前提，当护士经过培训后再参加哮喘的防治教育工作是十分有效的。

（2）教育患者与哮喘管理者成为伙伴关系，组织哮喘病友座谈会，进行系统、全面的相关知识介绍，建立长期个人医疗计划，提供定期随访，发现问题及时解决，消除患者对吸入激素治疗的恐惧心理。

（3）组成哮喘患者俱乐部，帮助患者与患者的联系和沟通，请能坚持治疗并取得良好效果的患者进行现身说教，增强患者对吸入治疗的信心。

（4）由专科护士反复示范指导吸入法，教会患者掌握正确的吸入技术。

十一、支气管哮喘合并感染的治疗问题①

支气管哮喘是一种常见的慢性疾病，它以气道过度反应和慢性炎症为基本特征，主要临床表现为发作性伴有哮鸣音的呼气性呼吸困难，支气管哮喘常常继发感染，感染又可诱发和加重哮喘，两者互为因果、相互促进，形成恶性循环。支气管哮喘合并感染的治疗应从以下几个方面入手。

1. 积极抗感染治疗

单纯哮喘发作，患者一般无发热及血象增高，痰液多为白色黏痰，若患者出现发热、脓痰、血象中白细胞或中性粒细胞增高，表明已经并发细菌感染，应立即进行抗感染治疗。在抗感染治疗中应注意以下几点：①有时怀疑有感染而难以确定时，对年老体弱或发作时间较长者，也应进行抗感染治疗；②根据痰液细菌培养及药敏实验结果来选择敏感抗菌药；在无法获得细菌类型及敏感抗菌药的情况下，可根据经验选择抗菌药，据报道在哮喘合并细菌感染中，以流感嗜血杆菌、副流感嗜血杆菌、肺炎双球菌、克雷伯菌属、假单胞菌属最为常见；③抗生素一开始剂量要足，且临床上常常联合应用几种敏感抗生素，争取在短期内消灭感染病菌，以减少小剂量长期应用抗生素而导致耐药性菌株产生的机会；④抗生素应短期应用，及时停药。这样不仅可以减少耐药菌株的产生，还可以防止二重感染；⑤应避免盲目追求高档、

---

① 刘国祥. 支气管哮喘合并感染的治疗问题. 新医学，1999；30（5）：256～257

昂贵抗菌药，只要选择合适，一般抗菌药一样能够起到杀灭病原菌的作用，如青霉素加庆大霉素、青霉素加哌拉西林、红霉素加氯霉素等；⑥应用药物前，应认真询问过敏史，因某些药物可能引发和加重哮喘，应避免使用，如青霉素、磺胺。

2. 迅速控制气道痉挛

支气管哮喘发作时，支气管平滑肌痉挛，不仅可引起呼吸困难，还可以诱发或加重支气管和肺部感染，应迅速解除气道痉挛，临床上常用下到药物：①β 肾上腺素能受体激动药（β 激动药），该类药物为目前临床上最常用而且有效的支气管扩张药，主要通过兴奋气道平滑肌细胞上 β_2 受体，使细胞内环磷酸腺苷（cAMP）含量增高而起作用，目前多选用对 β_2 受体起主要作用的 β_2 受体兴奋药，以减少对 β_1 受体兴奋影响心脏作用，如沙丁胺醇（舒喘灵）2～4mg，日服 3 次；克仑特罗（氨哮素）20～40μg，日服 3 次；沙美特罗喷雾剂，50μg，每日 2 次。②茶碱类药物。该类药物通过抑制细胞内磷酸二酯酶，减慢环磷酸腺苷的分解速度，从而增加环磷酸腺苷在细胞内的含量，近几年的研究结果还显示小剂量茶碱具有抗炎和免疫调节作用，临床上常用氨茶碱 0.1g，日服 3 次；哮喘发作严重时，可予氨茶碱 0.25～0.5g 加入 5%～10%葡萄糖 250ml 中静脉滴注，氨茶碱每日用量不超过 1.2～1.5g 为宜。或二羟丙茶碱（喘定）0.2～0.4g，日服 3 次，必要时予以二羟丙茶碱 0.25g 加入 20 ml 溶液中静脉注射，也可将二羟丙茶碱 0.5～1.0 g 加入 250ml 液体中静脉滴注。应用茶碱治疗哮喘合并感染时注意以下几点：①一般不静脉推注氨茶碱，因注射过快可致心律失常；②茶碱和 β_2 激动药联合应用时，两药均需适当减量，因两药合用易诱发心律失常；③有些药物可以延缓茶碱的代谢，因此同时应用上述药物时，茶碱类药物应适当减量；④抗担碱能类药物：该类药物通过阻滞 M 受体而起作用，此类药物特别适用夜间哮喘，如异丙阿托品 20～

80μg，雾化吸入，每日 3～4 次，但用量不宜过大，因剂量过大可致痰液黏稠，不易咳出，加重呼吸困难。

3. 合理应用肾上腺皮质激素（激素）

激素可以提高β受体对拟肾上腺素类药物的敏感性，加强腺苷酸环化酶的括力，抑制α受体及磷酸二酯酶的作用，稳定细胞溶酶体膜阻止脱颗粒释放介质，具有很强的抗炎、抗过敏作用，已广泛应用到哮喘的治疗之中。特别是近几年来，由于哮喘为一种慢性非特异炎症机制的发现，使激素逐渐变成治疗哮喘的第一线药物。对哮喘发作重症患者，可予以琥珀酸氢化可的松 100～200 mg 或地塞米松 5～10 mg 静脉注射，也可加入液体中静脉滴注，每日次数及用量视病情而定，待病情初步缓解后，可改为泼尼松、泼尼松龙口服维持，一般不超过 1 个月，力争尽快停药。对哮喘发作轻症者，尽量避免口服或静脉应用激素，可予以激素吸入，如倍氯米松气雾剂 1～2 揿，每日 4 次。应用激素治疗哮喘合并感染患者应注意以下几点：①必须在强有力抗感染的前提条件下应用激素；②对哮喘发作重症患者，应尽早、足量应用激素，切忌小剂量逐渐递增；③小剂量、高效率吸入激素（如倍氯米松、布地奈德等）不仅可以治疗慢性非特异炎症，还不会带来激素的不良反应，这就使长期应用激素治疗哮喘成为了可能；④能用吸入性激素，就不用口服或静脉应用激素；必须口服或静脉应用激素时，应尽早停药，争取早日改为吸入性激素，以减少激素的不良反应；虽然激素有较强的抗炎作用，可以解除支气管痉挛，但起效作用较慢（吸入激素通常需要连续、规则吸入 1 周后方能奏效，激素静脉注射后 4～6h 才能起效）。因此对哮喘发作患者必须合并应用 β_2激动药或茶碱类药物。

4. 注意一般治疗

在哮喘合并感染的治疗中，上述三个方面固然重要，但也不能忽视一般治疗，尤其是排除痰液，哮喘发作时，支气管黏膜充血水肿，腺体分泌亢进，合并感染后此种病理改变加重，产生大量痰液，由于呼吸加快，呼吸道水分丢失致使痰液黏稠不易咳出，痰液堆积可加重喘息及感染，因此必须积极排痰，常用以下方法：①适当补充水分，饮水或输液；②经常翻身、拍背、引流痰液；③予以祛痰药治疗，如必嗽平 8～16mg. 每日 3 次；祛痰灵 20ml，每日 3 次；④β_2 激动药和茶碱均有加强支气管黏膜纤毛活力的作用，可以促进排痰；⑤雾化吸入，湿化气道，稀释痰液，可选用 0.9％氯化钠，内加糜蛋白酶 5mg；⑥必要时可用导管或纤支镜吸痰。另外，哮喘发作后应立即远离诱发哮喘的各种因素（如花粉、冷空气）；适当卧床休息，以半卧位为宜；饮食以软食为主，适当增加营养；呼吸困难严重时，应予吸氧。

十二、支气管哮喘的初级预防问题①

尽管近几年来在哮喘的治疗上有许多进展，但是哮喘的发病率并没有发生如预期的降低，相反，最近 20 年一些发达国家支气管哮喘的发病率反而增加。据分析其主要原因可能是由于外界环境因素发生了许多变化。因此，目前最重要的是必须采取一些干预性措施控制或改变环境、饮食因子，逆转哮喘发病率上升的倾向，努力降低哮喘发病率。

临床流行病学研究可为哮喘的预防提供有益的启示，换句话说，支气管哮喘流行病学研究结果是采取干预措施进行预防的决策基础。因此下面首先简述目前有关哮喘发病危险因素的研究结果。

1. 环境中危险因素

（1）吸入性变应原　大约 80％～90％哮喘患者至少对一种

① 何权瀛．支气管哮喘的初级预防问题．中华结核和呼吸杂志，1998，21（3）：185

常见变应原过敏。在不同的气候区域内处于主导地位的变应原可能不同，但是室内的过敏原作用特别重要，因为许多人在家中度过的时间最长。有资料提示婴幼儿时期机体的免疫系统正处于发展时期，这时接触过敏原可产生特异性免疫球蛋白 IgE。婴幼儿时期发生过敏者要比年长时发生过敏者更容易发生哮喘，而且发现儿童时接触屋尘螨水平越高，越容易发生哮喘。这些结果提示早期减少尘螨的接触对于延迟过敏的发生和哮喘的发病具有重要意义。

（2）屋尘螨（HDM）　HDM 在哮喘发病学中具有重要意义，因为 HDM 普遍存在于人生活的环境中，而且人常年接触 HDM。HDM 释放出的蛋白酶是一种强有力的抗原。HDM 的水平直接与室内湿度、室内空气流通情况、家具数量、家具洗烫等因素有关。

HDM 是造成气道高反应（AHR）和引发哮喘的最重要的危险因子。目前认为 HDM 致敏的严重性与接触水平相关，接触 HDM 水平也会影响到哮喘的严重性。然而即使局部 HDM 过敏原水平很低，仍旧存在剂量反应关系，提示吸入 HDM 抗原并无安全阈值。有证据表明接触 HDM 水平即使发生很小变化也会影响到 AHR 程度和哮喘症状的轻重，因此提示即使不能完全避免接触尘螨，尽可能地降低 HDM 水平也有重大临床意义。

（3）其他室内过敏原　其他室内过敏原主要来自家庭宠物、蟑螂、霉菌。在很多发达国家如美国、英国、新西兰，宠物，尤其是猫被认为是与哮喘发病关系密切的家庭过敏原。在一些 HDM 水平较低的地方猫犬所产生的过敏原已经成为引发哮喘的主要原因。

（4）室外过敏原　在一些气候比较干燥的农业区，某些室外过敏原如链格孢属霉菌孢子、各种花粉在哮喘的发病中具有重要作用，是引起哮喘恶化的主要原因。

（5）外界香烟烟雾　环境中香烟烟雾（ETS）是室内空气污染的最常见原因。动物实验结果提示无论是出生前、出生后接触（吸入）烟雾均会促进 AHR 的发生。母亲在怀孕期间吸烟，或者吸烟的父母与孩子生活在同一居室内，其子女发生严重呼吸道感染的危险性倍增，而这种感染的本身就是以后发生哮喘的危险因素。有证据表明吸入 ETS 可增加婴儿、儿童发生喘息的危险。此外怀孕期间母亲吸烟常引起早产、低体重，出生时低体重儿童更容易发生气道狭窄，早期出现呼吸道症状，发生过敏和哮喘，出生后吸入 ETS 可使出生前接触 ETS 的作用更为复杂。

（6）饮食因素　目前认为发达国家中饮食习惯的改变与哮喘发病率的增高有关，如 ω-6 脂肪酸与食盐摄入过多，相反 ω-3 脂肪酸、新鲜食物摄入量减少，再加上母乳喂养率下降，这些因素对于气道炎症反应都具有潜在影响。营养不良可能增加机体对不良环境危害的易感性。然而目前人们对于饮食在哮喘发病中的作用认识还很不够，也就是说饮食因素的真正作用可能要比目前人们认识到的大得多。

（7）脂肪酸　流行病学调查结果显示 ω-3 和 ω-6 脂肪酸消耗模式与气道炎症有关。ω-6 脂肪酸通常存在于细胞膜中，对于控制炎症具有重要作用，但是它很容易被 ω-3 脂肪酸取代，而后者能促进炎症发生。鱼油和一价不饱和油类中含有大量的 ω-3 脂肪酸，而多价不饱和脂肪中，如红花和葵花子油中含有较多 ω-6 脂肪酸。在儿童群体研究中发现每周吃鱼多于 1 次的儿童比很少吃鱼的哮喘发生率减少 30％～70％。规则地摄入鱼油可保护儿童减少哮喘的发病。在格陵兰岛爱斯基摩人中由于食鱼量较大，哮喘和其他炎症性疾病发病率很低。地中海国家中由于常食用橄榄油，其中 ω-3 脂肪酸含量较高，而 ω-6 脂肪酸含量较低，相应的儿童中 AHR 发生率较低。

（8）电解质　钠可通过多种机制调节平滑肌张力。目前认为高钠饮食者易发生气道疾病。Burney 最先提出食盐摄入增加与哮喘病死率之间有关，其后又报告男性中尿钠排泄量与 AHR 关系密切。但钠的摄入、代谢具有性别之差。有的研究结果显示 9～16 岁及成年男性受试者中钠的摄入与 AHR 显著相关，但另外的研究则显示男性受试者 AHR 与钾摄入量有关而与钠摄入量无关。也有人报告饮食中钠含量与气道反应性间关系不大，甚至报告男女两性尿钠排泄量与 AHR 无关。此外由于镁有助于维持跨膜电位差，具有扩张支气管作用，因而镁的摄入量与 AHR、一秒钟用力呼气容积（FEV_1）及喘息症状之间显著相关。

(9) 抗氧化维生素　在防御氧自由基过程中抗氧化维生素处于第一线。氧自由基可损害细胞成分，造成炎症。目前认为饮食中缺乏抗氧化剂如维生素 A 和维生素 C，可能会降低机体天然保护机制，增加氧化损伤及气道炎症的易感性。来自人群的调查结果表明新鲜蔬菜、水果摄入量少是肺功能降低的危险因素。但也有人认为维生素 A 摄入量低与气道阻塞程度之间无关。

(10) 母乳喂养　母乳喂养是婴儿获得 IgA 的主要途径。IgA 具有抗感染作用，可以预防由于呼吸道炎症造成的上皮细胞损伤。相反牛奶中含有异体蛋白，而摄入这种异体蛋白可能增加儿童发生过敏机会。人乳哺育的婴儿血清中 IgE 水平较低，因而婴幼儿乃至青春期较少发生过敏性疾病。

(11) 呼吸道感染　病毒和细菌造成的呼吸道感染在哮喘发病中的作用是十分复杂的。有人认为出生后一开始几周内发生细菌性呼吸道感染有助于防止特应性表型（allergic phenotype）的形成，有些人推测在一些富裕的条件好的国家，由于家庭人口少、卫生条件好，婴儿出生后几周内发生细菌性呼吸道感染机会少，可能是后来哮喘发病率高的一个原因。婴幼儿时发生细菌性呼吸道感染可以下调 IgE 水平。近年来人们已经认识到呼吸道病毒感染可能诱发或加重哮喘。流行病学调查和临床试验研究均显示上呼吸道病毒感染可激发人类气道高反应性，对其机制国内已有多篇文章介绍，认为病毒性感染可能促进哮喘相关基因的早期表达，或增加后来发生哮喘的危险性，主要机制是造成气道炎症，促进变应原进入上皮气道内等。

2. 具有发生支气管哮喘危险的人群特点

明确哪些人将来很容易发生哮喘，即确定现在需要采取干预措施的主要对象是预防哮喘的重要内容之一，目前认为具有下述特点的人可能是将来发生哮喘的易感人群。

（1）其父母患有支气管哮喘或其他过敏性疾病。

（2）婴幼儿时期反复发生病毒性呼吸道感染。

（3）儿童时期即出现对多种常见过敏原过敏。

（4）气道反应性水平较高的儿童。

（5）对 HDM 抗原呈现高水平的过敏。

（6）母体内及出生后早期接触 ETS。

（7）出生时低体重、非母乳喂养、ω-3 脂肪酸、抗氧化维生素摄入量过少。

长期研究显示对于潜在的哮喘易感者，采取一些必要的干预措施，包括调整饮食方案、早期避免接触过敏原和 ETS，可以有效地预防和减少哮喘发作。然而一旦哮喘进入慢性阶段，对环境因素进行干预则几乎没有任何作用，因此只有早期干预才能发挥最大的效力。

3. 哮喘的预防对策

预防职业性哮喘的发病　随着现代化工业的不断发展，可以引起职业性哮喘的危险因素不断增多。国外有关的研究已经显示，在尚未发生哮喘时早期采取保护性措施防止工人接触相关危险因素，完全可以预防职业性哮喘的发生和发展。可以预见今后由于工作关系，接触各种致敏因子在整个哮喘的发病中将起到越来越重要的作用，因此如何采取切实可行的干预对策将是一个十分迫切、重要的课题。

(1) 努力避免或减少吸入室内过敏原 HDM 过敏原：潮湿的环境有利于 HDM 生长、繁殖，因此必须设法剥夺其生长所需要的水分，采取下述措施可以降低室内 HDM 的数量：使用减湿器，使室内湿度<50%、浴室和厨房内安装通风机增加通气，去除其他一切可以产生湿气的物品（如鱼缸、超声波加湿器）。从长远的观点来看需要设计更好的房屋，维持最佳的温、湿度环境抑制 HDM 的生长。居室内尽量不铺设地毯，如果铺设地毯应定期清洗。在阳光下暴晒可杀死其中尘螨，但不能去除抗原。使用 acaracides 可在短期内减少地板罩内 HDM 水平，但其长期效果尚待观察。定期清洗家中玩具、门、窗帘和其他软性家具也很重要，因为其中可能隐藏大量的 HDM 过敏原。尽管不用吸尘器或吸尘时戴口罩。然而更为重要的是如何减少床上 HDM 数量，因为人在床上接触 HDM 的时间最长。为此应用密封罩、套将床垫、枕头套起来，定期更换枕头，每周用热水（50℃以上）清洗枕套、床套、床单、枕巾，这样可能比较容易地减少床上 HDM 水平。

(2) 警惕猫过敏原 猫的皮质腺分泌物和唾液可形成非常小的颗粒，之后在相当长时间内以一种气溶胶形式存在。因此即使将猫从房屋中驱除，其形成的抗原气溶胶水平可维持 6 个月以上，之后才能恢复到与无猫家庭相当的水平。对于坚持在室内养猫的人来说，每周给猫洗澡，增加室内通风，可以降低居室内过敏原水平，然而效果有限，因此最后的办法仍旧是不在家中养猫。此外尽量不要在养有宠物的亲友家中做客。

(3) 减少霉菌吸入 保持室内干燥，通风良好。使用除湿器使室内湿度保持在 25%～50%之间，定期打扫室内卫生，去除各种杂物，尤其是已发霉或易发霉物品。

(4) 其他 使用杀虫剂定期杀灭蟑螂，避免用羽绒制品（被褥、枕头、棉衣）以及使用蚕丝制作的衣、被。

（5）减少室外过敏原吸入　最主要的是减少各种花粉的吸入。在花粉产量较多的季节，尤其是日间、午后最好不要外出，如外出应戴口罩。

（6）减少香烟烟雾吸入　劝阻易感者本人不吸烟，奉劝家庭成员、客人不在居室内吸烟。禁止在公共场所吸烟，重点保护孕妇、产妇和儿童。

（7）饮食干预　增加鱼油摄入，以及增加抗氧化维生素的摄入，适当限制钠盐，以及避免过多应用某些有害的食品添加剂如亚硫酸盐、酒石黄。

（8）提倡母乳　尽量提倡母乳喂养，尤其是婴儿的最初 6 个月内最好以母乳喂养婴儿，3 个月内不宜服用蛋类。

（9）遗传学方面的某些考虑　从遗传学角度来考虑，为了降低哮喘发病率，目前可从以下几个方面着手：①提倡结婚前应进行遗传咨询。由于父母双方均为特应性素质者，婚后其子女为特应性素质的可能性远远大于父母中一方为特应性素质者，因此特应性素质的男（女）青年应尽量避免与另一特应性素质者结婚。②对于有家庭过敏史的新生儿应做 HLA 测定分型，以期检出哪些临床有可能发生过敏性反应或哮喘的儿童，作为预防哮喘的重点对象。此外，国内外均有研究报告秋季出生的婴儿患哮喘的机会高于其他季节出生者，故此应尽量避免秋季分娩。

临床流行病学调查结果是预防性干预哮喘的决策基础，为了更好地预防哮喘，今后需要更广泛深入地进行临床流行病学研究。有理由相信，根据目前我们对于哮喘危险因素的理解而采取一切必要的干预措施，可使将来的哮喘发病率下降 50%。采取必要措施预防哮喘的形成，或使已经发生哮喘的人减少哮喘发作次数具有巨大的经济效益。针对哮喘采取预防干预措施越早效果越好。

十三、有关哮喘持续状态治疗的相关问题①

尽管近年来治疗哮喘的药物在不断发展，儿科医务工作者在推广全球哮喘防治工作中亦做了大量努力，但在我国，儿童支气管哮喘的发病率呈逐年增高趋势，对哮喘患儿的正确管理和治疗仍未得到全面普及。由于患儿对治疗的不依从或患儿家长得不到正确指导，哮喘持续状态仍是威胁哮喘患儿生命的主要因素。及时诊断，并予及时、正确、有效的药物治疗和合理机械通气是降低哮喘持续状态患儿死亡率的关键。

1. 肯定有效的治疗

（1）吸氧　哮喘持续状态患儿常伴严重气道梗阻，通气/血流比例失调，需要吸入湿化氧气，最好通过部分或无重复吸入的面罩高流量供氧，以保证 $PaO_2>80$ mmHg，$SiO_2>92\%$。

（2）β_2受体激动剂　选择性 β_2受体激动剂是治疗重症哮喘的主要药物。哮喘患者气道梗阻一个主要原因是支气管痉挛，为解除支气管平滑肌痉挛，需立即吸入 β_2受体激动剂，即使以往应用无效者仍应试用。给药途径以驱动雾化吸入为首选，对持续雾化吸入无反应时可静脉给药，常用的气雾吸入剂在哮喘持续状态时往往不能奏效。目前沙丁胺醇（全乐宁）的安全性和有效性在儿科已得到肯定，持续或间断雾化吸入沙丁胺醇可在 15min 内起效，作用持续 3～4h。有报道，持续雾化吸入较间歇吸入效果更好，可缩短高碳酸血症持续时间，改善哮喘评分，缩短住院时间。沙丁胺醇常用剂量为 4～10mg/h，对于哮喘持续状态患者，也有用至 40～80mg/h。一般情况将 2.5mg 沙丁胺醇稀释至 4ml，严重病例可不稀释直接应用。雾化装置最好用氧气驱动，

---

①　何颜霞，刘建华．有关哮喘持续状态治疗的相关问题．实用儿科临床杂志，2003，18（10）：774～776

气溶胶颗粒的大小取决于流量大小，必须使用正确的流量，流量越高，颗粒越小，仅平均直径0.8～3μm的气溶胶颗粒才能沉积到肺泡，更大的颗粒大部分会沉积在咽部和上气道，更小的颗粒则被呼出。每一种雾化装置都有不同的流量-颗粒大小相关值，大多数雾化装置输出1～3μm的颗粒需10～12L/min流量。静脉给药可选用特布他林（博利康尼，喘康速）或沙丁胺醇，特布他林在美国是最常用的静脉支气管扩张剂，推荐剂量为0.1～10μg/（kg·min）。沙丁胺醇的推荐剂量为0.5～5μg/（kg·min）。文献报道哮喘患儿对静点不同剂量沙丁胺醇［最大量10μg/（kg·min），时间＜305h］耐受良好。需要注意的是静脉注射可引起舒张压降低。在应用过程中应监测血压，如果出现舒张压的降低，可静点肾上腺素对抗。β_2受体激动剂的副作用主要是对心血管系统的影响，如心动过速、Q-T间期延长、心律失常、高血压或低血压。其他还可有乳酸血症、低血钾、震颤等不良反应。非选择性β_2受体激动剂对心血管的影响更大，目前已少用。长效β_2受体激动剂，如沙美特罗，用于哮喘持续状态可使病情加重，不宜应用。

（3）肾上腺皮质激素类药物　引起哮喘患者气道梗阻另一主要原因是炎症，激素有抗感染、抗过敏、减少黏液分泌的作用。一般认为，重症哮喘不宜选用雾化途径给药，主张早期较大剂量静脉给药，以甲基泼尼松龙和氢化可的松最常用，肺功能一旦改善应尽快减量停药，改为吸入用药。短期大剂量应用糖皮质激素（GC）可引起高血糖、高血压和急性精神异常。由于激素的免疫抑制作用，水痘患者应用可发生全身播散性水痘，虽然罕见，但一旦发生有致命危险。因此，对近期有水痘接触史的哮喘患儿不应继续接受激素治疗，除非已对水痘产生免疫。

2. 二线药物

（1）抗胆碱能药物　抗胆碱制剂能抑制气道平滑肌毒蕈碱受

体，使迷走神经的胆碱能张力降低，引起支气管扩张，还能阻止胆碱能反射所致的支气管收缩。常用异丙托溴铵，一般通过吸入方法给药，雾化吸入异丙托溴铵主要作用于大气道，且优于 β_2 受体激动剂，两者合用效果更好，在吸入 β_2 受体激动剂后，加用异丙托溴铵可加快哮喘症状和肺功能改善，一般不单独应用。

（2）茶碱 茶碱有扩张支气管、抗感染、改善呼吸肌疲劳的作用。目前主张仅用于住院治疗的重症哮喘患者，或经 β_2 受体激动剂、GC 和异丙托溴铵联合治疗仍无效的病例。应用氨茶碱可使氧饱和度、肺功能明显改善。鉴于茶碱的安全性低、疗效有限，有人不赞成作为哮喘的常规治疗。但 Ream 等最近的研究显示，接受机械通气的重症哮喘儿童，加用氨茶碱静脉注射治疗，可加快症状改善，提出应重新评估氨茶碱治疗重症哮喘的作用。静滴氨茶碱常表现轻微毒性反应，主要是恶心、呕吐，严重时发生心动过速、烦躁不安，甚至心律不齐，剂量使用不当可导致死亡。

3. 有争议的治疗

（1）硫酸镁 缓慢静脉滴注硫酸镁可起到支气管扩张作用，而无明显副作用。血清镁浓度必须高于 4mg/dl 才能达到有效支气管扩张作用，一般于静脉滴注后几分钟起效，作用持续 2h。目前儿童的推荐剂量为 25～75mg/kg，稀释后静脉注射，20min 注射完。

（2）抗生素 病毒感染是诱发哮喘的重要因素，如果无明确细菌感染指征可不用抗生素。

4. 机械通气

（1）适应症 严重哮喘患儿是否气管插管机械通气，决定于临床症状和体征，而不是根据血气分析。有些患儿可耐受很高 $PaCO_2$ 而无需插管，有些虽 $PaCO_2$ 正常，但极度衰竭仍需插管。呼吸停止、心脏骤停、严重缺氧及意识状况迅速恶化是气管插管机械通气的绝对指征。尽管已予最大限度治疗，患儿衰竭状况仍进行性加重为相对指征。重要的是要对患儿呼吸肌疲劳程度、胸廓运动幅度、气体进入肺的多少、神志恶化以及静息状态下大汗程度、氧合情况反复进行评估，才能及时做出正确决定。

（2）插管注意事项　选择有经验医师进行插管，插管前给予适量镇静剂，如氯胺酮、地西泮及神经肌肉阻断剂，一般选用经口插管，但插管过程中可引起支气管痉挛、喉痉挛，因此插管前可给予阿托品和（或）咽喉、声门部表面麻醉，以避免这些并发症发生。一般选用较粗气管插管，这样既可降低气道阻力又有利于吸出黏液栓和纤支镜操作。

（3）通气方式和参数设置　最适的通气方式因人而异，不同的个体、病情可能需要不同的通气方式和条件。压力控制和容量控制各有利弊，压力控制可避免过高的吸气峰压，但在严重支气管痉挛状态下，不能获得足够的通气量。而容量控制虽可保证潮气量，但吸气峰压可能很高，导致气压伤，因此无法定义哪种方式最佳。国外常用压力限制方式作为初始通气方式，国内较多采用容量控制方式。有人认为压力调节-容量控制方式较好。也有研究证据表明压力支持通气优于辅助或控制通气。无论采用何种方式，都应遵循以最低的参数设置达到适合的通气功能。在机械通气过程中应该通过限制每分通气量、应用较低的潮气量、较慢的呼吸频率，尽可能降低动态性肺泡过度膨胀（DHI）。平台压、内源性 PEEP 和呼气末容量（VEI）能很好地反映 DHI。为减少容量 2 气压伤发生，需将 VEI 控制在 20ml/kg 以下。在一些非常严重的患儿，可能还需在呼气过程中压迫肋缘，以促进气体的呼出。儿童常选用定容型呼吸机，以保证气道高阻力下有足够的气量进入肺内，潮气量范围 10～20ml/kg，初设常为 8～12ml/kg。呼吸比值 1∶2～2.5，呼吸频率宜稍慢，掌握在低于正常儿童相应年龄生理频率，以充分呼出二氧化碳。虽然严重哮喘时吸气峰压并不能代表肺泡压力，但由于气道阻力的增加可有区域性差别，当吸气峰压很高时可能会对某些远端气道造成气压伤害，存在气压伤的危险，因此应通过调整通气方式，使吸气峰压＜40cmH_2O。哮喘持续状态时 PEEP 应用仍有争论。由于内生性 PEEP 可导致胸腔正压，使回心血量减少而降低心脏前负荷，减少心输出量。因此，为降低内生性 PEEP 带来的危险，大多数情况下不用 PEEP。

（4）容许性高碳酸血症（PHV） 是近年来为避免气压 2 容量伤，而采用的一种通气策略。主要含义是限制气道压或潮气量，允许二氧化碳分压（$PaCO_2$）逐渐增高＞50mmHg。当动脉血 pH＞7.20，氧供充足时，患儿可耐受 $PaCO_2$ 缓慢升高至 90～100 mmHg，临床常将 $PaCO_2$ 控制在 70～80mmHg 以内。其副作用取决于 $PaCO_2$ 的增长速度和伴随 pH 降低程度，主要副作用为对患儿心脑血管影响，如脑血管扩张、水肿、心肌抑制、肺血管收缩。

PHV 应用的机制为充分氧供可抵消由于高碳酸血症引起的低氧血症。机械通气过程中的高碳酸血症并无明显有害作用。在伴气体交换障碍的肺病变情况下，若试图迅速达到 $PaCO_2$ 正常，可引起或加剧肺损伤。PHV 是将每分通气量控制在最小范围，采用较小的潮气量和较慢的通气频率，以避免对反应性高的气道造成过分激惹，从而降低气道阻力，保证吸入的气体有足够时间呼出。

（5）可选择的技术 当哮喘患者严重支气管收缩而影响通气时，可将卤化盐气体（如异氟烷）加入到机械通气的气流中，浓度为 0.5％～2％，由于该气体的支气管扩张和镇静作用，可使支气管痉挛得到改善。其副作用可有心脏抑制、心律失常，但很少见。

5. 其他治疗

（1）氦-氧 氦-氧混合气中氦约占 60％～80％，较氮-氧混合气体密度低，通过降低气体密度而降低涡流阻力，并减少涡流的形成，能有效的缓解因上气道梗阻而发生的呼吸窘迫，氦气能在更远端更小的气道中发挥作用，并有助于插管和非插管患儿经气雾途径投药，减少肺发育不良患儿的呼吸功。

（2）一氧化氮 Tbomas 等对 5 例严重哮喘儿童进行研究，5 例儿童经常规药物及插管机械通气，吸入氦-氧混合气，以及使用甲基泼尼松龙至少 6h 以上，病情仍持续恶化，$PaCO_2$ 持续大于 100mmHg，给予吸入 NO 治疗后，其中 4 例治疗成功。NO 吸入浓度从 10×10^{-6} 开始，逐渐递增至 80×10^{-6}，随着 NO 浓度递增，动脉血氧水平逐渐升高，$PaCO_2$ 水平降低。NO 改善通气的机制目前还不十分清楚，许多研究数据表明，NO 不仅可调节气道支气管平滑肌张力，且可通过选择性扩张肺血管调节通气/血流比。NO 对正常人静息状态下的支气管张力无明显影响，而在急性哮喘时则能发挥显著作用，NO 对大气道作用超过对周围支气管的作用。

十四、重度支气管哮喘发作的现代诊治及护理对策①

支气管哮喘的急性发作，特别是重度哮喘发作，是内科经常遇到的危急病症。部分危重哮喘病例因误诊或不恰当的治疗而威胁生命。因此哮喘重度发作的救治仍是临床一大难题。现将重度支气管哮喘发作的现代诊治及护理体会报告如下。

1. 重度哮喘发作的常见原因

（1）致敏原因或其他致喘因素持续存在，使气道的变态反应性炎症愈来愈重，气道反应性愈来愈高。

（2）呼吸道感染未控制。

（3）因脱水痰液黏稠阻塞气道：多由出汗多，张口呼吸经呼

① 王云. 重度支气管哮喘发作的现代诊治及护理对策. 河北医学，2004，10（4）：369～371

吸道丢失水分增多，以及强心利尿剂的应用使体内水分排出增多，而此时患者摄入水份明显的少于正常。

（4）长期、规则使用平喘药或激素类药突然停药或减量速度过快，出现哮喘症状的“反跳”。

（5）患者的情绪过度紧张：一方面可经过皮层和植物神经反射，加重支气管痉挛，另一方面纳差、睡眠差，使患者抵抗力下降。

2. 重度哮喘的临床特点

（1）卧床休息时仍有严重的喘息，呼吸困难，患者大多呈前弓位端坐呼吸，大汗淋漓，焦虑不安，只能说出单个字。

（2）呼吸频率＞30 次/min，心率＞20 次/min，有明显的“三凹征”，两肺哮鸣音响亮。

（3）常有“肺性奇脉”，即吸气与呼气期肱动脉收缩压差＞25mmHg。

（4）常规应用 β_2 受体激动剂和茶碱等支气管舒张剂后喘息症状不缓解。

（5）吸空气时动脉血气分析结果：PaO_2 ＜ 60mmHg，$PaCO_2$＞45mmHg，SaO_2＜90%，当上述情况持续 12～24h 以上时，可称哮喘持续状态。

3. 治疗

（1）常规治疗方法　①氧疗：立即经鼻导管或鼻塞吸较高浓度的氧（4～6L/min），有二氧化碳潴留的患者宜持续低流量吸氧（1～2L/min）。②建立静脉通道：通过补液纠正脱水和电解质紊乱，并可经静脉给予各种抢救药品。③β_2 受体激动剂：常规应用的定量手控气雾剂已不适合。首选以压缩空气或氧气为动力的雾化溶液吸入，其次可皮下或静脉用药，注意滴速防止心律失常和心肌缺血的发生。机械通气的患者可经进气管道的侧管雾化吸入。④氨茶碱：静脉缓慢推注或以每小时 0.5～0.8mg/kg 速率静脉滴注维持。有条件需作血药浓度检测，使其维持 8～16mg/L 范围防止毒副作用。⑤糖皮质激素：早期、定量、静脉、短程，首选琥珀酸氢考。⑥纠正酸碱失衡：主要纠正代谢性酸中毒，因可降低平喘药的疗效，通常5％$NaHCO_3$ 150～200ml静脉滴注，以后根据血气分析结果酌情补充。不可矫枉过正，因碱血症会加重组织细胞的缺氧。⑦控制感染：静脉给予广谱抗生素，以后参考痰培养、药敏试验结果及临床疗效，调整用药方案。

（2）非常规治疗

仅对部分病例有效，可试用于经上述常规方法和积极治疗而喘息症状仍无好转的病例，但事先要征得病员和家属的同意和配合，防止可能引起的不良反应。①肾上腺素或异丙肾上腺素静脉滴注。方法：盐酸肾上腺素1mg加入500～1000ml葡萄糖液中静脉滴注，每日1～2次，异丙肾上腺素1～2mg加入500ml葡萄糖液中静脉滴注，速度15～30滴/min，不可同时应用，忌与碱性药物配伍。②$MgSO_4$静脉滴注：25％$MgSO_4$ 5ml加入40ml葡萄糖静脉缓慢推注，或10ml加入葡萄糖250～500ml静脉滴注，调节滴速30～40滴/min。③小剂量肝素静脉滴注能降低血液黏稠度，改善血液循环，减轻组织缺氧。东莨菪碱氢溴酸盐静脉注射可抑制迷走神经病态亢进而松弛气道平滑肌。1、6二磷酸果糖静脉滴注，剂量5g，5～10min内滴完，每日三次，有利于红细胞向组织释放氧，更适用于伴有休克、心肌缺血的哮喘患者。④氟烷、乙醚或异氟醚吸入：三者均为能扩张支气管的全身性麻醉药，可试用于对其他治疗反应的重度哮喘发作的患者。

4．护理

（1）一般护理　①置患者于危重病室，保持病室安静，空气新鲜，温暖湿润，定时开窗通风。避免迎面风及背后风。室内避免有刺激性的花卉、异味，严禁吸烟。②绝对卧床休息，取半卧位或端坐位，床上置一小桌，垫软枕便于患者伏卧，减少疲劳和体力消耗。③久病卧床者垫气垫床，骨突处垫小气圈，每2h翻身、拍背 1 次，观察皮肤及肢端端血液循环情况。④汗出较多时待喘息稍止，予以温水擦浴并按摩，轻叩胸背部，更换宽松棉质内衣，注意保暖。保持床铺清洁干燥、平整，促进患者舒适。⑤其他包括个人卫生、生活护理、口腔护理等（略）。

（2）对症护理　①严密观察病情变化，呼吸频率、心率、神志、语言、胸腹矛盾运动、喘鸣音的响度、奇脉、紫绀的变化情况，定时动脉血气分析（小经验：在抽动脉血时可改变传统的直接注射针头为静脉穿刺针头穿刺，以增加穿刺的成功率）。如见面色苍白、汗出肢冷、血压下降，脉微欲绝等喘脱征象时应立即报告医生，予以急救处理，并给予保暖，或艾灸气海、关元、百合、神阙等穴或遵医嘱给予独参汤，以助回阳救逆。②痰液黏稠难以咯出时 a. 可在咳前先深吸气，用力咳出气管深部的痰液。b. 纠正脱水，同时咳前喝少许水润滑咽喉，稀释痰液。c. 空心拳自上而下，由外向内叩拍背部，5～10min/每次。d. 用食指按天突穴，配合咳痰，其余还可配合超声雾化吸入等措施以促进排痰，必要时吸痰器吸出痰液，改善通气。③行机械通气者，要做好呼吸机管道的管理，防止脱落、扭曲，注意有无漏气及呼吸机运转情况。要根据血气分析及有无自主呼吸，随时调整各种参数及辅助通气模式。

（3）用药护理　①抗菌药物的运用如前所述。在行静脉滴注时，速度控制在 40 滴/min 以内，必要时使用输液泵来控制滴速。②对服用洋地黄药物者，服用前后应测心率、脉搏各 1min，服药后严密观察反应，出现头痛、头晕、呕吐、黄绿视、心率失常（大于 100 次/min 或小于 60 次/min）应立即报告医生，停用洋地黄药物，并做好洋地黄药物中毒的处理。

（4）饮食护理　①注意饮食的色香味，以易消化清淡素食为主，适当增加猪肝、猪肺、猪腰、甲鱼、鲫鱼汤等有营养的食物。忌食辛辣、肥厚、生冷、坚硬不易消化，海鲜、鱼虾等助湿生痰易过敏之品。②水肿较甚者，宜低盐或无盐饮食，控制入水量，每日饮水量不超过前日出量总和加 500ml，同时服用赤小豆、冬瓜汤，以利水消肿。③使用呼吸机的患者早期给予鼻饲饮食，神清后鼓励其自己进食，给予牛奶、豆浆、蛋汤、百合银耳汤以增加营养，促进机体的修复。④长期卧床者宜多食新鲜蔬菜、水果，如：香蕉、芹菜、韭菜、萝卜、少量红薯，以保持大便通畅防便秘。

（5）心理护理　①安慰患者消除紧张恐惧情绪，定时巡视病房或设专人护理，关心患者痛苦，态度热情不厌其烦，认真听取患者主诉，识别问题所在，及时做出处理。②各项护理操作尽量集中进行，技术熟练取得患者信赖，增加安全感。③帮助患者及家属了解与哮喘有关的知识，包括有哪些因素引起，怎样控制发作，介绍治愈病例，告知缓解期仍可正常的工作和学习，树立其战胜疾病的信心，安心养病，消除顾虑。④帮助患者获得家庭和社会的支持与关怀，解除后顾之忧。

十五、咳嗽变异性哮喘的误诊问题[①]

咳嗽变异性哮喘（CVA）是以慢性咳嗽为主要临床表现的一种哮喘的潜在形式。临床上主要表现为咳嗽持续或反复发作超过 1 个月，常伴夜间或清晨发作性咳嗽，痰少，运动后加重，临床无感染表现，或经较长时间抗生素和镇咳药治疗无效，用支气管扩张剂可使咳嗽发作缓解，往往有个人或家族过敏史。由于没有喘息，不易被临床医师认识而导致误诊或误治。目前由开封医科大学所承担的全国儿童哮喘调查科研项目通过专家鉴定。该研究结果令人震惊：在普查中发现，咳嗽变异性哮喘误诊率竟高达

---

① 陆学超．咳嗽变异性哮喘的误诊问题．中国误诊学杂志，2005，5（1）：153～155

95%。据不完全统计，以顽固性咳嗽为主诉的患者中，咳嗽变异性哮喘约占 58.3%。这些患者常被误诊为急性或慢性支气管炎，而长期接受无效的抗生素及镇咳药治疗。具体误诊原因分析如下。

1. 对 CVA 认识不足

CVA 是以咳嗽为特征的一种特殊类型的支气管哮喘，其发病机制目前尚不清楚。一般认为它与典型哮喘的发病机制相同，均存在以嗜酸性粒细胞浸润为主的变态反应性炎症和气管高反应性，而二者又有不同之处，典型哮喘则表现为显著支气管平滑肌痉挛，以喘息为主，CVA 患者支气管黏膜炎症程度及平滑肌痉挛均较典型哮喘轻，故 CVA 患者喘息不明显。CVA 患者咳嗽原因并非仅因支气管平滑肌收缩所致，其可能与分布在以大气道为主的咳嗽感受器对各种刺激的敏感性增高有关：①气道炎症使黏膜上皮表面磷脂屏障破坏，暴露过多的快适应感受体和 C 纤维末梢受体；②CVA 患者气道炎症性细胞浸润并释放炎性介质，其中前列腺素 E_2（PGE_2）和前列腺素 F2u（PGF2u）使咳嗽受体对刺激因素更敏感；③CVA 患者气道反应性显著增高，气道平滑肌处于敏感状态，遇到诱发因素和冷空气、运动、烟雾、挥发有机溶剂更容易使气道平滑肌痉挛而刺激慢适应牵张受体；④CVA 患者气道长期处于炎症状态，使降钙素基因相关肽（CGRP）神经密度增加，CGRP 神经又促进咳嗽受体对化学刺激物的敏感性。所以，CVA 患者在临床上仅表现为以咳嗽为主要特征，而支气管仅轻度收缩，气道狭窄未能到达引起哮喘音的程度，临床上无明显喘息，故易误诊误治。近几十年来随着对 CVA 认识的不断深入，发现其不仅是引起儿童慢性咳嗽的常见疾病之一，亦是成年人慢性顽固性咳嗽的较常见的原因，但部分医师对本病特点不熟悉，认为一定有喘息或肺部有哮鸣音才能诊断哮喘，对 CVA 与哮喘的相关性认识不足，这是误诊的主要原因，应引起临床医师的重视。

2. 对CVA诊断标准认识不够

CVA又名咳型哮喘、隐匿型哮喘或过敏性咳嗽，是哮喘的一种潜在形式。该病最早于1972年由Glauser报道了5例成人病例，并命名为CVA。到1982年由Hannaway等正式建立了CVA的诊断标准。不同的地域有不同的标准，但相同的是CVA的诊断都考虑到：①有特异性咳嗽>1个月；②咳嗽多由气道感染、运动、刺激性气体、吸入抗原等而诱发；③具有AHR；④抗生素和止咳药无效，用支气管扩张剂或激素有效；⑤体检无阳性体征，胸片正常，肺功能正常（非咳嗽发作期），五官科检查无异常。

目前，国内公认的标准：① 咳嗽持续或反复发作>1个月，常在夜间和（或）清晨发作，运动后加重。②肺功能和胸片正常，查体无阳性体征。③气道高反应性及可逆性气道阻塞，支气管舒张试验阳性：PEF在吸入舒喘灵前后变异率>20%；支气管激发试验阳性：PEF在吸入组胺或乙酰胆碱后下降率>20%。④抗生素和止咳药物无效，支气管扩张剂或皮质激素有效，并于停药后短期内复发。⑤有个人过敏史或家族过敏史。⑥除外其他原因引起的慢性咳嗽。虽然建立CVA诊断已有20余年的时间，许多医生尤其是基层医务人员对此认识不够。这是造成误诊另一重要原因。

3. 对CVA相关鉴别诊断认识不全

CVA往往表现为慢性反复性干咳，没有特异性，常以气温改变或受凉、感冒为诱因，并且体征缺乏，如不综合分析病情，认真进行必要的鉴别诊断，则易误诊为反复呼吸道感染、支原体肺炎、原发性肺结核等常见病。常见病鉴别诊断如下。

（1）反复呼吸道感染　反复呼吸道感染与婴幼儿免疫功能差、锌和维生素缺乏、空气污染以及居住环境不良等易感因素有关，每次呼吸道感染均可损伤气道黏膜，需经4～6周才能修复，气道高反应性可持续4～6周，故咳嗽可持续4～6周，如反复感染则咳嗽迁延不愈，是小儿慢性咳嗽的常见原因。

（2）慢性阻塞性肺病（COPD） 研究发现：①仅13.5%的COPD患者发现有AHR，而CVA是100%；②前者吸入乙酰甲胆碱导致AHR的浓度是后者5倍，说明前者AHR程度明显低于后者；③缓解期COPD组呼气流量指标（PEF、MMED、$FEV_1/FVC\%$）仍均显著降低，而缓解期CVA组此类指标基本正常，与健康人无显著差异（$P>0.05$）。提示COPD呼吸流量指标受限明显高于CVA，而且是不可逆的。产生上述结果是因COPD的气道是以感染性炎症为主，而CVA本质是以EOS为主的炎性细胞致气道浸润性炎症，两者受累的部位也不相同。

（3）后鼻道分泌物下滴综合征（PNDS） 主要表现为喉部有分泌物流动感、流涕或/和需经常廓清咽部，夜间明显，有时呈睡眠性呛咳，严重者不能仰卧位，易诱发肺内感染。体检可见喉咽部或口咽部有黏液性或黏液脓性分泌物或/和滤泡。多因病毒感染、过敏性和血管运动性鼻炎引起。PNDS的咳嗽可能由含有炎性介质的分泌物刺激咽喉部的咳嗽反射感受器而引起，H受体拮抗剂对约60%的患者有效，若同时加用激素局部用药可提高疗效。

（4）胃食道反流病（GERD） 该病与哮喘关系密切，其可能的发病机理：①食道内有酸受体，受迷走神经的支配，返流入食道的胃酸通过酸受体使迷走神经兴奋，产生气道收缩，但这种作用微弱，不可能单独致病；②食道内酸刺激和其他刺激共同作用产生气道收缩，同时气道对组胺、乙酰胆碱等介质所致的气道收缩敏感性明显升高；③通过返流入食管的胃酸进一步进入气道，这一作用对肺功能的影响增大，直接的化学刺激和化学炎症致气道收缩，产生哮喘。GERD的特点是好夜间发作，以喘息性咳嗽为主，肺内可闻及干、湿啰音，AHR 见于部分患者，H_2 拮抗剂、胃肠动力药及质子泵抑制剂治疗有效，激素和支气管扩张剂治疗无效。上述特点可与 CVA 鉴别。

(5) 过敏性支气管炎　本病特点：①慢性咳嗽，可伴有喘息；②无明显的呼吸困难；③有过敏性因素：血清 IgE 升高，外周血和痰中 EOS 升高，过敏原吸入后可诱发咳嗽；④既往和现在合并有变态反应性疾病（哮喘除外）；⑤肺功能正常，无 AHR 或仅轻度亢进；⑥激素治疗有效，支气管扩张剂和 H_2 拮抗剂多数无效。

(6) 支气管内膜结核　多伴有刺激性咳嗽和结核中毒症状，痰中易查到抗酸杆菌，肺片可见有原发性病灶，肺功能多数正常，激素治疗可使结核灶扩散，支气管扩张剂无效，抗痨治疗有效。

(7) 血管紧张素转换酶抑制剂（ACEI）　它引起的咳嗽原因不明，可能是 ACE 受抑制后体内的激肽、P 物质、组胺、神经肽 Y 积聚和 PGE_2 合成增加，刺激气道内的 C 神经纤维感受器所引起。发病率约为 0.2%～5.3%。其特点是应用该类药物数周～数月内出现干咳为主，停药后 1 周内咳嗽停止，无 AHR，H_1 拮抗剂和支气管扩张剂对咳嗽无效可与 CVA 鉴别。此外，支气管肺癌、肺间质性疾病、胸膜病变、精神作用等也可引起咳嗽，诊断 CVA 时须加以鉴别。

4. 诊断思维过于局限

满足于常见病的诊断，不做深入分析，思维狭窄，对有咳嗽者即考虑为支气管炎，对反复咳嗽者考虑为反复呼吸道感染，虽经抗炎及对症治疗无效，仍不加以分析，忽视其他隐性病史，继续加大抗生素用量或改用其他抗生素。甚至滥用全身糖皮质激素治疗，使症状时隐时现，以至病情反复未愈，不可避免造成误诊。

5. 询问病史不够详细

尽管咳嗽变异性哮喘发病机制不详，但其本质是支气管哮喘。基本病变为气道慢性炎症反应，都由变应原或其他诱因所引起，具有很强的遗传性，不少患者可有家族史。除咳嗽外，还常伴有眼痒、打喷嚏、荨麻疹等过敏表现。但部分医师对病史问诊不够详细，仅知道有咳嗽症状，而没有细问咳嗽的特点（夜间、清晨咳嗽为主，运动后加重等）。未注意其家族过敏史及个人过敏史，故未能根据病史做出正确诊断。

6. 过分依赖实验室检查

某些医师过分依赖实验室检查结果，忽视了临床症状、体征等综合分析判断，如 PPD 试验阳性、有咳嗽症状，即诊断为支气管内膜结核，而忽视其他表现，虽经抗结核治疗无效，仍不注意寻找原因；X 线胸片检查肺纹理增多、增粗、紊乱，有肺间质改变者，若伴有咳嗽，即诊断为特发性肺间质纤维化，而忽视了此病以进行性加重的呼吸困难为主要表现的特点。这也是导致误诊的原因之一。

误诊预防　①临床医生应提高对 CVA 的认识，对长期反复咳嗽、干咳或痰少、抗生素治疗无效、支气管扩张剂治疗有效的患儿，应想到本病的可能；②一旦疑及此病，较大的患儿可做肺功能和支气管舒张试验，较小的患儿可做诊断性治疗，可提高早期诊断率；③不应忽视家族史和过敏史，能为正确诊断做出重要提示；④加强理论学习，勤实践，熟练掌握常见病的诊断和鉴别诊断。

十六、糖皮质激素抵抗型哮喘的发病机制及对策[①]

糖皮质激素（GC）在哮喘的治疗中起着非常重要的作用。它能有效地缓解哮喘患者症状，减轻气道炎症，改善肺功能。应用口服 GC 治疗哮喘已有近 50 余年的历史，吸入 GC 治疗哮喘

---

① 钱小顺，朱元珏，糖皮质激素抵抗型哮喘的发病机制及对策．中华结核和呼吸杂志，2001，24（4）：250～252

也有近20年的历史。虽然应用GC人类已有比较多的经验，但对于GC发挥作用的具体机制仍不清楚，而且在哮喘的治疗中约有1/1000～1/10000的患者对GC的治疗并无多大效果，即糖皮质激素抵抗型哮喘（SR）。虽然SR患者数目与一般哮喘患者比较并不众多，但在实际医疗工作中，SR患者的诊治却耗费了主要的医护力量及医疗实用资源，因此对SR的研究不但会改善提高SR本身的诊治水平，也会进一步了解糖皮质激素治疗哮喘的机制。

1. SR的定义和分型

目前对于SR的诊断还未有一个统一标准。不同标准区别主要在于应用GC治疗的剂量和治疗持续的时间，但SR的一些特征是共同的，即：①经适当治疗而哮喘症状仍持续存在；②慢性气道阻塞［成人一秒钟用力呼气容积（FEV_1＜70％，儿童FEV_1＜80％］；③频发的夜间哮喘伴有明显的肺功能减低；④对糖皮质激素治疗效果差，一般给予不少于40mg/d的泼尼松1～2周，患者清晨用支气管扩张药物前FEV_1改变＜15％。

SR根据其病因不同可分为两种类型，Ⅰ型SR表现为细胞核内GC与糖皮质激素受体（GR）结合力降低，而GR数量增加，这种异常局限于T细胞，其原因在于持续的细胞因子刺激和炎症进展所致，是后天获得性的。在除去这些刺激因素或随着时间的推移，这种异常可逆转，具有可逆性。Ⅱ型SR表现为细胞核内GR数量明显减少，而GC与GR结合力正常，并且这种异常并不局限于T细胞，是原发性改变和不可逆的。SR患者中大多数属于Ⅰ型SR，极少数属于Ⅱ型SR。

实际上对于GR的结合力，SS患者与正常人比较GR结合力也降低，但其程度较Ⅰ型SR轻。有作者认为，慢性哮喘可能有一个GR结合力降低的序列谱，而Ⅰ型SR则位于这个序列谱的最末端，并且这种结合力的降低可能与气道炎症的程度有关。

2. SR形成的可能机制

(1) 糖皮质激素受体β亚单位表达增高 GR是由两个高度同源的亚单位组成，即糖皮质激素受体α和β（hGRα和hGRβ）。hGRα是一配体激活转录因子，在激括状态下通过与特殊的糖皮质激素反应单元（GRE）上的DNA结合，调节皮质激素相关基因的表达。HGRβ不与GC结合，而且在转录过程中无活性。Bambenger的研究发现，hGRβ能抑制GC激活hGRα的激素反应报告基因的作用，且这种作用呈浓度依赖性。用（H^+）地塞米橙结合试验显示出hGRβ并不能改变hGRα与其激素配体的结合力，这种抑制作用在于hGRβ与hGRα对于GRE相应位点的竞争。进一步用逆转录多聚酶链反应（RT-PCR）的方法显示出hGRβ的mRNA在人体多种组织中均有表达。他们认为hGRβ可能是GC作用的内在抑制因素，在决定各种组织对GC的敏感性方面起一定作用，并且认为hGRβ在SR的形成过程中具有一定作用。

(2) 活化蛋白1（AP-1）表达增高 哮喘是以多种炎性蛋白基因的表达为特征，如细胞因子酶受体和黏附分子，而这一特征是由许多转录因子参与所形成。转录因子是一些能与这些炎性蛋白基因的起动子结合的蛋白，它们受炎性刺激而激活，如细胞因子的刺激。数种转录因子参与哮喘炎症的形成，如核因子（NF-κB）、AP-1、活化T细胞核因子（NF-AT）、cAMP反应单位结合蛋白（CREB）和信号转导活化的转录因了（STAT），这些转录因子引起众多炎性基因的依次表达，引起我们所见的气道炎症。GC治疗哮喘的作用，大部分是通过抑制转录因子如AP-1、NF-κB的非正常表达而实现。目前认为AP-1在SR的形成过程中起非常重要的作用。在SR患者中，过多的AP-1改变了GR和DNA的亲合力，导致核内可以与GRE结合的有活性的GR数量减少。GR和AP-1的这种非正常反应可以解释GC抵抗似乎以GC的抗炎或免疫调节为界限，而其他参与代谢的作用并未受影响。AP-1是由c-fos和c-jun组成的一种非均质配体。Lane等研究发现，c-fos合成的增加是AP-1增加和GR与DNA结合力减低所形成糖皮质激素抵抗的主要原因。而Sousa等最近发现，SR患者有c-fos，磷酸化c-JUN和磷酸化JUN N末端激酶(JNK)蛋白的高表达。他们认为对糖皮质激素的抵抗部分是由于GC无法抑制JNK和c-JUN N末端的磷酸化的结果。升高的JNK可能是SR哮喘发病的一个重要因素。

(3) 热休克蛋白90 (HSP 90) 的异常　GC通过与靶细胞胞浆的GR结合而发挥作用。正常情况下细胞内GR与两个HSP 90结合，处于被激活状态。当GC与GR结合后，GR被激活，脱掉两个HSP 90，与GC形成GC-GR复合物进入细胞核，与核内相应的特殊的DNA结合，调节基因表达。HSP 90是保证GR形成和发挥其正常功能的重要分子伴侣。Kang等研究发现，细胞内HSP 90水平升高能够在报告基因水平负性调节糖皮质激素的反应，并且这种作用在核内更为明显。对于这种负性调节的机制，可能为HSP 90在多个环节上影响GR的转录活性。他们认为激活前的GR与HSP 90的相互作用同样在GR和GRE解离和GR循环方面也起作用。当HSP 90/GR之比处于合适状态时，则是正性调节。而HSP 90/GR比过高或过低均为负性调节。Bronnegard等也发现，糖皮质激素受体功能状态HSP 90βmRNA的表达相关。我们也发现SR患者的PBMC中均有HSP 70、HSP 90基因的表达。随着炎症程度的加重和持续时间的延长，这种表达能力增强，而且HSP 90基因表达水平越高，地塞米松越难抑制淋巴细胞的增殖。

(4) 细胞因子的作用　目前研究发现，用白细胞介素2 (IL-2) 和IL-4共同培养SR患者的T细胞，可通过减低GR与配体的结合力而保持对GC的抵抗，而且哮喘患者的支气管肺泡灌洗液细胞（BAL 细胞）表达高水平 IL-2 和 IL-4，说明 IL-2 和 IL-4 在 T 细胞 GR 的抵抗形成中起重要作用。Spahn 等研究发现，IL-13 也具有类似的作用。正常人的外周血单核细胞（PBMC）用 IL-13 培养也可诱导其 GR 结合力减低，出现类似 T 细胞对 GC 的抵抗现象。

（5）大剂量 β_2受体激动剂　在肺内上皮细胞和 T 细胞，大剂量的 β_2受体激动剂可通过激活 CREB，减低 GR 与 DNA 的结合力而具有抗 GC 的活性。吸入 β_2受体激动剂在肺组织中也具有抗 GC 的功能，它可降低内源性 GC 的作用而使不吸入 GC 治疗的患者哮喘加重，而大剂量的 β_2受体激动剂吸入也使吸入 GC 治疗的作用减低，形成糖皮质激素相对抵抗。

3. SR 哮喘的治疗

在 SR 哮喘治疗之前，必须除外一些潜在的导致 GC 治疗不敏感的因素。常见的因素有：

（1）哮喘患者诊断是否正确　一些疾病类似哮喘且对 GC 治疗不敏感，如过敏性支气管肺曲菌病、α 抗胰蛋白酶缺乏症、慢性阻塞性肺疾病、充血性心力衰竭、声带功能障碍等。

（2）GC 是否吸入气道　患者肺顺应性如何，吸入技术是否正确以及患者是否遵守治疗方案。

（3）引起哮喘加重的刺激因素是否除外　如室内过敏原、职业性致敏因素。

（4）是否存在潜在的哮喘加重因素　如胃食管反流、上气道疾病阻塞性睡眠呼吸暂停。

（5）某些药物的影响　如 β 受体阻滞剂、乙酰胆碱酯酶（ACE）抑制剂、大量吸入 β_2受体激动剂、某些非激素类抗炎药物的影响。

目前对于 SR 哮喘药物治疗的临床资料尚少，一些学者认为下列药物可用于 SR 哮喘的治疗：

1. 环胞霉素 A（CyA）　CyA 是一种免疫抑制剂，小剂量 CyA 已证实可用来治疗自身免疫性疾病，它可通过抑制细胞因子的形成而影响 T 淋巴细胞功能，抑制 T 细胞产生细胞因子。体内和体外研究还发现，它可影响人肥大细胞产生组胺、前列素 D_2（PGD_2）和白三烯 C_4（LTC_4）。除此之外，CyA 与地塞米松相比，耐用植物凝血素（PHA）刺激的 SR 患者的淋巴细胞的生长有抑制作用。这些都支持 CyA 可以用来治疗 SR 哮喘。目前已证实，CyA 治疗糖皮质激素依赖性哮喘可明显减少 GC 用量，改善哮喘症状和减少哮喘发作。但是停用 CyA 后哮喘仍会复发，故需长期使用。CyA 的主要副作用有肾毒性和高血压，还有多毛、周围神经炎、肝毒性和头痛。尽管 CyA 从理论上和临床上似乎都是理想的治疗 SR 药物，但潜在的严重副作用和高昂的药价限制其应用。它的吸入剂型已在动物上证明可缓解气道高反应，但尚未应用于人体因此，在应用 CyA 治疗时一定要考虑风险利益比。

2. 甲氨碟岭（MTX）　MTX 在低剂量时具有抗炎作用，抗炎机制可能与 MTX 抑制 5-氨基咪唑甲酰胺核苷酸（AICAR）转化酶，提高细胞内 AICAR 的聚集有关。MCAR 升高可促使腺苷释放入血，而腺苷具有抑制中性粒细胞产生活性氧、肿瘤坏死因子 α（TNF-α）和白细胞三烯 B_4（LTB_4）的作用。MTX 还具有抑制嗜碱性粒细胞释放组胺和抑制单核细胞释放 IL-1 的作用。现在已用于治疗一些自身免疫性疾病，与 GC 合用减少 GC 用量。部分糖皮质激素依赖性哮喘患者用 MIX 可减少 GC 用量，一般为中等程度，少部分患者对 MTX 治疗能明显减少 GC 用量，但停药后这种作用并不能维持，并且它不能缓解气道高反应。目前对于 MIX 治疗糖皮质激素依赖性哮喘还有争议，有作者认为，MTX 可用来治疗矾哮喘，但 MTX 的副作用发生虽少，有时可能会出现严重的副作用，如肝毒性、肺毒性和骨髓抑制，肺毒性有时是致死性的，尤其是伴有过敏性肺炎和卡氏肺囊虫性肺炎，需要密切观察。

3. 静脉应用免疫球蛋白（IVIG）　IVIG 是治疗体液免疫缺陷的药物，现在经常用于治疗免疫性疾病。虽然一般认为 IVIG 治疗是对体液免疫缺陷提供被动免疫，但对免疫性疾病治疗的具体机制并不清楚。可能的机制为：IVIG 耐单核巨噬细胞受体 Fc 的封闭、刺激或抑制细胞因子的产生，特异性抗体对抗原的中和作用和诱导抑制性 T 细胞。在哮喘中 MG 有降低血清中 lgE 水平，提高 GC 亲和力和减少 Th_2 细胞因子的分泌作用。对糖皮质激素依赖性哮喘，IVIG 具有改善肺功能和明显减少 GC 用量的作用。IVIG 治疗对于 GC 治疗不敏感者与敏感者相比还具有提高 GR 结合力的作用。同样在停用 IVIG 8～12 周内，哮喘症状仍可复发。体外研究发现，IVIG 可抑制 PHA 诱导的 SR 哮喘患者 T 细胞的生长，并与氢化可的松有协同作用，而且它还具有低毒和应用性好的优点，可用来治疗 SR 哮喘。但是对于应用的剂量和频率缺少资料，而且其价格较贵。

4. 白三烯拮抗剂　白三烯拮抗剂是一种新型的治疗哮喘药物，主要有两种类型，即 5-脂质氧合酶抑制剂和白三烯受体拮抗剂（孟鲁司特钠、扎鲁司特），它们可明显改善肺功能，降低 β_2 受体激动剂用量，减低哮喘症状分数。体外研究发现，白三烯受体拮抗剂具有减低肺对抗原的反应、肺组织中嗜酸性粒细胞的聚集和 IL-5 mRNA 的表达。体内研究也发现，它可明显降低血和痰中的嗜酸性粒细胞，减少气道嗜酸性粒细胞的渗出，改善哮喘症状，它对哮喘炎症的抑制方式与 GC 完全不同，因此可以用来治疗哮喘。

5. 新型糖皮质激素制剂　GC 主要通过与转录因子结合而具有抗炎作用，通过与 GRE 结合发挥内分泌和代谢作用。因此通过转染细胞利用选择性 GR 突变构建报告基因可将上述两种作用分开。最近发现一类激素包括 RU 24858 和 RU 40066 具有较强的反式抑制作用而相对没有反式激活作用，可望在 SR 哮喘治疗中发挥作用。目前治疗哮喘应用的氟替卡松和布地奈得其反式抑制作用比反式激活作用要强，具有较强的抗炎作用，而且有明显的“首过效应”，从而减轻 GC 的全身作用。故可用来治疗难治性哮喘。

6. 其他药物　金诺芬、氨苯砜、羟氯喹和三乙酰竹桃霉素用于治疗糖皮质激素依赖性哮喘可缓解哮喘症状，减少 GC 用量，在 SR 哮喘的治疗中可能也具有一定作用。转录因子在哮喘炎症的发病过程中起重要作用，GC 也通过与转录因子结合而发挥其抗炎作用。因此针对转录因子抑制物的研究也是发现抗炎药物的途径。目前已发现一些抗氧化剂具有阻断 NF-κB 活性作用。一种来源于曲霉菌的胶霉霉素也是一种相对特异的 NF-κB 抑制物。IL-10 也具有抑制 NF-κB 的作用，并且已用于治疗糖皮质激素抵抗性克隆氏病。但对于长期使用 NF-κB 抑制剂还有顾虑，因为 NF-κB 在免疫和宿主防御反应方面具有重要作用，但对于局部应用如吸入 NF-κB 抑制剂可能是安全的。

十七、顽固性哮喘的原因及防治对策[①]

1. 正确认识哮喘的本质，采取合理的治疗方案

哮喘的病因和发病机理相当复杂，近年来通过大量的基础研究和临床实践对哮喘的本质和机理有了更深一步的认识及了解，认为哮喘是多种炎症细胞、炎性介质和细胞因子参与的一种气道慢性非特异性炎症疾病，其气道对刺激物具有高反应性。无论是内源性哮喘还是外源性哮喘，都是由于机体内部平衡失调所致，目前广泛使用常规疗法使部分患者的临床症状得到缓解，但是药

---

① 才江平，李建邦．顽固性哮喘的原因及防治对策．宁夏医学杂志，1999，21(10)：640～641

物长期使用带来的副作用以及难以根除的反复发作仍然成为治疗的难题，而在选用药物方面也缺乏一定的规范程序，病情得不到有效治疗控制，症状反复持续存在和恶化，致使哮喘的死亡率及顽固性哮喘逐步增多，本人通过多年的临床观察认为发作期的治疗固然重要，但难以改变其发作周期。最近研究发现哮喘患者在轻症期和缓解期气道中也存在着广泛的变化，其气道反应性仍为健康人的 10～1000 倍，这就是哮喘反复发作的重要宿根之一。如果我们能在急性期控制后，在轻症期和缓解期逆转或减轻气道的炎症反应，相应地降低气道高反应性，那么就可能控制或减轻哮喘发作，甚至减少或达到治疗难治性哮喘的目的。

(1) 抗炎治疗不彻底或抗炎药物使用不当 气道炎症未能有效控制是导致哮喘急性发作或哮喘持续状态最危险的因素，许多患者在门诊治疗中未能建立系统长期的抗炎症治疗方案，抗炎药物应用不足，抗炎疗法应用不当，或根本未做抗炎治疗，导致病情日益恶化。因此，对于大多数哮喘患者，均应根据病情制订一个长期有效的抗炎方案，并从预防的角度来防止哮喘的急性发作和哮喘性猝死。

(2) β_2激动剂的应用 近 20 年，哮喘的发病率和死亡率逐年增加，因而 β_2激动剂使用不当导致严重后果屡见报道。许多研究认为 β_2激动剂单纯扩张支气管遮盖气道炎症，并发现由 β_2激动剂的使用而产生的现象，如快速减敏、肺功能下降、反常性支气管痉挛、气道反应性增高、气道黏膜血管扩张、渗出增多加重黏液栓塞等，其中快速减敏是关键的临床问题，同时可引起室性心律失常与心脏停搏。Speizer 等对 184 例哮喘死亡患者的回顾性调查结果显示，其中 80%为突发性死亡，84%的患者使用过 β_2受体激动剂，其中有的用量过大。有人认为较小剂量的吸入 β_2激动剂对心脏无危险，却忽略了一个事实，即未经代谢的 β_2激动剂首先通过左心室，室性心律失常通常被认为是 β_2激动剂的主要危险。其实在 20 世纪 80 年代就有人报道，β_2激动剂在未致心律失常时即可引起心脏停搏，其心电图表现可出现 QTC 间期延长，这被认为是哮喘病猝死的先兆之一。因此在哮喘患者吸入 β_2激动剂 15min 后，监测其 QTC 间期，加上血钾测定可识别其发生猝死的危险性。近年来通过分子生物学研究表明，皮质激素通过增加基因转录速度而提高 β_2受体的密度，从而抑制 β_2激动剂的“下调”现象。一般认为哮喘患者每日需吸入一次以上的 β_2激动剂，则建议同时加用抗炎治疗，联合使用二种药可明显改善气道高反应性、增加 β_2受体的数量，而单独使用 β_2激动剂无此作用。对哮喘患者无需长期规律使用 β_2激动剂，主张必须短期应用，且应适当对患者减量使用或加用皮质激素抗炎剂，这样可有效地减缓病情恶化进程。

（3）抗生素的合理应用　支气管哮喘患者常常接受抗生素治疗，特别是气道炎症学说建立以来，许多患者及家属和部分临床医生把哮喘时非特异性气道炎症误认为是特异性细菌感染，因其内含有大量嗜酸性粒细胞。当一个哮喘患者康复时，痰往往由绿色变为黄色，再变澄清黏液，最后无黏液，这一变化表示气道黏液清除速度在增加，另外把与支气管哮喘发病关系不大的呼吸系统细菌感染，误认为是哮喘病加重的原因，甚至有人用抗生素来预防哮喘病。由于以上的误解，致使临床上滥用抗生素，特别是大量广谱抗生素的应用，结果导致肺部二重感染或真菌感染，从而加重哮喘。但在下列情况可以根据痰培养选用抗生素：①怀疑哮喘病与副鼻窦炎等感染灶有关；②重度哮喘发作，应常规静脉给予抗生素，以控制继发的呼吸系统细菌感染；③慢性哮喘患者较长时间口服小剂量红霉素，可降低气道反应性，减少气道分泌物。

2. 注重哮喘诱发的潜在因素及合并症的治疗

（1）哮喘病是下呼吸道广泛被波及的慢性病　鼻及副鼻窦的

慢性疾患，可影响和诱发哮喘病，甚至是顽固性哮喘的致病根源。据有关资料统计，过敏性鼻炎中哮喘发生率为17%～38%，而哮喘中过敏性鼻炎发生率为65%～74%。由于哮喘患者中存在着β_2受体阻滞现象，而慢性鼻炎可加重这种阻滞现象，从而增加了支气管的高反应性。又因刺激气道副交感神经，通过神经反射引起支气管平滑肌痉挛而诱发哮喘。1970年Slaven等报告18例糖皮质激素依赖型哮喘患者经内、外科方法治愈鼻窦炎后，其中15例哮喘症状明显改善，能少用或完全停用激素。Rachelefsky等报告的一组38例伴有鼻窦炎的哮喘患儿，每天均需口服平喘药才能控制哮喘症状，其中6例需隔日口服激素。经2～4周抗生素治疗后，该组38例患儿均可不必每日用平喘药，强的松均停用，67%患儿肺功能正常。目前大部分临床医生往往忽视了这方面的治疗，致使症状反复发作，病情逐年加重。故对这类患者要重点清除慢性病灶，恢复窦腔通气，重建纤毛的清除功能。

(2) 支气管哮喘合并胃食道反流发生率较正常人高　如长期吸氧、饮酒及使用过量支气管扩张剂等，都可降低食道下端括约肌张力，从而引发胃食道反流，又可加剧或诱发哮喘发作。有报道认为发生胃食道反流物被吸入呼吸道内刺激呼吸道迷走神经感受器，而引起支气管痉挛或吸入呼吸道内的酸性胃液刺激，损伤呼吸道而产生化学炎症，诱发患者气道反应性增高。因而哮喘伴胃食道反流者应积极抗反流及抗酸治疗，必要时行手术治疗，且有利于控制哮喘发作。

(3) 致敏因素未消除并持续起作用　哮喘是由于支气管黏膜感受器在特定的刺激后发生速发相及迟发相反应而引起支气管痉挛、气道炎症，造成呼吸道狭窄所致。如果患者受刺激的致敏原持续存在未能消除，气道上皮炎症损伤黏膜充血水肿及平滑肌痉挛则不能消除，哮喘可能持续存在。常见因素有以下几种：①未能脱离吸入致敏原的环境，处在吸入能致敏的花粉范围；处在高浓度尘螨的条件下；处于某些致敏或致喘的工业废气环境内。②呼吸道感染或病灶感染未控制。病毒感染，尤其是鼻病毒及合胞病毒感染，它使支气管的刺激受体域值下降及呼吸道黏膜呈高反应状态。支原体感染、耐药性细菌（如金黄色葡萄球菌或绿脓杆菌）感染及慢性副鼻窦炎等可能为内源性哮喘的原因。③未被发现正在使用能引起哮喘的药物。有些患者在哮喘发作的同时可能患有其他疾病而加用一些能导致哮喘的药物，如阿斯匹林、心得安、痰易净、呋喃妥因等。④未发现正在食用能引起哮喘的食物，如牛奶、奶制品、鱼虾及其他海产品。⑤不良气候持续影响，如气温、湿度、气压、空气离子对某些哮喘患者的影响是显而易见的。但机理尚未清除，有许多推论如 Klotz 及 Bernatein 等认为气候因素能影响人体的神经系统，内分泌体液中的 pH 值，钾与钙的平衡及免疫机制。Bvandan 认为空气中阳离子可使血液中钾与钙起变化，引起支气管平滑肌收缩。

3. 重视心理疏导，减轻哮喘发作

过敏原、感染和心理因素是诱发哮喘的三个常见的原因，而以心理因素为主的占 30%，实际上这三种因素相互作用，约 70% 的哮喘发作均有心理因素参与，可以说哮喘是一种常见的心身疾病。一般认为单独的心理因素不能引起哮喘发病，但它对部分患者哮喘的发生、发展、治疗和预防等方面有比较重要的影响；另一方面哮喘本身也可导致心理障碍，有时两者互为因果，甚至形成恶性循环，使哮喘的治疗难以达到理想的效果。

很久以前人们就注意到精神因素可以促发哮喘病的发作，最有名的是 Mackenzie 1888 年报告了一例假玫瑰花引起的哮喘，一般认为诱发加剧哮喘的心理障碍，以愤怒、恐惧、抑郁、焦虑多见。Mohan 等追踪观察了英国东部 Anglia 地区的 65 岁以下哮喘患者，发现在 3 年内因哮喘发作而死亡的 31 例中。23 例平时有不健康的心理表现，25 例有不良的社会因素，故认为这些因素对他们的死亡可能起了促进作用。研究表明不良的情绪反应时，大脑边缘系统抑制下视丘的神经内分泌细胞，使脑垂体的 ACTH 分泌亦减少，引起哮喘发作。近代研究证明，心理应激能够影响中枢神经系统和免疫系统之间的相互作用，这部分是通过激素和神经肽来实现的。心理障碍可导致迷走神经张力增高，导致支气管平滑肌痉挛，引起哮喘发作。

作为一种心身疾病，在哮喘的发生、发展中，心理因素不仅在儿童，在成年人也起着一定的作用，不良的社会心理刺激、不良的家庭环境，以及患者本身的性格弱点，均会影响病程及治疗效果。因此，在制定正确的个体化药物治疗的同时，注意心理疏导，了解患者的心理状态，消除或避免各种不良的心理因素对其进行安慰和鼓励，使其对哮喘病有正确的认识，树立起与疾病作斗争的信心，只有这样才能达到理想的治疗效果。

十八、老年支气管哮喘诊断治疗中的几个问题①

长期以来，人们一直认为哮喘主要始发于儿童及青少年时期，对老年始发的哮喘缺乏必要的重视。然而近年来，国外有关老年哮喘流行病学研究的结果显示，老年哮喘并不少见，老年期是一生中哮喘发病的第二高峰。老年生理和病理特点决定了老年哮喘与儿童哮喘、青年哮喘的发病机制及临床表现不完全一致。同时由于老年人多伴有慢性支气管炎、阻塞性肺气肿、冠心病及左心衰竭等疾病，使得老年哮喘症状更加复杂，因此就更需要我们对老年哮喘予以警惕，使之能得到及时正确的诊断和治疗。

广义的老年哮喘是指哮喘患者年龄≥60 岁，而狭义的老年

① 何权瀛．老年支气管哮喘诊断治疗中的几个问题．中华老年医学杂志，2000，19（4）：专家论坛

哮喘是指 60 岁或 60 岁以后新发生的哮喘，又称为晚发老年哮喘。

国外许多学者通过纵向追踪及横向调查的方法对老年哮喘进行研究，发现老年哮喘患病率在世界各地呈上升趋势，但疾病确诊率低，病死率却在不断增高。

老年哮喘的发病机制与一般哮喘基本相同，也是一种慢性的气道非特异性炎症，其中涉及相互作用的多种炎性细胞。肥大细胞作为引起速发型哮喘的主要细胞，起扳机作用；而嗜酸性粒细胞被认为是迟发型哮喘的主要效应细胞。目前认为晚发性老年哮喘的机制可能是由于：①长期吸烟：长期吸烟可以引起支气管高反应性（BHR），而 BHR 是支气管哮喘的主要病理生理特征之一。②β 受体阻断剂的应用：老年人由于易患缺血性心脏病、心律失常、高血压、青光眼，所以使用各种 β 受体阻断剂（如心得安、心得静、噻吗心安、美多心安、醋丁酰安等）的机会相对较多，这类药阻断支气管平滑肌 β_2 受体，使支气管平滑肌痉挛，诱发哮喘。③阿司匹林等非甾体消炎药（NSAID）的应用：这类药物阻断前列腺素的合成和促进白细胞三烯的合成，白细胞三烯具有很强的支气管痉挛效应，而老年人为了预防脑血栓及缺血性心脏病经常应用阿斯匹林；患有关节炎等疾病的老年人经常应用消炎痛、布洛芬、奈普生等非甾体消炎药，这类药物可导致哮喘发作。④胃食管反流(GER)：老年人易患 GER，而 GER 是引起或加重支气管哮喘的一个重要因素。⑤神经调节机制：老年哮喘患者夜间迷走神经兴奋性升高。⑥上呼吸道感染：反复病毒感染损伤气道上皮细胞可引起 BHR。⑦冷空气及运动：老年人细胞内水分含量及体内热量相对较少，肺功能退化对运动负荷耐受能力下降，当遇到冷空气刺激或运动不当易诱发哮喘。

老年哮喘四季均可发病，但冬季发病比例相对高于普通哮喘。临床表现为咳嗽、咳痰、气短以及阵发性夜间喘息发作。在美国图森城（Tucson）调研中70%老年哮喘患者有气短伴喘息，而非哮喘的老年人只有11%，其中63%老年哮喘患者在发病前有数十年或几十年的咳嗽史。同时老年哮喘患者并发症和并存症多，如冠心病、高血压心脏病、糖尿病、关节炎、左心衰竭等，也易合并慢性支气管炎、阻塞性肺气肿，与哮喘混淆。老年哮喘与普通哮喘相比较，其皮肤过敏试验阳性率相对较低。老年哮喘患者往往在确诊哮喘之前肺功能就已明显下降，其下降程度多超出医师的预料，但与慢性阻塞性肺疾病（COPD）比较，1秒钟用力呼气容积（FEV_1）每年降低缓慢。此外，FEV_1可逆程度可作为与COPD鉴别指标之一。即大多数哮喘患者发作期吸入β_2激动剂后FEV_1改善率多在15%以上，而绝大多数（80%～90%）COPD患者吸入β_2激动剂后FEV_1改善率<15%。老年哮喘患者的FEV_1下降程度与喘息严重程度有密切关系；病程在4年以内的老年哮喘患者经治疗后FEV_1下降程度接近正常老年人下降水平。

老年哮喘患者病史不典型，临床表现复杂，并常有其他并发症和并存症，所以诊断较为困难，应注意仔细询问病史，细致全面体检，特别要强调肺功能检查的诊断价值，包括支气管舒张试验、激发试验及最大呼气流量（PEF）昼夜波动率测定。诊断时注意与可引起喘息、肺内出现哮鸣音的其他疾病相鉴别，如慢性支气管炎、阻塞性肺气肿、左心衰竭、过敏性肺炎、支气管肺癌、肺间质纤维化、肺栓塞等疾病。

老年哮喘治疗应以吸入药物为主，特别是慢性哮喘患者。吸入药物包括：糖皮质激素、β_2受体激动剂、胆碱能M受体阻滞剂等。吸入剂型包括：粉末吸入剂和混悬型气雾剂。吸入方式包括直接和间接两种方式，加用贮雾器更适于老年患者，其基本治疗原则与其他年龄组哮喘相似，主要有以下五方面。

1. 避免应用使病情加重的药物：①严格控制使用β受体阻

断剂，如心得安等；②避免应用血管紧张素转换酶抑制剂，因该药可以加重咳嗽，易误认为哮喘加重；③避免应用阿司匹林等非甾体消炎止痛药物。

2. 老年患者由于肝肾功能减退，肾上腺糖皮质激素体内清除速率减慢，因此，口服或静脉给以肾上腺糖皮质激素间隔时间应稍长，剂量应偏小，所用剂量为成人用量的50%～70%，并尽可能用短效制剂。全身用药过程中应缓慢地减量，疗程不宜过长。当减至最小量时应与吸入皮质激素重叠应用，直至转换为吸入剂为止。具体用法建议：老年哮喘急性发作期可酌情静脉滴注琥珀酸氢化可的松，每日400～800 mg，连用3～5d或静脉注射甲基强的松龙40～80 mg，每日1～2次，连用3～5d。病情稳定后改为口服泼尼松，每日30mg，待症状控制7～10d后逐渐减量，直至维持量（5 mg/d）。慢性发作期或缓解期可吸入丙酸倍氯米松（BDP），每日400～800μg，最大剂量以不超过1 200μg为宜，注意每次喷完药物后认真漱口，并将漱口水吐掉，以减少咽部并发症。

3. 随着年龄增加茶碱清除率下降，如果同时合并COPD、充血性心力衰竭等疾病，茶碱清除率也会下降，因此，一般认为老年患者血药浓度在7～10 mg/L为宜，如大于20 mg/L则引起毒性反应，特别是伴有冠心病或低氧血症时，即使血药浓度未及15 mg/L也可能出现异位心律（如室性和房性心动过速）。老年哮喘患者茶碱治疗剂量和中毒剂量非常接近，所以应强调密切监测血药浓度，以免中毒。茶碱控释剂溶解速率慢，药物持久缓慢释放，血药峰浓度和谷浓度差距较小，对老年患者比较适宜。为防不测，老年人静脉应用氨茶碱最好采用静脉滴注方式而不推荐静脉推注方式。服用氨茶碱反应过大者，可选用不良反应较小的二羟丙茶碱。

4. 由于老年患者 β_2 受体功能随年龄增加而进行性下降和

（或）β_2受体数量减少，许多老年哮喘患者常常自行增加β_2受体激动剂的使用频率和剂量，这样做有一定危险性，尤其是对于那些合并冠心病、心律失常的患者。目前多主张气雾吸入，且提倡按需给药，即当哮喘发作时开始吸入，药物可直接作用于气道平滑肌β_2受体，局部浓度高，全身副作用轻。

5. 老年哮喘特别是合并慢性支气管炎、肺气肿者，应用胆碱能 M 受体阻滞剂，其效果优于β_2受体激动剂。该药与β_2受体激动剂联合吸入可使支气管舒张作用增强且持久，与茶碱类药物联合也可以增强平喘作用，同时可防治β受体阻滞剂诱发的哮喘。喷雾吸入的药物有溴化异丙托品、溴化氧托品等，具有副作用轻、起效快、疗效维持时间长的优点，对老年哮喘较为适用。

由于老年哮喘患者病情复杂，合并症多，往往容易延误诊断以致不能及时治疗，因而预后不佳，病死率较高，但是如能及时诊断、治疗，其肺功能可接近正常，预后良好。与国外比较，我国在哮喘的诊治方面仍有较大的差距，包括老年哮喘在内，突出表现为目前哮喘早期诊断水平还不够理想，同时许多已确诊的患者还没有得到正规的、充分的治疗和管理。在我国推广全球哮喘防治战略（GINA）的任务仍十分艰巨。此外，我们还需要在现有基础上，进一步研究如何更有效地控制哮喘患者的气道炎症，努力研制具有我国特点的治疗药物（包括中药在内），以形成我们自己独特的风格。

十九、儿童支气管哮喘的发病诱因及护理对策①

1. 发病诱因

（1）气候改变　秋末冬初，昼夜温差较大，增衣不及时受

① 王玉莲．儿童支气管哮喘的发病诱因及护理对策．齐鲁护理杂志，1999，5(4)：16

凉，冷空气刺激引起呼吸道感染诱发哮喘。

（2）运动过度　由于未掌握运动的强度，当剧烈活动时，短时间内从肺泡经气道损失大量水分子，在物理刺激下，支气管上皮细胞产生并释放出能使平滑肌收缩的介质，导致反射性支气管痉挛，引起哮喘发作。

（3）非特异性理化因子　在哮喘患儿气道反应性增高的基础上，某些抗原性物质如蚊香、香烟的烟雾、做饭时的油烟、机动车产生的尾气、油漆等可刺激支气管黏膜下感觉神经末梢，引起咳嗽和支气管平滑肌痉挛。

（4）夜间发生率增高　可能因患儿植物神经系统不稳定，夜间迷走神经易兴奋，支气管黏液腺分泌增多，支气管平滑肌收缩痉挛，使哮喘发作。此外，睡眠时由于心率减慢，肺部充血，呼吸中枢紧张性降低，致动脉血氧分压降低及β肾上腺素受体兴奋性相应降低，诱发哮喘。

（5）心理因素　患儿自幼发病，且反复发作，给家庭带来沉重的精神、经济负担，有的家长对患儿厌烦、歧视，使患儿的精神及情绪发生改变，诱发哮喘。

（6）接触过敏原　空气中的尘螨、花粉，霉菌、鱼、虾等为常见的过敏原。

2. 护理对策

（1）哮喘发作期护理　哮喘发作前常先有胸闷、呼吸不畅、鼻痒、咽痒、喷嚏、流涕、干咳等症状，应尽早给予支气管解痉药物，防止哮喘加重。可抬高患儿头部或取半卧位；也可将一小方桌横跨于患儿的腿部，嘱其俯卧于桌上，以减少疲劳。出汗时应及时擦干，常更换内衣，注意保暖，预防感冒。

（2）正确氧疗　根据病情用鼻导管持续给氧，一般流量为1～2L/min，并加强湿化。向患儿及家属讲明吸氧的重要性，以便取得合作，要注意不能随便调节氧流量或停止吸氧。

(3) 保持呼吸道通畅　患儿痰液黏稠，无法咳出时，应协助患儿翻身拍背，将痰液咳出或用吸痰器吸出。如患儿意识不清及血压下降，听诊时呼吸音减低，哮鸣音消失，系黏痰滞留气管导致窒息，应及早协助医师气管插管或气管切开，清除呼吸道分泌物，及时给予人工辅助呼吸。

(4) 严格控制感染　早期应用有效抗生素，药物现用现配，根据半衰期合理安排给药时间，以保证24h血药浓度。同时严格各种无菌操作，加强病室管理，减少探陪人员，病房定期通风消毒，避免交叉感染。

(5) 注意水与电解质平衡　患儿哮喘持续状态时，进食较少，大汗淋漓，消耗体液过多，应准确记录24h出入量，不能进食者，给鼻饲或静脉补充电解质，合理安排输液顺序；能进食者，劝患儿多喝水，食富有营养的流质和半流质饮食。定期检测血生化指标，观察有无腹胀、抽搐、乏力、恶心等电解质紊乱的表现，发现异常及时处理。

(6) 夜间加强巡视　入睡困难及呼吸衰竭者，应慎用镇静剂，以防抑制呼吸。保持吸氧管通畅并做好抢救准备工作。

3. 出院指导

(1) 指导建立“家庭病案”　向家长及患儿介绍哮喘知识，指导作好哮喘日记，记录每次发作的日期、时间、地点、先兆症状、程度，当日气温及湿度，接触的花粉等过敏原，空气污染指数及活动情况，用药情况等，长期观察积累资料，分析、归纳、找出相关因素，为医师制订个体化治疗方案作参考。

(2) 指导患儿家长正确使用气雾剂　吸入激素类药物可降低气道反应性，减少发作，但应掌握气雾剂的吸入量及吸入方法。年龄较小（<6岁）患儿及急性重度哮喘患者可加用贮雾器，使吸入的药物保持悬浮状态3～5s，以利于吸入下呼吸道，吸入完毕后漱口，防止口腔念珠菌感染。

（3）适度活动，防止过劳 在哮喘缓解期，应坚持清晨散步或适量运动，运动量由小到大，循序渐进，逐渐增强呼吸功能，改善对气候环境等变化的适应性，减少呼吸道感染，预防哮喘发作。

（4）宣传有关知识 向患儿家长讲解有关哮喘知识，发病诱因和发病规律，正确使用药物，协助患儿建立健康心理，避免各种不良的心理因素。

（5）饮食及生活指导 避免食用引起哮喘发作的食品，如海鲜、奶制品等。对已知引发哮喘的食物应禁食；家中禁养狗、猫等宠物，室内避免放置花草，不用羽绒纺织品，室内注意空气流通，保持适宜的温度及湿度。

二十、儿童哮喘治疗中的若干问题①

支气管哮喘是当今全球十分关注的公共健康问题，也是儿童时期最常见的慢性非感染性呼吸系统疾病，据称全球有哮喘患者近3亿。发达国家儿童哮喘患病率达10％以上，2000年我国对43万儿童进行进行城市儿童哮喘调查结果表明，平均患病率1.97％，北京市较10年前增加了1.6倍，而上海市从1.05％上升到3.34％列全国之首。

哮喘是一种由多种细胞（如嗜酸性粒细胞、肥大细胞、T淋巴细胞、中性粒细胞、气道上皮细胞等）和细胞组分共同参与的气道慢性炎症性疾病，气道对多种激发因子具有高反应性，出现广泛的程度不一的可逆性气流受限，表观为四大症状，即反复发作喘息、气急、胸闷和咳嗽。

1. 儿童哮喘阶梯治疗方案中最需要临床医生关注的要点

1994年，在美国国立卫生研究院心肺血液研究所与世界卫

① 陆权. 有关儿童哮喘治疗的若干问题. 中国处方药，2005，(10)：60～62

生组织共同倡议和努力下，全球 17 个国家 30 多位专家制订了《全球哮喘防治倡议》（GINA），1995 年正式公布，2002 年做了修改，并专门出版了“儿童哮喘管理和预防指南”袖珍本。GINA 是目前全球许多国家包括中国参照试行的防治哮喘的重要文件，主要内容有 7 个方面，其中推荐吸入疗法和阶梯式治疗是有关治疗的重要部分。所谓阶梯治疗方案是指对哮喘患者病情严重程度进行分级，根据级别再决定治疗用药的选择，包括品种、用药次数和疗程，这种用药在哮喘发作时需增加，即“升级治疗”，而得到控制后要减少，即“降级治疗”。阶梯治疗模式基于每一位患者的实际情况，是循证医学的一种体现，对此，临床医生最需关注的要点是：

（1）对每一位新发生哮喘患儿初始治疗前及治疗后必须做病情严重程度的评估，做出分级。治疗前的评估是用药的基础，因分级不同而确定不同的治疗方案。既往已诊断为哮喘但长时间未规范用药者，就诊时根据病情，原则上宜从较高的级别开始治疗。

（2）严重程度评估分级一般根据治疗开始前 1 个月内喘息发作频率、程度、肺功能情况进行。注意日间症状、夜间症状、最大呼气峰流速（PEF）及其变异率和第 1 秒用力呼气容积（FEV_1）占用力肺活量（FVC）的百分比。要注意分级时必须要有肺功能资料，仅凭主观症状判定是不可靠的。严重程度统一分为 4 级，即一级（轻度间歇发作）、二级（轻度持续发作）、三级（中度持续发作）、四级（重度持续发作）。患儿只要具备某级别严重程度中的 1 个特点就可将其列为该级别。

（3）规范治疗开始后要加强随诊观察，任何级别的哮喘患儿甚至轻度间歇发作者都可能出现严重的哮喘发作。一般 1 个月左右对病情控制不理想的应作再评估分级，以指导下一步治疗，届时多需增加用药（升级治疗）；对哮喘症状得以控制并维持至少 3 个月者，就应该逐步减少维持治疗的用药（降级治疗）。有升有降，这就是阶梯治疗，其目的就在于用尽可能少的药物达到哮喘的良好控制，而升或降的时间概念是临床医生所应该重视的。

（4）不同等级的哮喘患儿每日均应规则地使用控制治疗药物，期间如有反复，需要缓解症状应该使用速效吸入型 β_2 激动剂，1 日内不超过 3～4 次，症状缓解后仍按原级别维持治疗。要特别注意诱发因素，如过敏原暴露、急性呼吸道感染等，并采取相应的防治措施，不要盲目轻易地升级。

（5）不同等级的哮喘患儿及其家长均应该作哮喘基础知识和自我管理的教育。

2. 儿童哮喘治疗原则、治疗目标和缓解停药标准

哮喘是一种慢性气道炎症，因此对其控制也是一个综合治疗过程。治疗原则是去除发病诱因，控制急性发作，预防哮喘复发，防治并发症和药物不良反应。儿童哮喘治疗必须坚持长期、持续、规范和个体化，在发作期应争取完全控制症状，应保护和维持尽可能正常的肺功能，并避免药物不良反应。

GINA 要求达到的哮喘治疗目标是：

（1）最少的哮喘症状，包括夜间症状；

（2）最少的发作次数，甚至不发作，无急诊情况；

（3）维持肺功能正常或接近正常；

（4）最少使用 β_2 受体激动剂乃至不用；

（5）最少的药物副作用，甚至没有；

（6）能参加正常活动包括体育锻炼；

（7）预防发展为不可逆的气道阻塞；

（8）预防哮喘引起死亡，尤其猝死。

在哮喘急性发作时，治疗目标是尽快缓解气流阻塞，保持气道通畅，维持合适通气量，纠正低氧血症，防止并发症和再次发作。届时首选的药物是速效 β_2 受体激动剂气雾吸入，可用氧气或空气作驱动或使用定量吸入气雾剂（MDI），可以联合糖皮质

激素、抗胆碱能药物治疗，必要时可静脉使用氨茶碱。β_2受体激动剂在哮喘达到临床控制后可维持 1～2 周，但不宜长期单独使用，以免β_2受体兴奋性降低，产生耐受，并可能掩盖气道炎症反应，导致危险性。

迄今，哮喘尚无完全根治的方法，缓解期以吸入糖皮质激素为主体的治疗应采用上述的阶梯疗法，追求治疗的总体目标。轻度间歇发作患儿缓解期不需用药，部分患儿吸入低剂量糖皮质激素，一般维持半年左右；轻度持续～中度持续患儿维持治疗至少需 2 年，重度持续患儿高剂量糖皮质激素吸入需 2 年，部分患儿需 3～5 年甚至更久。

3. 儿童哮喘应用糖皮质激素的特点

糖皮质激素是目前最有效的拮抗气道炎症药物。与成人相同，儿童哮喘也首推吸入途径给药，其主要优点在于高浓度糖皮质激素可直接输入气道，起效快、剂量小，从而可以减少或避免药物的全身副作用。与成人的区别：首先是儿童哮喘多为可逆性气流受限，较少有气道重塑，吸入糖皮质激素对缓解期哮喘的控制疗效在儿童较成人好，儿童哮喘糖皮质激素早期干预或可以阻止哮喘炎性的进展；但另一方面，儿童处于生长发育期，故必须注意糖皮质激素可能引起骨质稀疏和身高生长的抑制（尤其对学龄前期和学龄期儿童）。其次，由于小儿较难掌握正确吸入技术，也较难达到 6 升/分以上的吸气流量，故干粉吸入剂（DPI）在 5 岁以下小儿并不推荐。为了达到吸入糖皮质激素的良好疗效，儿童吸入疗法应该辅以吸入装置，＜4 岁首选加压型定量气雾器（MDI）＋带面罩的贮雾罐；4～6 岁首选 MDI＋贮雾罐（带咬嘴），部分患儿如能正确掌握吸入技巧，也可选择 DPI；＞6 岁首选 DPI 或呼吸启动 MDI。

吸入糖皮质激素目前在哮喘缓解期长期治疗中已基本取代全身使用糖皮质激素，吸入剂量主要由哮喘严重程度决定，还与病程长短、年龄、联合用药等情况有关。2002 年 GINA 方案推荐吸入糖皮质激素剂量，以二丙酸倍氯米松（BDP）剂量为标准：轻度持续哮喘患儿每日吸入 BDP 100～400μg，中度持续者 400～800μg，而重度持续者>800μg，不同严重程度哮喘儿童吸入糖皮质激素的疗程前面已有描述，此处不再重复。

全身糖皮质激素在治疗中仅限于中、重度哮喘急性发作者，不推荐作为长期预防用药。选择药物时应考虑要有较强的抗炎作用和较小的副作用，儿科多选择泼尼松、泼尼松龙等。对重度持续性哮喘患儿可静脉途径选用氢化考的松或甲基泼尼松龙 3～5d，症状改善后可改为口服途径给药，1～2 周内逐渐改为吸入糖皮质激素疗法。

4. 哮喘治疗中如何合理使用增加黑框警示的药物

防治哮喘药物可以分成控制药物（Controllets）和缓解药物（Relievers）两大类。控制药物指长期使用的，为达到哮喘控制的药物，这包括了糖皮质激素、白三烯调节剂、色甘酸钠和长效支气管舒张剂；缓解药物指可以迅速缓解支气管痉挛的药物，包括速效 β_2 受体激动剂、短效茶碱、抗胆碱能药物等。

长效支气管舒张剂除长效缓释茶碱外，就是长效 β_2 受体激动剂，沙美特罗（Salmeterol）是可供吸入的长效 β_2 受体激动剂，由葛兰素史克公司生产，商品名施立稳（Serevent），该药虽已获我国进口注册证，但从未在中国上市。该公司生产的另一产品，是以沙美特罗和丙酸氟替卡松（一种糖皮质激素）两种成分组成的复方制剂，称舒利迭，英文商品名 Seretide 或 Advair，该药 2000 年已在中国上市，目前在国内成人与儿童临床上使用。

美国食品药品监督管理局（FDA）于 2003 年 8 月对施立稳的标签增加了黑框警示，FDA 在更换标签时强调："根据现有数据，当遵照产品说明书使用沙美特罗治疗哮喘和慢阻肺（COPD）时，患者所能获得利益大于潜在的危险。"FDA 建议患者在未经医生许可的情况下，不得停用沙美特罗，因为突然停药会加重病情甚至危及生命；同时建议医生在处方时应根据哮喘患者病情严重程度制订全面计划，并应教育患者正确使用治疗药物。这实际上说明沙美特罗应该在医生指导下使用，使用中不能骤然停药，哮喘和COPD患者在医师指导下使用该药的利大于弊。

2002年GINA方案中推荐中度至重度持续哮喘患者可吸入低、中剂量至高剂量糖皮质激素联合长效β_2受体激动剂（LABAs），而舒利迭是将糖皮质激素氟替卡松和长效β_2受体激动剂沙美特罗按固定比例（儿童剂型每1喷含氟替卡松50μg，沙美特罗100μg）混合置在同一准纳器中一并吸入，使用方便；用药依从性较分别吸入这两种药物有所提高。糖皮质激素可降低β_2受体耐受性，而LABAs可明显减少相应激素使用的剂量。因此，吸入舒利迭仍是中至重度哮喘治疗时可供选择的方案，2004年美国呼吸危重症监护杂志发表了Bateman等的前瞻性双盲对照平行研究报告："The GainingPtimal Asthma Control Study (GOAL)"，明确适当剂量的舒利迭是达到哮喘完全控制的有效选择。对于中度哮喘患儿可以1喷/早，1喷/晚；重度哮喘可以1喷/早，2喷/晚；少数病程长、病情重患儿可以早晚各2喷。全疗程必须在医生指导和监督下、按阶梯疗法模式进行，切不可自行骤停药物。有效和安全同样是哮喘治疗中所必须遵循的。

二十一、影响哮喘患儿吸入治疗的原因及对策①

根据首都儿科研究所哮喘防治教育中心1998年编译的GINA方案，哮喘在规范治疗的基础上强调用β_2激动剂吸入治疗哮喘急性发作和长期持续吸入激素防治哮喘复发。但在吸入疗法

① 袁小平，李芙蓉，蒋永惠．影响哮喘患儿吸入治疗的原因及对策．护理研究，2005，19（1）：64～65

治疗哮喘的过程中往往要受到很多原因的影响而导致治疗失败。现将影响小儿哮喘吸入技术的原因及对策分析如下。

1. 医护人员的原因

(1) 患儿没有接受正规的治疗　患儿曾到普通内科治疗过，但医生或护士忽略了缓解期的吸入治疗，而导致哮喘复发。

(2) 医护人员没有正确掌握吸入技术　哮喘患儿的吸入治疗是一个比较复杂的治疗方法，如医护人员没有接受过正规的培训而不能正确使用气雾剂，也可导致患儿所接受的吸入治疗是一种错误的治疗方法。护士对吸入技术掌握程度直接影响患儿及家长能否正确掌握吸入技术。

儿科护士工作量大，没有足够的时间进行吸入技术的指导。儿科护士在进行吸入技术指导时可能因其他患儿需要护士的治疗和护理，这时护士对指导工作可能间断或缩短指导吸入技术的时间，而导致患儿和家长没有完全正确掌握吸入技术而影响治疗。

2. 患儿方面的原因

(1) 患儿家长照顾不当　由于患儿父母的工作压力大，时间紧迫，小孩有时不配合，导致治疗不正规，甚至间断或中止用药导致哮喘发作。再者由于父母文化的差异对吸入疗法不能正确的认识，对吸入激素有顾虑，甚至“望药生畏”，因而不能坚持，甚至停止。有的家长根本不相信吸入技术，认为哮喘急性发作时到医院治疗，平时不需要吸入药物预防；还有的家长认为吸入治疗麻烦而根本不采用。

(2) 频繁更换照顾者　患儿由于多种原因导致照顾者更换，照顾者更换后没有接受正规的吸入技术的培训而导致治疗失败。

(3) 患儿不配合　因现在的小孩多是独生子，有的家长因患儿不配合就放弃吸入治疗。

(4) 经济状况　由于哮喘是一种慢性疾病因而治疗上费用较大，因经济原因而放弃治疗。

3. 对策

（1）专科专治　哮喘患儿在呼吸专科首次治疗之后应该建立专科档案，内容包括：姓名、年龄、哮喘首次诊断的时间、哮喘病程和严重程度、治疗用药的种类、吸入气雾剂的剂量，随访的时间、联系方式等都应做详细的记录以便为患者以后的诊治提供详细的资料而有利于吸入治疗。若患儿没有及时到医院复诊，专科护士与患儿联系，提醒患者复诊。

（2）加强医护人员的培训　专科医生和护士必须掌握气雾剂的使用方法及药物的作用，以便指导用药。专科的护士长应不定期的对护士进行培训，培训人员包括专科护士、普内科护士、基层医院的护士，以便使更多的护士掌握吸入技术，参与哮喘的防治工作中来。培训过程中强调雾化吸入的位置，雾化完毕后仰头漱口，气雾剂加储雾罐的应用方法以及定时清洗等。

（3）门诊专科护士指导　门诊应每天有专科护士对患儿进行吸入技术的指导，并且是一对一的方式。护士进行现场演示，然后家长或患儿操作，护士在旁认真指导。对文化程度低的家长、不配合的家长应多次重复指导吸入技术，只有待家长掌握吸入技术后才能很好地配合治疗。

（4）组织患儿哮喘学习班　医生和护士应对患儿进行哮喘知识的讲座，使家长和患儿对哮喘有一个全面的认识，特别是对不配合的家长以及担忧药物副反应的家长，应反复讲解吸入疗法的作用及坚持吸入治疗的优越性，以取得家长的配合。哮喘患儿在家中应有专人照顾，如照顾患儿的人更换，照顾人必须到医院来接受护士的培训，以避免小孩接受错误的治疗方法。

哮喘的治疗是长期性的，且治疗方法比较复杂，对患儿及家长来说的确是件不易的事，特别是吸入技术是一个比较难掌握的治疗方法。因此护士必须耐心、细致、反复指导吸入技术，使家长及患儿更好的配合治疗以减少哮喘复发的次数，从而减少患儿及家长的痛苦和烦恼，减轻其家庭的经济负担，提高哮喘患儿的生活质量。

二十二、哮喘儿童吸入激素治疗失败的原因及对策①

1. 失败原因及对策

（1）家属原因　①哮喘知识缺乏：家属普遍认为哮喘儿长大自然好，不需治疗。对策：通过哮喘之家、夏令营、宣传手册、电话咨询等方式宣传哮喘基本知识。对患儿及家属的提问给予满意解答。随诊时或打电话提醒参加哮喘之家所举行的各种活动，增进家长之间的相互交流，相信通过早期、持续、规范吸入治疗，哮喘可达到临床治愈。②“恐激素症”：家属一听说“激素”，就会联想到激素副作用（满月脸、向心性肥胖、生长发育迟缓、抵抗力下降等）。因而虽已诊断是哮喘儿也惧怕吸入激素治疗或自行停药或减药太快，导致病情反复或加重。对策：消除家属对激素的顾虑，使其区分全身（口服、静脉途径）激素与吸入激素，吸入型激素（吸入治疗）所起到的抗炎作用是全身激素的 30～40 倍，吸入治疗直接作用气道的靶器官，即使有少量经胃肠道吸收也可经肝脏灭活。每日吸入皮质激素＞1000～1200μg 才轻度影响下丘脑-垂体-肾上腺素轴（HPAA）功能，其程度无临床意义，对生长发育也无影响。说明吸入治疗抗炎作用强，副作用小。③吸入技术未掌握：对于吸入技术家属总以为不怎么难，看说明就会或教给患儿自己操作，结果不是吐气、深吸气不够，就是不屏气或屏气时间过短，以至药物达不到气道作用部位或药物被吹出，使药效降低，导致病情反复或加重。对策：熟练掌握吸入技术关系到用药效果，首诊时由专科人员指导患儿及家属熟练操作。每

---

① 胡琼燕，唐晓燕．哮喘儿童吸入激素治疗失败原因及对策．医学文选，2004，23（6）：748～749

次随诊或哮喘之家活动时示范，指出不正确之处，注意喷吸同步，强调屏气的重要性。小于 5 岁、病情重或配合程度差的患儿加用储雾罐，以提高药效。④忽视缓解期治疗或持续吸入治疗时间不够：认为患儿只是天气突变感冒后才咳嗽或喘息，经过口服或静脉抗炎、抗病毒、吸入或口服 β_2 受体激动剂就好，不必要吸入激素治疗或长期治疗。对策：呼吸道感染尤其是病毒感染是儿童哮喘的诱发因素，抗炎、抗病毒、β_2 受体激动剂只是治标，即只是缓解急性发作症状，再次感冒时仍可诱发哮喘发作，反复发作会引起气道可逆性降低，肺功能差，支气管哮喘的慢性气道炎症要求吸入激素治疗的时间较长，一般需 1 年以上，甚至终身用药，因此在急性发作时用短效受体激动剂快速解痉，缓解期则要坚持吸入激素进行局部抗炎治疗。首诊时填哮喘之家联谊卡，宣传哮喘基本知识，如治疗方法、药物副作用及预后，参加每月举行的哮喘之家活动，制订个体方案，根据医嘱随诊，由医生据症状、肺功能结果观察用药效果，决定是否可降级治疗。另外根据家长文化层次、经济情况给予个体教育、分析。⑤病急乱投医，耽误疾病的早期治疗或不接受早期诊断。对策：明确哮喘诊断后即进行系统的吸入激素治疗，肺功能可望达到正常或接近正常。儿童时期不正规治疗也会合并肺心病、肺气肿等病症，早期对患儿进行规范治疗，对降低哮喘复发率、提高患儿生活质量起着至关重要的作用。⑥家属总觉得患儿在刚吸入治疗时仍有发作现象，致使对治疗效果持怀疑，有心理障碍的哮喘家庭对治疗方案依从性差，对医生信任感不足，耽误治疗，加重疾病。对策：消除患儿及家长消极心理，通过教育提高用药依从性，列举家属信任医生而使患儿病情控制的实例。⑦工作忙无暇顾及患儿。对策：告知联系电话，提醒随诊时间，耐心、详细解答提问。为了孩子的健康成长，多给孩子一些时间。

（2）儿童原因　学龄期儿童总觉得自己有病，尤其急性发作时的感受，觉得自己的病治不好，导致心灰意冷，不参加各种活动，也不遵从医嘱行吸入治疗。对策：对于学龄儿童，鼓励其树立战胜疾病的信心，使患儿知道哮喘病只要按医生医嘱规范用药，熟练掌握吸入技术，此病是可以临床治愈的，可与正常儿童一样上学、参加各种活动，千万不要有自卑心理。培养乐观开朗的性格，注意多运动，增强体质。

（3）专科医务工作者原因　教育管理不够，与家属缺乏联系，导致家属对自己信任感降低，这也是导致吸入治疗失败的主要原因之一。对策：专科人员经常参加哮喘有关知识讲座、培训，掌握最新知识、治疗用药。对每次活动或家长电话提问要给予耐心、详细的回答，不厌其烦的把哮喘相关知识灌输给他们。主动与家属联系，询问病情及用药情况，要急患者之所急，想患者之所想，为哮喘儿的规范吸入治疗而努力工作。

2. 讨论

支气管哮喘属气道慢性炎症，需早期、长期、规范、持续吸入治疗，是目前防治哮喘的首要措施，而使患儿及家属重视吸入治疗是每一个哮喘专科人员必做的工作。多数哮喘频繁发作的患儿都是平时用药不规则，缺乏规范的哮喘管理。因此我们坚持电话咨询、哮喘之家、夏令营、板报、宣传手册、录像、参与实际操作等方式使家属了解哮喘基本知识、吸入治疗的重要性、掌握操作技术，与家属一起评价用药效果及分析失败原因，共同商量对策，提高吸入治疗依从性。

二十三、缓解期小儿哮喘的防治对策[①]

1. 积极防治呼吸道感染

急性呼吸道感染（AR1）就其门诊数、住院数和病死数均列

---

① 何旸. 缓解期小儿哮喘的防治对策. 淮海医药，2002，20（5）：439～440

为儿科疾病之首，是小儿第一位感染性疾病，而哮喘是小儿第一位非感染性疾病。虽然两者的炎症在本质上不同，但两者之间的关系已日益受到国内外学者的重视。传统认为ARI诱发哮喘与病原微生物引起的气管、支气管特异性炎症有关。近年来研究发现，ARI病原微生物不仅成为感染原，而且也可作为一种过敏原，通过免疫途径刺激诱发哮喘发作，哮喘最重要的特征是气道高反应性，而高反应性的建立和气道上皮受损，感觉神经末梢暴露以及致敏有关。引起ARI的重要病原体——病毒、细菌、支原体等大分子物质本身就是完全性抗原，一旦进入人体，形成特应原，刺激机体产生异性IgE抗体，构成了变态反应的基础。这就是两者关系密切理论所在。最近全国小儿哮喘流行病调查中发现95.2%以上哮喘患儿其发作的诱因为ARI。这足以说明呼吸道感染与哮喘关系最为密切。因此在临床工作中一方面要积极防治呼吸道感染，防止进一步发展为哮喘。另一方面在哮喘的诊断同时，要考虑有无感染的并存，并做相应检测，治疗时两者兼顾。并告诉家长对小儿注重进行适量的体育运动与抗寒锻炼，这是增强机体内在抗感染能力，预防ARl的有效途径。

2. 重视上气道过敏性疾病的诊治

（1）过敏性鼻炎　哮喘患儿属过敏体质，多数患有其他过敏性疾病，如湿疹、荨麻疹、过敏性鼻炎等。早期流行病研究，48%过敏性鼻炎患儿伴有哮喘，30%～80%哮喘患儿伴有过敏性鼻炎。最近研究表明，若对每一哮喘患儿做详尽的诊断研究，则100%哮喘患儿伴有着鼻炎。所有的观察均表明：人们习惯上将气道解剖分为上、下气道，鼻炎属上气道疾病，而哮喘属于下气道疾病。但过敏性鼻炎和哮喘常先后或同时发病，它们有着相同的发病病史，相同发病季节，相同的激发因素。从呼吸道形态、结构和功能上看，它们是统一体。上气道的生理功能是过滤、湿润空气，调节气温，具有保护气道的作用。上气道的任何一种功能失效都可影响下气道的内稳定。如在临床上，严重的过敏性鼻炎患儿由于上气道堵塞导致张口呼吸，空气没有经过鼻的过滤、加温、湿化而直接进入下气道，刺激损害下气道，引起患者持续性咳嗽症状出现。还有一些患者过敏性鼻炎症状刚消失，支气管过敏（哮喘）就出现了；而哮喘控制住不久，又出现了过敏性鼻炎。从免疫病理学发病机理上研究也证明过敏性上下气道疾病均属于多种炎性细胞浸润引起的慢性持久性疾病。1999 年 Lillington 指出，许多研究表明，很好地控制了过敏性鼻炎就会很好地控制哮喘病，相反假如没有很好地控制住上气道疾病（过敏性鼻炎、鼻窦炎、咽炎）则哮喘也不能得到很好的控制。因此要想治疗下气道疾病，必须控制住上气道疾病。

（2）过敏性咳嗽　过敏性咳嗽现称咳嗽变异性哮喘(CVA)，是哮喘的一种潜在形式．是引起儿童慢性咳嗽的最常见疾病之一。CVA 近年来受到重视，然而由于对该病认识不足，经常被诊断为支气管炎或反复呼吸道感染，长期误用大剂量抗生素，而症状却迁延不愈。故若出现下列情况：①咳嗽持续反复一个月以上，常在夜间和（或）清晨发作，干咳少痰，白天活动正常，本人或家属中有过敏史；②运动时或受冷空气刺激可促发咳嗽；③咳嗽为唯一症状，而临床无感染征象，对各种抗生素、止咳化痰药无效；④若给予支气管扩张剂，咳嗽症状消失则应考虑为 CVA。其发病机制多数认为与哮喘相同，亦以持续性气道炎症及气道高反应性为特点，应按哮喘一样治疗和预防，阻止其发展为更为严重的哮喘状态。

3. 控制环境促发因素

主要是确定、控制并避免接触各种变应原和其他非特异性刺激物。哮喘的发作与生活环境、生活规律和其他因素关系密切。根据患儿具体情况，包括诱因和以往发作规律，与患儿及家长共同研究，提出并采取一切必要的切实可行的预防措施，包括避免接触室内和环境中的过敏原，避免情绪激动、过度疲劳、过度运动，减少患儿的精神刺激和思想负担，从衣食住行等各方面加以防范，建立科学的规律的生活方式，并鼓励患儿解除思想负担，树立治疗疾病信心和乐观向上的生活态度，进行循序渐进的体格锻炼、耐寒锻炼，不断增强体质，提高机体的抗病能力，从而避免哮喘发作，保持长期稳定。

4. 缓解期的药物治疗对策

气道慢性过敏性炎症是哮喘的本质特征，抗炎治疗是治疗哮喘的最重要也是最根本的手段。抗炎药物应以逆转和预防哮喘患者的气道炎症，防止哮喘发作的强有力的抑制炎症药物为首选。

（1）吸入性糖皮质激素（GCS）　该药在没有明显全身副作用的情况下使哮喘缓解期大大延长，甚至终生不发作，已成为防治慢性哮喘的第一线药物。它通过与炎症细胞的 GCS 受体结合，调控靶细胞的基因转录，从而最终抑制炎性介质的释放，明显控制哮喘症状，减轻病情恶化程度，降低气道高反应性，改善患者生活质量，故应大力提倡。国外研究初步证实黏膜炎症消退，上皮细胞恢复正常至少需 3 个月以上时间，故在治疗的初期吸入起始剂量应持续治疗 3 个月以上，以后再根据病情逐渐减量，并能在控制病情的最低剂量进行长期的维持治疗，吸入 GCS 控制病情时间越长，停药后复发的几率就越少，使用时间应至少 6 个月～2 年或更长时间。

（2）小剂量茶碱　氨茶碱解除支气管痉挛的作用已为半个多世纪的临床实践证实，对其作用机理的认识也在不断深入。除近几年发现它具有抗炎和调节免疫功能之外，还发现它能促进嗜酸性白细胞凋亡（引起哮喘的原因之一是认为嗜酸性粒细胞寿命过长），稳定和抑制肥大细胞、嗜酸性粒细胞、中性粒细胞和巨噬细胞，能够拮抗腺苷引起的支气管痉挛，能刺激肾上腺髓质和肾上腺以外的嗜铬细胞释放儿茶酚胺。现发现血浆茶碱浓度尚未达到扩张支气管所需要的水平时，就可出现显著的抗哮喘作用，因此推荐治疗哮病的血浆茶碱浓度设置在5～10mg/L而非10～20mg/L，由此可明显减少其副作用。故在治疗时，若无条件做血清茶碱浓度监测时，则每次应＜5mg/kg，每6～8h给药一次，并密切注意毒性反应，如遇耳鸣、恶心、呕吐、烦躁不安等应立即停药，有心力衰竭、肝功不全、发热或同时服用红霉素（大环酯类抗生素）时，由于药物排泄变慢，剂量应减少。缓解型或控释型茶碱用后，昼夜血液浓度稳定，作用持久，每日口服1～2次，可使血浆茶碱浓度维持在5～10mg/L，尤其适用于控制夜间哮喘发作。试验发现，茶碱和激素在促进炎性细胞凋亡有相互协同作用。目前抗炎联合用药的最佳配伍是小剂量茶碱和小剂量的吸入激素并以此作为一个基本的用药主案，再辅以抗过敏药，免疫调节剂，脱敏治疗及一些中药治疗。

哮喘治疗新的模式为：发作→治疗→缓解→继续治疗→减药→长期控制。哮喘的现代治疗重点应放在缓解期，通过缓解期的治疗，可增强体质，提高机体免疫力和长久的防病能力，彻底消除气道内的炎症，从而达到完全控制和治愈哮喘的目的。

二十四、婴幼儿哮喘的诊断和治疗问题①

1. 婴幼儿哮喘防治工作中存在的主要问题

全国儿科哮喘协作组对27省市95万儿童进行了小儿哮喘抽样调查，其患病率在0.11%～2.03%之间，84.8%的患儿在3岁以内发病，以1～6岁患病为多，由于哮喘多数在年幼儿起病，诱发因素多与呼吸道感染（尤其是病毒性感染）关系较为密切，其临床表现又以咳嗽、气促、喘息为主，肺部检查除喘鸣音外，

① 陈育智．婴幼儿哮喘的诊断和治疗问题．临床误诊误治，1998，11（1）：62～63

有时亦可闻痰鸣或水泡音，如同时合并感染则多易被医生断为复发性呼吸道感染、肺炎、喘息性支气管炎。在调查中几乎95%以上患儿均用抗生素，按细菌性呼吸道感染治疗；而边远山区有8%的患儿从未按哮喘治疗过。而按哮喘治疗者多数仍沿用口服氨茶碱类β_2激动剂等支气管扩张剂，以及全身应用皮质激素，使气道阻塞情况相对减轻或症状得以暂时缓解，很少考虑在症状缓解时采用抗炎预防治疗。故目前哮喘防治工作中存在的主要问题是漏诊、误诊及不恰当治疗，给患儿造成终身影响，也给个体及群体造成巨大损失。

最近我所对15例重症婴幼儿哮喘进行分析，患儿年龄6个月至3岁，平均年龄2岁；病程4个月至3年，平均病程2年。在发病后曾多次被诊断为肺炎、喘息性支气管炎、气管炎、复发性呼吸道感染等。有9例曾住院2～3次，1例1岁半女孩曾住院10次以上。患儿医疗费用少则千元以上，多则数万元。在住院期间，大多应用各种抗生素。如喘息不得缓解，医生认为感染未控制，喘息加重时，视作有新的交叉感染，抗生素不断升级，有的则较长时期使用大剂量地塞米松、强的松来控制喘息，在此种治疗方法下有时喘息症状暂时缓解，但时隔半月或1月又有喘息发作，病情较前更为严重。

本组患儿来我院哮喘门诊经常规检查，除外结核、气道异物、气道畸形及慢性肺炎等情况后，发现均有一较明显特点，即支气管扩张剂（β_2激动剂及氨茶碱）或激素有一定疗效。在诊断不清时则用沙丁胺醇雾化吸入，当时即可以观察其喘息、肺内喘鸣音是否减少来协助诊断。

2. 婴幼儿哮喘的治疗问题

由于哮喘已不再被认为是一种单纯的支气管痉挛的急性发作，而是气道慢性炎症性疾患，炎症可使气道慢性致敏，呈现气道高反应性。当气道高反应性被激发时，气流就受限，发生咳嗽、喘息、呼吸困难等症状。为了早期消除支气管的炎症，具有抗炎及抑制介质释放作用的皮质激素（丙酸培氯松或必可酮等）及稳定肥大细胞膜、抑制细胞外钙离子内流及肥大细胞等释放介质的色苷酸钠吸入疗法已起主导作用。上述 15 例婴幼儿哮喘由于病情较重，我们采用了色苷酸钠溶液 20mg，每日 3～4 次，用安全空气压缩泵作动力，经雾化器作雾化吸入，经 2 周到 6 个月治疗后，改用丙酸培氯松 300～800μg/日，经塑料杯底打洞，将杯口扣于患儿口、鼻上，将气雾剂喷于杯内，随患儿呼吸，药物即可进入气道，呼吸 5 次，即可取下，间隔 2～3 升钟可喷另外一次。亦可采用在定量气雾吸入器前加锥形大容积吸入器（储雾罐），以助药物吸入。如在储雾罐前加一面罩，可用于 3 岁以内患儿。如当时伴有喘息，则先喷沙丁胺醇溶液或气雾剂，再喷色苷酸钠或皮质激素。应强调的是，对重症患儿吸入 β_2 受体激动剂应根据症状按需吸入，而色苷酸钠及皮质激素等药物吸入，应根据病情轻重，但一般亦应吸入半年至 1 年或更长。

至于轻症婴幼儿哮喘，亦可以采用口服支气管扩张剂如博利康尼、美喘清或氨茶碱及抗组织胺类药物，如酮替酚或克敏能等。如因反复呼吸道感染诱发喘息发作，适当加用免疫调节剂，如卡慢舒、乳真、卡介菌苗素及胸腺肽等均有一定免疫调节作用，但这些药物一般需用 3 个月左右。

3. 如何诊断婴幼儿哮喘

除参考前面介绍的诊断标准外，在世界卫生组织及美国国立卫生院心肺血液研究所的共同努力下，共有 17 个国家 30 多位专家组成小组，制定的关于哮喘管理和预防的全球策略中，提到根据症状可以立刻作出哮喘的临床诊断，如发作性的呼吸困难、喘息、咳嗽等，尤其在夜间和清晨。但单独的近期症状，既不能诊断哮喘，也不能确定严重程度，重要的是由一种或多种触发因素引起的反复发作的病史，用支气管扩张剂治疗可以缓解症状，提示哮喘。为了进一步明确诊断，可向家长提出下列问题，帮助哮喘诊断：

· 患者有发作性或反复发作的喘息吗（呼气时发出高音调的喘息声）？

· 患者有很恼人的咳嗽吗？在夜间或醒来时加重吗？

· 患者有因咳嗽或呼吸而醒来吗？

· 患者在运动后有咳嗽或喘息吗（包括跑步或其他运动）？

· 在特殊季节患者有过呼吸方面问题的经历吗？

· 暴露于有变应原或刺激物的环境时，患者有咳嗽、喘息或胸闷吗？

· 患者感冒有“深入到胸部”或持续 10d 以上才好的情况吗？

· 症状发生时患者用药吗？多长时间用一次？

· 用药后症状缓解吗？

如果对任何一个问题患者回答“是”，就应该考虑哮喘的诊断。但还要注意有无其他呼吸道疾病的可能性。

诊断哮喘有时是很困难的，有喘息和相关症状的患者，首先要假定有哮喘，直到证实是其他情况时为止。比如：儿童通常只在病毒感染性疾病、运动或有夜间咳嗽时出现哮喘症状。如果儿童的感冒“深入到胸部”或者 10d 以上才好时，就要考虑哮喘；如果一个健康的儿童出现反复夜间咳嗽的现象，就应该注意哮喘。虽然反复的鼻窦、扁桃体和腺样体感染可以解释夜间的咳嗽，但是如果这样的咳嗽在清晨扰醒患儿，几乎可以肯定是哮喘。患儿对哮喘药物的反应也可以帮助诊断。

婴儿反复发作的喘息可能与急性病毒性上呼吸道感染有关（往往是呼吸道合胞病毒性毛细支气管炎的头几次发作）。没有特应性背景的婴儿，其症状往往随年龄长大而消失，而有特应性背景的婴儿，发展成持久性的哮喘症状，因此婴儿有反复的喘息时应考虑哮喘。虽然有治疗过于积极的可能，但是使用抗炎剂或支气管扩张剂治疗反复发作的喘息比使用抗生素更能缩短病程和减轻发作程度。同时避免被动吸烟，清除屋内尘埃及加强体质锻炼，避免与呼吸道感染的患者接触，对婴幼儿哮喘的防治很有意义。

第三章　述评与展望

一、现代科学发展对支气管哮喘诊疗思路的影响①

1. 辨证结合辨病，宏观走向微观

（1）微观辨病是宏观辨证的发展　辨证是中医学的优势，它体现了中医的整体恒动观，重视人体内在的抗病能力，强调具体情况具体分析。辨病是西医学的特点，重视局部的器质和功能变化，运用现代科学技术和手段，在诊断和治疗方面有很多特长。辨病与辨证相结合，吸取了中西医学之长，把西医侧重病因和病理形态的诊断与中医侧重全身生理病理的疾病反应的诊断有机结合起来，使医生对整个病情有了更全面的了解，增强诊断的深度和广度，既可使着眼于整体宏观的中医辨证进一步走向微观化、客观化和定量化，又可使侧重于局部和微观的西医辨病走向整体化和综合化。这种诊断模式，既揭示了在特定病因作用下机体所产生的细胞病理学和分子生物学的微观变化，又可反映机体对病因的抗病能力和整体疾病反应态势及其临床症候的综合表现；既遵循了中医理论的基本要素，具有中医特色，又促进了中医辨证的现代化和标准化，是辨证论治的深入发展和延伸，尤其把四诊的宏观症候与各种实验室的微观指标结合起来，对病情有了更为全面而系统的认识，反映了对病因、病机、病位和病性的综合概念。有学者对哮喘微观辨证学的研究发现，任何脏器功能的改变

---

①　陈永辉．现代科学发展对支气管哮喘诊疗思路的影响．江苏中医药，2001，22（12）：3～5

必然有其组织结构改变的物质基础，而哮喘患者血液流变学、血清和痰 IgE、气道组织及器官分泌液中嗜酸性粒细胞、中性粒细胞以及嗜酸性粒细胞阳离子蛋白等明显升高便是哮喘反复发作和气道高反应性存在的物质基础，是气道瘀血的客观表现。正是由于气道的这种微观变化，造成患者气道内环境紊乱和肺脏功能的失常，成为哮喘发生的病理学基础；而这种气道形态学变化的严重程度，又直接影响着患者哮喘是否发作以及发作的严重程度，是影响哮喘的关键所在。因此，从微观上祛除导致哮喘发病的物质基础即缓解气道瘀血，控制气道炎症，是修复气道组织、恢复气道内环境平衡和治理肺脏功能失常的重要措施，是哮喘防治的根本之法。中医学历代医家有“喘有夙根”的说法，随着现代医学的不断进展，认识到支气管哮喘的发病机理与气道炎症及气道高反应性密切相关，即使缓解期，患者气道的炎症并未完全消除，气道高反应性依然存在。如何从不同的角度来改善其气道高反应性，以及抗御某些炎性介质的释放和侵犯，是防治本病的关键所在。故治疗应兼顾祛邪，坚持长期治疗可稳定机体内环境，增强机体适应性调节和抗病能力，以改善气道高反应状态，有可能达到长期缓解的目的。

（2）微观辨证是宏观辨证的深化　“证”是中医的精华，不同的证反映了人体不同的病理生理状态。宏观辨证就是对人体内在病变“形见于外”的证候进行辨识，清·叶桂《临证指南医案》曰：“医道在乎识证、立法、用方，此为三大关键。一有草率，不堪司命。然三者之中，识证尤为重要。”强调了辨证的重要性。但由于“证”的表现有时会全部显露，有时会部分显露而不易辨识，有时还潜伏着，要到一定阶段才表现出来，因此，对人体的隐潜性变化，必须用微观的手段才能确认证的存在。微观辨证是临床上在收集辨证素材的过程中引进现代科学，尤其是现代医学的先进技术，发挥它们长于在较深入的层次上，微观地认识机体的结构、代谢和功能的特点，更完整、更准确、更本质地阐明证的物质基础，简言之，即是用微观指标认识和辨别证。它将揭示许多已知结构的未知功能，这样通过微观指标就能发现人体的隐潜性变化，从而弥补辨病的不足。如某些哮喘患者，临床即使无肾虚的证候表现，但通过辨证的微观化研究发现其肾上腺皮质功能也有类似肾阳虚的隐潜性变化，也就是说具有隐性的肾阳虚证，采用温补肾阳药物可预防或减少哮喘的季节性发作。历代医家对支气管哮喘病机的认识多以痰气交阻，肺失宣降为主，而以瘀血立论者较为少见。近年来用现代科学方法，从微观角度证实多数哮喘患者尤其是久哮或急性发作缺氧严重者，明显存在血瘀现象，并认为瘀血与哮喘的发生和发展有着密切的联系，运用活血化瘀法治疗哮喘的研究，使中医学对哮喘病机的认识和辨证得到进一步完善和发展。

2. 中医西医结合，提高临床疗效

(1) 根据发病特点，选择治疗方案　哮喘发病机制十分复杂，目前对其防治尚无重大突破，治疗效果仍不够理想，中西医结合治疗是提高疗效的一条重要途径。在哮喘的急性发作期主要表现为气道平滑肌痉挛而造成的可逆性气道阻塞、气道高反应性、气道变应性炎症。急性发作期由于西药的针对性强、见效快，所以一般都用西药以制止急性发作，尤其对加重发作或持续发作，西药更见其优势，如静脉给予皮质激素 12h～3d，其 FEV_1 可提高 40%以上，挽救患者于旦夕之间。但长期应用丙酸倍氯米松（BDP）可能引起肾上腺皮质轴的抑制，甚至影响肾上腺皮质的储备功能，一旦停止 BDP，症状极易复发。沈自尹等研究证明补肾中药加 BDP 吸入，不但保持了 BDP 的疗效，而且保护了肾上腺皮质，减少了复发率。并展望今后若要使中药能改善气道变应性炎症状态，从而迅速止喘，还需摸索如何提取某些中药的有效成分或有效部位，改善给药途径，并搞清楚其对炎症细胞脱颗粒、拮抗炎性介质的作用原理，然后才能进行评价。对哮喘缓解期应多考虑用中药，现已知长年应用西药支气管解痉剂可使气道变应性炎症隐潜地发展，从而加重哮喘的病情，而中医着眼于整体，重视发挥人体的潜能，采用扶正固本的中药往往能同时影响变态反应和非变态反应的主要环节，这就可能在不同的哮喘患者身上择其薄弱环节直接发挥作用，从而使患者逐步摆脱哮喘发作的恶性循环，进入良性循环，最终减轻或中止哮喘的季节性发作。目前制定一套规范的中西医结合治疗方案，已成为广大医务工作者的共识。哮喘急性发作与气道痉挛和炎症介质浸润有关，应以西医为主，静脉滴注支气管扩张剂、抗生素，并辅以针刺、中药雾化吸入；迁延不愈反复发作亦与气道炎症、气道高反应性有关，缓解期在以中医辨证论治为主治疗时，仍需将补虚药与清肺、活血化瘀药一同使用，并辅以西药（如加用酮替芬），从而发挥各自的优势，使患者的病情得到有效控制，提高患者生活质量。

（2）结合药理研究，创建哮喘新方　目前认为，气道高反应性是哮喘的主要特征，其与哮喘的严重程度密切相关，而气道炎症又是气道高反应性和迟发性过敏反应发生的主要机制。根据哮喘发生的主要原因是气道炎症这一新概念，抗气道炎症已被列为哮喘治疗的首位。因此，在支气管哮喘组方中，选入具有抗气道炎症的中药具有重要意义。有学者认为，这类药首推黄芩。药理证实，黄芩具有抑制炎性细胞脱颗粒作用，且具有钙通道阻滞活性。组方中加黄芩也符合哮喘久发痰气瘀阻积久易于化热的共性病机，从而增强清化痰热之力。在改善小气道的通气功能方面，有学者通过临床研究发现，以薤白为主佐以清热化痰中药，优于以清热化痰为主的麻杏石甘汤；用清肺补肾法治疗支气管哮喘的疗效优于单纯清肺平喘法。哮喘发作普遍有瘀血存在，因“肺主气而司呼吸，心主血而贯血脉”，“肺朝百脉”，痰郁气壅，日久势必影响气血运行，痹阻心脉，而致血瘀。结合哮喘患者发作时多有口唇紫绀、面色晦滞、胸膺痹闷、舌质暗紫等血瘀见症，因而在支气管哮喘治疗方药中加入活血化瘀药物，一般可选用桃仁、丹参、当归等。活血化瘀药具有抑制血小板黏附、聚集，以及抑制 TXA_2 的合成，促进 PGI_2 的合成作用；还有抗炎抗过敏、稳定肥大细胞膜、消除黏膜水肿、修复上皮细胞损伤及具有不同程度的钙通道阻滞剂作用。近年来，我国和日本一些学者对中药单方或复方进行初步的抗变态反应炎症的研究，发现许多复方如麻杏石甘汤、厚朴麻黄汤、射干麻黄汤、定喘汤等有抗炎作用；单味药如银杏、黄芪、茵陈、柴胡、红花、紫草、黄柏、黄芩、黄连、干姜、桔梗、白芍、山萸肉、桃仁、防风、丹皮，亦具抗炎作用；免疫增强剂有艾叶、栝蒌仁、冬瓜仁、人参、牡蛎、半夏；免疫抑制剂有升麻、防己；干扰素诱导剂有黄芪、栝蒌根、苦参、白芷、当归等，这些中药无论单方或复方，如果提纯、植物化学分析后提取有效成分将会提高现有治疗效果。

二、截断疗法防治支气管哮喘的思路探讨①

截断疗法是指哮喘的治疗应根据诱发原因和“宿根”两方面因素采取有针对性的治疗，即截断哮喘的诱因和“宿根”，以期根治哮喘的一种治疗方法。

1. 支气管哮喘的病因病理

支气管哮喘属中医“哮病”范畴。祖国医学对哮病病因病理的认识及防治积累了丰富的临床经验。隋代巢元方《诸病源候论》对其病机作了精辟的阐述，“肺主于气，邪乘于肺，则肺胀，胀则肺管不利，不利则气道涩，故上气喘逆，鸣息不通。”宋代

---

① 谷春华，王卫平，刘囡洁．截断疗法防治支气管哮喘的思路探讨．中国中西医结合急救杂志，2000，7（6）：335

许叔微《普济本事方·卷一》谓“此乃肺窍中积有冷痰，乘天阴寒气从背、口鼻而入，则肺胀作声”。明代戴元礼明确提出本病有“宿根”之说。清代李用粹《证治汇补·卷五》更谓哮喘“内有壅塞之气、外有非时之感、膈有胶固之痰”。《医宗金鉴》则按外寒伤肺、停饮、火郁、痰盛、气虚、肾气虚寒立方。20 世纪 50 年代以来，对哮病的认识有了进一步的深入，洪氏提出了痰瘀内伏为哮病的“宿根”，痰饮内伏与气郁、血瘀互为因果，也有人认为肺脾肾不足是哮病之宿根，甚至强调肾虚为哮病患者的基本体质，无论临床有无肾虚见证，皆存在“隐潜性肾虚证”。近年来，现代医学对支气管哮喘的研究又有了新的认识，认为支气管哮喘是一种气道慢性炎症，涉及肥大细胞、嗜酸性粒细胞、淋巴细胞和巨噬细胞等多种炎性细胞浸润，其特征是阵发性、可逆性的气道阻塞，以及吸入非特异性刺激物时气道反应性增加，而气道慢性炎症又与气道重建密切相关，由此可导致气流不可逆阻塞和持续的气道高反应性，可能是顽固性哮喘的重要病理基础。在病因学方面，以往的研究大多限于过敏原因引起的气道炎症，流行病学研究认为，上呼吸道病毒感染是哮喘急性加重最常见的原因。基于以上认识，确立了抗炎治疗为支气管哮喘的首要治疗原则，预防措施是其治疗的重要组成部分。

2. 截断疗法

中医学对“哮病”的最新认识认为其发病除与六淫、七情、饮食、劳倦及患者不相容的某些物质有关外，更应注意到毒邪的作用，即有“毒寓于邪、毒随邪入，热由毒生，变由毒起”之说。对于“宿根”认为不仅是痰饮内伏，而且与气郁、血瘀及毒邪有关，其毒有寒毒、热毒、痰毒、瘀毒之分，即毒与邪合所致。“宿根”的存在不仅为有形之实邪，而且有无形之正虚，而以肾虚为根本。外来致病因素与体内的“宿根”相互影响，互为因果，以致病情迁延难愈，因此，防止外邪入侵，以及“宿根”

的产生和发展成为治疗的关键。我们据此提出的截断疗法，就是截断外邪入侵，对“宿根”有针对性的治疗，防止其发生发展或出现不可逆的病变。

由于“宿根”的形成与外邪、痰饮、瘀血、毒邪、气机郁滞等有关，而病变脏腑涉及到肺、脾、肾等脏功能失调，以致正气亏虚，由此针对“宿根”的治疗原则有：①祛风解痉法：风邪内侵、气道痉挛者可选用麻黄、防风、苏叶、蝉衣、蛇蜕、地龙、僵蚕等。②宣肺豁痰法：痰浊壅肺、痰阻气逆者，应分寒热而治，寒痰内阻者可选射干麻黄汤、小青龙汤加减，热痰交阻者可选用定喘汤、越婢加半夏汤加减。③活血化瘀法：瘀血痹阻、气机郁滞者可选血府逐瘀汤加减，有报道用血府逐瘀汤治疗顽固性哮喘而获效者。④清热解毒法：热毒壅肺者可选用黄连解毒汤、麻杏石甘汤加减。⑤温阳解毒法：寒毒滞肺者可选用阳和汤加减。⑥补肺益气法：肺虚卫外不固者可选用玉屏风散加减。⑦补脾益气法：脾虚者可选用保元汤加减。⑧补肾法：肾虚者可选用金匮肾气丸、七味都气丸、参蛤散加减。

3. 讨论

哮病发生的基本病机为宿根内伏于肺，由外邪、饮食、情志、劳倦等因素诱发。因此，应首先注意防治诱发因素，截断诱发因素，即应预防外感、饮食、情志、劳倦等因素的影响，可采用上述扶正或祛邪之法，“治未病”之法，“冬病夏治”之法，或脱敏疗法等。

由于“宿根”有邪实与正虚两方面病机，而诱因与邪实、正虚及体质因素有关，“宿根”作为病理因素贯穿于哮病的始终。因此，其治疗不应局限于“发时治标，平时治本”之说，亦即“哮病”缓解时也应注意“宿根”的治疗，可采取标本兼治之法，正如张介宾《景岳全书·喘促》认为“攻邪气者，须分微甚，或散其风，或温其寒，或清其痰火，然发久者，气无不虚，故于消散中宜酌加温补，或于温补中宜量加消散”。即明确指出哮病久发者，在扶正的同时亦应重视消散祛邪，或祛痰，或化瘀，或消滞，或解毒，通过标本兼治，以截断“宿根”。

通过对“宿根”和诱因有针对性的治疗，以从根本上防治“哮病”，对其治疗提供了新思路，根据上述理论，我们研制了强力喘根断胶囊防治哮病，经多年临床验证，取得了显著疗效，值得推广应用。

三、支气管哮喘患者健康教育难点分析及对策①

1. 哮喘患者健康教育难点分析

为评估哮喘患者的知识现状，有针对性地进行健康教育，围绕支气管哮喘有关知识设计问卷进行调查发现支气管哮喘患者对疾病的相关知识严重缺乏，加上患者的文化水平较低，心理压力大，有的患者因经济条件差而不能接受系统住院治疗等，这正是健康教育的难点。

2. 支气管哮喘患者的健康教育对策

我们采用多种方式进行健康教育。①语言教育：责任护士通过讲解进行健康教育，并设立咨询电话。②文字教育：自制健康教育卡、活动性板报、宣传小册子。③示范：责任护士为患者正确示范各种气雾剂的使用。每位患者入院后，责任护士要对患者及家属的疾病知识掌握程度进行评估，根据患者及家属知识缺乏程度制订有效的护理计划。健康教育的内容包括以下几点。

(1) 对支气管哮喘疾病的认识　责任护士根据患者的病情，适时采取相应的方式向患者讲解：①哮喘是多种病因引起的气道炎症性疾病，是一种变态反应性疾病。②哮喘的常见诱因有：尘

---

① 张慧影，张慧君．支气管哮喘患者健康教育难点分析及对策．中国全科医学，2004，7（16）：1150～1151

螨、花粉、霉菌、动物变应原、昆虫变应原、呼吸道病毒感染、日常生活中刺激或有害气体、职业性化学物质、食物变应原、药物因素、气候因素、运动、精神因素。患者应从以上方面寻找并避免接触过敏原。

(2) 教育与指导患者了解治疗哮喘药物的作用　调查表明患者对哮喘的有关治疗知识严重缺乏。首先让患者认识哮喘的阶梯治疗方案。阶梯治疗方案是根据患者的不同分期和分级给予不同的治疗。因为哮喘治疗时间长，患者长期用药往往会产生悲观恐惧心理。应不厌其烦地解释，增强患者的信心，一方面列举成功的经验给患者以鼓励，另一方面以诚恳关爱的态度，对患者讲明不遵医嘱服药的后果，尤其是经短期治疗后症状减轻或消失的患者，应加强教育和管理，必须使患者和家属明确哮喘的治疗目标，引起患者的高度重视。通过以上教育方法，90%以上的患者都能主动按时服药，同时哮喘患者必须了解抗炎药物和支气管扩张剂之间的区别。要了解哪些药物需要长期应用，哪些药物应该在必要时应用。如常用药物有皮质类固醇和色甘酸钠，提倡经口吸入用药，需要长期应用才有效。支气管扩张剂又称症状缓解用药，主要作用是在哮喘发作时缓解支气管痉挛，而不是长期用药。并且让患者了解治疗哮喘药物的副作用，避免有些患者在出现药物副作用后出现恐惧心理，而不愿继续服用。护士应向患者耐心地解释有哪些副作用，应如何预防。如长期吸入糖皮质激素常见的副作用有：①局部副作用：口咽部真菌感染和声嘶；②全身副作用：如下丘脑-垂体-肾上腺皮质轴的抑制和骨质疏松。因为局部和全身的副作用都是由于口咽部存留的药物局部吸收或进入消化道吸收引起，所以减少口咽部药物沉积及时清除口咽部药物非常重要，漱口是预防副作用的最好方法。剂型的选择也非常重要，干粉剂比气雾剂口咽部沉积量要少，所以干粉剂比气雾剂副作用要小。用定量气雾剂时配合使用储物罐也能明显减少口咽部的药量，从而减少副作用。

(3) 用药技术指导 绝大多数哮喘治疗用药是通过吸入途径应用的。有许多吸入药物的设备在应用时很容易发生错误。因此，护士需要经常反复地指导并正确示范给患者：①打开保护盖，振摇吸入器，使药液均匀地分布在助推剂中；②轻轻地呼气，但不要呼到再也呼不出来的程度，这样可使狭窄的小气道关闭；③将吸入器的口件放在口中，药瓶朝上，开始缓慢的吸气时按压喷药，并继续深吸气，在1次吸气中只能喷1次。吸气的速度要慢，这样可减少气雾剂对咽部的冲击，使药到达更深的小气道；④在缓慢深吸气的过程结束后应屏气10s再呼气，使悬浮在气道的药物颗粒沉积在气道中。经过反复地指导和示范，患者一般能正确地掌握这些技术。

(4) 心理指导 由于哮喘患者病程较长，病情易反复等，造成患者心理压力大，尤其是年轻人，往往把疾病和理想、前途联系起来。有的患者入院后不思饮食、睡眠差、孤言寡语，经过健康教育患者的心理压力有所减轻，但当病情稍有反复时患者又会陷入极其焦虑的状态。我们应告诉患者长时间的心理压力会影响机体免疫力，不利于康复，只要认真遵医嘱治疗，及时规范治疗，疗效极佳，不会影响工作、学习及与正常人交往，使其消除思想顾虑，主动地配合治疗和护理。当病情稍有好转时，我们应及时让患者了解，以增强患者的信心。

(5) 出院指导 因哮喘反复发作，入院治疗只是缓解急性期症状，因此，出院时应指导患者遵医嘱规范用药；掌握与了解哮喘加重的早期识别；急诊入院指征；发给患者“出院指导”。指导患者记录哮喘日记，自行监测肺功能，备1支简易呼气峰速仪，并附有“每日记录卡”，每日早晚各测1次，每次测3次，将最佳值记录在每日记录卡上，2次记录之间用直线相连，记录卡下方注明当日治疗药物及剂量，即为“哮喘日记”。指导患者掌握呼气峰速仪的正确使用及清洁、消毒方法。

四、婴幼儿哮喘防治思路与对策评析①

1. 婴幼儿哮喘防治思路

（1）对防治对象的认识　根据全国儿科哮喘防治协作组1998年修订的诊断标准：年龄<3岁，喘息发作≥3次；发作时双肺闻及呼气相哮鸣音，呼气相延长；除外其他引起喘息的疾病即可诊断为婴幼儿哮喘。由于婴幼儿呼吸系统解剖生理特点，1岁以内患儿易出现喘鸣，临床上在不足哮喘标准时，即诊断为喘息性支气管炎或毛细支气管炎，而其中有部分患儿则发展为哮喘。毛细支气管炎患儿作为哮喘的危险群体已引起了高度重视并作为监测对象，但因未确诊为哮喘而没有实施防治措施。近年来，国外有大量文献强调环境过敏性呼吸道疾病的预防应从胎儿和婴幼儿开始，已知过敏免疫性呼吸系统疾病是一个涉及到遗传、环境、营养和免疫诸因素的疾病，母亲对环境致敏原引起的过敏反应，其免疫活性蛋白（如细胞因子、IgG抗体、抗原）可通过胎盘输至胎儿而使胎儿发生免疫反应。按诊断标准“除外其他引起喘息的疾病即可诊断为婴幼儿哮喘”，必然要进行很多甚至有些是不必要的检查，患儿也未必配合，有些检查根本无法实施，不利于不失时机地对婴幼儿尚不能诊断为哮喘的喘支、毛支及早地实施防治。因此，应充分发挥中医优势，对喘支、毛支作为防治对象，通过辨证论治，调理善后，把可能发展为哮喘的患儿控制在发病的苗头阶段，降低哮喘的患病率。

（2）提高对咳嗽变异性哮喘（CVA）的认识　CVA是哮喘的特殊类型，以咳嗽为主要表现，常因缺乏典型的喘息症状而被

---

①　林东红，杨鸿，马香．婴幼儿哮喘防治思路与对策评析．中医药学刊，2004，24（8）：1527～1528，1546

误诊，临床多按反复呼吸道感染、支气管炎诊治而滥用抗生素，以致错失早期诊治，最终发展为典型哮喘，不仅给家庭经济带来不必要的负担，而且对患儿身体造成损害。因此，应提高对慢性咳嗽、反复呼吸道感染的认识，详细询问病史，积极寻找病因，配合相关辅助检查，及时诊治。

（3）对监测手段的认识　目前，对哮喘的监测手段主要是肺功能测定，峰流速仪对婴幼儿来说，根本无法实施，不能预测疾病发作，给防治工作带来困难，应积极寻找有效的监测方法。大量研究表明：哮喘是由嗜酸性粒细胞（EOS）、肥大细胞和T淋巴细胞等多种炎性细胞参与的气道慢性炎症，使易感者对各种激发因子具有气道高反应性，其中EOS的聚集和激活在哮喘的呼吸道炎症中起着关键性的作用。EOS浸润是哮喘呼吸道炎症区别于其他炎症性疾病的最显著病理生理特征，被称为哮喘炎症的“特征性标志”。而EOS胞浆中阳离子蛋白ECP被认为是反映EOS活化的特异性标志，具有很强的细胞毒性，可引起支气管上皮细跑损伤、脱落或黏液栓形成，还诱导EOS和MC释放组胺，产生通气功能障碍，因此，能准确地反映气道炎症和哮喘的发病情况。应积极提倡开展此项监测方法，作为早期诊断、监测病情变化的客观指标。

（4）对中医证候分类的认识　哮喘分期及证候分类标准目前尚无统一定论，哮喘的防治是全球性的，中医分期应与西医分期对应，即分为发作期（急性发作期和非急性发作期）、缓解期，以便在疗效评定时达成共识，有利于交流，中西医结合提高疗效。喘息的婴幼儿痰多尤其突出，即使不发病时也常常喉中痰鸣，初生儿往往湿疹多且反复难愈，多属于痰湿内蕴体质，体质因素决定了发病特点。根据临床经验，婴幼儿哮喘急性发作期主要应辨清寒热，分为寒证、热证、寒热错杂证；非急性发作期主要有痰湿证、湿热证、虚实夹杂证；缓解期主要表现为肺脾两虚证候。当然，在病程中可有兼夹证，如夹瘀、夹滞等。

2. 防治对策

西医对已确诊的哮喘患儿有完整的防治措施，长期吸入糖皮质激素是目前西医控制哮喘气道慢性炎症的最佳治疗方法，患者对治疗的依从性直接影响治疗效果。虽然辅助吸入装置给婴幼儿哮喘吸入治疗提供了更好的条件和机会，但婴幼儿哮喘借助辅助吸入装置后，对吸入治疗的依从性仍只有10%，给防治工作带来困难。长期以来，中医辨证治疗哮喘（包括咳嗽变异性哮喘）取得满意疗效。对婴幼儿哮喘的防治，中药不但可弥补吸入疗法的不足，还能调理体质，起免疫调节剂作用，经临床观察疗效可靠。

（1）急性发作期治疗对策　原则上应迅速缓解症状、抗炎、平喘，中西医结合。婴幼儿此期无论病情轻重，西药静脉给药为宜，加强雾化吸入，常规用博利康尼2.5mg＋普米克令舒1mg雾化，若痰黏稠则加用鱼腥草注射液2～4ml、糜蛋白酶4000Y；急性期实证为主，中医辨为寒证小青龙汤为主加减。方中麻黄、桂枝、细辛必用，加石菖蒲豁痰疏壅以宣肺，温化寒湿以健脾；加陈皮、厚朴理气降气；郁金、地龙通肺络、解痉；热证则麻杏石甘汤加葶苈子、车前子、苏子、桑白皮泻肺化痰；丝瓜络、地龙、丹参清热通络；黄芩、鱼腥草清泻肺热；陈皮、枳壳理气化痰；痰重便秘加礞石滚痰丸；寒热夹杂证见于素体热甚又感风寒者，治宜寒温并用，小青龙汤合麻杏石甘汤加减；风寒重则用生麻黄，里热重则石膏量宜大。此外，无论何证型均可配合药物离子穴位透入疗法，选用丹参注射液或川芎嗪注射液，取肺俞、定喘穴，每次20～30min，每日1～2次，化痰平喘效果好。

（2）非急性发作期治疗对策　此期无明显喘息症状，但仔细观察夜间睡眠不安，结合听诊有时可闻及少许喘鸣音，临床往往忽略，以为已经缓解，过早应用收敛滋补药则恋邪为患。此期有以下症候特点：痰湿证：体胖、经常喉中痰声漉漉、舌淡红苔白厚或腻，治宜健脾化湿为主，二陈汤加味，菖蒲功擅化湿和胃，痰湿盛用之多获良效，但其性燥，不宜久服。湿热证：反复湿疹、大便不畅或黏滞、舌苔黄腻，治宜清热解毒、化浊利湿，甘露消毒丹加减，常用苦参、蝉蜕、紫草，鱼腥草清热解毒，酌加马齿苋、车前草清热利湿，使邪有去路，稻香陈、麦芽和胃。虚实夹杂证：面色晦滞、痰多纳差、便秘或便溏等，治宜扶正驱邪，玉屏风散合五味异功散加减，加强活血化瘀通络，偏实者选用川芎、赤芍；虚者选用郁金、丹参，可酌加五味子、冬虫夏草。

（3）缓解期的治疗对策　坚持中医调理善后，无论是哮喘的发作期、缓解期，婴幼儿独特的生理病理及体质特点，在整个发病过程中，应始终重视健脾胃。缓解期主要表现为肺脾两虚，更要益气健脾。痰是哮喘之根本病理产物，只有脾健才能杜绝生痰之源，脾健化源充足，机体才能得以滋养，免疫功能得到改善，增强抗邪能力，减少哮喘发作，最终达到完全控制哮喘的目的。

五、支气管哮喘中医治疗的思路与方法①

1. 哮喘的发病机制与中医治疗途径

近年来现代医学研究认识到，哮喘是以气道变应性炎症（AAI）、支气管高反应性（BHR）为特征的疾病，治疗上强调以抗炎为主的综合治疗。已探讨了控制 BHR 和难治性哮喘与 AAI、气道上皮损伤、血液高凝状态、血小板活化因子（PAF）、钙通道阻滞剂（CBA）的关系，并取得了新的进展。这些进展为中医治疗哮喘提供了新的思路。

---

① 方向明. 支气管哮喘中医治疗的思路与方法. 安徽中医学院学报，2002，21（3）：1～3

(1) BHR的本质与中医治疗哮喘重点的转移　传统认为治疗哮喘的重点是扩张支气管，近年来的研究发现，支气管哮喘是以AAI引起BHR为特征的疾病，在发病机制及影响哮喘患者的气道通气方面，AAI比气道平滑肌痉挛更重要。变应原吸入与诱发的迟发性哮喘反应（LAR）比速发性哮喘反应（IAR）更重要。IAR影响气道通气功能主要是气道平滑肌痉挛，并无AAI和BHR增加；LAR则可反映出哮喘的AAI和BHR。由于对哮喘发病机制的认识从支气管痉挛转向AAI所致的BHR，支气管哮喘治疗的重点也就从缓解支气管痉挛转向炎症控制。控制AAI，现代医学除激素外尚无理想药物。尽管激素喷雾吸入被认为是控制炎症的有效方法，但不少患者仍需口服激素，而口服激素不良反应多，易产生依赖性。又有文献显示，嗜酸性粒细胞可释放阳离子蛋白等多种毒性产物，造成气道上皮损伤，引起气道高反应性，在哮喘炎症中起重要作用。中医药在控制哮喘气道变应性炎症和促进嗜酸性粒细胞凋亡方面应成为治疗哮喘的重点。

(2) 气道上皮损伤与益气补肺　气道上皮损伤所导致的BHR在哮喘发病中的作用日益受到重视，气道上皮损伤可以通过多个环节诱发BHR，导致气道上皮损伤的因素是呼吸道病毒感染、抗原激发和理化因素所致的气道炎症。因此增强呼吸道上皮的抗感染、抗损伤能力是防治哮喘的一个重要环节。中医认为，肺主气，司呼吸，主宣发肃降，开窍于鼻，外合皮毛，司腠理开合。肺气足则腠理开合正常，外邪不易入侵；若肺气虚，则开合失职，腠埋不固。外邪趁虚而入，而伤肺。肺气伤则失宣发肃降，而致咳喘。现代研究已证实中医的肺概括了机体的免疫防御功能。肺气虚者存在呼吸道防御结构损伤，纤毛柱状上皮细胞脱落变性，局部特异性或非特异性免疫功能低下。补肺气能提高机体免疫功能，增强皮肤黏膜的屏障作用，因此补肺气为治疗哮喘的一条有效途径。

(3) CBA在BHR中作用与中药CBA 气道高反应性是指气道-支气管树对各种刺激，包括抗原刺激和非抗原刺激（物理、化学及药物等）的过敏反应。目前公认Ca^{2+}作为细胞内第二信使，在这些细胞的刺激-反应耦联中起重要作用。CBA可阻断细胞膜Ca^{2+}通道，干扰细胞收缩时去极化所致Ca^{2+}内流，因此近年来在支气管哮喘方面的治疗作用日益突出，可望成为哮喘防治的一条新途径。现已发现许多类中草药及其活性成分有CBA作用。日本学者用药理实验证实柴胡桂枝汤对顽固癫痫产生明显疗效，与钙通道阻滞作用有关。国内有人推测桃红四物汤、血府逐瘀汤、温经活血汤等活血化瘀复方可能有钙通道阻滞作用。

(4) PAF与哮喘 哮喘发作时伴有凝血功能亢进，其中PAF作用很受重视。PAF不仅激活血小板的功能，而且是引起哮喘最重要的介质。凝血功能亢进与激活血小板的PAF有一定的关系，提示了活血化瘀法治疗哮喘的可能性。

(5) 支气管哮喘与免疫学关系 这方面自20世纪80年代以来取得了重要进展。①淋巴细胞功能缺陷，导致体内总IgE和特异性IgE水平增高。现已证实哮喘患者IgE增高主要与CD_4^+细胞活性增强有关。②黏附因子导致炎性细胞向气道炎区跨内皮转移。在AAI发生过程中，嗜酸性粒细胞、单核巨噬细胞等炎性细胞向炎区的黏附、趋化和激活是不可缺少的步骤。这一过程受到黏附因子的调控，血循环中的嗜酸性粒细胞、单核细胞等在细胞间黏附因子-1、血管细胞间黏附因子-1和极迟抗原-4（VLA-4）等黏附因子作用下，首先黏附于血管内皮细胞上，并做跨血管内皮运动，然后在PAF、LTB_4等作用下向气道炎区趋化和浸润。③炎性细胞的激活和释放炎性介质。已发现肥大细胞不是哮喘发病中的唯一重要效应细胞，淋巴细胞、嗜酸性粒细胞、巨噬细胞、中性粒细胞、气道上皮细胞、血管内皮细胞和血小板在哮喘发病过程中起一定作用。这些炎性细胞可释放大量炎性介质和细胞因子参与 AAI 调节。④炎性介质对气道黏膜致炎作用和对气道平滑肌的致痉作用。参与哮喘调节的炎性介质有 50 多种，其中有组胺、PAF、LTs、前列腺素、嗜酸性粒细胞释放的颗粒蛋白等。其中 PAF 作用强，效应广泛，是引起 AAI 主要介质。因此，中医药可根据哮喘免疫学研究进展，从降低体内 IgE 水平、抑制气道炎区的炎性细胞黏附和趋化、抑制炎性细胞释放炎性介质、拮抗炎性介质等四个方面入手，辨证用药，治疗哮喘。

(6) 哮喘发病的综合因素与中医治疗　哮喘的病因病机十分复杂，现代医学认为哮喘的形成和反复发作，除过敏体质外，还有多种因素如吸入物、呼吸道感染、气候、药物、食物、精神因素、内分泌因素、运动等综合作用的结果。因此治疗哮喘特别是难治性哮喘已不是针对某一病因病机单一治疗，而是趋向多途径、多环节的综合治疗，产生了序贯疗法、环境疗法、心身疗法、哮喘之家等治疗形式。中医对哮喘病因病机认识有多种，如风邪为患、痰瘀伏肺、气郁气逆、本虚标实等，而某一患者可同时存在多种发病因素，故可采用多种治法与方药。因此，中医在治疗哮喘时，应充分发挥中医的辨证论治与整体调理的优势，提高治疗哮喘的疗效。

2. 哮喘的中医治疗存在的问题及解决方法

(1) 存在问题　上述分析了中医治疗哮喘的重点和可能有效的途径，但从目前中医治疗哮喘来看，存在一些不足，主要有以下几方面：①对哮喘缓解期的治疗认识不足。哮喘患者缓解期虽多数没有症状，但几乎所有患者存在气道高反应性，相当患者肺功能异常，但目前中药治疗哮喘研究中，长期用药研究不多。②中医药治疗哮喘疗效机制的研究相对滞后，对支气管哮喘多细胞、多因子介导的慢性变应性炎症这一基本病理生理特征认识不足，系统研究不足，较少中药对哮喘患者多种细胞及释放的 LTs、前列腺素等炎性介质影响的临床研究，对细胞因子的研究很少或缺如。③制剂工艺落后及给药方法单一等。

（2）解决方法　应加强整体治疗和培肾固本为重点的哮喘治法：①气管哮喘的整体治疗。哮喘是一种反复发作的慢性病，其病因多种多样，病情复杂多变，可累及多个器官系统，同时出现寒热虚实不同见证，使哮喘辨证困难，缓解期症状体征不明显，临床上常无证可辨。另外难治性哮喘患者常常同时患有多种疾病，如慢性鼻炎、鼻窦炎、慢性咽炎、慢性胃病、高血压、月经病、抑郁等。这些疾病与哮喘有密切关系，它们的存在使哮喘的治疗变得更加困难，它们的缓解或痊愈可使哮喘容易治疗。所谓整体治疗，是使用尽可能的方法，在治疗哮喘同时，兼顾这些疾病及诸多因素，合理选方用药，从而提高疗效。②培肾固本，加强中医药在哮喘缓解期的治疗作用。哮证的病因较为复杂，中医认为，其诱发因素为六淫外感、七情内伤、饮食失节、劳欲过度。哮证夙根是痰，肺不布津、脾不运化、肾失蒸化水液均致痰浊内生。津液凝聚成痰，伏藏于肺，遇感引触，痰随气升，壅塞气道，致痰鸣喘促，发为哮证。《证治汇补·哮病》云："哮即痰喘之久而常发者，因内有壅塞之气，外有非时之感，膈有胶固之痰，三者相合，闭拘气道，搏击有声，发为哮病。"哮证发病时胁肋紧缩，收而难舒，胸憋如窒，呼长吸短，均为有升无降的气逆之象；哮证日久，患者可见面色黧黑，口唇乌暗，爪甲紫绀，舌青或有瘀点，实属血行不畅，络道壅塞。本病病情多易反复，病程迁延，缠绵难愈，此乃气滞痰凝血瘀互结伤正所致。哮证为本虚标实之证，阳虚为本，痰瘀互结为标，病机复杂，正气虚惫贯穿始终，补虚泻实当为其治疗大法。明代张景岳《景岳全书·虚损》曾云："肾水亏，则肝失所滋而血燥生；肾水亏，则水不归源脾痰起；肾水亏，则心肾不交而神色败；肾水亏，则盗伤肺气而喘嗽频……故曰：虚邪之至，害必归肾，五脏之伤，穷必归肾。"肾阳虚为哮证病本，元阳衰惫，五脏失和；五脏之伤，又穷必归肾，如此反复，病情加重迁延。根据中医“急则治其标，缓则治其本”的原则，缓解期应加强培肾固本，补肾壮阳，适当兼顾肺脾，采用祛瘀、活血、降气、祛寒之品。临床治疗本病方法颇多，或辨证分型论治，或使用单方验方，或内外合治，或衷中参西。有主张温化寒痰，有倡导清肺利痰，有强调温肾纳气，有崇尚活血化瘀。本病病机复杂，虚实夹杂，证型多端，若纯用滋补，则助邪留滞；单用祛邪攻下，则损伤正气，引贼入室。因其病情易变，症状兼夹，如表证而过汗发散，则损津伤气；见身热而苦寒过重，则大泄元气；见寒而辛热过温，则消伐真阴；见瘀而过用消破，则耗气伤血。须谨守病机，泻实不伤正，扶正不留邪，补肾祛邪为之良策。补肾者，补肾阳为主；祛邪者，祛风、祛寒、祛瘀、祛痰。须谨守病机，多法并用，补中有泻，泻中有补，临证变通，标本同治，扶正祛邪。从而调整机体免疫功能，减少或延缓哮喘发作，减少药物不良反应。诸多患者加强缓解期治疗后，哮喘发作次数明显减少，间隔时间延长，甚至相当长时间未曾发作，生活质量也得到很大提高。因此，只重视哮喘发作期的治疗，而忽视缓解期防治，将会给哮喘治疗带来被动，影响疗效。而在哮喘缓解期治疗中，中医药有着西医无可比拟的优势，故应重视中医药在哮喘缓解期的治疗。

将现代医学实验研究与传统中医理论和用药经验相互参合，可提高哮喘治疗水平；哮喘的整体治疗和加强哮喘缓解期培肾固本的治疗有助于提高疗效，这便是中医药治疗哮喘的优势所在。

六、中医哮喘治疗新说[①]

哮喘之名盖首创于《丹溪心法》，但最早可溯至《内经》“上气”、“喘息”等哮喘样的症候描述。历代医家对其病机、治则众

---

① 朱杰．哮喘治疗新说．江苏中医，1999，20（2）：8～10

说纷纭，仅根据不同诱因即分成风哮、寒（冷）哮、热哮、食哮、盐哮、醋哮、酒哮、煤烟哮、海腥哮、幼稚天哮等十数种之多，有人曾总结出“治哮十八法”，虽琳琅满目，却失之繁冗，掩卷之余仍难免有“如入宝山，空手而归”之叹。现代医学研究进展令人瞩目，从过敏学说、支气管痉挛学说，又发展到炎症学说及黏附分子学说。细究中西学理，实有诸多相通之处，如朱丹溪所倡言的“未发以扶正气为主，既发以攻邪气为急”以及急则治标、缓则治本、标本兼治等法则，即与现代哮喘的分级、长期管理有异曲同工之妙。找出中西医某些“契合点”，加以横向比较、分析，能够帮助我们融合临床思维，取长补短、探求新的治疗思路，从而提高临床疗效。

1. 祛风与抗过敏

西医较早提出过敏学说（即 IgE 学说）并强调抗过敏治疗。该学说认为，当机体首次接触过敏原后，呼吸道黏膜层的浆细胞产生相应的特异性 IgE，使机体处于致敏状态，当再次接触抗原时引起速发型变态反应（Ⅰ型）而发生哮喘。中医虽无“过敏”术语，但很多过敏性疾病可归于“风证”范畴。哮喘的突发性、阵发性、反复性亦颇符合风证“善行而数变”的特点。“风为百病之长”，风邪既来自自然界的不正之气，也可因人体本身脏腑气血阴阳的异常变动而由内滋生。风易合邪为害，外风除风寒、风热外，亦有夹暑、夹燥、夹火，甚至有风温夹寒、寒束热郁者，还应包含各种花粉、真菌、螨乃至细菌、病毒等致敏原及“食物生风”（食物过敏）等，内风则主要与肝风有关。治疗上不外乎外风宜疏解、内风宜镇摄两方面。特别是小儿哮喘，多因风邪外感引动伏痰而诱发，其病在表，其标在肺，用药宜轻清如羽，如柴胡、苏叶、荆芥、防风等，以疏利上焦之气，未必动辄用定喘降气、气味重浊之品，伍钩藤、蝉衣等可防止引动肝风，加用白僵蚕、地龙等，尤利于通络中之风痰。风药的作用是多方面的，如疏风解表、祛风胜湿、开郁畅气、辛温通阳、平肝熄风、搜风通络、散风活血等。药理研究已经发现，不少风药具有提高细胞免疫功能、减轻机体对过敏因素的应激反应、拮抗组织胺、抗过敏性炎症的作用。

2. 治气与降低气道高反应性（BHR）

有人应用计算机统计分析大量的治疗哮喘的方剂发现，古方中大补元气的人参出现率最高，日本汉方中健脾疏肝的茯苓、柴胡出现率最高，现代方中则转为以平喘解痉的麻黄出现率最高，由此可窥见中医治疗哮喘思路转变的轨迹。推测当源于西医支气管痉挛学说（即介质学说）的影响，西医主张应用支气管扩张剂，由此又发展到受体学说，认为 cAMP/cGMP 与 $PGF_{2\alpha}$/PGE_2等平衡失调引起哮喘发作，并逐步认识到 BHR 是哮喘的重要特征，参与这种反应的气道组织包括气道平滑肌（支气管痉挛）、上皮组织（高分泌）和微血管床（充血和水肿）。降低 BHR 是治疗哮喘的重要途径。中医认为，肺气壅塞、宣肃失司、气机不利逆于上而致哮喘发作。严用和谓：“人之气道贵乎顺，顺则津液流通”；朱丹溪曰：“善治痰者，不治痰而治气”；唐容川也认为“治一切血证皆宜治气”。“治气”利于清除哮喘发作时的气壅、痰阻、血瘀，是降低 BHR 的有效方法。治肺气常用的法则有开宣、肃降、清泻、润敛等，是目前治疗哮喘的主流。还应兼顾下列几点：①疏肝气：肝肺为人体升降气机之枢纽，肝脉上贯于肺，肝气从左升，肺气从右降，肺气壅闭不宣可致肝郁失疏，进而木气侮金又会加剧肺气上逆；②调心气：薛己《内科指要》云：“喘急之证，有因暴惊触心。”哮喘是一种心身疾病，心理因素可以通过大脑皮层作用于丘脑一下丘脑，以及通过神经-内分泌-免疫系统之间的联系发生作用，宁心安神、清心降火而外，并可施行心理治疗（如移精变气、澄心静默、气功行为疗法等）；③行脾气：丹溪谓“哮喘必用薄滋味”，其旨在养脾，不使痰生。肺气宣降需借助脾气运化斡旋之力，行脾气有利于脾气之健运，以杜绝生痰之源；④降胃气：经曰“不得卧而息有声者，是阳明之逆也”，胃肺逼邻，出入殊途却共呼吸门户，肺胃同主降，胃气上逆亦可循经影响肺气上逆，这种情形尤其多见于胃食道反流所致夜间发作性哮喘；⑤利腑气：肺与大肠相表里，大肠积滞不通影响肺气之肃降，滞肺之痰瘀亦借大肠以下泄。

3. 化痰与消除慢性气道变应性炎症（AAI）

近年来炎症学说已被普遍认同，认识到 AAI 是哮喘的主要病理基础，表现为以嗜酸性粒细胞为主的多种炎性细胞浸润，肺内气道壁增厚、黏膜水肿，气道狭窄和痉挛，上皮细胞损伤或脱落、微血管渗出增多并产生黏液。AAI 是引发和加重 BHR 的重要因素。哮喘患者不管诱因是什么，最终结果都是“三 S”，这些渗出物、分泌物与脱落的各种细胞就是产生“痰”的物质基础。因此西医认为消炎治疗才是根本，首选糖皮质激素，提倡吸入疗法，中医相应的治则是化痰，哮喘专主于痰，治哮不治痰非其治也。有人研究古今哮喘方剂组方规律，发现化痰药占药物构成比最高。化痰之法主要根据痰的性质，“热痰清之，湿痰燥之，风痰散之，郁痰开之，硬痰软之，食积痰消之，在上者吐之，在中者下之，中气虚者，更宜固中气以运之……”（清·冯兆张《锦囊秘录》）；食积成痰在小儿尤多，“只治其痰，消其积，而咳自止，不必用肺药治咳也。”（《明医杂著·咳嗽》）另外，小儿哮喘的发病与“痰蕴状态”的体质（即遗传过敏体质 atopy）有关，其肺脾肾不足是本，肺虚有痰宜保肺以滋其津液，脾虚有痰宜培脾以化其痰涎，肾虚有痰宜补肾以引其归脏，“使欲治痰而不治其所以痰，则痰终不能治而喘何以愈哉。”（《景岳全书·喘促》）

4. 通瘀与抗黏附分子（AM）

《证治汇补·哮病》曰：“因内有壅塞之气，外有非时之感，膈有胶固之痰，三者相合，闭拒气道，搏击有声，发为哮病。”充分说明哮喘与风、气、痰密切相关。风有动静、气有逆顺、痰有聚散形成哮喘反复发作的临床特征。而“久病入络”、“久病必有瘀”，瘀血亦实为哮喘发作的一个重要环节：①瘀与风的关系：前人有治风先治血、血行风自灭之说，实际上许多风药也兼具血分药的作用，如麻黄能“破症坚积聚”(《本经》)；桂枝“温中行血”(《本草再新》)；川芎为风药，又为血中气药；紫苏气血并调；防风为风家润剂，少用兼养血之功，等等；②瘀与气的关系：《血证论》曰：“气为血之帅，血随之而运行；血为气之守，得之而静谧，气结则血凝，气虚则血脱，气迫则血走。”气有一息之不通，血有一息之不行。故经曰：“疏其血气，令其条达，而致和平”；③瘀与痰的关系：津血同源，同样痰瘀同源，朱丹溪曾明确提出“痰挟瘀血遂成窠囊”的痰瘀同病观，古方苏子降气汤用当归即寓痰瘀同治之意。治痰要活血，活血则痰化，活血药能够溶解痰液中的纤维蛋白，现代研究还证实痰证血液循环也有浓黏聚的改变，与血瘀血液流变学特征基本相同。

20世纪90年代以来愈益发现黏附分子（AM）对哮喘的发展起重要作用，其能使炎性细胞附着于血管壁，发生血管内黏附，进而穿过静脉端毛细血管壁，移向气道黏膜，发生血管间黏附。黏附分子学说被称为继过敏学说、支气管痉挛学说、炎症学说之后的“第四个里程碑”。已知活血化瘀中药可改善微循环，改善炎症病灶，抑制BPC黏附聚集、以及血栓素A_2（TXA_2）的合成，抗炎，抗过敏，稳定肥大细胞膜，消除黏膜水肿，修复上皮损伤及气道重塑，清除氧自由基，改善通气功能及缺氧状态，并有一定的钙通道阻滞作用。活血化瘀对阻滞AM亦极有可能发生影响，在缓解期应用活血化瘀将有助于阻断AM的激活或促使其处于低表达状态，做到在炎症产生之前即主动干预。活血化瘀与黏附分子及其他细胞因子间的相关性研究应当成为今后中西医结合研究的热点之一。

5. 补虚与调整免疫

哮喘的免疫学异常一方面是过高的抗体应答能力，一方面是宿主免疫功能低下、不能有效地清除入侵的抗原物质。中医中药的免疫调节作用可大致归纳为：实则泻之，为免疫抑制剂（如上述祛风、调气、化痰、通瘀都偏于此，雷公藤制剂即是此类新药）；虚则补之，为免疫促进剂（如补气用党参、黄芪；补血用当归、熟地；补阴用黄精、枸杞子；补阳用补骨脂、仙灵脾）；补虚泻实（邪静则实中求虚，邪动则虚中求实），为免疫调节剂。具体运用时应注意：在哮喘发作期攻邪莫忘扶正，虚损蕴伏，不能泥于降气杜逆平喘而一律禁用参芪之类补气升提，因一药之性毕竟不能代表一方之性；在缓解期因BHR及AAI依然存在，仍须正本清源，而达邪即所以安正。《景岳全书·喘促》曰："虚喘者无邪，正气虚也。"《理虚元鉴》曰："理虚有三本，肺脾肾是也。"历代医家均主张从肺脾肾三脏着眼施扶正固本之治。哮喘有一个从实（肺气未虚）转虚（肺气虚）的过程，可表现为肺功能减退及免疫功能低下。国外学者还提出哮喘发作存在肺表面活性物质（PS）相对不足。"四季脾旺不受邪"，脾气盛衰，影响着卫气、营气、元气的强弱，脾虚具有植物神经功能紊乱的共同物质基础，而且与内分泌、免疫也有一定的关系。肺为气之主，肾为气之根，哮喘日久，必延及肾，有学者认为哮喘无论临床有无肾虚之证，皆存在隐匿性肾虚。肾主骨生髓，为中枢免疫器官，兼有骨髓与胸腺的免疫功能。实验研究还证明肾具有下丘脑-垂体-肾上腺皮质轴（HPA轴）等功能，补肾治疗可增强抵抗力，减少气道炎症。

哮喘为一顽证，其病理机转十分复杂，常表现为外感内伤、互为因果，新邪旧恙，相兼为患，虚实并见，寒热错杂。中西学理相互渗透，在中医临床科研中引入最高呼气峰流速（PEFR）、血清嗜酸性粒细胞阳离子蛋白（ECP）等客观性指标，便于我们抓住主要矛盾，减少治疗中的盲目性。研究专方专药，开发中药吸入等多种剂型，并充分发挥中医综合治疗（如针灸、推拿、敷贴、食疗等）的整体优势，是我们今后长期努力的方向。

七、哮喘气道重建的意义及对中医药治疗思路的启示①

1. 气道重建是AAI作用于哮喘气道的病理形态学特征

气道上皮细胞是气道炎症的靶细胞。气道上皮受炎症刺激损伤后，上皮细胞能够迁移并聚集到上皮损伤部位，并在这一过程中发生一系列有多种炎症细胞和介质参与的趋化反应而导致上皮的修复。虽然目前认为气道修复的最终结果取决于气道内诸多炎症细胞所释放的介质，但由于气道炎症的持续存在，导致维护支气管正常通气功能的弹性纤维发生断裂，致使损伤后的修复很难表现出仅为功能恢复的修复，而是进一步发展为气道上皮下间质结构的改变，最终出现上皮下纤维化和气道平滑肌增生，即气道重建。形态学研究表明，哮喘总是与气道修复和重建相关，气道结构的修复和重建在哮喘发病早期即可出现，气道壁的增厚与炎症浸润是并存的。也就是说，气道重建是气道炎症反复刺激的结果，炎症刺激是气道重建的前提条件，气道重建虽可作为机体修复炎症损伤后的一种生理性反应，但更多表现出的却是气道病理形态学改变的特征。

2. 气道重建是导致后天获得性BHR持续存在的病理基础

气流阻塞是BHR的典型特征。以往哮喘患者的气流阻塞被归咎于支气管平滑肌对外界刺激因素的夸大性反应，而对气道壁本身厚度，对气道阻力增加的影响因素未予以足够的重视。目前

---

① 张宏伟，罗侃．哮喘气道重建的意义及对中医药治疗思路的启示．中国中医急症，2000，9（5）：214～215

认为气流阻塞的发生主要有两种作用因素，即气道上皮增厚（上皮细胞增生，基底膜及平滑肌增厚）和平滑肌的夸张性收缩。计算机模型评价气道壁各层与 BHR 的关系，发现气道上皮下平滑肌增厚是后天获得性 BHR 持续存在最重要的原因。长时间大剂量糖皮质激素吸入虽可有效控制哮喘患者的 AAI，但并不能完全纠正 BHR 状态这一现象进行的病理学研究，证实此类患者的气道壁出现了不同程度的结构重建现象。气道重建发生后，气道管腔出现不同程度的夹窄，气流阻力增加，导致气道对外来刺激的易感性和气道本身的生理反应性均过度增强，从而表现为持续的 BHR 状态。

3. 气道重建是 AAI 和 BHR 之间可能的“桥连作用”因素

气道重建是 AAI 反复刺激的结果，其发生后反过来又可导致气道内黏液分泌增加、神经暴露、水肿等病理改变，最终为进一步的炎症浸润提供条件；同时，因气道重建所致的气流不可逆性阻塞，普遍被认为是维持哮喘时 BHR 持续存在甚至是导致其加重的主要病理因素。研究表明，变应原反复刺激可以诱发 BHR 和气道重建的发生，而气道重建又可以促成 BHR 的发生。这主要因为：①气道阻力与管径的 4 次方成反比，所以由气道重建所致的气道管径减小，其几何学效应便是气道阻力的显著增高。②气道壁增厚使得气道与周围组织牵连作用减小，有利于气道平滑肌的收缩。由上可见，气道重建在 AAI 和 BHR 之间可能扮演着一个类似“桥连作用”的角色，并通过这种“桥连作用”将 AAI 和 BHR 之间紧密联系。最终形成以 AAI、ARM 和 BHR 三者相互作用的一种病理关系。而三者相互间各自不同的作用强度，可能表现为哮喘病势急缓、症状轻重、治疗难易以及愈后转归等的不同。其中，ARM 程度的轻重可能决定了哮喘的治疗难易程度，对此机理研究，我们将在以后的工作中进一步探讨。

4. 气道重建是中医药治疗哮喘的切入点

近年来中医药治疗哮喘的研究，多从消除 AAl、降低 BHR 等环节入手。对于以环境和遗传因素为主要发生原因的 BHR 来说，治疗的难度较 AAl 为大，再加上近年来飞速发展的气道炎症理论，使得以气道炎症为切入点的中医药研究在目前具有一定的代表性。当然，加强具有“抗炎”作用的中医学治法和药物的研究固然可行，但由于中医药对炎性疾病的疗效相对西药总体上还有一定的差距，而这种差距应该被认为是两种医学体系各自的治疗特长在西医适应病类中的一种表现。就“炎症理论”而言，其可涉及范围极为广泛，已知哮喘抗炎药物中，迄今为止西医也只有类固醇激素和白三烯受体拮抗剂两类药物的抗炎疗效得到肯定。因此，中医药治疗哮喘的研究不能仅定位于通过中药单味或复方的药理研究来达到有效抗炎的目的。中医药治疗哮喘应该寻找一个较“抗炎”概念更为明确，方法更能适于发挥中医药自身治疗优势的切入点，即抑制或改善气道重建。

目前西医研究认为，早期合理应用抗炎治疗可部分抑制气道重建，然而对于已经发生的气道壁结构的改变，多数研究认为是难以逆转的。但也有一些研究发现，轻度哮喘患者应用类固醇激素不仅能改善气道炎症，还能改善基底膜肥厚，减少黏膜下胶原的沉积。组织学研究提示，早期应用类固醇激素吸入疗法，可有效阻止并改善气道重建。实验研究表明，吸入肝素可抑制人类支气管平滑肌细胞 DNA 的合成。Panettien 发现水蛭素可抑制由凝血酶促进的人气道平滑肌细胞增生等。虽然目前的研究还不能说明药物治疗可以逆转已发生了的气道重建现象，但也不难发现进一步研究所包含的潜在价值。探索抑制气道重建的方法和药物，是今后哮喘治疗研究的一个新方向。这一点对于我们中医药治疗哮喘而言，可借鉴作用也很大。

如很多活（破）血化瘀的中药具有类肝素、水蛭素样抑制凝血酶活性的作用。近年来对活血化瘀法及药物的研究表明，活血化瘀能改善结缔组织代谢。活血化瘀药物能抑制纤维母细胞合成胶原，使病变的胶原纤维变细、疏松化，对增生性病变组织有不同程度的软化和吸收作用。而气道重建的病理特征是平滑肌增殖和细胞外基质沉积，气道重建本身又具有中医学微观辨证意义上"瘀"的特征；再者，临床中活血化瘀法（或药物）治疗哮喘也显示出较好的疗效。因而，理论上推测活血化瘀法及其药物对气道重建应该具有一定程度的抑制或改善作用，证实这一作用的可能性，进一步研究这一可能性对气道重建的作用程度究竟是一种抑制，还是具有改善或逆转的作用等，均是有待于日后深入探讨的问题。

八、中医治疗气道高反应性的思路和途径①

气道高反应性（BHR）是指支气管受到某些刺激而发生明显支气管狭窄，这种狭窄主要是因平滑肌收缩引起，但随后发生支气管黏膜充血、水肿、分泌物增加，亦是引起支气管狭窄的附加原因。BHR 是各类哮喘中的共同特征，亦可见于慢支、囊性纤维化等疾病。BHR 可先于症状性哮喘而存在。无症状的 BHR 患者中一部分会发展为症状性哮喘。对 BHR 进行早期防治，有可能提高哮喘的根治率。治疗 BHR，对防止哮喘的发生，预防哮喘的发作，提高疗效，及开创治疗哮喘的新方法均有较大的意义。

中医对哮喘的防治，较西医有优势，但对 BHR 的认识，还是处在萌芽阶段。已知有症状哮喘患者中 99%～100%均存在 BHR，而哮喘缓解期 BHR 仍然存在。哮喘缓解期，中医认为主要病因是正气不足，扶正固本，可以预防哮喘的发作，故从缓解期补虚的观点出发，调理脏腑，可取得对 BHR 的疗效。祖国医

① 陈志斌，林求诚，郑偶然，等．中医治疗气道高反应性的思路和途径．福建中医学院学报，1997，7（1）：1～3

学有“发时治肺，平时治肾”的观点，而现在已明确，补肾治疗可以改善哮喘患者的下丘脑-垂体-肾上腺皮质轴功能，促进靶腺的分泌，提高 Ts 功能，以及抑制血清 IgE 的季节性升高，从而达到了降低 BHR 的目的。外源性糖皮质激素虽然是目前降低 BHR 的最有效药物，但停药后会引起 BHR 复发，且副作用众多，部分哮喘患者由于糖皮质激素受体（CR）数量减少，或功能异常，产生激素抵抗而无效。因此，以补肾为主治疗 BHR 有广阔的前景。肺为哮喘本脏，百尚伟认为“发作期治肺可缓其急，缓解期治肺可清其源”，已知气道上皮损伤可以通过多个环节诱发 BHR。肺气虚患者存在呼吸道防御结构损伤，纤毛柱状上皮细胞脱落变性，局部特异性及非特异性免疫功能低下。补益肺气能提高机体免疫功能，增强皮肤黏膜的屏障作用，从而减少了呼吸道感染、抗原激发和理化因素的损伤，而达到了降低 BHR 的目的。脾为后天之本，居中央以灌溉四脏，上可培土生金以生肺气，下则后天养先天以益肾气，又可生化气血以养肝。健脾治疗对某些因胃食道反流而诱发的哮喘能取得疗效。补脾治疗可以影响肺、肾、肝，有祛湿化痰，益气强肾，调节免疫功能的作用。洪广群强调“哮证扶正应以扶脾为先”。健脾治疗在某种程度上说，实为融多法为一体的补虚治疗。通过扶正益气，调整阴阳平衡，从而降低了 BHR。

传统的治疗观点认为，哮喘发作期以祛邪平喘为主，缓解期补虚。由于哮喘之为病，病有夙根，《证治汇补》谓“内有壅塞之气，外有非时之感，膈有胶固之痰，三者相结合，闭阻气道，搏击有声，发为哮喘”。而膈中的胶固之痰无论是急性期和缓解期均存在，正如《症因脉治》所指“哮病之因，痰饮留伏，结成窠臼，潜伏于内”，所以在缓解期针对夙根治疗，已日益受到人们的重视。从中医症候学看，BHR 相当于中医哮证中的夙根。夙根者，宿疾也。宿疾应是哮喘缓解期邪实的总称，包括风、痰、瘀、湿等邪，这既是该病发作期的主要病机，也是缓解期防治必须解决的问题。根据“病痰饮者，当以温药和之”的观点，在缓解期应用化饮祛痰法，药用干姜、细辛、五味子、茯苓等，治疗 BHR，取得了一定的疗效。许得盛等在补肾的基础上，应用黄芩、苏子清热化痰，表明可进一步稳定哮喘患者的气道反应性。从瘀血的观点分析，由于 BHR 患者有不同程度的肺动脉高压，全血黏度、红细胞压积及血小板黏附率增高，有眼眶及颜面色素沉着，皮下出血等瘀血症状。活血化瘀法具有改善微循环障碍，改善炎症病灶，拮抗血小板变性，炎性细胞聚集，并抑制其释放炎症介质作用，从而有降低 BHR 的可能。近年来从肝肺论治，祛风止痉调理气机等法治疗哮喘逐步受到重视，但在缓解期能否达到治疗 BHR 的目的，值得探讨。

BHR 的发生是一个复杂的机制，针对某一个机制，筛选出有效的中药，可能会发现治疗 BHR 的新药。若在辨证论治的基础上，选择性地加入这些中药，也有可能提高 BHR 的疗效。在正常人滴入或通过气雾剂吸入减毒的活流感病毒，可增高气道的反应性。给过敏性鼻炎患者鼻内接种鼻病毒 16 型可产生显著性的气道高反应性。病毒感染通过损伤上皮细胞或致使其功能紊乱，或促进胆碱能神经释放乙酰胆碱，或增加缓激肽释放，以及影响免疫机制，炎症介质释放等因素，而增高 BHR。这提示我们在病毒诱发的哮喘中，在对症处理的基础上加入抗病毒药物可能提高疗效，而中药抗病毒有一定的优势。血小板活化因子（PAF）是 BHR 的炎性介质之一，银杏含有银杏苦内脂（BN 52021），对 PAF 具有选择性的拮抗作用而降低 BHR。以往银杏只是在急性期中起定喘作用，根据其对 PAF 的拮抗作用，则缓解期亦能应用，从而增强对 BHR 疗效。中药黄芩含有黄芩甙元及黄芩甙，能抑制巯基酸的活化，减弱抗原抗体结合后发生的肥大细胞崩解、脱颗粒及过敏介质的释放过程，从而发挥了抗炎作用和对平滑肌的解痉作用，而降低 BHR。雷公藤具有较强的抗炎作用及免疫抑制作用，拮抗组织胺和乙酰胆碱，同时有类皮质激素作用。其他如柴胡、厚朴、地龙等，都有一定的治疗 BHR 作用。应用现代药理研究成果，与中医辨证论治相结合，提高临床疗效。

由于 BHR 患者有时临床自觉症状轻微，或伴有其他病证，如慢性鼻炎等。本病有时被它症所掩盖，给中医辨证带来了困难，此时参考现代医学检查，有助于确定治疗方向。如 24h 尿 17-羟皮质类固醇及 17 酮类固醇值低下，提示肾虚，木糖吸收不良提示脾虚，血液黏稠度增高提示血瘀。参考临床经验，热哮发作，多为感染性炎症，若选用免疫抑制剂时，如雷公藤等，可能疗效较好。寒哮发作，过敏性炎症居多，选用免疫促进剂，如黄芪等，可提高机体免疫力，增强抗过敏能力。亦可适当选用有抗过敏的药物，如僵蚕、蝉衣等。

BHR 的发生是多因素的结果，BHR 的机制至今仍未明确。一个 BHR 患者可能有一种发病因素，也可能是同时具有多种发病因素。目前治疗方法（方药）众多，但是疗效尚不理想，说明某一方法（方药）只对某一环节起作用，所以一种方药对这个患者有效，而对另一个患者可能无效。面对 BHR 这个复杂的机制，就要求我们着眼于中医的整体观念，立足于辨证论治，结合现代医学知识，多途径、多环节设计综合防治方案。

九、过敏性支气管哮喘中医证治规律的研究思路①

1. 从临床出发，揭示矛盾的普遍性与特殊性

支气管哮喘简称哮喘，是一种以嗜酸性粒细胞，肥大细胞反

---

① 王丽华，朱伟. 过敏性支气管哮喘中医证治规律研究思路. 时珍国医国药，1999，10（9）：720

应为主的气道慢性炎症，临床上表现为反复发作性呼吸困难，咳嗽和哮鸣。根据患者是否特异体质，将哮喘分为过敏性哮喘和感染性哮喘，还有混合性哮喘。因此为了保证研究结果的可靠性，首先得按支气管哮喘疾病的诊断标准确诊为支气管哮喘；然后确定过敏性支哮。作为支气管哮喘的一种，它具有自身的特殊性：常于幼年发病，其有明显的对多种过敏原的变态反应史，发作时多有鼻、眼睑痒，喷嚏，流涕或干咳等黏膜过敏先兆，继之出现带哮鸣音的呼气性呼吸困难，胸闷，咯痰。

作为科研，只有把研究对象具体化、标准化才能保证科研的正确性，才能确保科研结果的推广使用。中医称支气管哮喘为“哮证”、“喘证”。中医认为喘有夙根，属本虚标实之证，以肺虚、脾虚、肾虚为本，以风、寒、热、湿、痰、瘀为标。如果由于秉赋较差，接触异物而致哮喘发作，痰饮内聚，阻塞气机，气不能推血行而生瘀，痰瘀胶结，搏结于气道而发为喘，又易反复发作，更伤正气，如此恶性循环，难以根治。这就是西医所说的“过敏性哮喘”。按中医辩证论治，可分为肾阳虚寒型、瘀血内阻型、痰热内结型。由于西医对哮喘的症理机制尚未完全明了，还不能提出有效的根治方案。而祖国医学早就积累了丰富的治疗哮喘的经验，因此当前研究治疗哮喘的方法很多求助于中医药，把中医药与现代医学研究相结合起来，探索出一条新的治疗过敏性支气管哮喘的思路与方法。

2. 中医与西医结合，发现证治新规律

中西结合研究是医学的研究。医学是自然科学，研究自然科学必须有正确的哲学思想做指导。这是因为自然科学的发展同哲学有着十分密切的联系。辩证唯物主义思想就是中西医结合研究的指导思想和哲学基础，要实事求是地对中医学和西医学有一个全面客观的基本认识。要一分为二，充分肯定两者的优点，客观分析各自的缺点和不足，把两者优点和精华在辨证唯物主义思想指导下结合起来。当前，大家都已感到光靠临床实践、病例分析，而没有中西医在理论上的研究是不行的，辨病与辨证都有待于深化，若不把证的本质及病与证相结合的规律弄清楚，就不能深入下去。

从一个病一个病的临床实践中，肯定某种治法或方药对某种病有效的基础上，从中西医各自对治愈原理的认识，探寻中西医结合的规律，其结果可能就对中医的治疗原理有进一步的阐明。

支气管哮喘是Ⅰ型病型反应疾病，其中起关键作用的抗体是IgE，哮喘患者IgE季节性升高是哮喘复发的重要因素，当变应原与靶细胞上的IgE结合，引起靶细胞内受AMP系统调节的一系列变化，促使肥大嗜碱性粒细胞“脱颗粒”，释放组胺，白三烯等过敏介质，导致支气管平滑肌收缩、分泌增加，引起临床症状。现代研究发现哮喘患者不但Ts功能降低，而且与血清IgE呈负相关，认为血清IgE受Ts的调节，但迄今国内外对此免疫调节紊乱情况尚未见有效的免疫调控方法的报道。而通过温阳补肾治疗哮喘研究发现，治疗组前后的血清IgE与Ts差数呈明显负相关，并伴有明显预防哮喘季节性发作的疗效，而对照组则无此现象。因而可得出结论：温阳补肾法可以起到一定的免疫调节作用，主要通过提高Ts功能对血清IgE的季节性升高进行调节。因此通过温阳补肾来提高机体的抗病能力，改善过敏状态，而预防有害的刺激因素（如花粉）对哮喘的季节性诱发作用，这已成为新的理论来指导临床。

辨证与辨病相结合是中西医研究很重要的实践。通过这一实践有可能证明中医辨证论治理论的正确性。它的“同病异治”的科学性也就充分显示出来了。支气管哮喘，是多种因素引起的广泛的可逆的支气管痉挛发作，以致形成阻塞和微循环障碍的疾病。祖国医学认为哮喘发作系痰气交结，气滞血瘀所致。故治宜活血化瘀，瘀化则气机通畅，痰液易出，喘乃得平。我国首先提出将活血化瘀的中药——丹参用于防治支气管哮喘，获得了满意的临床效果，为进一步探讨其作用机理，进行了临床实验研究，初步获得了可喜的结果。据临床实验研究结果，初探丹参对哮喘的作用在于能抗过敏及稳定肥大细胞膜，抑制其脱颗粒和介质的释放。又通过对患者进行治疗前后 IgE 的测定，血清总 IgE 水平有下降，则提示丹参还可能对浆细胞的 IgE 产生株浆细胞有抑制作用。这就为中医活血化瘀法治疗过敏性支气管哮喘提供了有力的证据，使人们对人体及疾病的认识达到更深的层次，为揭示机体及其疾病的本质做出了贡献。实践是检验真理的唯一标准，真理只有一个。许多中医临床总结的经验，常常使两者走到同一条道路，并朝着同一个方向前进了。如果从这个角度来寻找这两种医学的相似点，就比较容易将其结合起来，可以为哮喘的治疗提出一条新的途径，活血化瘀治疗过敏性哮喘就是一个很好的例子。

中医学是一门应用科学，它源于医疗实践，在实践中不断总结提高，又应用于临床诊疗实践。中医在与疾病长期斗争中积累了丰富的经验。一个研究成果该不该承认，主要看临床疗效好不好，通过实践证明它对防治疾病的意义和作用多大，哮喘的病因病机复杂，就不能用某一种病机来概括。过敏性支气管哮喘是一发作性的疾病，具有突然发作的特点，发作前有鼻痒、多嚏、流涕，皮肤瘙痒等先兆症状，伴有胸闷，呼吸困难，此为肺升太过，宣降不及所致，因其升降不利，进而影响到宣发和肃降功能，肺气失于宣发肃降，水液失于通调，反滋为痰，失于肃降，肺降不及反为喘逆。肺主一身之气，肺气因郁，则影响到肺所相朝的百脉运行。内外合邪与正气相搏，郁而化热，痰热内结为患。治以清肺化痰，宣肺平喘。通过实验证明，此法对过敏性哮喘有明显的解痉抗敏作用，服用抗过敏西药后，可明显缩短病程；而且经常用清肺化痰，宣肺平喘法治疗，可以减少发作的次数。这都说明了它对患者的抗过敏和调节免疫作用是肯定的，但其作用究竟有多大，还有待进一步观察。这个黑箱的解决，应在中西医结合的思想指导下进行，密切结合临床，相信在不久的将来会找到进一步的理论依据而带来丰硕的成果。

3. 临床与科研相结合，不断创新

临床是以理论为指导的，中医理论概括性高，容易接触到事物的共性，并着重以运动的观点，从整体上去认识人和疾病的关系，这是中医的长处。而西医理论开始来自形态学的观察，对疾病发生发展的认识比较深刻，所以治疗措施就针对性强，这是西医理论的长处。为了更好地服务于临床，就得扬长避短，正确地运用理论指导，使疗效提高。因此，对于过敏性支气管哮喘的研究，应在指导思想上发挥中医的特点与优势，在手段上采用先进的分子或亚分子的水平研究和超微结构观察，把中医的朴素理论客观化，进一步提出新的见解和观点。如果能更进一步由此达到微观与宏观的统一，分析研究与综合研究的统一，将对机体内调节控制的研究做出新贡献，引出新理论，那么就能有效地解除患者的疾苦，恢复健康。这是历史赋予我们的一项极有意义而又艰巨的任务，工作量大，难度高，是一项开拓性工作。我们相信，只要坚持下去，经过若干年的艰苦努力，这个目标是一定会达到的。

十、中医治疗哮喘“夙根”的思路①

现代医学认为，支气管哮喘是多细胞、多因子介导的具有复杂机理的气道慢性炎症，其临床特征为：气道变应性炎症（AAI）和气道高反应（BHR），因哮喘为反复发作性疾病，中

① 张颖，邓仁敏．略论中医治疗哮喘“夙根”的思路．中医文献杂志，1999（3）：24～24

医认为其有夙根。现代医学也发现哮喘缓解期虽然多数投有临床症状，但几乎所有患者均存在 AAI 及 BHR，这就为探索哮喘“夙根”的物质基础提供了客观依据和途径。

历代中医在长期的临床中发现，哮喘缓解期存在着不同程度的肺、脾、肾虚。现代中医在总结前人经验的基础上对哮喘的体质类型又有了新的发现，如邵长荣将哮喘“夙根”有关的特定体质类型归为三类：虚寒型、痰湿型、瘀郁型；而洪广祥等则将哮喘的“夙根”定义为气阳衰微，痰瘀伏肺。

综合中西医两种观点，可以这样认为，中医哮喘“夙根”的本质是以肺、脾、肾亏虚为根本特征的人体免疫功能紊乱，从而使机体对生态环境适应功能失常而表现为痰湿瘀郁伏肺的气道变应性炎症。

如何重视哮喘缓解期的治疗以消除“夙根”，根治哮喘，是中西医共同为之奋斗的目标。由于西医防治哮喘的首选药物糖皮质激素存在多种副作用，限制了其使用范围，开发中医药治疗哮喘“夙根”的应用值得探索，据此谈谈中医根治哮喘“夙根”的思路

1. 针对哮喘“夙根”，确立治疗原则

根据哮喘“夙根”的基本内涵而确立基本治则为益肺健脾温肾，以调节免疫，恢复机体适应能力，改变过敏体质。化痰利湿活血，以消除变应性炎症。通过中西医优势互补，组方遵循中医理论，即严格按照理法方药的要求和君臣佐使的原则，依中药性味归经和药效特点配伍组方，选药结合现代医学理论，参照中药现代药理研究，以期开拓临床用药思路，提高疗效。

(1) 益肺健脾温肾——调节免疫，温补抗炎

中医补益类药物免疫作用的现代研究虽然历史不长，但已积累了较为丰富的资料，显示了其对免疫系统的良好调节作用。

常用的益肺类药物有：黄芪、党参、太子参、沙参、桂枝

等。现代药理发现：一些补肺利肺润肺类药能增强免疫功能，有的有抗过敏作用。

常用的健脾类药物有：苍白术、陈皮、茯苓、大枣、甘草等药理发现补脾类药物大多具有免疫兴奋作用，少数有抑制及调节免疫作用。部分能够促进抗体生成，还有的可以抑制炎性介质的释放。

常用的补肾药物有：附子、肉桂、仙灵脾、补骨脂、巴戟天、胡桃叶等。补肾类药物不少能促进免疫细胞的增加、垂体-肾上腺皮质功能的增强、免疫功能的强化等，其中也有少数药物同时具有松弛支气管平滑肌的作用。

有文献还提出了“温补抗炎”的新概念。历代中医文献均有记载：中医疡科常用的内托消毒散有黄芪、肉桂等补药，用于治疗阳气虚弱的疮疡患者，疗效颇佳；中医外科常用的阳和汤治疗阴疽，方中鹿角胶、肉桂都是性温的补益药，药证相符，获效甚捷；治疗喉痹，诊见咽喉黏膜淡红、黏膜肥厚水肿者，用附子桂枝之类辛温药治疗，每获良效。综合这类炎症的共同特征：肿胀的黏膜淡红或苍白，辨属中医的阳气虚弱证其是否等同于西医的变应性炎症，尚有待进一步验证。

(2) 化瘀利湿活血——抑制介质，消除过敏

清代名医张璐首创的冬病夏治良方“白芥子涂法”，不约而同遵循了这一基本法则：化痰利湿活血。方中细辛、白芥子温化痰饮；甘遂利湿运水；延胡活血解郁。综合各地报道，本疗法具有抑制变应性炎症之效，治疗哮喘疗效肯定，是值得推广的特异性较强的治本之法。理从中医抗喘药中筛选出的常用化痰利湿活血类药物列举如下。

化痰饮：青陈皮、姜半夏、姜竹茹、款冬、细辛、杜衡、白芥子、石菖蒲等。药理研究表明：化痰饮药物能祛除气道的炎性分泌物，减少分泌物的形成，降低毛细血管通透性和减轻黏膜充

血水肿，其中有些药物有明确的抗组胺及抗变应性炎症的作用。

利湿：苦参、茵陈、甘遂、防己、地肤子等。经药理研究发现：许多利湿类药物具有广泛的抑制过敏介质释放的作用，可以消炎平喘。

活血解郁：川芎、柴胡、延胡等。药理证明：活血解郁类药物具有改善循环障碍，抑制炎症细胞聚集，减轻气道炎症之效，其中某些药物能清除各种炎性介质，如组胺、嗜酸性粒细胞趋化因子等。

2. 拓宽给药途径，贵在坚持治疗

哮喘是一种反复发作性的慢性疾病，因其具有多环节参与的复杂发病机理使根治显得尤为困难。有资料证明，用化学药脱敏尚需 3 年，而大量中医临床资料证实，凡能坚持在缓解期接受本疗法 2 年以上者，一般可得到长期缓解或根治。虽然应用针对性较强的治疗哮喘“夙根”方案可以缩短一定的时间，但也绝非一朝一夕。由于长期服药给患者带来诸多不便，尤其是脾胃功能欠佳者，内服效果必定受到影响，所以提倡多途径给药，可以方便患者，提高疗效。

近年来，穴位药物敷贴因其使用简便，起效快，而受到众多患者的欢迎。除此之外，因本疗法可以避免肝脏首过效应及胃肠道干扰，减少个体差异；维持血药浓度，延长药物作用时间，减少给药次数；并通过穴位和药物的双重作用，强化疗效而受到普遍关注。笔者以为，如果能将口服中药和穴位药物敷贴相结合，交替或合并使用，必将提高患者接受治疗的坚持率，为根治哮喘提供条件。